Massimo Fioranelli • Gaetano Frajese
(a cura di)

Cardiologia dello sport

Diagnostica e clinica cardiovascolare

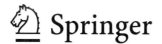 Springer

Massimo Fioranelli
Responsabile Centro Cuore
Casa di Cura Mater Dei
Roma

Direttore Scientifico
Centro Studi in Scienze della Vita
Università Guglielmo Marconi
Roma

Gaetano Frajese
Professore Ordinario di Endocrinologia
Direttore della Scuola di Specializzazione
in Medicina dello Sport
Università degli Studi di Roma Tor Vergata

ISBN 978-88-470-2351-2   e-ISBN 978-88-470-2352-9

DOI 10.1007/978-88-470-2352-9

© Springer-Verlag Italia 2011

9 8 7 6 5 4 3 2 1   2011   2012   2013   2014

Layout copertina: Ikona S.r.l., Milano
Impaginazione: Ikona S.r.l., Milano

Springer-Verlag Italia S.r.l., Via Decembrio 28, I-20137 Milano
Springer fa parte di Springer Science+Business Media (www.springer.com)

Presentazione

In Italia esiste una lunga tradizione di medicina preventiva dedicata agli atleti, ed essa dispone di una complessa organizzazione sanitaria di supporto. Nell'anno 1963 fu creato a Roma un Istituto di Scienza dello Sport, che nel 1994 aveva già accumulato un'attività di screening di 22 000 atleti di élite, dei quali 2,2% dovettero essere squalificati dall'esercizio sportivo per ragioni cardiologiche.

Nel 1971 il governo italiano approvò una normativa per la tutela delle attività sportive per atleti che partecipano ad attività sportive formalmente organizzate. Per provvedere alle necessità di questo servizio sociale, la legge italiana da allora prevede che i medici incaricati siano qualificati da una specializzazione in Medicina dello Sport e, allo stesso tempo, che essi siano riconosciuti legalmente responsabili per la correttezza delle loro decisioni professionali. Il rilascio di idoneità allo sport competitivo è così diventato l'attività più importante di questi specialisti.

Dal 1982 agli atleti della Regione Veneto viene richiesto di sottoporsi a uno screening cardiovascolare. Questo protocollo include un elettrocardiogramma a riposo e uno sotto esercizio submassimale.

È quindi questo un tema così importante che ha indotto gli autori di questo libro, il Prof. Massimo Fioranelli e il Prof. Gaetano Frajese, a coordinare un testo moderno in un campo così complesso e in continua evoluzione come la Cardiologia dello Sport.

Ma cos'è la Cardiologia dello Sport e in cosa si differenzia dalla Cardiologia generale? Molti temi possono essere trattati in questo contesto ma fondamentalmente tre sono le materie più specifiche e di più urgente attenzione nel campo dello sport: la fisiologia del sistema cardiovascolare, la patologia cardiovascolare preesistente e la morte improvvisa dell'atleta. Di questi temi, è l'ultimo in particolare a suscitare vivaci discussioni in ambienti medici e non medici.

La morte dell'atleta negli stadi è particolarmente eclatante e tragica e di per sé capace di provocare l'interesse non solo delle famiglie e delle comunità direttamente toccate dalle ricorrenti tragedie, ma anche e soprattutto della professione medica e del sistema sanitario in generale. Ancora oggi è avvertita come pressante la comprensione delle molteplici cause e della fisiopatologia che sono alla radice della morte dell'atleta: quasi sempre improvvisa, inspiegata e inattesa. Alla fine è chiaro che la prevenzione è il miglior investimento delle risorse purtroppo spesso limitate, perché la mortalità degli episodi di arresto cardiaco fuori dell'ambiente ospedaliero è ancora proibitiva (attorno al 90%).

Purtroppo dobbiamo ammettere che ancora oggi esiste un grande deficit culturale, specialmente su quali siano le cause remote e precipitanti della morte improvvisa e su quale sia l'opzione migliore per screening e trattamenti preventivi. È tuttavia importante riconoscere che attualmente sembra acquisito il seguente paradigma fondamentale: primo, le morti improvvise degli atleti sono usualmente (70-90% dei casi) dovute a condizioni cardiovascolari preesistenti, per lo più congenite; secondo, l'evento finale è purtroppo il primo sintomo riconosciuto dal paziente e il semplice esame elettrocardiografico è spesso uno strumento predittivo inadeguato; terzo, l'esercizio fisico come causa precipitante può essere rilevante perché può provocare sia alterazioni cardiovascolari sempre più rilevanti sia uno stadio critico di aumento della domanda energetica o dell'instabilità elettrica; infine, il cuore della vittima appare, all'esame autoptico, tipicamente inalterato rispetto a prima della morte, vale a dire senza segni di occlusioni coronariche e di infarti miocardici acuti (a differenza della vittima dell'infarto acuto da malattia aterosclerotica, che mostra entrambi).

Gli studi più rappresentativi di anatomia patologica in letteratura citano essenzialmente le seguenti patologie: miocardiopatie di varia natura, anomalie congenite delle arterie coronariche con decorso intramurale (entro la parete aortica) e alterazioni del sistema elettrico del cuore, come le *channellopaties*.

Si avverte quindi la necessità di modernizzare il programma di prevenzione con uno screening più preciso e predittivo di quello che è possibile raggiungere col solo uso dell'esame clinico e dell'elettrocardiogramma. In un'era in cui l'imaging cardiaco (ecocardiografia, risonanza magnetica e tomografia computerizzata) è diventato sempre più accurato e, per molti versi, facilmente accettato dal paziente, efficiente e, forse, anche economicamente sostenibile.

Sono necessari studi prospettici su grandi popolazioni per valutare la possibilità pratica di realizzare un simile piano (*affordability*) e l'efficacia reale di simili approcci per lo screening. Per questi motivi il nostro gruppo al Texas Heart Institute ha intrapreso recentemente l'iniziativa di creare un centro dedicato a questi studi (Center for Coronary Artery Anomalies). Nel suo stato iniziale si è pensato di organizzare sia uno studio delle vittime nella nostra comunità (studio necroptico di 6 500 casi riferiti al centro di medicina forense di Houston, per stabilire l'incidenza di questi eventi e le loro cause) sia di uno screening basato sulla risonanza magnetica in 10 000 studenti delle scuole medie (per stabilire la prevalenza dei presunti fattori causativi). L'ambizione del gruppo è di contribuire in modo fondamentale a istaurare una nuova cultura, basata su una prevenzione semplice e accurata, oltre che sistematica, che è possibile ottenere con una tecnologia moderna in programmi di screening, dedicati e semplificati.

Paolo Angelini
Professor of Medicine, Baylor College of Medicine
Medical Director, Center for Coronary Anomalies at the Texas Heart Institute
Interventional Cardiologist, St. Luke's Episcopal Hospital
Houston, Texas

*Dedico questo libro a tutti i miei collaboratori, validi cardiologi,
il cui impegno professionale e umano ha reso possibile lo sviluppo
del Centro Cuore Mater Dei:*

*Maria Bianchi, Caterina Bisceglia, Valentina Boccadamo,
Silvia Cecchetti, Ilaria D'Angeli, Carlo Gonnella,
Roberto Leo, Antonio Lucifero, Enrica Mariano,
Augusto Mazzetti, Francesco Perna, Emiliano Pica,
Maddalena Piro, Annalisa Ricco,
Vittoria Rizzello e Antonella Tommasino*

Massimo Fioranelli

Introduzione

Non sono uno sportivo nel senso stretto del termine e quindi non mi sono mai cimentato in maniera agonistica in nessuna attività sportiva. Tuttavia lo sport ha sempre esercitato su di me una forte attrazione, tant'è che ne ho praticati parecchi, dal nuoto allo sci, dal golf all'equitazione, sempre da dilettante, ma con grande soddisfazione.

Già da molto tempo mi sono reso conto di come lo sport rappresenti uno svago, una distrazione, una necessità, una salutare pausa nella frenetica vita quotidiana. Ritengo che sia universalmente riconosciuto il beneficio, sia fisico che mentale, che deriva dall'interruzione dell'attività lavorativa con un periodo di vacanza, anche breve, in cui venga inserito qualche sport.

Credo che si possa affermare, senza timore di essere smentiti, che l'attività sportiva può fungere da valida alternativa all'uso di psicofarmaci e, talora, anche all'assunzione di droghe, cui si possono rivolgere le persone più fragili nei periodi di maggior disagio.

Proprio in seguito a queste considerazioni le autorità governative hanno deciso di incentivare la pratica delle attività sportive, soprattutto nel mondo giovanile. In questo modo la pratica sportiva è stata via via affiancata da un'assistenza medica che fornisce supporto a livello diagnostico, prognostico e terapeutico a tutti coloro che desiderano accostarsi alle molteplici discipline sportive in tutta sicurezza.

Anche l'Università di Roma Tor Vergata si è adeguata alla spinta culturale e sociale dei nostri tempi attivando, su mia iniziativa, una propria Scuola di Specializzazione in Medicina dello Sport.

Come Endocrinologo ho sempre guardato allo sport con grande interesse professionale e ho sempre considerato l'attività sportiva come espressione non solo di attività muscolari ma anche, e soprattutto, come una serie di complesse variazioni neuroendocrine inserite nel meccanismo di adattamento allo stress. Muscolo e mente, fibre nervose e volontà, traguardi da raggiungere, vittorie e sconfitte, tutto ciò si trova inserito a pieno titolo nella Sindrome da Adattamento così come si è evoluta dalle origini sino a oggi.

Le percezioni attivano la neurochimica e la neurotrasmissione cerebrale; queste, a loro volta, determinano il rilascio o l'inibizione di neuro-modulatori e neuro-ormoni, i quali stimolano o inibiscono la produzione periferica ormonale. Gli ormoni stessi, al di là degli effetti specifici sui rispettivi organi bersaglio, tornano al cervello, incrementando o inibendo la neurotrasmissione cerebrale.

Queste considerazioni mettono in evidenza lo stretto legame esistente tra sistema nervoso centrale e sistema endocrino. Non solo, spiegano anche come una Scuola di Specializzazione in Medicina dello Sport sia stata attivata per iniziativa di un clinico che si è sempre occupato di neuroendocrinologia.

Il compito della Medicina dello Sport è fornire nozioni teoriche e regole pratiche di comportamento in grado di preparare professionisti abili e capaci in questo settore.

Oggi la Scuola di Specializzazione in Medicina dello Sport dell'Università di Roma Tor Vergata è una bella realtà in fase di evoluzione. Ne sono testimonianza le numerose convenzioni che Enti e Istituzioni molto qualificate hanno stipulato con noi e che hanno fatto nascere accordi bilaterali per favorire lo scambio di informazioni, attività culturali, didattiche, oltre alla pratica formativa. Fra i legami più importanti figurano quelli con il CONI, lo IUSM (Istituto Universitario per le Scienze Motorie), il Comando Generale della Guardia di Finanza (Distaccamenti per la preparazione atletica di Ostia, Sabaudia e Villa Spada), le ASL S. Camillo-Forlanini e Pertini (Moduli per la valutazione dell'idoneità medico-sportiva) e, ultimo nel tempo, ma certamente non per importanza, l'accordo tra la nostra Università e il Comando Generale dell'Arma dei Carabinieri (Reparto Atleti).

Tutto si può migliorare e da parte nostra verrà fatto quanto è nelle nostre possibilità per arrivare a raggiungere quei traguardi di eccellenza cui è doveroso mirare.

La "Cardiologia dello Sport" rappresenta un punto chiave nel programma educativo e culturale della nostra Scuola di Specializzazione e di questo ringrazio il Prof. Massimo Fioranelli che nel nostro Corso per la Cardiologia rappresenta un essenziale punto di riferimento. Eccellente didatta, instancabile organizzatore di corsi, seminari e conferenze, ha contribuito con quest'opera a dare una spinta fondamentale nella direzione in cui da anni ci siamo avviati: *non si può essere medici dello sport se non si è medici internisti e cardiologi.*

Ringrazio quindi Massimo Fioranelli per questa iniziativa, per la capacità di produrre in tempi brevi un volume sulla Cardiologia dello Sport, che io trovo nuovo e diverso rispetto ad altre pubblicazioni precedenti, per aver scelto come coautori molti dei docenti della nostra Scuola e per aver perfettamente centrato lo scopo prefissato: fornire una lettura agile e chiara delle più comuni problematiche cardiologiche dello sport, in termini diagnostici e quindi preventivi, oltre che le linee guida delle attività terapeutiche.

Sinceramente credo che la fatica degli autori e coautori sia riuscita nello scopo di dare informazioni e consigli anche a chi non è cardiologo e che, in ogni caso, si affacci nel mondo dello sport, in veste di praticante amatoriale, di atleta oppure di medico avviato nel campo dell'assistenza medico-sportiva.

Con questi presupposti auguro al volume e ai suoi autori il successo editoriale che merita.

Gaetano Frajese
Professore Ordinario di Endocrinologia
Direttore della Scuola di Specializzazione in Medicina della Sport
Università degli Studi di Roma Tor Vergata

Indice

Parte I Diagnostica cardiovascolare 1

Semeiotica fisica

1 **Anamnesi ed esame obiettivo in medicina dello sport** 3
Roberto Leo, Silvia Cecchetti

Diagnostica cardiovascolare non invasiva

2 **Le metodiche di analisi del segnale elettrocardiografico** 13
Francesco Perna

3 **L'ecocardiografia nell'atleta** 29
Vittoria Rizzello, Massimo Fioranelli

4 **La diagnostica nelle patologie vascolari** 69
Ombretta Martinelli, Luigi Irace, Paolo Gozzo

5 **La TC coronarica** 81
Paolo Pavone, Ilaria D'Angeli, Italo Porto

6 **La RM cardiaca** 93
Leda Galiuto, Gabriella Locorotondo

7 **La scintigrafia miocardica** 107
Maria Lucia Calcagni, Isabella Bruno, Lucia Leccisotti

Diagnostica cardiovascolare invasiva

8 **Il cateterismo cardiaco** 113
Stefano Tonioni, Carlo Gonnella, Fabrizio D'Errico

9 **La coronarografia** 117
Stefano Tonioni, Carlo Gonnella, Fabrizio D'Errico,
Maria Antonietta Carbone

10 **La biopsia miocardica** 123
Stefano Tonioni, Carlo Gonnella, Emiliano Pica

11 **Imaging integrato** 129
Massimo Fioranelli, Ilaria D'Angeli, Bruno Pironi

12   Lo studio elettrofisiologico endocavitario 139
Caterina Bisceglia, Valentina Boccadamo

Parte II La cardiologia clinica dell'atleta 149

La sincope

13   La sincope 151
Caterina Bisceglia, Maddalena Piro

Le aritmie

14   Epidemiologia, classificazione, descrizione 159
Francesco Perna

15   La pre-eccitazione ventricolare 183
Caterina Bisceglia, Augusto Mazzetti

16   Lo studio elettrofisiologico negli atleti 189
Luigi Sciarra, Antonella Sette, Alessandro Fagagnini, Lucia De Luca,
Ermenegildo De Ruvo, Marco Rebecchi, Gennaro Alfano,
Fabrizio Guarracini, Ernesto Lioy, Leonardo Calò

17   L'ablazione transcatetere negli atleti 195
Luigi Sciarra, Marco Rebecchi, Ermenegildo De Ruvo,
Lucia De Luca, Lorenzo Zuccaro, Annamaria Martino,
Fabrizio Guarracini, Ernesto Lioy, Leonardo Calò

La morte improvvisa

18   Cardiopatie valvolari nell'atleta 201
Enrica Mariano, Massimo Fioranelli

19   Miocardiopatie dell'atleta 211
Caterina Bisceglia, Maddalena Piro

20   Miocarditi e pericarditi nei giovani atleti 223
Enrica Mariano

21   Le cause non strutturali di morte improvvisa 231
Roberto Biddau

La pratica sportiva nei cardiopatici

22   L'ipertensione arteriosa negli atleti 241
Mara Piccoli, Maria Bianchi

**23   La pratica sportiva nei pazienti affetti da cardiopatia
       ischemica cronica. Focus sui pazienti trattati
       con angioplastica e impianto di stent** 249
Chiara Leuzzi, Fabiana Rollini, Massimo Sangiorgi

24   La pratica sportiva nelle cardiopatie congenite 255
Roberto Biddau, Pier Paolo Bassareo

25   La pratica sportiva in portatori di pace-maker e defibrillatori 273
Filippo Lamberti

**26   Altre indicazioni cliniche: la pratica sportiva in pazienti
con forame ovale pervio e soggetti sottoposti
a interventistica non coronarica** 281
Antonella Tommasino, Carlo Trani

La riabilitazione cardiologica

27   La riabilitazione cardiologica 291
Mara Piccoli

Indice analitico 301

Elenco degli Autori

Gennaro Alfano
Dipartimento di Elettrofisiologia
Policlinico Casilino, Roma

Pier Paolo Bassareo
Dipartimento di Scienze Cardiovascolari
e Neurologiche
Università degli Studi di Cagliari

Maria Bianchi
Centro Cuore
Casa di Cura "Mater Dei", Roma

Roberto Biddau
Unità Operativa di Cardiologia
Ospedale Guglielmo da Saliceto
Piacenza

Caterina Bisceglia
Dipartimento di Elettrofisiologia
Policlinico Universitario
"San Raffaele", Milano

Valentina Boccadamo
Reparto Cardiologia,
Ospedale S. Pietro Fatebenefratelli
Roma

Isabella Bruno
Istituto di Medicina Nucleare
Università Cattolica del Sacro Cuore
Roma

Maria Lucia Calcagni
Istituto di Medicina Nucleare
Università Cattolica del Sacro Cuore
Roma

Leonardo Calò
Dipartimento di Elettrofisiologia
Policlinico Casilino, Roma

Maria Antonietta Carbone
Dipartimento di Cardiologia
Ospedale San Carlo di Nancy, Roma

Silvia Cecchetti
Centro Cuore
Casa di Cura "Mater Dei", Roma

Ilaria D'Angeli
Centro Cuore
Casa di Cura "Mater Dei", Roma

Fabrizio D'Errico
Dipartimento di Cardiologia
Ospedale San Carlo di Nancy, Roma

Lucia De Luca
Dipartimento di Elettrofisiologia
Policlinico Casilino, Roma

Ermenegildo De Ruvo
Dipartimento di Elettrofisiologia
Policlinico Casilino, Roma

Alessandro Fagagnini
Dipartimento di Elettrofisiologia
Policlinico Casilino, Roma

Massimo Fioranelli
Responsabile Centro Cuore
Casa di Cura "Mater Dei"
Direttore Scientifico Centro Studi
in Scienze della Vita
Università "Guglielmo Marconi", Roma

Leda Galiuto
Facoltà di Medicina e Chirurgia
Università Cattolica del Sacro Cuore
Roma

Carlo Gonnella
Dipartimento di Cardiologia
Ospedale San Carlo di Nancy, Roma

Paolo Gozzo
Dipartimento di Chirurgia Generale
Università degli Studi di Roma
"La Sapienza"

Fabrizio Guarracini
Dipartimento di Elettrofisiologia
Policlinico Casilino, Roma

Luigi Irace
Dipartimento di Chirurgia Vascolare
Università degli Studi di Roma
"La Sapienza"

Filippo Lamberti
Servizio di Elettrofisiologia
Ospedale "San Eugenio", Roma

Lucia Leccisotti
Istituto di Medicina Nucleare
Università Cattolica del Sacro Cuore
Roma

Roberto Leo
Dipartimento di Medicina Interna
Università "Tor Vergata", Roma

Chiara Leuzzi
Unità di Cardiologia Interventistica
Policlinico Univeristario, Modena

Ernesto Lioy
Dipartimento di Elettrofisiologia
Policlinico Casilino, Roma

Gabriella Locorotondo
Facoltà di Medicina e Chirurgia
Università Cattolica del Sacro Cuore
Roma

Enrica Mariano
Unità di Cardiologia Interventistica
Università "Tor Vergata", Roma

Ombretta Martinelli
Dipartimento di Chirurgia Generale
Università degli Studi di Roma
"La Sapienza"

Annamaria Martino
Dipartimento di Elettrofisiologia
Policlinico Casilino, Roma

Augusto Mazzetti
Centro Cuore
Casa di Cura "Mater Dei", Roma

Paolo Pavone
Dipartimento di Radiologia
Casa di cura "Mater Dei", Roma

Francesco Perna
Centro Cuore
Casa di Cura "Mater Dei", Roma

Emiliano Pica
Centro Cuore
Casa di Cura "Mater Dei", Roma

Mara Piccoli
U.O. Cardiologia
Policlinico Luigi di Liegro, Roma

Maddalena Piro
Centro Cuore
Casa di Cura "Mater Dei", Roma

Bruno Pironi
Emodinamica, UOC di Cardiologia
Ospedale "M.G. Vannini", Roma

Italo Porto
Facoltà di Medicina e Chirurgia
Università Cattolica del Sacro Cuore
Roma

Marco Rebecchi
Dipartimento di Elettrofisiologia
Policlinico Casilino, Roma

Vittoria Rizzello
Ospedale S. Giovanni-Addolorata
Roma

Fabiana Rollini
Unità di Cardiologia Interventistica
Policlinico Univeristario, Modena

Massimo Sangiorgi
Unità di Cardiologia Interventistica
Policlinico Univeristario, Modena

Luigi Sciarra
Dipartimento di Elettrofisiologia
Policlinico Casilino, Roma

Antonella Sette
Dipartimento di Elettrofisiologia
Policlinico Casilino, Roma

Fabio Sperandii
Dipartimento di Elettrofisiologia
Policlinico Casilino, Roma

Antonella Tommasino
Centro Cuore
Casa di Cura "Mater Dei", Roma

Stefano Tonioni
Dipartimento di Cardiologia
Ospedale San Carlo di Nancy, Roma

Carlo Trani
Unità di Cardiologia Interventistica
Policlinico "A. Gemelli", Roma

Lorenzo Zuccaro
Dipartimento di Elettrofisiologia
Policlinico Casilino, Roma

Parte I
Diagnostica cardiovascolare

Anamnesi ed esame obiettivo in medicina dello sport

1

Roberto Leo, Silvia Cecchetti

Abstract

La medicina dello sport ha tra le sue finalità lo studio della fisiopatologia delle attività sportive, con particolare riferimento alle patologie silenti e asintomatiche, che possono determinare gravi conseguenze, se non diagnosticate preventivamente. La valutazione diagnostica è quindi finalizzata a determinare l'efficienza dell'apparato cardiovascolare e a ricercare eventuali patologie sistemiche. La raccolta anamnestica costituisce l'approccio iniziale al soggetto, seguita dall'esame obiettivo e dall'elettrocardiogramma di base sotto sforzo. Anche l'ecocardiogramma color-Doppler va sempre più affermandosi come esame fondamentale e complementare all'esame obiettivo. Qualora da questo o dall'esame strumentale di base risultasse un sospetto o una patologia in atto, si farà ricorso a ulteriori approfondimenti diagnostici.

1.1 Introduzione

La medicina dello sport ha tra le sue finalità lo studio della fisiopatologia dell'attività sportiva e la prevenzione delle complicanze potenzialmente gravi della pratica sportiva in soggetti affetti da condizioni a rischio, anche se asintomatici.

Qualsiasi sforzo fisico determina modificazioni cardiovascolari e metaboliche nel corso e per effetto dell'allenamento.

La visita di idoneità rappresenta una tappa essenziale per la prevenzione della morte improvvisa durante l'attività sportiva.

L'anamnesi costituisce l'approccio iniziale al soggetto, seguita dall'esame obiettivo e dall'elettrocardiogramma di base e sotto sforzo; anche l'ecocardio-gramma color-Doppler va sempre più affermandosi come un esame fondamentale e complementare dell'esame obiettivo.

Qualora dalla valutazione iniziale risultasse un sospetto clinico, si ricorrerà ad altre indagini di approfondimento, fra cui, oltre agli esami di laboratorio, si ricordano: il monitoraggio elettrocardiografico secondo Holter, il monitoraggio della pressione arteriosa delle 24 ore, il tilt test e lo studio elettrofisiologico, la risonanza magnetica cardiaca e la tomografia assiale computerizzata coronarica, per le quali si rimanda ai capitoli specifici.

L'Italia possiede una delle legislazioni più avanzate per la tutela sportiva e qualsiasi sportivo che voglia iscriversi a un'associazione o partecipare a una gara, è obbligato a sottoporsi a una visita specialistica medico-sportiva, secondo protocolli volti a garantire non solo l'idoneità all'attività agonistica, ma anche a una semplice attività sportiva amatoriale.

La visita di individui "presunti sani" svela molte volte patologie inaspettate e costituisce un metodo essenziale per la tutela di giovani individui, che spesso

R. Leo (✉)
Dipartimento di Medicina Interna
Università "Tor Vergata", Roma

effettuano la "prima" vera visita medica proprio in questa occasione (non essendoci più, per esempio, la visita medica per la leva militare obbligatoria).

L'utilità della visita non è peraltro limitata alla popolazione giovanile, dato che la diffusione della pratica sportiva in età adulta e avanzata (atleti master) porta a sottoporre ai controlli anche soggetti affetti da patologie cardiometaboliche, in cui l'attività fisica va raccomandata come strumento di prevenzione e va regolata sulla base dell'effettiva capacità di esercizio del singolo soggetto, non sempre disposto a riconoscere i propri limiti.

1.2   Anamnesi

La raccolta anamnestica nei soggetti giovani dovrà avvalersi anche dell'ausilio dei familiari, al fine di formulare specifiche ipotesi diagnostiche e di indirizzare successivi eventuali approfondimenti clinici e strumentali.

L'anamnesi medico-sportiva viene redatta secondo la metodologia tipica: anamnesi familiare, fisiologica, patologica remota e prossima; tuttavia, sarà necessario ampliare il campo di indagine ad alcune richieste di specifica utilità.

1.2.1   Anamnesi familiare

L'anamnesi familiare permetterà di indagare sulla presenza di eventuali miocardiopatie, potenzialmente associate a un aumentato rischio di morte improvvisa. Tra di esse ricordiamo la miocardiopatia ipertrofica, la miocardiopatia dilatativa idiopatica, la miocardiopatia aritmogena del ventricolo destro, le malattie dei canali ionici con le sindromi del QT lungo e del QT corto, la sindrome di Brugada e il PR corto (per i quali si rimanda ai capitoli specifici) (Tabella 1.1).

Tuttavia, la popolazione affetta da cardiopatie congenite, incluse anche le cardiopatie valvolari e le malformazioni dei grossi vasi, è molto variegata, sia per quanto riguarda il tipo di malformazione, che per la sua eventuale correzione chirurgica.

D'altra parte il beneficio di effettuare attività fisica regolarmente, soprattutto nell'età evolutiva, giustifica l'istanza di avvicinare allo sport un numero sempre maggiore di soggetti, anche in considerazione dei progressi diagnostici e terapeutici raggiunti in tale campo.

Tabella 1.1 Cause più frequenti di morte improvvisa nei giovani atleti (in ordine di prevalenza decrescente)

- Miocardiopatia ipertrofica
- *Commotio cordis*
- Anomala origine delle coronarie
- Ipertrofia ventricolare sinistra
- Miocardite
- Sindrome di Marfan
- Cardiopatia aritmogena del ventricolo destro
- Ponte muscolare coronarico
- Stenosi aortica
- Miocardiopatia dilatativa
- Degenerazione mixomatosa della valvola mitrale
- Prolasso della valvola mitrale
- Intossicazione da farmaci
- Sindrome del QT lungo
- Sarcoidosi cardiaca
- Sindrome di Brugada

1.2.2   Anamnesi fisiologica

Lo sviluppo dell'individuo, dalla gravidanza, al parto e alla crescita, risulta di grande importanza nella valutazione di eventuali patologie, che controindicano in modo relativo o assoluto lo svolgimento dell'attività fisica. In particolare bisognerà valutare:
- la presenza di riferite infezioni virali contratte dalla madre in gravidanza, potenzialmente associate a cardiopatie congenite, come ad esempio la rosolia e il successivo regolare sviluppo psicomotorio del soggetto;
- la presenza di malattie ossee o del connettivo, in particolare la sindrome di Marfan, un disturbo genetico *X-linked* determinante alterazioni del tessuto connettivale e potenzialmente associata a cardiopatia strutturale, prevalentemente nei soggetti longilinei dediti ad attività sportive, in cui l'altezza è ricercata come caratteristica favorevole;
- l'eventuale uso/abuso di alcol, caffè e bevande stimolanti, che hanno l'effetto di ridurre la stanchezza fisica, e l'abitudine tabagica;
- l'uso/abuso di specifici farmaci, sia a scopo terapeutico (vasocostrittori nasali, beta-mimetici ecc.), sia a scopo di migliorare le prestazioni agonistiche (per esempio, anabolizzanti, anfetamine, cocaina).

1.2.3 Anamnesi patologica remota

A differenza dell'anamnesi familiare e fisiologica, che hanno particolare rilevanza nei giovani, l'anamnesi patologica remota riveste particolare interesse negli adulti in cui va indagata la presenza di malattie croniche. Specifiche domande vanno riservate alla presenza di fattori di rischio cardiovascolare, come l'ipertensione arteriosa, il diabete mellito tipo 2, l'obesità e la dislipidemia, e di eventuali sintomi cardiologici come il dolore toracico, la dispnea, la sincope, il cardiopalmo, l'astenia e il calo ingiustificato delle prestazioni sportive, al fine di una stratificazione del rischio cardiologico. La raccolta dei dati non è sempre facile, vista la tendenza, tipica dello sportivo, a minimizzare eventuali segni e sintomi, anche se significativi.

Vanno infine indagati gli eventuali interventi chirurgici, cui il soggetto è stato sottoposto, per le possibili sequele. Inoltre, è importante valutare la presenza anamnestica di importanti traumi toracici, che possono aver determinato contusione cardiaca, con esiti anche a lungo termine.

1.2.4 Anamnesi patologica prossima

Deve comprendere l'indagine su eventuali sintomi riferiti dal soggetto ed evidenziati dalla visita medica. In particolare, vanno indagati i sintomi di possibile natura cardiologica, di cui riportiamo i principali.

Cardiopalmo
È un sintomo molto diffuso, sia in cuori sani e apparentemente sani, che in pazienti affetti da cardiopatia. Si può definire come una spiacevole sensazione derivata dalla percezione del battito cardiaco accelerato o rallentato. È importante conoscerne la modalità di insorgenza e di interruzione, la durata, la relazione con l'attività fisica e i sintomi eventualmente associati.

Esso può avere una fisiopatologia su base extracardiaca e in particolare può associarsi a disturbi gastrointestinali, ipertiroidismo, anemia, eccessivo consumo di caffè, fumo, assunzione di sostanze eccitanti; può comparire su base ansiosa, e in questo caso è avvertito dal soggetto in associazione ad angoscia, mentre il battito cardiaco è di poco superiore a quello abituale nelle stesse condizioni.

Di interesse cardiologico è il cardiopalmo generato dalla presenza di extrasistoli, generalmente riconoscibili per la riferita sensazione di "battito mancante" da parte del soggetto. Il cardiopalmo associato a tachicardia parossistica, meritevole di successivo approfondimento diagnostico, si caratterizza per l'insorgenza e la scomparsa improvvise, si associa a significativo incremento della frequenza cardiaca e genera una sensazione diversa dalla forma ansiosa e da quella extrasistolica. Condizioni da indagare perché potenzialmente associate con lo sviluppo di aritmie sono il prolasso della valvola mitrale, la sindrome di Brugada, la cardiopatia aritmogena del ventricolo destro, le sindromi del QT lungo e il PR corto.

Dolore toracico
È un sintomo relativamente comune, soprattutto nei soggetti di una certa età, che può essere legato a una molteplicità di condizioni patologiche e non, anche a genesi profondamente diversa. È pertanto necessario indagare il tipo di dolore, la localizzazione, l'intensità, la durata, le modalità di insorgenza e regressione e la relazione con l'attività fisica. Nei giovani è raro un dolore anginoso tipico, come rara è d'altra parte la malattia coronarica; si tratta piuttosto di dolore toracico atipico, che si presenta in relazione a stress psicoemotivo e a fatica e che non ha alcuna relazione con l'attività fisica. Cause frequenti di dolore toracico nei giovani sono:

- l'attacco di panico, specie nelle donne, associato a palpitazioni, formicolio agli arti, vertigini, dispnea e debolezza generale;
- la malattia da reflusso gastroesofageo, spesso correlata a eccessiva ingestione di aria durante l'esercizio, o ad uso di bibite gassate o a un pasto abbondante, soprattutto se ricco di grassi;
- la miopericardite, in cui il dolore si presenta acuto, urente, o anche oppressivo, localizzato in sede retrosternale, che si modifica con la posizione o con il respiro; spesso il paziente affetto da pericardite riferisce in anamnesi una storia recente di infezione virale e il dolore si accompagna a febbre;
- l'uso di cocaina;
- la pleuropericardite, che si accompagna generalmente a un dolore toracico posteriore, puntorio, che si modifica con gli atti respiratori, e si può associare a febbre o tosse;
- lo pneumotorace spontaneo, durante sforzo, non raro soprattutto nei giovani con habitus marfanoide.

Nei soggetti di età adulta, il dolore toracico può essere frequentemente una manifestazione di cardiopatia ischemica e pertanto non deve essere mai sottovalutato

Sincope e pre-sincope

Sono sintomi relativamente frequenti nella popolazione generale e nei soggetti sportivi.

La sincope è una perdita di coscienza transitoria, che si associa all'incapacità a mantenere il tono posturale, con insorgenza più o meno improvvisa (con o senza prodromi) e a risoluzione spontanea; la pre-sincope, al contrario, è una parziale compromissione dello stato di coscienza, che tuttavia non viene perso completamente; essa si associa nella maggior parte dei casi a sintomi di verosimile origine neurovegetativa.

La sincope può avere una patogenesi veriegata, per cui si distinguono le sincopi neuromediate (vasovagali, senocarotidea, situazionale), la sincope ortostatica, cardiaca e cerebrovascolare. Nella maggior parte degli atleti le sincopi hanno origine neuromediata e una prognosi benigna, ma possono anche essere l'epifenomeno di patologie cardiache a prognosi anche fatale e pertanto non vanno sottovalutate anche le possibili altre cause. In ogni caso, a prescindere dalla causa, la sincope può associarsi a traumatismi, soprattutto in atleti che praticano sport a elevato rischio intrinseco. È pertanto compito del medico sportivo indagare accuratamente le modalità di insorgenza del sintomo, la sua relazione con l'attività fisica o l'associazione con particolari situazioni. Si rimanda al capitolo 13 per la valutazione diagnostico-terapeutica.

Dispnea

La dispnea è la sensazione soggettiva di difficoltà a respirare ed è un sintomo raro nei soggetti che praticano attività sportiva. Tuttavia si può frequentemente manifestare in soggetti scarsamente allenati o per sforzi particolarmente intensi. Al contrario, risulta patologica se insorge a riposo o per attività fisica di bassa intensità.

Esistono diversi tipi di dispnea in base alla modalità d'insorgenza (forme acute, continue e croniche riacutizzate) e in base al rilievo della difficoltà a respirare durante la fase inspiratoria o durante la fase espiratoria (dispnea inspiratoria, espiratoria e mista). È opportuno ricordare, inoltre, che la dispnea che migliora in posizione seduta è detta "ortopnea" e che l'attacco di dispnea severa che colpisce il paziente di notte è detto "dispnea parossistica notturna".

Dispnea non è sinonimo di insufficienza respiratoria acuta; con tale termine si intende infatti un'alterazione acuta dell'ossigenazione e/o dell'eliminazione dell'anidride carbonica, dovuta a scompenso polmonare e/o ventilatorio. I criteri diagnostici di insufficienza respiratoria acuta (almeno due dei criteri seguenti) sono:
- PaO_2 <55 mmHg;
- $PaCO_2$ >50mmHg (esclusa l'ipercapnia compensatoria dell'alcalosi metabolica);
- pH arterioso <7,35;
- alterazione acuta della frequenza e dell'ampiezza respiratoria.

Quando una dispnea è "minacciosa", ossia pone un immediato rischio per la vita del paziente, l'organismo non è più capace di provvedere ad adeguati scambi di gas con l'esterno e, in tal caso, il concetto di dispnea coincide con quello di insufficienza respiratoria acuta. La New York Heart Association (NYHA) ha classificato la dispnea in quattro classi in base al grado di compromissione funzionale:
- classe I: assenza di dispnea;
- classe II: comparsa di dispnea in associazione a grandi sforzi;
- classe III: comparsa di dispnea in associazione a piccoli sforzi;
- classe IV: presenza di dispnea a riposo.

Sono cause di dispnea nello sportivo:
- l'attacco di panico: la dispnea può manifestarsi nel corteo sintomatologico dell'ansia generalizzata; in questo caso si presenta a riposo, ma scompare all'inizio dello sforzo, quando il soggetto inizia a introdurre un'adeguata quantità d'aria;
- l'asma da sforzo: la dispnea è caratterizzata da prevalente componente espiratoria ed è legata alla presenza di broncospasmo; può insorgere a qualsiasi carico di lavoro ed è favorita dal freddo e dall'umido, da una storia familiare o da una pregressa diagnosi di allergopatia;
- il laringospasmo da sforzo: più raramente si può manifestare laringospasmo, che si caratterizza per la presenza di stridore laringeo da sforzo, sia inspiratorio che espiratorio. Tale manifestazione è più frequente negli atleti di sesso femminile e generalmente si risolve tranquillizzando il soggetto o, in soggetti che l'abbiano già sperimentata, somministrando preventivamente ansiolitici;
- lo pneumotorace spontaneo, anche iperteso: rappresenta un'evenienza non rara soprattutto nei giovani di sesso maschile, che presentano corporatura esile e allungata; generalmente si manifesta in situazione di completo benessere e può essere favorito da intensi colpi di tosse o traumi toracici. Lo pneumotorace può anche essere iperteso, se si instaura un

meccanismo a valvola, che permette la fuoriuscita di aria nello spazio pleurico, ma non il suo riassorbimento. La diagnosi di tale condizione può essere fatta tempestivamente mediante l'anamnesi e l'esame obiettivo, anche se va confermata con una radiografia del torace.

1.2.5 Anamnesi "sportiva"

L'anamnesi dello sportivo deve comprendere anche domande specifiche sulla disciplina che il soggetto intende intraprendere, o che sta già praticando, sulle sue caratteristiche fisiologiche e biomeccaniche, sullo stato di allenamento, sulla durata della pratica sportiva, sulla sua continuità nel tempo e sul livello agonistico raggiunto, al fine di valutare il tipo e l'entità del coinvolgimento di ciascun apparato e in particolare del sistema cardiocircolatorio.

Per la valutazione della componente fisiologica e dell'impegno cardiaco, ci si basa sull'andamento di alcuni parametri di facile rilievo, quali la frequenza e la gittata cardiaca, la pressione arteriosa, le resistenze periferiche e il grado di stimolazione adrenergica legata a influenze emozionali. Sulla base di queste caratteristiche si distinguono:

- attività sportive non competitive con impegno cardiocircolatorio minimo-moderato, caratterizzato da attività di pompa a ritmo costante, frequenze cardiache sottomassimali e caduta delle resistenze periferiche;
- attività sportive con impegno cardiocircolatorio "neurogeno" caratterizzato da incrementi della frequenza cardiaca e non della gittata dovuti, soprattutto in competizione, all'importante impatto emotivo;
- attività con incrementi della frequenza cardiaca da minimi a moderati;
- attività sportive con impegno cardiocircolatorio di pressione, caratterizzato da gittata cardiaca non massimale, frequenza cardiaca da elevata a massimale, resistenze periferiche da medie a elevate;
- attività sportive con impegno cardiocircolatorio medio-elevato caratterizzato da numerosi e rapidi incrementi, anche massimali, della frequenza e della gittata cardiaca;
- attività sportive con impegno cardiocircolatorio elevato caratterizzato da attività di pompa con frequenza e gittata cardiaca massimali (condizionate nella durata dai limiti degli adattamenti metabolici).

Nella valutazione di idoneità medico-sportiva, è di fondamentale importanza considerare il tipo di attività che il soggetto desidera intraprendere al fine di un corretto inquadramento dell'impegno e del rischio cardiovascolare al quale va incontro.

1.3 Esame obiettivo

Il passo successivo nella valutazione del soggetto sportivo consiste nell'esame fisico generale e speciale, che include anche la misurazione della pressione arteriosa.

All'ispezione generale, il soggetto sportivo non rivela di solito grosse problematiche, fatta eccezione per il crescente rilievo di un indice di massa corporea patologico (IMC, o dall'inglese BMI, *Body Mass Index*), con valori sia significativamente aumentati che ridotti (Tabella 1.2).

Altre notazioni che possono essere fatte all'esame ispettivo comprendono il tipo costituzionale del soggetto, l'evoluzione somatica, gli eventuali segni di sofferenza del volto e la presenza, rara nel soggetto sportivo, di cianosi, edemi ed eventuali alterazioni del respiro.

Particolare attenzione dovrà essere riservata ai soggetti con habitus longilineo-astenico, che potrebbero presentare dismorfismi della colonna vertebrale e degli arti, indicativi di una patologia del connettivo a trasmissione genetica come la *sindrome di Marfan,* caratterizzata da alterazioni muscoloscheletriche, cardiovascolari (per esempio, prolasso dei lembi valvolari mitralici e dilatazione dell'aorta ascendente) e alterazioni visive (forte miopia o sublussazione del cristallino). Soggetti che presentano un'estrema plasticità delle articolazioni suggeriscono, al contrario, la *sindrome di Ehlers-Danlos,* ovvero una serie di patologie ereditarie contraddistinte da lassità dei legamenti e ipe-

Tabella 1.2 Valutazione del peso corporeo mediante BMI (peso [kg]/altezza [m^2])

Situazione peso	Min	Max
Obeso classe III	≥ 40,00	
Obeso classe II	35,00	39,99
Obeso classe I	30,00	34,99
Sovrappeso	25,00	29,99
Regolare	18,50	24,99
Sottopeso	16,00	18,49
Grave magrezza		<16,00

relasticità della cute causate da un tessuto connettivo alterato per la presenza di collegene mutato. Tra le altre malformazioni muscoloscheletriche che possono far pensare a una comorbidità cardiologica sono da menzionare la *sindrome della schiena dritta* e il *pectus excavatum*, che si possono associare ad alterata posizione cardiaca, anche se è veramente raro che in questi casi si ritrovi una vera e propria cardiopatia sottostante, al di fuori della frequente associazione con il prolasso valvolare mitralico.

All'ispezione seguono generalmente la palpazione e la percussione, sebbene nel tempo queste metodiche abbiano progressivamente perso la loro importanza grazie all'evoluzione e alla diffusione della diagnostica ecocardiografica.

1.3.1 Auscultazione cardiaca

Al contrario resta tuttora valida l'*auscultazione dei focolai cardiaci*. Essi non corrispondono alla proiezione anatomica degli apparati valvolari sulla parete toracica, ma si propagano lungo la direzione della corrente ematica.

I focolai di auscultazione aortico e polmonare si trovano a livello del II spazio intercostale, rispettivamente a destra e a sinistra, sulla linea parasternale; il focolaio di auscultazione mitralico è situato a livello della punta del cuore (apex cordis); il focolaio di auscultazione della tricuspide si trova a livello del IV spazio intercostale, in sede parasternale sinistra. Da ultimo, viene ascoltato anche il "focolaio di Erb", situato a livello del III spazio intercostale sinistro, dove vengono trasmessi con maggiore intensità i soffi da insufficienza aortica.

L'auscultazione cardiaca va effettuata sia in posizione supina sia in decubito laterale sinistro, con il busto piegato in avanti, in ortostatismo e in posizione di squatting. Inoltre va eseguita in inspirazione e in espirazione ed eventualmente dopo sforzo fisico, dopo manovra di Valsalva o dopo sforzo isometrico, al fine di modificare le condizioni di circolo e alterare consensualmente i reperti auscultatori a fini diagnostici.

Toni cardiaci

Nei soggetti sani si ascoltano due toni: il primo, più sordo, è più intenso sul focolaio della punta e origina dalla chiusura delle valvole atrioventricolari e dalla vibrazione delle strutture cardiache e dei grossi vasi; il secondo, più secco e intenso sui focolai della base, origina dalla chiusura delle valvole semilunari degli orifizi arteriosi del cuore. Il I tono è separato dal II da una piccola pausa (sistole), mentre il II è separato dal I da una grande pausa (diastole).

Il *I tono* presenta due componenti, la prima derivante dalla chiusura della valvola mitralica, la seconda dalla chiusura della valvola tricuspide, ascoltate meglio nei rispettivi focolai. Il I tono si presenta più intenso nella tachicardia e nei casi di PR corto, mentre ha intensità ridotta in caso di PR lungo, come nel BAV di I grado, reperto questo piuttosto frequente in atleti allenati in discipline aerobiche.

Il *II tono* si presenta fisiologicamente sdoppiato per il ritardo nella chiusura della valvola polmonare, in inspirazione, a causa dell'aumentato ritorno venoso e quindi del riempimento ventricolare destro. Tuttavia un ritardo superiore ai 40 ms può sottendere una situazione patologica: un blocco di branca destra, una stenosi polmonare, difetti congeniti da iperafflusso. Questo reperto può presentarsi con una certa frequenza negli atleti di resistenza allenati e deve destare il sospetto di difetto congenito con shunt sinistro-destro, soprattutto se associato a soffio sistolico a livello del focolaio polmonare, segni elettrocardiografici di ritardo di conduzione destro e segni radiologici di iperafflusso polmonare. In questo caso, può essere ripetuta l'auscultazione in posizione ortostatica, al fine di ridurre il ritorno venoso al cuore e valutare le conseguenti modificazioni del reperto auscultatorio.

Più raro negli atleti è il reperto dello sdoppiamento paradosso, dal momento che esso si associa frequentemente a blocchi di branca sinistra e a stenosi aortica, reperti meno frequenti in età giovanile. In condizioni parafisiologiche e patologiche è possibile ascoltare anche un III e IV tono.

La presenza del *III tono* originato dal riempimento ventricolare rapido protodiastolico è udibile alla punta, specialmente in decubito laterale sinistro e può essere un reperto normale nei bambini e nei giovani. È inoltre frequente negli atleti di resistenza, che presentano bradicardia e relativa dilatazione ventricolare sinistra; scompare generalmente con l'assunzione della posizione eretta e con la tachicardia.

Il *IV tono* è originato dal riempimento ventricolare telediastolico secondario alla contrazione atriale, e come il III è meglio ascoltabile in decubito laterale sinistro; è raramente un reperto fisiologico associato ad allungamento della conduzione intraventricolare o negli atleti anziani; fatta eccezione per tali condizioni, si associa sempre ad aumentata resistenza ventricolare sinistra, secondaria a cardiopatia restrittiva (per esempio, ipertensiva, ipertrofica, infiltrativa).

Soffi cardiaci

I soffi sono suoni provocati da un flusso ematico turbolento e vorticoso attraverso le strutture cardiache e i grossi vasi. La localizzazione di un soffio e la sua irradiazione sulla parete toracica possono aiutare a identificare la struttura cardiaca che lo origina. Su ciascun focolaio si possono auscultare dei soffi, che in base al momento del ciclo cardiaco in cui insorgono vanno distinti in sistolici e diastolici. Un soffio che insorge in sistole o in diastole può a sua volta essere da rigurgito, in genere dolce e aspirativo, o da eiezione, in genere aspro e ruvido.

I *soffi sistolici* sono individuati tra I e II tono. In sistole, le valvole atrioventricolari sono chiuse, e sono invece aperte le valvole semilunari per permettere al sangue di essere spinto nei grandi vasi. In condizioni parafisiologiche o patologiche è possibile auscultare un soffio in questa fase del ciclo:

- sul focolaio della valvola mitrale: questa valvola, che dovrebbe essere chiusa, non lo è, ed è quindi una valvola insufficiente; il soffio che possiamo avvertire sarà da rigurgito, dovuto al sangue che refluisce dal ventricolo sinistro all'atrio sinistro durante la contrazione ventricolare, e sarà dolce in virtù del fatto che il sangue refluo non deve vincere alcuna resistenza; il soffio è tipicamente olosistolico, aspirato, perché durante l'intera sistole c'è un reflusso di sangue dal ventricolo all'atrio sinistro con irradiazione verso l'ascella;
- sul focolaio della valvola tricuspidale: questa valvola, che dovrebbe essere chiusa, non lo è, ed è quindi insufficiente; anche questo soffio sarà da rigurgito, dolce e aspirato. Ad ogni sistole si raccoglie sangue rigurgitato nell'atrio destro, che essendo povero di muscolatura, andrà incontro a dilatazione in risposta all'aumento di volume e pressione. Data l'assenza di valvole tra atrio destro e le vene cave, l'aumento pressorio si trasmetterà alla vena cava superiore e alle vene giugulari, che appariranno turgide e pulsanti, e alla vena cava inferiore, con la comparsa di una pulsazione sistolica a livello del fegato;
- sul focolaio della valvola aortica: questa valvola, che dovrebbe essere aperta, presenta un restringimento all'efflusso del sangue che deve superare una

maggiore resistenza, per cui si percepisce un soffio da eiezione aspro e rude; il soffio è tipicamente mesosistolico, a "diamante", ovvero cresce dall'inizio della sistole fino a un acme mesosistolico e poi comincia a decrescere; ciò è dovuto al fatto che all'inizio della sistole è eiettato meno sangue attraverso l'orifizio stenotico, poi, con il progredire della contrazione ventricolare il volume di sangue che passa attraverso la stenosi è maggiore e il flusso più turbolento, con un accentuarsi del soffio; al diminuire della contrazione ventricolare diminuiscono anche il flusso ematico e il soffio;
- sul focolaio della valvola polmonare: questa valvola, che dovrebbe essere aperta, non lo è abbastanza, ed è quindi una valvola stenotica; in questo caso, il sangue eiettato dal ventricolo destro deve affrontare una grande resistenza, quella della stenosi, per passare nel tronco polmonare, per cui si individua un soffio ruvido e aspro, che è propriamente un soffio da eiezione.

I *soffi diastolici* sono individuati tra II e I tono nella fase del ciclo cardiaco deputata al riempimento ventricolare, la diastole. Le valvole atrioventricolari sono aperte, e sono invece chiuse le valvole semilunari per permettere al sangue raccolto negli atri di refluire nei ventricoli. In condizioni parafisiologiche o patologiche è possibile auscultare un soffio in questa fase del ciclo:

- sul focolaio della valvola mitrale: questa valvola, che dovrebbe essere aperta, presenta tuttavia un restringimento che ostacola il passaggio del sangue; il sangue raccolto nell'atrio deve affrontare una maggiore resistenza per passare nel ventricolo; il soffio è da eiezione e si presenta ruvido e aspro, è tipicamente mesodiastolico, "a rocchetto", preceduto in genere da uno schiocco di apertura; in protodiastole il ventricolo è vuoto e l'atrio pieno, la differenza pressoria tra i due determina un ampio flusso ematico e un grosso vortice attraverso la stenosi, che decresce al procedere della diastole e al minimizzarsi della differenza pressoria; in telediastole il soffio è nuovamente crescente a causa dell'aumento di vorticosità attraverso l'orifizio stenotico, causato dalla contrazione atriale;
- sul focolaio della valvola tricuspidale: molto raro;
- sul focolaio della valvola aortica: questa valvola, che dovrebbe essere chiusa, è insufficiente. Il soffio che possiamo avvertire sarà da rigurgito, dovuto al sangue che refluisce dall'aorta al ventricolo, e sarà dolce e aspirativo in virtù del fatto che il sangue re-

fluo non deve vincere alcuna resistenza; è inoltre protodiastolico e decrescente in virtù del fatto che all'inizio della diastole il ventricolo è vuoto ed è massima la differenza di pressione tra questo e l'aorta piena, tale da determinare un grande rigurgito. Con il proseguire della diastole e del riempimento ventricolare si minimizza questa differenza pressoria e anche il rigurgito. In ogni diastole c'è una quota di sangue che dall'aorta refluisce nel ventricolo sinistro: ciò determina una pressione arteriosa diastolica più bassa del normale. Di rimando, ad ogni sistole successiva aumenta la quota di sangue eiettata dal ventricolo, comprendendo questa sia il sangue proveniente dall'atrio sia quello rigurgitato della diastole precedente: ciò determina l'aumento della pressione arteriosa sistolica e un aumento della pressione differenziale; a ogni sistole si possono individuare, a collo iperesteso, le pulsazioni delle carotidi sincrone con il polso e addirittura il capo può essere ritmicamente scosso a ogni pulsazione (segno di de Musset); il polso che se ne determina è celere e ampio (scoccante di Corrigan). Il continuo reflusso, infine, determina ipertrofia ventricolare eccentrica, con spostamento dell'itto in basso e a sinistra. Si ascolta a volte il rullio di Austin Flint: rigurgito aortico che colpisce il lembo anteriore della mitrale (essendo molto vicini il cono di efflusso aortico e la mitrale), determinando un'insufficienza mitralica secondaria (funzionale), visto che questo getto deforma il lembo della mitrale;
- sul focolaio della valvola polmonare: questa valvola

è insufficiente. Il soffio che possiamo avvertire sarà da rigurgito, dovuto al sangue che refluisce dal tronco polmonare al ventricolo destro, e sarà dolce e aspirato in virtù del fatto che il sangue refluo non deve vincere alcuna resistenza;
- da ultimo è possibile riscontrare un soffio continuo che generalmente origina dal passaggio del sangue da una zona ad alte resistenze a una a basse resistenze ed è causato da comunicazioni aortopolmonari come la pervietà del dotto di Botallo o dalla presenza di fistole arterovenose.

Soffi patologici sono tuttavia relativamente infrequenti come primo riscontro nella popolazione sportiva in giovane età, mentre vanno attentamente ricercati e valutati negli atleti "adulti". Nei giovani sportivi e soprattutto nei bambini sono maggiormente riscontrabili *soffi innocenti* (30-70%), in quanto essi presentano una parete toracica sottile che permette di ascoltare anche le minime turbolenze del sangue. Tali soffi si riscontrano più facilmente per la prima volta durante gli episodi febbrili, dal momento che il sangue aumenta la sua velocità. Tuttavia non va dimenticato lo stato di ipertiroidismo che può slatentizzare soffi non udibili in precedenza.

Le principali caratteristiche dei soffi innocenti sono le seguenti:
- sono localizzati principalmente a livello del focolaio polmonare, raramente a livello del focolaio mitralico o aortico e non hanno irradiazione;
- sono sistolici, di breve durata, mai diastolici o continui, tranne i soffi vascolari o l'hum venoso nei bambini (un soffio continuo, udibile bene in diastole,

Tabella 1.3 Caratteristiche del polso e potenziali patologie sottostanti

Caratteristiche del polso	Possibili patologie associate
Polso ampio, rapido (polso a martello)	Miocardiopatia ipertrofica Insufficienza aortica Insufficienza mitralica severa Dotto arterioso pervio
Polso piccolo e ritardato (*parvus et tardus*)	Stenosi aortica Bassa gittata
Polso alternante	Disfunzione contrattile del ventricolo sinistro
Polso paradosso (la sua ampiezza diminuisce durante l'inspirazione)	Tamponamento cardiaco Scompenso cardiaco congestizio BPCO severa o asma Pericardite costrittiva
Polso con duplice picco (*bisferiens*)	Insufficienza aortica con o senza stenosi associata Miocardiopatia ipertrofica
Alterazioni della frequenza e del ritmo	Aritmie o disturbi di conduzione

BPCO, broncopneumopatia cronico-ostruttiva.

nella parte alta a destra dello sterno, dovuto a un flusso turbolento nel sistema venoso giugulare; si apprezza meglio in posizione seduta e scompare in decubito supino o con spostamento posteriore della testa o se si preme delicatamente alla base del collo; un soffio simile, tuttavia, si può udire nel ritorno venoso anomalo totale sopracardiaco che sbocca nella vena cava superiore o nelle rare fistole artero-venose cerebrali);

- hanno intensità modesta (<3/6 della scala di Levine), una tonalità dolce e non si accompagnano a fremito;
- non si associano ad alterazioni dei toni cardiaci;
- sono altamente variabili in relazione alla fase respiratoria, alla posizione ecc.

In tutti i casi sarà comunque utile effettuare un esame ecocardiografico al fine di escludere la presenza di alterazioni strutturali di significato patologico.

Altri rumori patologici che raramente possono essere uditi all'auscultazione cardiaca dell'atleta comprendono il click di apertura della mitrale e i click sistolici, sempre patologici e legati a stenosi non calcifiche dei lembi valvolari.

Da ultimo nell'esame obiettivo cardiaco dello sportivo va sempre effettuata un'attenta palpazione dei polsi periferici, sia agli arti superiori che inferiori, bilateralmente e contemporaneamente, al fine di escludere eventuali alterazioni lungo l'albero arterioso. Inoltre alcune caratteristiche peculiari del polso possono suggerire specifiche patologie sottostanti (Tabella 1.3).

Letture consigliate

Bonow RO, Mann DL et al (2001) Braunwald's heart disease. Saunders, Philadelphia
AA.VV. (2009) ACMS's certification review. Lippincott Williams and Wilkins, Philadelphia
Brukner P, Khan K (2010) Clinical sports medicine. McGraw-Hill, New York
Bell C (2008) Cardiovascular Physiology in exercise and sport. Churchill Livingstone, Philadelphia

Le metodiche di analisi del segnale elettrocardiografico

2

Francesco Perna

Abstract

Nonostante i benefici apportati a livello del sistema cardiovascolare da un esercizio fisico regolare, esiste una piccola percentuale di atleti con un rischio aumentato di morte cardiaca improvvisa. L'aggiunta dell'elettrocardiogramma (ECG) allo screening pre-gara in Italia ha drammaticamente ridotto l'incidenza di morte improvvisa durante le competizioni sportive. Ulteriori esami strumentali, come l'ECG da sforzo, l'ECG Holter e il signal-averaged ECG, pur non essendo esami di prima battuta, sono utilizzati nella stratificazione del rischio cardiovascolare e aritmico. Diversi indici non invasivi di rischio aritmico, valutati mediante l'esecuzione dei suddetti esami strumentali, sono stati studiati senza ottenere risultati conclusivi. Pertanto, nonostante gli attuali avanzamenti della moderna medicina, l'identificazione dei soggetti a rischio di morte cardiaca improvvisa resta ancora un problema irrisolto.

2.1 Metodiche di analisi dell'ECG

Nonostante i noti benefici apportati a livello del sistema cardiovascolare da un esercizio fisico regolare, esiste una piccola proporzione di atleti di età inferiore ai 35 anni che presenta un elevato rischio di morte cardiaca improvvisa (MCI) durante esercizio. L'incidenza annuale di MCI nei giovani atleti è di circa 0,5/100 000 per anno negli Stati Uniti e 2,1/100 000 in Italia, ed essa avviene in oltre il 90% dei casi durante esercizio fisico o nel periodo immediatamente successivo.

Queste morti sono in gran parte dovute ad anomalie cardiache potenzialmente identificabili mediante un adeguato screening dei soggetti candidati ad attività sportive agonistiche. Un problema con un impatto psicologico così devastante come la morte di un giovane atleta durante una competizione sportiva ha portato in Italia alla necessità dello sviluppo di efficaci programmi di screening cardiovascolare, con una riduzione dell'incidenza di MCI dell'89% durante un periodo di 26 anni [1]. Ciononostante, al momento non esistono esami strumentali in grado di identificare con certezza i soggetti potenzialmente a rischio di MCI, specialmente tra i soggetti con cuore apparentemente sano.

Scopo del presente capitolo è descrivere i principali esami strumentali utilizzati per la diagnostica cardiovascolare non invasiva nell'atleta e alcuni indici di rischio aritmico utilizzati in cardiologia.

2.2 Elettrocardiogramma

L'elettrocardiogramma (ECG) a 12 derivazioni è entrato a far parte, insieme all'anamnesi e alla visita medica, del protocollo di screening cardiovascolare pre-gara praticato in Italia. È utile ricordare che molte cardiopatie potenzialmente letali sono diagnosticabili o almeno sospettabili dall'ECG di superficie. Per questi motivi, diversi gruppi di consenso hanno fortemente raccomandato di inserire l'ECG nei programmi di screening.

F. Perna (✉)
Centro Cuore
Casa di Cura "Mater Dei"
Roma

2.2.1   Miocardiopatie

L'ECG nelle cardiopatie è solitamente alterato, particolarmente nei soggetti affetti da *miocardiopatia ipertrofica* (in specie nella forma ostruttiva). Le anomalie elettrocardiografiche più frequenti in questa patologia (Fig. 2.1) sono rappresentate da:
- segni di ipertrofia ventricolare sinistra, in particolare indice di Sokolow e Lyon (R in V5 + S in V1) > 35 mm;
- alterazioni della ripolarizzazione ventricolare con segni di sovraccarico (sottoslivellamento del tratto ST, inversione dell'onda T, onde T negative giganti nella variante apicale della malattia);
- deviazione assiale sinistra;
- onde Q patologiche, strette ma profonde, nelle derivazioni laterali (I, aVL, V5, V6) o a volte inferiori (II, III, aVF).

La *miocardiopatia aritmogena del ventricolo destro* (MAVD) è frequentemente sospettabile in base alla presenza, all'ECG di superficie, di:
- inversione dell'onda T in V1-V3 (55-94%);
- durata del QRS ≥ 110 ms in V1-V3 (64%);
- presenza di *onda epsilon* (potenziali elettrici insorgenti dopo la fine del complesso QRS, 25-33%).

L'inversione dell'onda T nelle derivazioni precordiali destre è molto comune nei bambini al di sotto dei 12 anni, per cui tale caratteristica non ha la specificità sufficiente per porre diagnosi di MAVD in questa sottopopolazione. Esistono dei criteri aggiuntivi (ritardo dell'attivazione terminale, tachicardia ventricolare con morfologia a blocco di branca sinistra e asse superiore, presenza di più morfologie di tachicardia ventricolare) recentemente proposti per la diagnosi di soggetti con sospetta MAVD [2].

L'ECG è quasi sempre alterato nella *miocardiopatia dilatativa*, nonostante le anomalie presenti siano, nella maggior parte dei casi, aspecifiche; i quadri elettrocardiografici di più frequente riscontro in questa patologia comprendono l'ipertrofia ventricolare sinistra, bassi voltaggi del QRS, blocco di branca sinistra completo, extrasistolia sopraventricolare o ventricolare, anomalie della ripolarizzazione, ritmo non sinusale.

La *miocardite* è stata indicata come la causa del 5% delle MCI negli atleti (fino al 20% tra le giovani reclute militari). L'ECG nella miocardite acuta non ha un quadro di presentazione specifico e può a volte simulare un quadro di ischemia miocardica acuta; i riscontri più comuni sono infatti: sopraslivellamento del tratto ST in due o più derivazioni, inversione dell'onda T, sottoslivellamento diffuso del tratto ST, onde Q patologiche.

2.2.2   Patologie dei canali ionici

La *sindrome del QT lungo congenito* (LQTS) è una condizione patologica potenzialmente pericolosa per

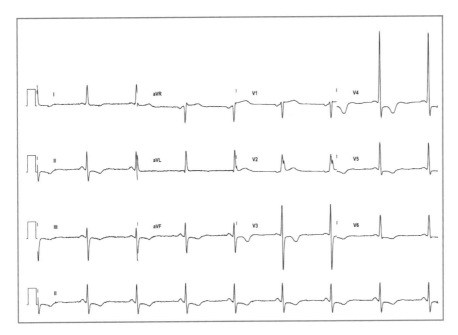

Fig. 2.1 Quadro ECG di paziente affetto da miocardiopatia ipertrofica

la vita, per la quale l'esecuzione dell'ECG può essere particolarmente utile ai fini diagnostici. È responsabile di circa l'1-2% delle MCI negli atleti, e l'aritmia sottostante è spesso una tachicardia ventricolare polimorfa. Essa si manifesta come un prolungamento dell'intervallo QT all'ECG di superficie. Dal momento che la durata dell'intervallo QT è inversamente proporzionale alla frequenza cardiaca, il parametro comunemente utilizzato per la quantificazione della fase di ripolarizzazione ventricolare è l'*intervallo QT corretto (QTc)*, che "normalizza" l'intervallo QT in base alla frequenza cardiaca; l'intervallo QT corretto è calcolato più frequentemente mediante la *formula di Bazett*:

$$QTc + QT/\sqrt{RR}$$

Questa formula è da ritenersi accettabile per valori di frequenza cardiaca inferiori ai 100 battiti per minuto (bpm). Generalmente, l'intervallo QTc è considerato patologico se superiore a 440 ms nell'uomo o 460 ms nella donna. La morfologia dell'onda T può essere alterata nei pazienti affetti da questa sindrome: per esempio, la LQTS1 è caratterizzata da onde T slargate, con una base ampia; nella LQTS2 l'onda T si presenta solitamente di bassa ampiezza e con una incisura nella parte più alta; la LQTS3 è caratterizzata da un tratto ST relativamente lungo seguito da un'onda T appuntita e sovente alta.

La *sindrome del QT corto* è una rarissima canalopatia ereditaria di recente riscontro, caratterizzata da un intervallo QTc costantemente ≤ 340 ms, frequenti anomalie morfologiche dell'onda T nelle derivazioni precordiali e aumentata incidenza di fibrillazione atriale, episodi sincopali e/o morte cardiaca improvvisa in assenza di una cardiopatia strutturale. Ad oggi, in tutto il

mondo sono stati identificati circa 50 pazienti affetti da questa sindrome [3].

La *sindrome di Brugada* si presenta con un quadro elettrocardiografico caratterizzato da soprasivellamento del segmento ST in V1-V3, ed è associata con un'elevata incidenza di tachicardia ventricolare (spesso polimorfa) e fibrillazione ventricolare in soggetti con cuore strutturalmente sano. Esistono tre pattern di soprasivellamento del tratto ST nelle derivazioni precordiali "destre" (V1-V3) suggestivi di questa sindrome:

- tipo 1 o *coved type*: caratterizzato da un prominente sopraslivellamento del punto J e del segmento ST ≥ 2 mm o 0,2 mV nel punto più alto, con convessità verso l'alto, seguito da un'onda T negativa, senza linea isoelettrica interposta (Fig. 2.2);
- tipo 2: soprasivellamento nella parte iniziale del tratto ST (≥ 2 mm al punto J) con una successiva graduale discesa fino a ≥ 1 mm al di sopra della linea di base, seguita da un'onda T positiva o bifasica, risultante in una configurazione "a sella" (*saddleback type*) (Fig. 2.3);
- tipo 3: sopraslivellamento ST nelle precordiali destre < 1 mm, di solito con configurazione "a sella".

I criteri descritti vanno ricercati previo corretto posizionamento degli elettrodi per le derivazioni precordiali destre. Inoltre, le alterazioni del tratto ST sono di natura dinamica: pattern differenti possono alternarsi tra loro o con un quadro ECG completamente normale nello stesso soggetto in diversi momenti o condizioni cliniche (per esempio, stati febbrili). Per tale motivo, in pazienti con forte sospetto clinico ma ECG non diagnostico, la dislocazione degli elettrodi precordiali destri in uno spazio intercostale superiore (fino al secondo spazio) o il posizionamento di derivazioni nella parte destra del torace (V3R, V4R)

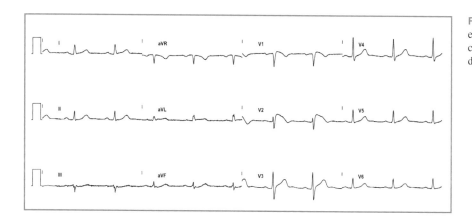

Fig. 2.2 Quadro elettrocardiografico compatibile con sindrome di Brugada di tipo 1

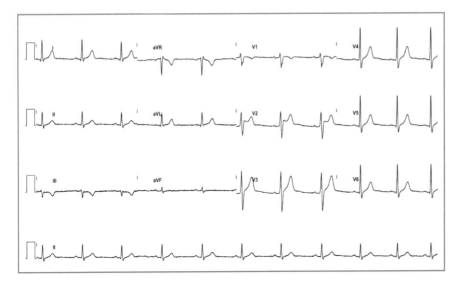

Fig. 2.3 Quadro ECG compatibile con sindrome di Brugada di tipo 2

possono essere utili per slatentizzare un quadro tipo Brugada. In casi selezionati si può ricorrere anche a test provocativi farmacologici con antiaritmici di classe I, come flecainide, procainamide o ajmalina, i quali possono smascherare un quadro elettrocardiografico diagnostico di sindrome di Brugada dopo somministrazione per via endovenosa. I risultati dei test farmacologici vanno tuttavia interpretati con cautela e alla luce della presentazione clinica.

2.2.3 Patologie coronariche

Le anomalie coronariche sono una causa frequente di morte improvvisa durante esercizio nei giovani atleti. Le alterazioni elettrocardiografiche conseguenti comprendono tutto lo spettro dei quadri ECG suggestivi di cardiopatia ischemica, dalle alterazioni dinamiche del tratto ST e dell'onda T alle onde Q fisse. Tuttavia, dal momento che l'ischemia miocardica è in genere transitoria, l'ECG a riposo potrebbe essere perfettamente normale e potrebbe rendersi necessaria l'esecuzione di altri test diagnostici.

2.2.4 Pre-eccitazione ventricolare

L'ECG è fondamentale nella diagnosi della *sindrome di Wolff-Parkinson-White* (WPW), la forma di pre-eccitazione ventricolare più diffusa e meglio conosciuta (Fig. 2.4). La definizione di WPW si basa sui seguenti criteri:

- intervallo PR inferiore a 120 ms;
- slargamento della porzione iniziale del complesso QRS, conosciuta come onda delta;
- durata totale del QRS superiore a 120 ms (dovuta alla presenza dell'onda delta);
- alterazioni secondarie della ripolarizzazione ventricolare, con direzione dell'onda T e del segmento ST solitamente opposta rispetto a quella dell'onda delta e del complesso QRS.

I pazienti affetti sono a rischio di sviluppare diversi tipi di tachiaritmie sopraventricolari le quali, in casi estremi, possono portare a morte cardiaca improvvisa. I soggetti portatori di WPW hanno infatti un'elevata vulnerabilità atriale che può portare all'insorgenza di flutter e fibrillazione atriale; in caso di rapida conduzione atrioventricolare attraverso la via accessoria può verificarsi una risposta ventricolare esageratamente elevata con successiva degenerazione in fibrillazione ventricolare.

2.2.5 Il cuore d'atleta

Contrariamente a quanto ci si possa aspettare, un ECG normale in un atleta professionista non è la regola ma, piuttosto, l'eccezione. Non è raro che l'ECG di un atleta professionista simuli dei quadri francamente patologici. Molte cosiddette "anomalie" elettrocardiografiche possono pertanto non avere un reale significato patologico, ma essere la manifestazione elettrica di cambiamenti strutturali e funzionali che avvengono in maniera fisiologica a livello del sistema

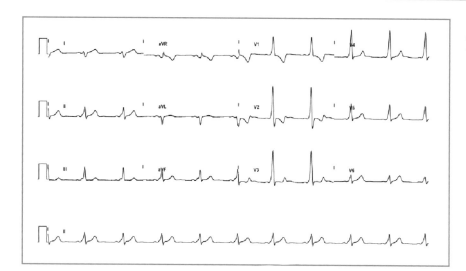

Fig. 2.4 Atleta di 17 anni con pre-eccitazione ventricolare

cardiovascolare dopo un periodo di costante esercizio fisico, i quali sono provocati dall'incremento delle richieste metaboliche da parte dell'organismo; tali adattamenti sono noti, nel loro complesso, come "cuore d'atleta". Le alterazioni di più frequente riscontro sono:

- segni di ipertrofia ventricolare sinistra con elevati voltaggi del complesso QRS (indice di Sokolow e Lyon spesso > 35 mm);
- sottoslivellamenti del tratto ST e anomalie dell'onda T;
- sopraslivellamento del tratto ST (ripolarizzazione precoce).

Questi riscontri provocati dall'ipertrofia "fisiologica" del cuore d'atleta sono difficilmente distinguibili dalle caratteristiche elettrocardiografiche dell'ipertrofia patologica, ma sono tipicamente reversibili dopo un periodo più o meno lungo (fino a 6 mesi) di cessazione dell'allenamento. La presenza di tempi di conduzione prolungati, bradicardia sinusale, blocco di branca destra incompleto, onde T elevate può orientare verso un quadro di adattamento fisiologico. Di contro, alcune caratteristiche, come la presenza di onde R ampie con morfologia RS o Rs nelle derivazioni precordiali destre (V1-V3) e di onde Q profonde nelle derivazioni laterali e – meno frequentemente – inferiori, o alcuni pattern di inversione dell'onda T, sono meno frequenti nell'ipertrofia "benigna", ma non del tutto assenti. Pertanto, il processo diagnostico deve comprendere, oltre all'esecuzione dell'ECG a 12 derivazioni, un'accurata anamnesi personale e familiare, l'esame obiettivo, esami strumentali come il test da sforzo cardiopolmonare e l'ecocardiogramma color-Doppler e, qualora necessaria, una rivalutazione completa dopo un periodo di decon-

Tabella 2.1 Criteri per la diagnosi differenziale tra cuore d'atleta e miocardiopatia ipertrofica (Maron et al., 1995)

Miocardiopatia ipertrofica

- Ipertrofia ventricolare sinistra asimmetrica
- Diametro telediastolico (DTD) del ventricolo sinistro < 45 mm
- Ingrandimento atriale sinistro
- Disfunzione diastolica del ventricolo sinistro (VS)
- Anomalie elettrocardiografiche francamente patologiche (voltaggi del QRS molto elevati, onde Q prominenti, onde T negative prominenti)
- Sesso femminile
- Familiarità positiva per miocardiopatia ipertrofica
- Istologia tipica per miocardiopatia ipertrofica
- Test genetico positivo

Cuore d'atleta

- Diametro telediastolico del ventricolo sinistro > 55 mm
- Picco di consumo di ossigeno al test da sforzo cardiopolmonare > 50 ml/kg/min
- Assenza dei criteri per miocardiopatia ipertrofica (diagnosi di esclusione)
- Regressione delle alterazioni strutturali dopo decondizionamento fisico

dizionamento fisico [4]. Nella Tabella 2.1 sono riportati i criteri proposti per la distinzione tra le due condizioni cliniche [5].

2.2.6 Altri riscontri ECG di natura benigna

Ulteriori riscontri ECG, classificabili come "normali", sono spesso descritti negli atleti:

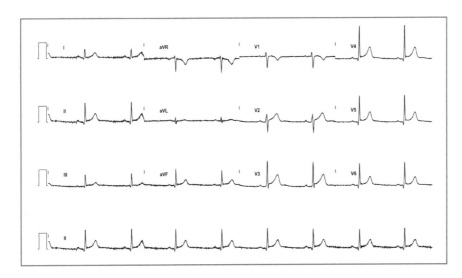

Fig. 2.5 ECG di un atleta di 25 anni con bradicardia sinusale (50 bpm) e ripolarizzazione precoce

- *bradicardia sinusale*: sono state documentate frequenze sinusali fino a 25 bpm (Fig. 2.5);
- *blocchi atrioventricolari* (AV) di vario grado: i più comuni sono il blocco AV di primo grado e il blocco AV di secondo grado tipo Mobitz 1 (8%). Il blocco AV di secondo grado tipo Mobitz 2 e di terzo grado sono stati descritti, ma sono molto rari e andrebbero considerati come patologici. La bradicardia sinusale e i blocchi AV sono dovuti a uno sbilanciamento dell'equilibrio autonomico a riposo verso una predominanza del tono parasimpatico;
- *blocco di branca destra incompleto*: presente nel 14-31% degli atleti, è dovuto all'aumentata massa muscolare miocardica con conseguente lieve prolungamento del tempo di conduzione, e si è dimostrato reversibile con il decondizionamento;
- *ripolarizzazione precoce*: è stata dimostrata in una percentuale di ECG di atleti dal 50 all'89%, infatti potrebbe essere considerata la regola piuttosto che l'eccezione (Fig. 2.4). È definita come sopraslivellamento del tratto ST diffuso in più derivazioni, a concavità verso l'alto nella parte iniziale, con incisura o slargamento della porzione terminale del QRS, onde T simmetriche e concordanti di grossa ampiezza e relativa stabilità nel tempo;
- *inversione dell'onda T*: riportata in circa il 30% dei casi. Qualora l'inversione dell'onda T sia di natura dinamica, è fortemente sospetta per cardiopatia ischemica. Tuttavia, la normalizzazione dell'onda T durante test da sforzo o infusione di isoproterenolo è stata osservata in atleti con successiva evidenza angiografica di pervietà delle coronarie [6].

2.3   ECG da sforzo

L'impiego dell'ECG da sforzo nella pratica clinica è nato dal riscontro empirico di un sottoslivellamento del tratto ST durante un attacco spontaneo di angina e dalla successiva dimostrazione che l'esercizio fisico può produrre sintomi anginosi e/o sottoslivellamento del tratto ST nei pazienti affetti da cardiopatia ischemica [7, 8]. Attualmente questo esame strumentale è andato incontro a un'ampia diffusione e il suo utilizzo non è più esclusivamente legato alla diagnosi di ischemia miocardica, sebbene quest'ultima resti la sua principale indicazione.

Modalità di esecuzione

La registrazione elettrocardiografica viene effettuata utilizzando le 12 derivazioni dell'ECG standard, nonostante le derivazioni laterali (V5 e V6) siano in grado da sole di diagnosticare il 90% circa di tutti i sottoslivellamenti ST. I due sistemi più utilizzati sono il treadmill e il cicloergometro. I protocolli per l'esercizio prevedono una fase iniziale di riscaldamento, un graduale incremento del carico di lavoro con adeguata durata di ogni stadio, e una fase di recupero; la durata ideale dell'esercizio dovrebbe essere di circa 8-12 minuti. Il protocollo più utilizzato con il treadmill è quello di *Bruce*, che presenta il vantaggio di avere un settimo stadio (finale) a cui virtualmente nessuno riesce ad arrivare, ed è quello più diffuso in letteratura scientifica; il suo principale svantaggio è rappresentato dal significativo incremento del carico di lavoro tra uno stadio e l'altro, che può rendere meno accurata la stima del consumo massimo di ossigeno (VO$_2$max) e indurre alcuni pazienti a fermarsi prima del previsto. È importante riportare la tolleranza all'esercizio fisico in equivalenti metabolici (MET) piuttosto che in minuti di esercizio, in modo da poter comparare tra loro i risultati di test eseguiti con protocolli diversi. Un MET equivale a un consumo di ossigeno pari a 3,5 ml di O$_2$/kg/min.

Affidabilità

L'ECG da sforzo viene prescritto al fine di selezionare gli individui che dovrebbero essere sottoposti a ulteriori accertamenti e procedure. Numerosi studi hanno mostrato un ampio range di valori di sensibilità e specificità di questo strumento diagnostico, riscontro spiegato probabilmente dalle differenze tra i vari studi in termini di protocolli utilizzati e di selezione della popolazione; una metanalisi ha calcolato una sensibilità e specificità medie di circa il 66% e 84% rispettivamente. In individui con un'elevata probabilità di risultare falsi-positivi o falsi-negativi è ragionevole l'utilizzo di una procedura alternativa (scintigrafia miocardica perfusionale, ecocardiogramma da sforzo o da stress farmacologico, tomografia computerizzata coronarica).

Interpretazione

L'entità dello slivellamento del tratto ST va calcolata rispetto alla linea di base (cioè alla giunzione PQ) o, in caso di alterazioni del segmento ST a riposo, rispetto alla posizione basale dello stesso; nel caso in cui durante esercizio si verifichi un sottoslivellamento in un soggetto con sopraslivellamento di base si farà riferimento alla linea di base.

Il pattern elettrocardiografico considerato diagnostico di ischemia (Fig. 2.6) è un *sottoslivellamento del tratto ST ≥ 1 mm al punto J e per gli 80 ms successivi, con andamento orizzontale o discendente.*

Un sottoslivellamento ascendente deve essere interpretato con cautela e alla luce di altri dati clinici e strumentali, in quanto la sua inclusione tra i criteri di ischemia miocardica può aumentare la sensibilità del test solo a scapito della specificità, ragione per la quale è preferibile considerarlo negativo nella maggior parte dei casi. Quando il sottoslivellamento ascendente è interpretato come positivo, il segmento ST deve essere di almeno 1,5 mm al di sotto della linea di base a 80 ms dal punto J, e con una pendenza molto debole. Il sottoslivellamento ST che si verifica esclusivamente durante la fase di recupero ha lo stesso significato e lo stesso potere predittivo di quello che insorge durante l'esercizio; per tale motivo è importante continuare la registrazione elettrocardiografica per almeno 5 minuti dopo la fine dell'esercizio.

Il *sopraslivellamento del tratto ST* è abbastanza comune nei pazienti con pregresso infarto miocardico, e si osserva quasi esclusivamente in derivazioni che presentano un'onda Q; in casi simili, il significato clinico del sopraslivellamento è controverso. Al contrario, il sopraslivellamento del tratto ST in derivazioni diverse

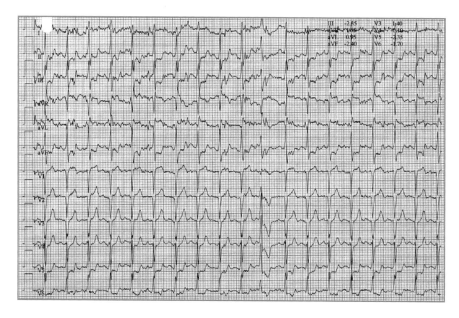

Fig. 2.6 Picco dell'esercizio fisico durante test da sforzo. Il tracciato elettrocardiografico è diagnostico per ischemia miocardica da lavoro muscolare (sottoslivellamento discendente del tratto ST maggiore di 1 mm a 80 ms dal punto J, in questo esempio particolarmente evidente nelle derivazioni inferiori)

da V_1 e aVR in un ECG normale è piuttosto raro (0,1%) e indica ischemia transmurale.

L'*onda R* presenta variazioni di ampiezza durante esercizio che sono state messe in correlazione con la cardiopatia ischemica, ma non hanno un potere predittivo sufficiente per poter aggiungere valore diagnostico al test.

L'*inversione dell'onda T* indotta dall'esercizio è quasi sempre associata a una significativa depressione del tratto ST ed è stata a lungo identificata come manifestazione di un grado più severo di coronaropatia, essendo stata associata a malattia dei tre vasi coronarici con un'elevata specificità [9].

La comparsa di un'onda T positiva in pazienti con onda T piatta o invertita in condizioni di riposo ("*pseudonormalizzazione" dell'onda T*) è stata considerata un segno di ischemia; tuttavia, non è escluso che possa essere dovuta ad altri fattori, per cui andrebbe interpretata con cautela in assenza di altri elementi clinici.

Altri aspetti da tenere in considerazione sono lo sviluppo di *aritmie* indotte dall'esercizio, come disturbi di conduzione, tachiaritmie sopraventricolari o, soprattutto, extrasistoli e tachicardie ventricolari. Le extrasistoli ventricolari sono classificate come occasionali (< 6/minuto) o frequenti (> 6/minuto), e possono essere monomorfe, polimorfe, organizzate in coppie o in run di tachicardia ventricolare. Particolare attenzione va prestata all'insorgenza di sintomi: la combinazione di angina tipica e sottoslivellamento del tratto ST può fornire una probabilità del 98% di coronaropatia significativa.

Controindicazioni

Nonostante l'ECG da sforzo sia da considerarsi un esame non invasivo, la sua esecuzione non è del tutto priva di rischi, i più noti tra i quali sono edema polmonare, crisi ipertensive, aritmie ventricolari e arresto cardiaco. Per tale motivo esiste una serie di condizioni, riportate in Tabella 2.2, nelle quali l'esecuzione del test ergometrico è controindicata.

Terminazione del test

Il test da sforzo si ritiene concluso in base alla fatica fisica avvertita dal paziente. Tuttavia, a volte è necessario interromperlo precocemente per altre ragioni (Tabella 2.3).

2.3.1 Test da sforzo cardiopolmonare

L'aggiunta del calcolo dello scambio dei gas alla registrazione dell'ECG sotto sforzo può fornire utili informazioni, quali il consumo di ossigeno (VO_2), l'espulsione di anidride carbonica (VCO_2), la ventilazione/minuto e la soglia anaerobica. Il consumo massimo di ossigeno (VO_2max) è considerato il miglior indice di capacità aerobica e di funzione cardiorespiratoria ed è definito come il punto oltre il quale non si verificano ulteriori incrementi del VO_2 nonostante l'aumento del carico di lavoro. È un significativo indice prognostico in pazienti con scompenso cardiaco e può essere utilizzato per determinare il timing del trapianto cardiaco, nonché l'origine cardiogena o respiratoria della dispnea e della limitazione funzionale. Inoltre, la sua determinazione può essere dirimente nella diagnosi differenziale tra cuore d'atleta e miocardiopatia ipertrofica: gli atleti con cuore sano hanno un VO_2max significativa-

Tabella 2.2 Controindicazioni all'esecuzione del test ergometrico

Assolute
- Modificazioni dell'ECG a riposo suggestive di evento cardiaco acuto recente
- Infarto miocardico acuto recente
- Angina instabile in atto
- Aritmie in atto (aritmie ventricolari potenzialmente pericolose, aritmie atriali con scarso controllo farmacologico causanti compromissione, deterioramento emodinamico, blocco atrioventricolare avanzato in assenza di pacemaker)
- Scompenso cardiaco acuto
- Stenosi aortica severa sintomatica
- Dissezione aortica (anche se sospetta)
- Miocardite o pericardite acuta (anche se sospetta)
- Tromboflebite o trombosi intracardiaca
- Embolia polmonare o sistemica recente

Relative
- Pressione arteriosa a riposo > 200/115 mmHg
- Valvulopatie di grado moderato
- Diselettrolitemie
- Pacemaker a frequenza fissa
- Extrasistolia ventricolare frequente o complessa
- Aneurisma ventricolare
- Malattie metaboliche non compensate (diabete mellito, tireotossicosi, mixedema)
- Patologie infettive croniche (mononucleosi, epatite virale ecc.)
- Disordini neuromuscolari o reumatici con limitazione funzionale e/o dolore alla mobilizzazione

Tabella 2.3 Indicazioni all'interruzione del test ergometrico

Assolute

- Infarto miocardico acuto, anche se sospetto
- Angina moderata-severa
- Calo improvviso della pressione arteriosa con l'aumentare del carico di lavoro, accompagnato da segni/sintomi di compromissione emodinamica o al di sotto del valore a riposo
- Aritmie significative (blocco atrioventricolare avanzato, tachicardia ventricolare sostenuta, extrasistolia ventricolare complessa, fibrillazione atriale con rapida risposta ventricolare)
- Segni di ipoperfusione periferica
- Dispnea importante
- Sintomi neurologici

Relative

- Sottoslivellamento del tratto ST orizzontale o discendente > 2 mm
- Sopraslivellamento del tratto ST > 2 mm
- Dolore toracico ingravescente
- Difficoltà respiratoria o asma
- Dolore o *claudicatio* agli arti inferiori
- Eccessivo rialzo pressorio con valori > 240/115 mmHg
- Tachicardie sopraventricolari
- Blocco di branca frequenza-dipendente non distinguibile con certezza da tachicardia ventricolare
- Severo affaticamento o dispnea significativa riportati dal paziente

mente più elevato (> 50 ml/kg/min) rispetto a quelli affetti da miocardiopatia ipertrofica.

2.3.2 Utilità del test ergometrico negli atleti

Gli atleti costituiscono una popolazione particolare a causa della loro fisiologia "supernormale", dell'elevata resistenza fisica e delle possibili modificazioni elettrocardiografiche a riposo. Una valutazione elettrocardiografica durante esercizio può essere richiesta per la valutazione del dolore toracico la cui causa non può essere diagnosticata mediante un ECG standard. Nei soggetti di età superiore ai 35 anni la patologia da escludere sarà una coronaropatia su base aterosclerotica. Nei giovani atleti sono più probabili altre cause di dolore toracico, come anomalie congenite delle coronarie.

Nonostante l'ergometria sia utilizzata principalmente per la valutazione dell'*ischemia miocardica*, ne-

gli atleti spesso vi si ricorre per porre diagnosi di aritmie. Numerose aritmie possono essere scatenate dall'incremento del tono simpatico e dalla brusca riduzione del tono parasimpatico che si verificano durante esercizio fisico. In particolare, le *aritmie ventricolari* hanno importanti implicazioni in senso prognostico e per quanto riguarda l'idoneità sportiva agonistica. Attualmente esiste ancora un sostanziale disaccordo circa il significato delle aritmie ventricolari in soggetti con cuore sano, e mentre diversi gruppi le hanno correlate a un'aumentata mortalità, altri sono giunti a conclusioni opposte. L'extrasistolia ventricolare di frequente riscontrata con l'Holter in soggetti normali è solitamente considerata di natura benigna [10]. I battiti prematuri ventricolari (BPV) polimorfi indicano un aumento del rischio solo in soggetti con disfunzione ventricolare sinistra, specie se severa. Questi riscontri sono applicabili anche ai BPV registrati durante test da sforzo. In soggetti normali, un esercizio fisico massimale può provocare l'insorgenza di aritmie ventricolari nel 36-42% dei casi, solitamente a elevati carichi di lavoro, mentre in soggetti affetti da cardiopatia ischemica l'incidenza sale al 50-60%, le aritmie si verificano a frequenze cardiache relativamente più basse e sono maggiormente riproducibili. La soppressione delle aritmie ventricolari da parte dell'esercizio fisico è classicamente considerata un criterio di benignità; tuttavia, è stato osservato un elevato tasso di soppressione anche in soggetti affetti da cardiopatia ischemica. Aritmie ventricolari indotte dall'esercizio, anche se non sostenute, devono essere considerate molto seriamente e portare ad appropriati approfondimenti diagnostici, in quanto possono essere spia di cardiopatie potenzialmente pericolose.

Un ridotto incremento cronotropo durante esercizio, con incapacità a raggiungere l'85% della FC teorica massima per l'età (o una FC di 100 bpm) identifica una *incompetenza cronotropa*, che negli atleti può essere difficile da distinguere dalla bradicardia dovuta a un aumentato tono vagale.

L'esercizio fisico può scatenare *aritmie sopraventricolari* consentendo una diagnosi in soggetti con storia di palpitazioni. Per quanto riguarda la sindrome di WPW bisogna ricordare che in questi soggetti il tratto ST non è valutabile per ischemia miocardica, in quanto sussistono delle alterazioni di base dovute all'abnorme sequenza di depolarizzazione e ripolarizzazione ventricolare; la scomparsa della pre-eccitazione a elevate frequenze cardiache (riscontro non frequente) potrebbe

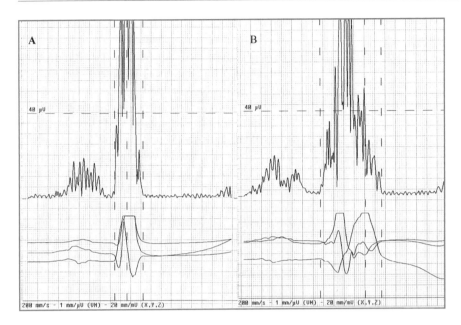

Fig. 2.7 a SAECG negativo;
b SAECG positivo

indicare un grado minore di pericolosità della via accessoria.

Disturbi di conduzione a vari livelli possono essere slatentizzati dall'esercizio fisico, sia in soggetti con coronaropatia sottostante, sia in caso di disturbi primitivi, mentre il blocco AV di primo grado dovuto ad aumentata vagotonia classicamente si riduce o scompare durante sforzo.

A volte, i pazienti affetti da *sindrome del QT lungo* presentano a riposo un intervallo QT borderline, che viene però marcatamente prolungato dall'esercizio fisico. Pertanto uno degli strumenti diagnostici più utili in questi pazienti può essere proprio l'ECG da sforzo.

In atleti affetti da *ipertensione arteriosa* è di fondamentale importanza eseguire un test da sforzo massimale (cioè, con raggiungimento del carico massimale o di almeno l'85% della FC teorica massima tollerata) con stretto monitoraggio della pressione arteriosa per valutarne l'andamento durante esercizio ai fini dell'idoneità sportiva; secondo gli standard attuali deve essere considerata anomala una PA che superi i 240/115 mmHg durante esercizio fisico e/o non ritorni ai valori basali entro 6 minuti dalla fine dello sforzo.

A causa della vasta gamma di alterazioni ECG a riposo presenti negli atleti, molte delle quali coinvolgenti il tratto ST e l'onda T, le modificazioni dell'ECG durante esercizio vanno interpretate con cautela e alla luce del quadro clinico complessivo. In casi sospetti, altre indagini non invasive, come la TC coronarica, possono essere utili al fine di individuare anomalie di questo tipo.

2.4 ECG ad alta risoluzione (SAECG)

Il SAECG (*Signal Averaged ECG*) è una metodica che consente di migliorare il rapporto segnale/rumore di fondo di un ECG quando il segnale è ricorrente e il rumore casuale è occasionale. Filtrando e riducendo il rumore di fondo, come per esempio i potenziali muscolari, questa tecnica consente di ottenere la registrazione di superficie di segnali cardiaci dell'ampiezza di pochi microvolt. Il razionale dell'utilizzo dell'ECG ad alta risoluzione (Fig. 2.7) sta nella capacità di identificare dei segnali di bassa ampiezza presenti alla fine del complesso QRS, noti come *potenziali tardivi*. L'ipotesi maggiormente accreditata è che essi rappresentino un ritardo di attivazione locale a livello di alcune regioni miocardiche, e che possano pertanto rappresentare il substrato di alcune aritmie da rientro. Questa attività diastolica continua è identificabile più frequentemente in pazienti che presentano episodi di tachicardia ventricolare sostenuta, ed è stata pertanto messa in relazione con l'innesco e il mantenimento di tachicardie ventricolari da rientro.

Per tale motivo, il SAECG è stato utilizzato per identificare pazienti con aumentato rischio di sviluppare aritmie ventricolari maligne [11]. Almeno 300-400 battiti (sinusali) uguali tra loro per morfologia devono essere campionati, il rumore di fondo deve essere inferiore a 0,3 μV. Con il filtro *high-pass* impostato a 40 Hz, l'esame è considerato positivo se sono presenti almeno due dei seguenti tre criteri:

1. durata del complesso QRS filtrato (fQRS) >114-120 ms;
2. voltaggio medio quadratico degli ultimi 40 ms del fQRS (RMS-40) < 20 μV;
3. durata dei segnali di bassa ampiezza (LAS), inferiori a 40 μV, > 38 ms.

I potenziali tardivi sono stati riscontrati in una percentuale di soggetti sopravvissuti a infarto miocardico con storia di aritmie ventricolari sostenute che va dal 60 al 90%, nel 7-15% di soggetti con pregresso infarto ma senza storia di aritmie, e solo nello 0-7% dei casi in soggetti normali.

La maggior parte degli studi clinici sui potenziali tardivi è stata condotta su pazienti con pregresso infarto miocardico, per cui l'utilizzo del SAECG in pazienti a rischio di TV su base non ischemica e/o negli atleti non è attualmente definito. Esso potrebbe avere una utilità nel contesto della malattia aritmogena del ventricolo destro, per la quale costituisce un criterio diagnostico minore. Nel complesso la presenza di potenziali tardivi, essendo un marker di rischio aritmico sensibile ma non specifico, ha un valore prognostico limitato; tuttavia, il potere predittivo negativo del SA-ECG, che è pari all'89-99%, rende questo esame uno strumento utile per escludere la presenza di un substrato anatomico per lo sviluppo di aritmie ventricolari.

2.5   ECG dinamico (Holter)

La registrazione elettrocardiografica ambulatoriale (Holter) tipicamente è utilizzata per individuare e caratterizzare anomalie dell'attività elettrica cardiaca durante le normali attività quotidiane [12]. Con essa è possibile monitorare in genere due e tre derivazioni elettrocardiografiche per 24-48 ore, anche se esiste la possibilità di ottenere registrazioni nelle 12 derivazioni.

L'ECG dinamico non fa parte del protocollo di screening pre-gara dell'atleta, tuttavia può rendersi necessario nel caso l'ECG scalare a 12 derivazioni non risulti sufficiente a spiegare la sintomatologia riportata dal soggetto in esame (in genere palpitazioni o sincope), che può essere occasionale e non necessariamente correlata a particolari eventi scatenanti come l'esercizio fisico. Tuttavia, nel caso di sintomi molto sporadici, il potere diagnostico dell'Holter può risultare alquanto limitato, e in questo caso può rendersi necessario l'utilizzo di un registratore di eventi (esterno o impiantabile) o lo studio elettrofisiologico.

Nei giovani sani e asintomatici, i disturbi del ritmo sono piuttosto inusuali. Tuttavia, particolarmente negli atleti, è possibile riscontrare diverse aritmie di significato non necessariamente patologico, alcune delle quali provocate da un eccessivo tono vagale e quindi più frequenti durante il sonno: bradicardia sinusale marcata (35-40 bpm), aritmia sinusale con pause, blocco senoatriale in uscita, blocco AV tipo Wenckebach, ritmo giunzionale, battiti prematuri atriali e ventricolari. In altri casi, l'ECG secondo Holter è eseguito per determinare l'entità di una aritmia già diagnosticata con l'ECG di base. Ad esempio, le extrasistoli ventricolari possono essere classificate come rare se inferiori a 600 al giorno o come frequenti se al di sopra di questo limite. È anche importante valutare l'eventuale organizzazione delle extrasistoli in aritmie complesse e potenzialmente pericolose (tachicardie ventricolari non sostenute o sostenute).

In soggetti in cui sia stata diagnosticata un'aritmia, un follow-up mediante ECG Holter seriati è raccomandato per valutare la risposta alla terapia farmacologica o all'ablazione transcatetere, per monitorare la frequenza media nel caso della fibrillazione atriale e per escludere eventuali effetti collaterali (per esempio, blocchi AV, proaritmia) dei farmaci. L'ECG dinamico ha trovato un suo impiego anche nella valutazione dell'ischemia miocardica con l'utilizzo del monitoraggio in 12 derivazioni, soprattutto per la possibilità di sfruttare le derivazioni laterali V5 e V6, più sensibili nell'identificare i sottoslivellamenti del tratto ST. Tuttavia, l'utilizzo dell'Holter come indagine di prima battuta o come strumento di screening dei soggetti asintomatici non è l'ideale per coloro in grado di eseguire esercizio fisico o che non presentino controindicazioni ai test provocativi. Pertanto, i pazienti che non siano in grado di eseguire esercizio fisico (per esempio, pazienti in attesa di chirurgia vascolare periferica) o con sintomi occasionali come i pazienti affetti da angina variante sono buoni candidati per questo tipo di indagine.

2.6   Indici non invasivi di rischio aritmico

Ampi trial clinici hanno mostrato i benefici dei defibrillatori impiantabili (ICD, *Implantable Cardioverter Defibrillator*), in termini di mortalità, in pazienti con severa disfunzione ventricolare sinistra. Tuttavia, anche tra i pazienti considerati "ad alto rischio", solo una minoranza riceverà benefici dall'intervento di ICD. Inoltre, solo una minima parte delle morti improvvise avviene in questo piccolo sottogruppo della popolazione generale: la maggior parte si registra in soggetti ritenuti "a basso rischio" o "a rischio intermedio", giungendo in maniera del tutto inaspettata. Queste considerazioni pongono le basi per lo sviluppo di nuovi e più efficaci strumenti per la stratificazione del rischio di MCI dovuta ad aritmie ventricolari maligne, quali gli indici non invasivi per la stratificazione del rischio aritmico [13]. Il test ideale dovrebbe essere in grado di identificare la maggior parte dei soggetti che saranno colpiti da TV o FV ed escludere quelli in cui tali eventi non si verificheranno, e al tempo stesso consentire l'esecuzione di un intervento (l'impianto di ICD) che possa aumentare la sopravvivenza in maniera significativa nei sottogruppi con test anormali rispetto a quelli con test negativi.

Dal momento che la maggior parte degli studi clinici in questo campo è stata condotta su pazienti sopravvissuti a infarto miocardico o affetti da scompenso cardiaco, l'utilizzo di tali test nella valutazione degli atleti non trova attualmente un impiego molto diffuso.

2.6.1　Heart Rate Variability (HRV)

L'HRV descrive le variazioni della frequenza cardiaca e degli intervalli RR in un arco di tempo variabile (per esempio, 5 minuti o 24 ore) [14]. Tali variazioni sono quasi completamente dovute all'influenza del sistema nervoso autonomo; pertanto, fornendo un surrogato degli effetti autonomici a livello ventricolare, che si pensa possano avere un ruolo nella patogenesi della TV e della FV, l'HRV è stata proposta come strumento per la stratificazione del rischio aritmico. Diversi studi hanno messo in relazione la riduzione dell'HRV (e quindi un'alterata funzione autonomica) con un aumento della mortalità in pazienti con infarto miocardico, coronaropatia o cardiopatie valvolari. Sfortunatamente, l'interpretazione dei risultati degli studi clinici è complicata dal grande numero delle diverse misure proposte. Le variazioni periodiche della frequenza cardiaca possono essere rappresentate sia nel dominio del tempo che in quello della frequenza (Fig. 2.8). Le misure di HRV più comunemente effettuate nel *dominio del tempo* sono:

- SDNN: deviazione standard degli intervalli RR normali (sinusali);
- SDANN: deviazione standard delle medie degli intervalli RR di 5 minuti in un intero giorno;
- SD index: media delle deviazioni standard degli intervalli RR di 5 minuti in un intero giorno (misura complementare alla SDANN);
- r-MSSD, NN50, pNN50: altre misure utilizzate meno frequentemente.

Le misure del *dominio della frequenza* sono di solito classificate a seconda del range delle frequenze analizzate:

- ULF (*ultra-low frequency*): < 0,0033 Hz;
- VLF (*very low frequency*): 0,0033-0,04 Hz;
- LF (*low frequency*): 0,04-0,15 Hz;
- HF (*high frequency*): 0,15-0,40 Hz;
- *total power*.

Nel complesso, i numerosi dati attualmente disponibili mostrano che una ridotta HRV è un efficace predittore di mortalità totale in pazienti con infarto miocardico o scompenso cardiaco; vi sono invece scarsi dati a supporto di una correlazione statisticamente significativa dell'SDNN con un aumentato rischio di morte improvvisa. È interessante notare che alcuni farmaci che migliorano la sopravvivenza nello scompenso cardiaco, come i beta-bloccanti e gli ACE-inibitori, riescono ad aumentare l'HRV; tuttavia i beta-bloccanti, agendo a livello del sistema nervoso autonomo, potrebbero ridurre il valore predittivo dell'HRV nel post-infarto miocardico, soprattutto per quanto riguarda la morte improvvisa. Nonostante il legame fisiopatologico teorico tra una HRV patologica, il tono autonomico e l'aritmogenesi, essa sembra essere piuttosto un marker di mortalità non aritmica, e pertanto non è attualmente raccomandata per la stratificazione del rischio di morte cardiaca improvvisa.

Gli adattamenti cardiovascolari all'esercizio fisico, come è facile intuire, influenzano i parametri dell'HRV a causa del cambiamento dell'equilibrio autonomico, ma a causa della scarsità dei lavori sull'HRV negli atleti non è al momento possibile definire il suo ruolo in questo campo.

2.6.2　Heart Rate Turbulence (HRT)

La HRT descrive il fenomeno delle fluttuazioni a breve termine nella lunghezza del ciclo sinusale dei 10-15 battiti che seguono una extrasistole ventricolare con

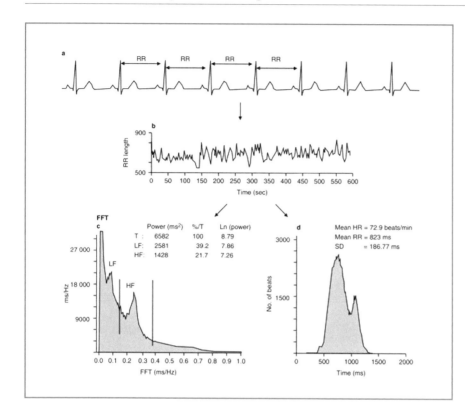

Fig. 2.8 Analisi della HRV. Dal calcolo degli intervalli RR consecutivi (a) all'ECG si ottengono dei tacogrammi (b) che possono essere analizzati nel dominio della frequenza (c) o nel dominio del tempo (d). L'analisi spettrale (c) e l'istogramma (d) sono il risultato di una registrazione Holter di 24 ore. L'istogramma mostra due picchi: uno intorno a 1100 ms, che corrisponde alla frequenza cardiaca media notturna, e l'altro intorno a 750 ms, che corrisponde alla frequenza cardiaca media durante il giorno. *FFT*, trasformata rapida di Fourier; *HF*, *high frequency*; *HR*, frequenza cardiaca; *LF*, *low frequency*; *Ln*, logaritmo naturale; *T*, totale. Da: [14], per concessione dell'Autore

pausa compensatoria. Generalmente, dopo un BPV la frequenza cardiaca aumenta leggermente per alcuni battiti e in seguito si riduce prima di tornare alla linea di base. La rappresentazione di questo fenomeno è riportata in grafici chiamati *tacogrammi*, i quali mostrano le fluttuazioni del ciclo RR battito per battito [15] (Fig. 2.9); il grafico è allineato in modo tale che la pausa compensatoria corrisponda all'intervallo RR numero 0.

La misurazione dell'HRT è effettuata mediante due parametri: *turbulence onset* (TO) e *turbulence slope* (TS).

La TO riflette la quantità di accelerazione sinusale dopo un BPV; è in pratica la differenza, in percentuale, tra la frequenza cardiaca (intervalli RR) immediatamente dopo il BPV e quella immediatamente precedente il BPV. È calcolata con l'equazione:

$$TO = \frac{[(RR1 + RR2) - (RR\text{-}2 + RR\text{-}1)]}{(RR\text{-}2 + RR\text{-}1) \cdot 100}$$

dove RR-2 ed RR-1 indicano i due intervalli normali (sinusali) precedenti il BPV, mentre RR1 e RR2 indicano i due intervalli sinusali seguenti il BPV. La TO è determinata per ogni BPV, e in seguito si calcolerà la media delle TO delle 24 ore. Valori positivi di TO indi-

cano decelerazione del ritmo sinusale, valori negativi accelerazione.

La *TS riflette la velocità* della decelerazione sinusale che segue l'accelerazione, e corrisponde alla curva più ripida della retta di regressione lineare per ogni sequenza di cinque intervalli normali consecutivi nel tacogramma locale. I calcoli per la TS sono eseguiti sul tacogramma medio ed espressi in millisecondi per intervallo RR.

Esiste un sito web (www.h-r-t.org) che offre dei programmi per il calcolo di TO e TS e una lista di pubblicazioni inerenti l'HRT costantemente aggiornata. Sono considerati *valori normali* di HRT una TO < 0% e una TS > 2,5 ms/intervallo RR; in pratica, una risposta normale è costituita da un'accelerazione sinusale seguita da una rapida decelerazione. Questo fenomeno è ridotto o assente in soggetti affetti da varie cardiopatie, indicando un'alterazione del tono vagale. Per effettuare la misurazione di TO e TS è richiesto un minimo di 5 BPV (meglio se 10-15) nelle 24 ore. La HRT non può essere valutata in soggetti con aritmie o artefatti nelle sequenze peri-BPV, ritmo elettroindotto, fibrillazione atriale persistente. L'HRT è verosimilmente una manifestazione del riflesso barocettoriale conseguente ai

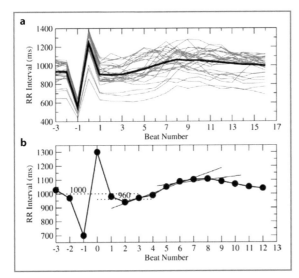

Fig. 2.9 Esempio di tacogramma e di calcolo della HRT. **a** Le linee grigie indicano l'andamento degli intervalli RR dopo le prime 25 extrasistoli ventricolari (PVC) in una registrazione Holter. La linea nera indica la media dei tacogrammi. Di solito vengono usati i tacogrammi estrapolati da tutti i BPV registrati in un Holter; in questo caso ne vengono mostrati solo 25 per maggiore chiarezza. **b** La TO (*turbulence onset*) quantifica l'accorciamento dell'intervallo RR dopo il BPV. La TS (*turbulence slope*) è la più ripida tra le pendenze delle linee estrapolate da cinque intervalli RR consecutivi dopo il BPV. In questa schematizzazione, TO = [(960 − 1000)/1000] x 100 = − 4,0%. La pendenza della linea estrapolata dal battito 2 al battito 6 è massima a 37,2 ms/battito; pertanto, TS = 37,2. Da: [15], per concessione dell'Autore

complessi cambiamenti della pressione arteriosa che accompagnano il BPV, la pausa compensatoria e il battito post-extrasistolico.

Una HRT patologica è un potente predittore indipendente di mortalità in pazienti con patologia coronarica e miocardiopatia dilatativa; in alcuni pazienti è possibile assistere a un miglioramento o una normalizzazione di tale indice durante terapia con beta-bloccanti e statine. Tuttavia, l'HRT non sembra in grado di predire la mortalità aritmica, ma solo quella cardiaca in generale, e pertanto sono necessari ulteriori studi per stabilirne l'utilità clinica nella stratificazione del rischio di morte improvvisa.

2.6.3   T Wave Alternans (TWA)

La TWA è definita come una fluttuazione nell'ampiezza e/o morfologia del segmento ST e dell'onda T tra un

battito cardiaco e quello successivo. La TWA visibile all'ECG di superficie deriva dall'alternanza della durata del potenziale d'azione a livello dei miocardiociti. Tuttavia, un'alternanza della ripolarizzazione visibile all'ECG di superficie è piuttosto rara, per cui il marker frequentemente utilizzato in questo senso è la variazione dell'onda T nell'ambito dei microvolt (MTWA, *Microvolt T Wave Alternans*). Un'*alternanza "discordante"* (durata diversa della ripolarizzazione tra aree miocardiche adiacenti) è ritenuta altamente aritmogena, in quanto spia di forti ed eterogenei gradienti di ripolarizzazione a livello miocardico, i quali possono portare a rientro e frammentazione dei fronti d'onda. Diversi fattori possono influenzare l'entità della TWA, come la stimolazione nervosa simpatica, l'ischemia miocardica, l'aumento della FC, che la aumentano, oppure la stimolazione vagale, l'utilizzo di farmaci beta-bloccanti e la neurostimolazione midollare, che la riducono. Per effettuare l'analisi della TWA occorre sottoporre il soggetto in esame a esercizio fisico (test ergometrico) o a pacing atriale al fine di raggiungere una FC di 100-120 bpm, con attività ectopica atriale o ventricolare preferibilmente scarsa. Durante esercizio fisico coesistono fattori, quali un aumentato tono simpatico, una riduzione dell'attività vagale e un'elevata frequenza cardiaca, i quali possono slatentizzare la TWA nel contesto di un substrato vulnerabile.

Un'aumentata TWA è stata riscontrata in pazienti con condizioni favorenti lo sviluppo di aritmie ventricolari, come la cardiopatia ischemica e la sindrome del QT lungo, e in persone con storia di aritmie ventricolari. La maggior parte degli studi clinici eseguiti ha dimostrato che la MTWA è un potente marker di mortalità aritmica; rappresenta inoltre un elevato valore predittivo negativo (≥ 98%) anche in soggetti con funzione ventricolare sinistra conservata, avendo in tal modo la potenzialità di individuare i pazienti che potrebbero non beneficiare dell'impianto di un ICD, al prezzo però di un valore predittivo positivo dell'8-10%.

Le limitazioni principali della MTWA sono la dipendenza dalla frequenza cardiaca, la non sicura affidabilità in soggetti con infarto recente, miocardiopatia ipertrofica e malattie aritmogene ereditarie, e l'eterogeneità dei *cut-off* utilizzati nei vari studi.

Prima di poter inserire l'analisi della TWA nella gestione clinica del paziente potenzialmente a rischio di morte improvvisa sono necessarie ulteriori evidenze scientifiche, una definizione di netti limiti di separazione tra riscontri normali e patologici e ulteriori avanzamenti nella tecnica di analisi. Sulla base di tali premesse, la TWA potrebbe diventare un test di screening utilizzato di routine anche negli atleti e nei soggetti che praticano lavori ad alto rischio, nonché un indice prognostico per pazienti con disfunzione ventricolare sinistra o pregresso infarto miocardico.

2.6.4 QT Dispersion (QTD)

La differenza tra l'intervallo QT più lungo e quello più corto nelle 12 derivazioni di un ECG rappresenta un indice di eterogeneità della ripolarizzazione ventricolare. Una QTD abnormemente elevata è stata messa in relazione con il rischio di morte improvvisa in diversi contesti, ma la significatività dei risultati presenti in letteratura finora non è soddisfacente, e non mancano studi in cui tale correlazione non è stata dimostrata. Esistono diverse tecniche, difficili da confrontare tra loro, per la misurazione di tale parametro; inoltre, i risultati del test sono influenzati dall'età del paziente, dalla posizione del corpo, dall'orario e dalla stagione dell'anno in cui esso viene eseguito; inoltre alcuni autori sono giunti alla conclusione che la QTD sia basata su un'ipotesi fisiopatologica infondata [16]. Sono stati proposti alcuni marker alternativi (T_{peak}-T_{end} interval, T wave nondipolar components, T wave complexity, T wave residuum, T-wave morphology dispersion ecc.) i quali dovrebbero rispecchiare in maniera più fedele la dispersione della ripolarizzazione ventricolare, che si manifesta con modificazioni morfologiche dell'onda T piuttosto che con alterazioni dell'intervallo QT. Alla luce delle esperienze attualmente disponibili in letteratura, l'utilizzo della QTD nella stratificazione del rischio di morte improvvisa non è raccomandato.

Bibliografia

1. Corrado D, Basso C, Pavei A et al (2006) Trends in sudden cardiovascular death in young competitive athletes after implementation of a preparticipation screening program. JAMA 296:1593-1601
2. Marcus FI, McKenna WJ, Sherrill D et al (2010) Diagnosis of arrhythmogenic right ventricular cardiomyopathy/dysplasia: proposed modification of the task force criteria. Circulation 121:1533-1541
3. Gaita F, Giustetto C, Bianchi F et al (2003) Short QT syndrome: a familial cause of sudden death. Circulation 103:965-970
4. Zeppilli P (1988) The athlete's heart: differentiation of training effects from organic heart disease. Practical Cardiol 14:61
5. Maron BJ, Pelliccia A, Spirito P (1995) Cardiac disease in young trained athletes: insights into methods for distinguishing athlete's heart from structural heart disease, with particular emphasis on hypertrophic cardiomyopathy. Circulation 91:1596-1601
6. Zeppilli P, Pirrami MM, Sassara M et al (1980) T wave abnormalities in top ranking athletes: effects of isoproterenol, atropine, and exercise. Am Heart J 100:213-222
7. Bousfield G (1918) Angina pectoris: Changes in electrocardiogram during paroxysm. Lancet 2:457
8. Feil H, Siegel M (1928) Electrocardiographic changes during attacks of angina pectoris. Am J Med Sci 175:225
9. Chikamori, T, Kitaoka H, Matsumura Y et al (1997) Clinical and electrocardiographic profiles producing exercise-induced U-wave inversion in patients with severe narrowing of the left anterior descending coronary artery. Am J Cardiol 80:628-632
10. Buckingham TA (1983) The clinical significance of ventricular arrhythmias in apparently healthy subjects. Pract Cardiol 9:37
11. Breithardt G, Cain ME, el-Sherif N et al (1991) Standards for analysis of ventricular late potentials using high- resolution or signal-averaged electrocardiography. A statement by a Task Force Committee of the European Society of Cardiology, the American Heart Association, and the American College of Cardiology. Circulation 83:1481-1488
12. Kadish AH, Buxton AE, Kennedy HL et al (2001) American College of Cardiology/American Heart Association/American College of Physicians-American Society of Internal Medicine Task Force; International Society for Holter and Noninvasive Electrocardiology. ACC/AHA clinical competence statement on electrocardiography and ambulatory electrocardiography: A report of the ACC/AHA/ACP-ASIM task force on clinical competence (ACC/AHA Committee to develop a clinical competence statement on electrocardiography and ambulatory electrocardiography) endorsed by the International Society for Holter and noninvasive electrocardiology. Circulation 104:3169-3178
13. Goldberger JJ, Cain ME, Hohnloser SH et al (2008) American Heart Association Council on Clinical Cardiology; American Heart Association Council on Epidemiology and Prevention; American College of Cardiology Foundation; Heart Rhythm Society. American Heart Association/American College of Cardiology Foundation/Heart Rhythm Society scientific statement on noninvasive risk stratification techniques for identifying patients at risk for sudden cardiac death: a scientific statement from the American Heart Association Council on Clinical Cardiology Committee on Electrocardiography and Arrhythmias and Council on Epidemiology and Prevention. Heart Rhythm 5:1-21
14. Aubert AE, Seps B, Beckers F (2003) Heart rate variability in athletes. Sports Med 33:889-919
15. Watanabe MA, Schmidt G (2004) Heart rate turbulence: a 5-year review. Heart Rhythm 1:732-738
16. Rautaharju PM (2005) A farewell to QT dispersion. Are the alternatives any better? J Electrocardiol 38:7-9

L'ecocardiografia nell'atleta

3

Vittoria Rizzello, Massimo Fioranelli

Abstract

L'ecocardiografia bidimensionale e color-Doppler rappresenta la metodica di imaging di più ampio utilizzo nella popolazione degli atleti. In questi soggetti l'ecocardiografia rappresenta un valido strumento per la diagnosi di cardiopatie potenzialmente letali. Infatti, negli ultimi anni hanno avuto molta risonanza mediatica degli episodi di morte improvvisa associata all'esercizio fisico in atleti a livello agonistico. Spesso la causa sottostante della morte improvvisa in tali pazienti è rappresentata da alterazioni strutturali cardiache e/o vascolari che possono essere identificate dall'ecocardiografia. La presenza di una cardiopatia può rappresentare un criterio di esclusione da sport agonistici al fine di ridurre il rischio di morte improvvisa e/o può giustificare l'impianto di un defibrillatore automatico. D'altro canto il cuore dell'atleta, e specificamente il cuore di atleti molto allenati, praticanti sport di resistenza (maratona, nuoto) o misti (sci di fondo, ciclismo e canottaggio), va incontro a delle modificazioni strutturali e funzionali che vanno conosciute al fine di evitare diagnosi errate di cardiopatie. Il presente capitolo ha l'intento di fornire una guida strutturata allo studio ecocardiografico del cuore dell'atleta.

3.1 Introduzione

L'ecocardiografia bidimensionale e color-Doppler rappresenta la metodica di imaging di più ampio utilizzo nella popolazione degli atleti. Il protocollo italiano di screening cardiovascolare per atleti competitivi raccomanda l'esecuzione di un ecocardiogramma in tutti i soggetti in cui l'anamnesi, l'esame obiettivo e/o l'elettrocardiogramma evidenziano dei reperti anomali [1].

In questi soggetti l'ecocardiografia rappresenta un valido strumento per la diagnosi di cardiopatie potenzialmente letali. Infatti, negli ultimi anni hanno avuto molta risonanza mediatica degli episodi di morte improvvisa associata all'esercizio fisico in atleti a livello agonistico.

Spesso la causa sottostante della morte improvvisa in tali pazienti è rappresentata da alterazioni strutturali cardiache e/o vascolari che possono essere identificate dall'ecocardiografia. La presenza di una cardiopatia può rappresentare un criterio di esclusione da sport agonistici al fine di ridurre il rischio di morte improvvisa e/o può giustificare l'impianto di un defibrillatore automatico. D'altro canto il cuore dell'atleta, e specificamente il cuore di atleti molto allenati, praticanti sport di resistenza (maratona,

V. Rizzello (✉)
Ospedale S. Giovanni-Addolorata,
Roma

nuoto) o misti (sci di fondo, ciclismo e canottaggio), va incontro a delle modificazioni strutturali e funzionali che vanno conosciute al fine di evitare diagnosi errate di cardiopatie [2].

Il presente capitolo ha l'intento di fornire una guida strutturata allo studio ecocardiografico del cuore dell'atleta.

3.2   Ecocardiografia transtoracica

3.2.1   Finestre ecocardiografiche, piani di scansione e proiezioni ecocardiografiche

Lo *studio ecocardiografico* del cuore si effettua posizionando la sonda ecocardiografica in diverse posizioni (finestre ecocardiografiche) che permettono al fascio ultrasonoro di tagliare il cuore lungo i suoi tre assi principali, ottenendo quindi la visualizzazione delle strutture cardiache in diverse proiezioni.

Le finestre ecocardiografiche più frequentemente utilizzate per lo studio del cuore sono:
- la finestra parasternale (a livello del III-IV spazio intercostale a sinistra dello sterno);
- la finestra apicale (a livello dell'apice del cuore);
- la finestra subxifoidea (sotto l'appendice xifoidea dello sterno, con il paziente in posizione supina).

Nella Figura 3.1 sono schematicamente rappresentati i tre assi cardiaci attraverso cui vengono effettuate le scansioni del cuore e le relative proiezioni ecocardio-

grafiche ottenute. Il *piano asse corto* è un piano che taglia trasversalmente il cuore e risulta in una sezione circolare del ventricolo sinistro. Il *piano asse lungo*, perpendicolare all'asse corto, passa parallelo all'asse lungo del ventricolo sinistro (dall'apice alla base) ed è definito come un piano immaginario che taglia verticalmente il ventricolo sinistro. Il *piano 4-camere* è perpendicolare al piano asse lungo e asse corto ed è definito

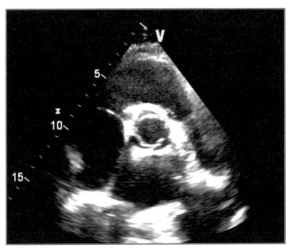

Fig. 3.2 Proiezione parasternale asse corto a livello della radice aortica. È possibile apprezzare al centro le tre cuspidi aortiche (in alto la cuspide coronarica destra, a sinistra la cuspide coronarica sinistra e in basso la cuspide non coronarica); a destra rispetto all'aorta si visualizzano la valvola polmonare e il tronco comune dell'arteria polmonare; a sinistra dell'aorta si visualizza la valvola tricuspide; anteriormente all'aorta si sviluppa il ventricolo destro con il tratto di efflusso; posteriormente all'aorta si visualizzano i due atri e il setto interatriale

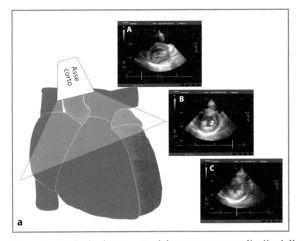

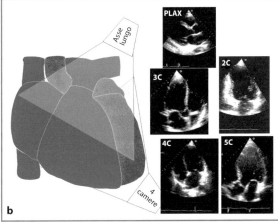

Fig. 3.1 a Proiezioni asse corto del cuore ottenute a livello della valvola mitrale (A), dei muscoli papillari (B) e dell'apice (C). b Proiezioni ottenute lungo il piano asse lungo del cuore (parasternale asse lungo, PLAX; 2-camere; 3-camere) e lungo il piano 4 camere (4-camere e 5-camere)

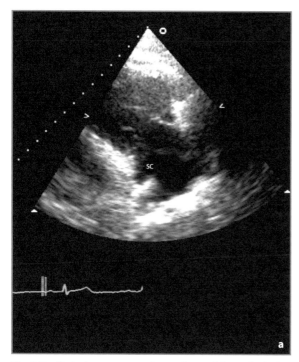

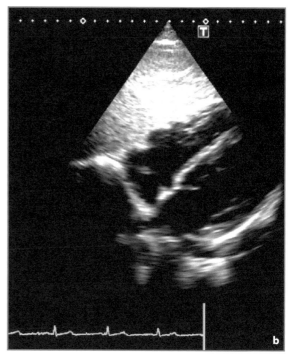

Fig. 3.3 a Proiezione parasternale asse lungo del ventricolo destro in cui è possibile visualizzare il ventricolo destro, la tricuspide e l'atrio destro. In questa proiezione è anche possibile visualizzare lo sbocco del seno coronarico in atrio destro; b proiezione sottocostale obliqua del ventricolo destro

come un piano immaginario che taglia orizzontalmente il cuore dall'apice alla base, attraversando sia il ventricolo e l'atrio sinistri che il ventricolo e l'atrio di destra.

Le proiezioni ecocardiografiche (Fig. 3.1) derivanti dalla scansione del cuore lungo i suoi tre assi principali dalle differenti finestre ecocardiografiche sono:
- la proiezione parasternale asse lungo e asse corto del ventricolo sinistro;
- la proiezione apicale asse lungo (o 3-camere) e 2-camere;
- la proiezione apicale 4-camere e 5-camere con aorta.

A queste proiezioni vanno aggiunte tre proiezioni in cui sono meglio visualizzati i grossi vasi e le strutture di destra, ossia:
- la proiezione parasternale asse corto a livello della base del cuore (Fig. 3.2);
- la proiezione parasternale asse lungo del ventricolo destro (Fig. 3.3a);
- la proiezione sottocostale obliqua del ventricolo destro (Fig. 3.3b).

Infine, dalla finestra sovrasternale, ossia dalla fossetta del giugulo, si visualizzano l'arco aortico e la regione dell'istmo aortico (Fig. 3.4). Tale proiezione

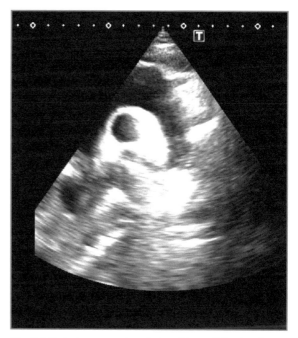

Fig. 3.4 Proiezione sovrasternale in cui è possibile visualizzare l'arco aortico, l'origine della carotide comune sinistra, dell'arteria succlavia sinistra, l'istmo aortico e il primo tratto dell'aorta discendente. Sotto l'arco aortico si visualizza l'arteria polmonare destra in sezione trasversale

è particolarmente utile per escludere la presenza di coartazione aortica o dotto di Botallo pervio.

3.2.2 Ecocardiografia bidimensionale e M-mode

Sebbene l'ecocardiografia monodimensionale (M-mode) sia stata la prima modalità ecocardiografica utilizzata, essa è attualmente quasi del tutto superata dalla metodica bidimensionale (2D). L'M-mode è caratterizzato dall'emissione di un singolo fascio sonoro che permette di visualizzare solo le strutture poste perpendicolarmente lungo la linea di scansione. Il grande vantaggio dell'M-mode è rappresentato dalla maggiore risoluzione temporale rispetto all'analisi 2D, grazie a un *frame rate* di 1800/s vs 30/s dell'immagine 2D. Per questo l'analisi M-mode trova ancora applicazione come supporto e completamento dell'analisi 2D, consentendo il campionamento e la misurazione accurati di strutture in rapido movimento come le pareti e le valvole cardiache. L'utilizzo dell'M-mode in associazione al 2D consente di allineare il fascio di scansione perpendicolare alla struttura di interesse, garantendo quindi l'accuratezza delle misurazioni. Nei prossimi paragrafi verranno descritti gli aspetti normali dell'anatomia cardiaca e dei grossi vasi nelle singole proiezioni ecocardiografiche. Di volta in volta verranno sottolineati i parametri che meritano di essere considerati con particolare attenzione negli atleti.

3.2.2.1 Proiezioni parasternali

Proiezione parasternale asse lungo
Questa proiezione si ottiene posizionando la sonda ecocardiografica a livello del III-IV spazio intercostale a sinistra dello sterno, con il repere orientato verso la spalla destra del soggetto. La proiezione parasternale asse lungo consente un accurato studio della radice aortica, dei seni di Valsalva, della giunzione sinotubulare e dei 3-4 cm prossimali dell'aorta ascendente (Fig. 3.5a). Muovendo il trasduttore di 1-2 spazi intercostali verso l'alto è possibile visualizzare degli altri segmenti dell'aorta ascendente, consentendo di misurarne il diametro massimo (Fig. 3.5b). La misurazione dei diversi tratti dell'aorta consente di individuare i soggetti con dilatazione dell'aorta, reperto comune nei pazienti con sindrome di Marfan. La scansione M-mode dell'aorta (Fig. 3.6) a livello del

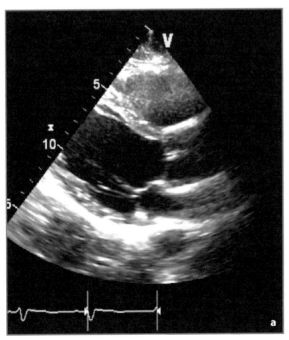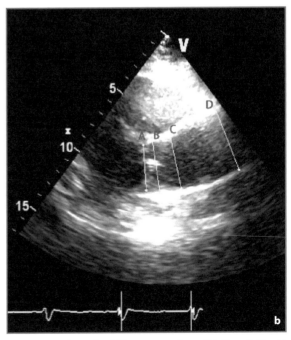

Fig. 3.5 Proiezione parasternale asse lungo (a) e proiezione parasternale alta per lo studio dell'aorta ascendente (b). Sono indicati i livelli a cui vengono effettuate le misure delle dimensioni dell'aorta: *A*, tratto di efflusso ventricolare sinistro; *B*, bulbo aortico; *C*, giunzione sinotubulare; *D*, massima dilatazione dell'aorta ascendente

tip delle cuspidi consente di visualizzare l'apertura delle cuspidi che descrivono in soggetti normali il cosiddetto "box aortico", in cui gli echi lineari della cuspide coronarica destra e non coronarica sono paralleli tra di loro durante l'intera durata della sistole. La presenza di un'incisura sistolica del "box aortico" deve far pensare alla possibile presenza di un'ostruzione all'efflusso del ventricolo sinistro. Per contro la presenza di un "fluttering" degli echi lineari del "box aortico" è normale nei soggetti giovani (Fig. 3.6).

Posteriormente all'aorta è possibile visualizzare l'atrio sinistro di cui si può misurare il diametro antero-posteriore (in M-mode o in 2D). Caratteristicamente gli atleti presentano un aumento delle dimensioni dell'atrio sinistro rispetto a soggetti non allenati. Tale aumento è benigno e solo raramente si associa a fibrillazione atriale (<1%) [3].

Nella proiezione parasternale asse lungo viene visualizzato a sinistra del monitor il ventricolo sinistro, in particolare il setto interventricolare e la parete posteriore, di cui si possono studiare le dimensioni, sia con la metodica 2D che M-mode. Per ottenere delle misure lineari affidabili, è fondamentale ottimizzare la proiezione in modo da ottenere il maggior diametro telediastolico del ventricolo sinistro, ossia la proiezione deve consentire di visualizzare, contestualmente al ventricolo sinistro, la massima escursione in apertura delle valvole aortica e mitralica (Fig. 3.7). Dalla

finestra parasternale non è possibile visualizzare l'apice del ventricolo sinistro, pertanto la presenza di un apice "apparente" è il risultato di un taglio obliquo attraverso la parete antero-laterale che inficia l'accuratezza delle misurazioni effettuate.

La modificazione strutturale più importante a cui va incontro il cuore dell'atleta (in particolare per gli sport di resistenza) è rappresentato da un grado più o meno marcato di rimodellamento, che consiste in un aumento delle dimensioni e dei volumi del ventricolo sinistro (e destro), mentre la funzione sistolica e diastolica restano normali. Un significativo aumento delle dimensioni del ventricolo sinistro (>60 mm) si verifica nel 15% degli atleti di alto livello [4]. Tale dilatazione raramente può essere accompagnata da un relativamente lieve incremento degli spessori (13-15 mm) [5]. Tuttavia c'è una considerevole sovrapposizione tra le dimensioni cardiache di atleti e soggetti non allenati di simile età e sesso. In generale, gli atleti presentano un piccolo incremento del 10-20% degli spessori e delle cavità del ventricolo sinistro, ma questi valori nel singolo atleta generalmente restano nel range della normalità [2]. Tuttavia, in alcuni casi, il rimodellamento adattativo del cuore d'atleta, in particolare

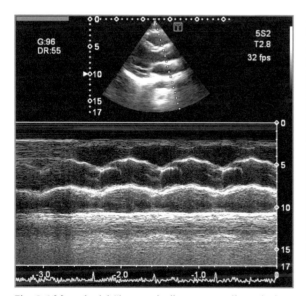

Fig. 3.6 M-mode del "box aortico" ottenuto nella proiezione parasternale asse lungo. Posteriormente al bulbo aortico si visualizza l'atrio sinistro

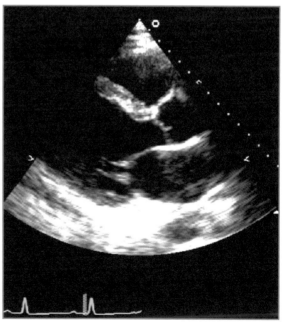

Fig. 3.7 Proiezione parasternale asse lungo in cui è possibile apprezzare: il bulbo aortico, l'atrio sinistro, il ventricolo destro, il setto interventricolare, la parete posteriore del ventricolo sinistro, la cuspide destra e non coronarica della valvola aortica e il lembo anteriore e posteriore della mitrale

quando è presente un relativo aumento degli spessori del ventricolo sinistro, può mimare un quadro di miocardiopatia ipertrofica. È stato riportato che circa il 2% di atleti agonisti presenta spessori del ventricolo sinistro di 13-15 mm, quindi un modesto aumento, che rappresenta una "zona grigia" di sovrapposizione tra un'espressione estrema del rimodellamento adattativo del cuore d'atleta e delle forme lievi di miocardiopatia ipertrofica (senza marcata ipertrofia e/o ostruzione all'efflusso) [2]. I criteri ecocardiografici che possono aiutare nella diagnosi differenziale tra queste due condizioni sono rappresentati dalla presenza di pattern inusuali di distribuzione dell'ipertrofia che sono tipici della miocardiopatia così come la presenza di dimensioni intracavitarie ridotte (<45 mm) e di un alterato rilasciamento del ventricolo sinistro [6]. Per contro, è tipica dell'ipertrofia dell'atleta la regressione della stessa dopo decondizionamento. Infine è importante ricordare che le atlete donne non presentano quasi mai spessori aumentati del ventricolo sinistro, per cui la presenza di ipertrofia ventricolare sinistra in un'atleta donna deve sempre far pensare a una forma di miocardiopatia ipertrofica [6]. La Figura 3.8 illustra un esempio di ipertrofia ventricolare sinistra in un atleta (ciclista) e in un paziente con miocardiopatia ipertrofica.

Dalla proiezione parasternale asse lungo si possono anche ottenere alcune informazioni morfologiche (e funzionali) sulla valvola mitrale. Normalmente i lembi anteriore e posteriore della mitrale sono sottili e coaptano sotto al piano dell'annulus mitralico, mentre in caso di presenza di prolasso mitralico è presente un aspetto ridondante (di entità variabile) di uno o entrambi i lembi con protrusione (più o meno estesa) dei lembi oltre il piano dell'annulus mitralico (Fig. 3.9). La diagnosi di prolasso mitralico e la definizione del grado di coinvolgimento dei lembi mitralici richiedono comunque una valutazione della valvola in tutte le proiezioni asse lungo.

Proiezioni parasternali asse corto
Ruotando la sonda ecocardiografica in senso orario di circa 90° rispetto alla posizione per la proiezione parasternale asse lungo, si ottiene la *proiezione parasternale asse corto del ventricolo sinistro a livello della valvola mitrale* di cui si possono visualizzare i movimenti di apertura e chiusura (in diastole e sistole, rispettivamente) e di cui si può misurare l'area anatomica con il metodo planimetrico, ossia tracciando il contorno del margine interno dei lembi mitralici in diastole. In questa proiezione si visualizzano bene la commissura antero-laterale e postero-mediale della

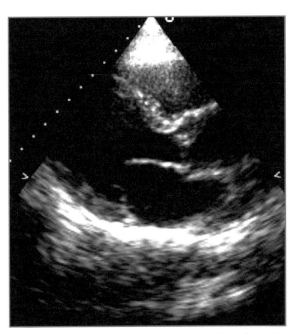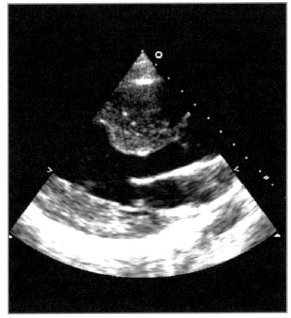

Fig. 3.8 Proiezione parasternale asse lungo a confronto in un atleta ciclista (*a sinistra*) e in un paziente con miocardiopatia ipertrofica (*a destra*). La diagnosi differenziale tra cuore d'atleta e miocardiopatia ipertrofica richiede l'integrazione di elementi ecocardiografici, clinici e anamnestici

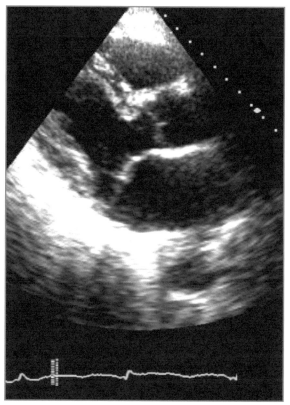

Fig. 3.9 Proiezione parasternale asse lungo che mostra l'aspetto ridondante e il prolasso dei lembi della valvola mitrale

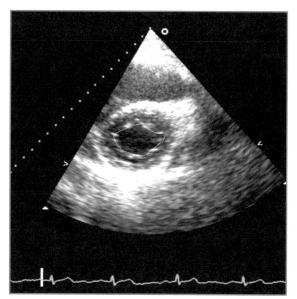

Fig. 3.10 Proiezione parasternale asse corto a livello della valvola mitrale. In questa proiezione è possibile osservare i movimenti di apertura (diastole) e chiusura (sistole) dei lembi mitralici e misurare l'area anatomica dell'orifizio mitralico (in diastole)

valvola mitrale, ossia i punti in cui il lembo anteriore e il lembo posteriore si uniscono (Fig. 3.10). Anteriormente al ventricolo sinistro si visualizza il ventricolo destro, di cui si possono misurare lo spessore della parete e il diametro interno.

Inclinando la sonda verso il basso si ottiene la sezione del ventricolo sinistro *a livello dei muscoli papillari*, posti uno in posizione postero-mediale e l'altro in posizione antero-laterale. Caratteristicamente, nelle sezioni asse corto il ventricolo sinistro appare di forma circolare, quindi un aspetto ovalare del ventricolo indica un allineamento sbagliato che può essere risolto muovendo la sonda lievemente verso l'alto e mantenendola inclinata verso l'apice. La sezione asse corto a livello dei papillari consente la misurazione accurata dello spessore e delle dimensioni interne del ventricolo sinistro sia in 2D che in M-mode, attraverso una scansione del fascio perpendicolare all'asse corto, mentre tagli obliqui determinano una sovrastima delle dimensioni. Un'ulteriore inclinazione della sonda verso il basso consente di visualizzare sezioni più apicali del ventricolo, mentre spo-

stando lievemente lateralmente la sonda e inclinandola medialmente è possibile ottenere una sezione asse corto dell'apice (Fig. 3.1a).

Dalla proiezione parasternale asse corto del ventricolo sinistro a livello della valvola mitrale, inclinando la sonda verso l'alto si ottiene la *proiezione asse corto a livello dei grossi vasi*, in cui si visualizzano il bulbo aortico, i seni di Valsalva, le tre cuspidi aortiche e il tronco della polmonare con la valvola polmonare (Fig. 3.2). Posteriormente all'aorta si visualizzano i due atri e il setto interatriale, mentre anteriormente si visualizzano i lembi settale e anteriore della tricuspide, il tratto di afflusso e di efflusso del ventricolo destro. Lo studio della valvola aortica nella proiezione asse corto consente di identificare le tre cuspidi aortiche: la non coronarica che è prospiciente al setto interatriale, la destra che è prospiciente al ventricolo destro e la sinistra che è prospiciente all'arteria polmonare (vedi Fig. 3.2). In sistole le tre cuspidi si aprono e descrivono un orifizio quasi circolare, mentre in diastole descrivono una Y sulla linea di coaptazione (Fig. 3.11). Normalmente le cuspidi aortiche sono sottili e presentano un ispessimento nodulare al centro del margine libero (nodulo di Aranzio) che serve a consentire una chiusura ottimale della valvola. Talora con l'età tali noduli possono fisiologica-

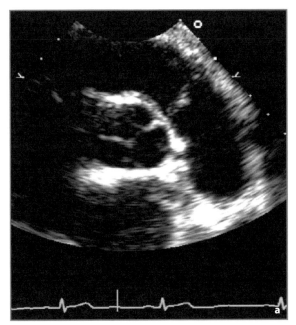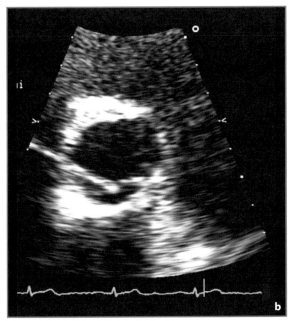

Fig. 3.11 Proiezione parasternale asse corto a livello della base del cuore che mostra le tre cuspidi aortiche in diastole (a) e in sistole (b). In a, a destra rispetto alla valvola aortica, si apprezza la valvola polmonare

mente ingrandirsi. L'identificazione del numero delle cuspidi deve essere fatta in sistole, poiché in diastole la presenza di in rafe (ossia di un cordone di fusione) in corrispondenza di una commissura normale può far sembrare tricuspide una valvola che è in realtà bicuspide. Caratteristicamente una valvola bicuspide presenta in sistole un'apertura ovale e nella maggior parte dei casi presenta due cuspidi di diverse dimensioni poste una in posizione più anteriore e una più posteriore (Fig. 3.12).

Nella proiezione asse corto a livello dell'aorta è possibile visualizzare l'origine delle arterie coronarie. Tale momento diagnostico è essenziale nello studio ecocardiografico dell'atleta considerando il rischio elevato di morte improvvisa da sport nei soggetti con anomalie di origine e di decorso delle coronarie. In particolare negli atleti di resistenza e nei soggetti giovani alcuni fattori come la buona finestra acustica garantita dalla favorevole conformazione del torace, l'aumento delle dimensioni del cuore e delle coronarie e l'allungamento della durata della diastole consentono di studiare in maniera affidabile sia l'origine che in parte il decorso delle arterie coronarie [7]. L'ostio e il tronco comune della coronaria sinistra si possono visualizzare nel punto in cui originano a livello della cuspide coronarica

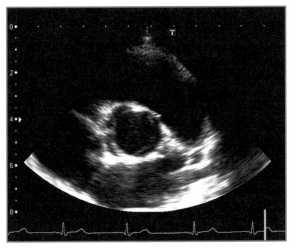

Fig. 3.12 Proiezione parasternale asse corto a livello della base del cuore che mostra la tipica apertura di una valvola aortica bicuspide

sinistra e talora è possibile, con piccoli movimenti della sonda, visualizzare anche la biforcazione del tronco comune nelle arterie discendente anteriore e circonflessa. L'ostio e il primo tratto della coronaria destra sono frequentemente visualizzati negli atleti anteriormente alla cuspide destra. Tale visualizzazione può essere anche più favorevole ponendo il soggetto in decubito laterale destro.

Proiezione parasternale asse lungo per il ventricolo destro

Partendo dalla proiezione parasternale asse lungo per il ventricolo sinistro, e muovendo la sonda ecocardiografica lievemente verso l'apice e inclinandola medialmente, si visualizzano l'atrio destro, la valvola tricuspide e il ventricolo destro (Fig. 3.2a). In questa proiezione si visualizzano il lembo settale e quello anteriore della tricuspide. Talora è possibile apprezzare la presenza di una valvola di Eustachio ridondante a livello dello sbocco della vena cava inferiore nell'atrio destro. Caratteristicamente, il ventricolo destro ha un aspetto molto trabecolato, soprattutto nella parte apicale, mentre la porzione dell'afflusso è più liscia. In quasi tutti in soggetti è possibile visualizzare una trabecola di grosse dimensioni che attraversa obliquamente l'apice del ventricolo destro e che contiene la branca destra del fascio di conduzione del cuore (banda moderatrice). Nel cuore dell'atleta si ha un aumento delle dimensioni dell'atrio destro e del ventricolo destro in assenza di alterazioni funzionali e/o strutturali della parete ventricolare.

3.2.2.2 Proiezioni apicali

Proiezione apicale 4-camere

La proiezione apicale 4-camere si ottiene posizionando la sonda ecocardiografica a livello dell'apice del cuore con il repere verso la sinistra del soggetto. In questa proiezione si visualizzano la parete laterale e il setto inferiore del ventricolo sinistro, il ventricolo destro con la banda moderatrice, la valvola mitrale, la tricuspide, i due atri e il setto interatriale (Fig. 3.13). È importante ottimizzare la posizione della sonda per consentire di visualizzare il ventricolo sinistro in tutta la sua lunghezza ed evitare di "tagliare" l'apice vero del ventricolo sinistro.

Caratteristicamente nell'atleta il ventricolo sinistro presenta un aspetto più globoso rispetto a soggetti non allenati, con un rapporto tra diametro longitudinale (base-apice) e trasversale (setto-parete laterale) prossimo a 1,5 [8]. Inoltre, frequentemente è possibile visualizzare la presenza di trabecole, non solo nel ventricolo destro, ma anche nel ventricolo sinistro. Queste trabecole possono essere localizzate a vario livello nel ventricolo, ma più comunemente si evidenziano a livello dell'apice e vengono indicate come falsi tendini. Più frequentemente i falsi tendini sono tesi tra il setto interventricolare e la parete la-

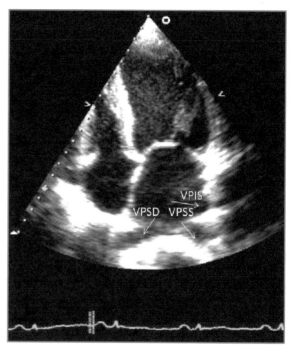

Fig. 3.13 Proiezione apicale 4-camere. È possibile visualizzare la parete laterale e il setto inferiore del ventricolo sinistro, il ventricolo destro, la valvola mitrale, la tricuspide, i due atri e il setto interatriale. Inoltre è visualizzato lo sbocco della vena polmonare superiore sinistra (VPSS), inferiore sinistra (VPIS) e superiore destra (VPSD)

terale del ventricolo sinistro e sono molto sottili, simili a delle corde (Fig. 3.14a). Meno frequentemente i falsi tendini si presentano come delle trabecole muscolari con decorso longitudinale che possono essere meglio visualizzate con delle proiezioni non convenzionali (*off-axis*) o nelle proiezioni asse lungo apicali o parasternali (Fig. 3.14b). Sia nella forma cordale che nella forma muscolare, i falsi tendini non hanno alcun significato patologico, tuttavia è particolarmente importante riconoscerne la presenza ed escluderli, in particolare per i tendini longitudinali, dalla misurazione dello spessore del setto interventricolare, per evitare errate diagnosi di miocardiopatia ipertrofica.

Negli atleti, la buona finestra ecocardiografica e la bradicardia fisiologica correlata all'allenamento consentono di visualizzare adeguatamente il bordo endocardico del ventricolo sinistro, prerequisito indispensabile per un'accurata misurazione dei volumi e della frazione di eiezione del ventricolo sinistro, tracciando il profilo del ventricolo in diastole e in sistole a livello del margine interno dell'endocardio,

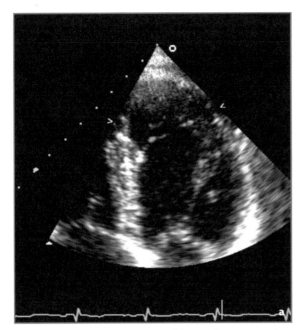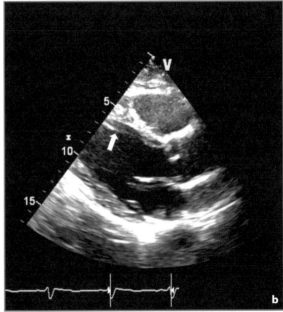

Fig. 3.14 In **a** è rappresentato un falso tendine tra setto interventricolare e parete laterale nella proiezione 4-camere. In **b** è rappresentato un falso tendine che corre parallelo al setto interventricolare nella proiezione parasternale asse lungo

lasciando i muscoli papillari all'esterno della cavità ventricolare. In particolare in atleti di resistenza, i volumi del ventricolo sinistro possono essere significativamente aumentati rispetto a soggetti non allenati, tuttavia non si osserva una riduzione della funzione contrattile, come invece si osserva nella miocardiopatie dilatative.

Nella proiezione 4-camere è possibile visualizzare l'annulus, il lembo anteriore (adiacente al setto interventricolare) e il lembo posteriore (adiacente alla parete laterale) della mitrale e studiarne la morfologia e i movimenti di apertura e chiusura.

Le aumentate dimensioni degli atri, frequentemente presenti negli atleti, consentono inoltre di visualizzare molto facilmente lo sbocco di 2 o 3 vene polmonari in atrio sinistro (Fig. 3.13), dell'auricola sinistra, lo sbocco della vena cava inferiore e superiore in atrio destro. Inoltre è possibile visualizzare frequentemente dei *remnant* embrionari in atrio destro, quali la valvola di Eustachio in corrispondenza dello sbocco della vena cava inferiore o superiore e la rete di Chiari. Queste strutture appaiono come degli echi lineari a estensione variabile, mobili all'interno dell'atrio destro.

Nella proiezione 4-camere si visualizzano il lembo posteriore (verso la parete libera del ventricolo destro) e il lembo settale (verso il setto interatriale) della tri-

cuspide. La valvola tricuspide è fisiologicamente posta in una posizione 1 cm circa più apicale rispetto alla valvola mitrale. Lo spostamento della valvola tricuspide in una posizione più marcatamente apicalizzata è caratteristico della malattia di Ebstein.

Infine, il ventricolo destro presenta nella proiezione 4-camere una forma triangolare che però negli atleti può assumere un aspetto più arrotondato. Anche il ventricolo destro è coinvolto nel processo di rimodellamento tipico del ventricolo sinistro dell'atleta, tuttavia le dimensioni del ventricolo destro rimangono sempre inferiori rispetto a quelle del sinistro.

Lo studio del ventricolo destro, in particolare della sua funzione e morfologia con speciale riferimento alla presenza di dilatazione, assottigliamento della parete e presenza di eventuali aneurismi, assume particolare importanza negli atleti alla luce della possibile diagnosi di displasia aritmogena del ventricolo destro che è una delle cause di morte improvvisa negli atleti.

Proiezione apicale 5-camere

Dalla proiezione apicale 4-camere, angolando la sonda ecocardiografica verso l'alto si ottiene la proiezione 5-camere o 4-camere con aorta, in cui è possibile visualizzare in aggiunta il tratto di efflusso del ventricolo sinistro, il bulbo aortico, la cuspide coronarica destra e la non coronarica (Fig. 3.1).

Proiezione apicale 2-camere

Dalla proiezione apicale 4-camere, ruotando la sonda in senso antiorario di circa 60°, si ottiene la proiezione 2-camere in cui si visualizzano il ventricolo sinistro, la mitrale e l'atrio sinistro. In particolare, in questa proiezione si visualizza la parete anteriore del ventricolo sinistro (sulla destra del monitor) e la parete inferiore (sulla sinistra). Angolando posteriormente la sonda è possibile visualizzare entrambi i muscoli papillari. La proiezione 2-camere è utilizzata in associazione alla 4-camere per la misurazione della frazione di eiezione in biplano. Per un'accurata misurazione dei volumi è essenziale ottimizzare la proiezione in modo che i muscoli papillari non siano visualizzati. In alcuni soggetti è inoltre possibile visualizzare l'auricola sinistra localizzata vicino alla parete anteriore del ventricolo sinistro (Fig. 3.15).

Proiezione apicale asse lungo o 3-camere

Ruotando ulteriormente la sonda di circa 60° dalla proiezione 2-camere, si ottiene la proiezione apicale asse lungo o 3-camere, che è molto simile alla proiezione parasternale asse lungo e consente la visualiz-zazione del ventricolo sinistro, del tratto di efflusso, dell'aorta, del bulbo aortico, della mitrale e dell'atrio sinistro. In particolare, in questa proiezione si evidenziano il setto anteriore (a destra) e la parete posteriore (a sinistra). Le cuspidi aortiche visualizzate in questa proiezione sono la cuspide coronarica destra (verso la parte destra del cuore) e la non coronarica (verso l'atrio sinistro). Talora in questa proiezione è possibile visualizzare l'origine della coronaria destra (Fig. 3.16).

3.2.2.3 Proiezione sottocostale

Con il soggetto in posizione supina e le ginocchia piegate (per rilassare la muscolatura dell'addome), posizionando la sonda sotto l'appendice xifoidea, si ottiene la proiezione sottocostale, in cui si visualizzano tutte e quattro le camere cardiache (Fig. 3.3b). In particolare si visualizzano la parete libera del ventricolo destro, la porzione media del setto interventricolare e la parete postero-laterale del ventricolo sinistro. Questa proiezione è quella ideale per lo studio del setto interatriale, in quanto il setto è perpendicolare al fascio ultrasonoro e quindi può essere visualizzato in maniera ottimale, consentendo di escludere la presenza di difetti interatriali.

Ruotando la sonda verso il basso dalla proiezione

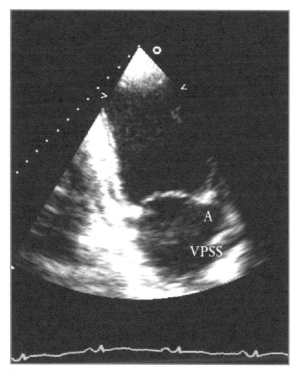

Fig. 3.15 Proiezione apicale 2-camere in cui è possibile visualizzare la parete anteriore e inferiore del ventricolo sinistro. Sono inoltre visualizzati l'atrio sinistro e l'auricola sinistra. *VPSS*, vena polmonare superiore sinistra

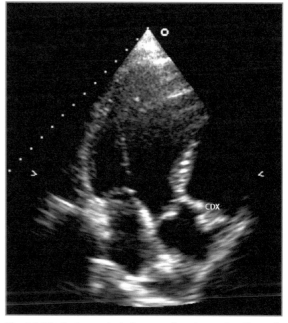

Fig. 3.16 Proiezione apicale 3-camere in cui sono visualizzate la parete infero-laterale e il setto anteriore del ventricolo sinistro. È inoltre visualizzato il primo tratto della coronaria destra (CDX)

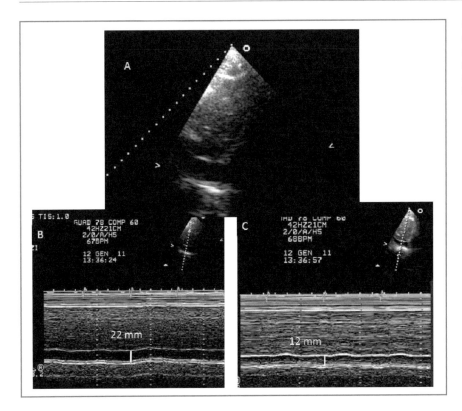

Fig. 3.17 Proiezione sottocostale in cui è rappresentata l'escursione con gli atti respiratori del diametro della vena cava inferiore

sottocostale 4-camere, si ottiene una sezione longitudinale della vena cava inferiore nel punto in cui sbocca nell'atrio destro. In questa proiezione si possono inoltre visualizzare le vene sovraepatiche. Caratteristicamente nell'atleta sia la vena cava che le vene sovraepatiche possono presentare delle dimensioni aumentate.

Le escursioni della vena cava inferiore con gli atti respiratori sono utili per la determinazione delle pressioni in atrio destro e quindi nella stima della pressione polmonare (Fig. 3.17).

3.2.2.4 Proiezione sovrasternale

Con il soggetto in posizione supina e il collo iperesteso, la sonda viene posizionata a livello della fossetta sovrasternale per ottenere la visualizzazione dell'arco aortico sia nell'asse lungo che nell'asse corto. Nella proiezione asse lungo dell'arco aortico (Fig. 3.4) si visualizzano l'aorta ascendente, l'arco, la prima porzione dell'aorta discendente e l'origine dell'arteria brachicefalica destra, della carotide comune sinistra e della succlavia sinistra. Sotto l'arco aortico si visualizza l'arteria polmonare destra. Inferiormente all'arteria polmonare si può visualizzare l'atrio sinistro.

3.2.2.5 Analisi quantitativa delle camere cardiache

Quantificazione del ventricolo sinistro: diametri, spessori e massa

Le misure lineari degli spessori e delle dimensioni interne del ventricolo sinistro si ottengono nella proiezione parasternale asse lungo o asse corto sia in 2D che in M-mode (Fig. 3.18), seguendo la regola del *leading edge-to-leading* edge della struttura di interesse, in accordo con le raccomandazioni dell'American Society of Echocardiography [9, 10]. In particolare, i diametri devono essere ottenuti a livello dell'asse minore del ventricolo sinistro, ossia a livello dell'estremità distale dei lembi mitralici [11]. I diametri ottenuti in asse corto con la metodica M-mode possono essere lievemente maggiori rispetto a quelli ottenuti nelle immagini 2D. Le misure in diastole sono effettuate al piede dell'onda R sull'ECG, mentre le misure in sistole sono effettuate al punto di massima escursione dell'endocardio della parete posteriore del ventricolo sinistro (Fig. 3.18). Numerosi studi hanno dimostrato che le misure lineari ottenute dalle immagini 2D e M-mode sono altamente riproducibili con bassa variabilità intra- e interoperatore [12].

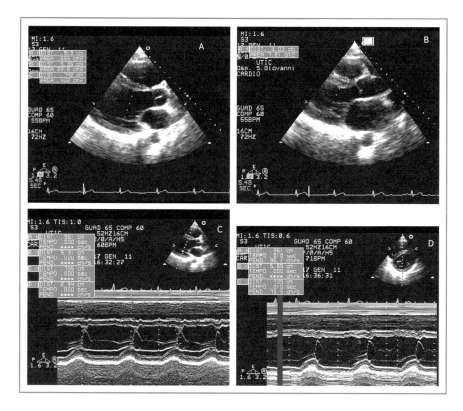

Fig. 3.18 Misurazione
delle dimensioni
del ventricolo sinistro
nelle immagini 2D
e M-mode nelle proiezioni
parasternali asse lungo
e asse corto

La Tabella 3.1 riporta i normali valori di riferimento e i relativi gradi di dilatazione del ventricolo sinistro [11].

Dalle misure lineari, 2D o M-mode, è possibile derivare informazioni sulla massa del ventricolo sinistro, applicando dei modelli geometrici.

Per stimare la massa ventricolare sinistra l'American Society of Echocardiography raccomanda di utilizzare la seguente formula, validata da studi necroscopici e che considera il ventricolo sinistro come un ellissoide:

$$\text{massa ventricolare sinistra} =$$
$$0,8 \cdot (1,04 \, [(Dd + SPPd + SSIVd)^3 - (Dd)^3]) + 0,6 \text{ g}$$

dove: Dd = diametro diastolico, SPPd = spessore della parete posteriore in diastole, SSIVd = spessore del setto interventricolare in diastole [13]. Tale formula è particolarmente indicata in ventricoli non deformati.

Il calcolo dello spessore relativo di parete (SRP) con la formula:

$$SRP = (2 \cdot SPPd)/Dd$$

permette di categorizzare l'aumento della massa ventri-

colare sinistra come concentrico (SRP >0,42) o eccentrico (SRP ≤42) e di identificare il rimodellamento concentrico (massa normale con SRP >0,42) [11] (Fig. 3.21). Altri due metodi utilizzati per lo studio della massa ventricolare sinistra sono basati sulla formula dell'area lunghezza e sul modello geometrico dell'ellissoide tronco [9].

Entrambi i metodi si basano sulla misurazione del volume del miocardio a livello dei muscoli papillari, ottenuta sottraendo il volume della cavità ventricolare sinistra al volume totale, delimitato dal pericardio. Attraverso delle formule matematiche, implementate nelle apparecchiature ecocardiografiche, è possibile ottenere, dalle aree tracciate in 2D, la quantificazione della massa ventricolare sinistra. L'area epicardica si ottiene tracciando il bordo epicardico e quella della cavità ventricolare tracciando il bordo dell'endocardio e lasciando fuori dalla traccia i muscoli papillari. Pertanto, per un'accurata misurazione della massa ventricolare sinistra è necessaria un'accurata identificazione dell'endocardio e dell'interfaccia tra epicardio e pericardio.

La Tabella 3.2 riporta i valori di riferimento e i vari gradi di anormalità relativi alla massa del ventricolo sinistro.

Tabella 3.1 Valori di riferimento e gradi di dilatazione del ventricolo sinistro [11]. I valori in grassetto sono raccomandati e meglio validati

Dilatazione	Donne				Uomini			
	Normale	Lieve	Media	Grave	Normale	Lieve	Media	Grave
Dimensioni								
D dia (cm)	3,9-5,3	5,4-5,7	5,8-6,1	≥6,2	4,2-5,9	6,0-6,3	6,4-6,8	≥6,9
D dia/BSA (cm/m²)	2,4-3,2	3,3-3,4	3,5-3,7	≥3,8	2,2-3,1	3,2-3,4	3,5-3,6	≥3,7
D dia/h (cm/m)	2,5-2,2	3,3-3,4	3,5-3,6	≥3,7	2,4-3,3	3,4-3,5	3,6-3,7	≥3,8
Volumi								
Vol dia (ml)	56-104	105-117	118-130	≥131	67-155	156-178	179-201	≥202
Vol dia/BSA(ml/m²)	**35-75**	**76-86**	**87-96**	**≥97**	**35-75**	**76-86**	**87-96**	**≥97**
Vol sist (ml)	18-49	50-59	60-69	≥70	22-58	59-70	71-82	≥83
Vol sist/BSA(ml/m²)	**12-30**	**31-36**	**37-43**	**≥42**	**12-30**	**31-36**	**37-42**	**≥43**

BSA, *Body Surface Area*; *D*, diamentro; *dia*, diastolico; *h*, altezza; *sist*, sistolico; *vol*, volume.

Funzione sistolica del ventricolo sinistro: misurazioni lineari e volumetriche

I parametri di funzione sistolica del ventricolo sinistro che possono essere derivati dalle misure lineari in 2D e M-mode sono il *fractional shortening* (FS) e la *frazione di eiezione* (FE), derivata con metodi basati su assunzioni geometriche.

Il *FS* è una misura piuttosto grossolana della funzione sistolica del ventricolo sinistro (range di normalità 25-45%) e si calcola come:

$$FS\ (\%) = [(Dd - Dd)/Dd] \cdot 100$$

dove Dd = diametro diastolico e Ds = diametro sistolico [10, 14].

Dalle misure lineari si possono derivare, usando al-cune formule basate su assunzioni geometriche, i volumi ventricolari in diastole e sistole. I metodi più utilizzati [10, 14] sono il *metodo di Teicholz* secondo cui:

$$volume\ ventricolare = [7,0/(2,4 + D)] \cdot D^3$$

e il *metodo di Zile* secondo cui:

$$volume\ diastolico = 4,5\ (Dd)^2$$
$$volume\ sistolico = 3,72\ (Ds)^2$$

Dai volumi ventricolari è quindi possibile derivare la FE del ventricolo sinistro dalla seguente formula:

$$FE\ (\%) = \frac{VD - VS}{VD} \cdot 100$$

Tabella 3.2 Valori di riferimento e gradi di anormalità della massa e geometria del ventricolo sinistro [11]. I valori in grassetto sono raccomandati e meglio validati

Anormalità	Donne				Uomini			
	Normale	Lieve	Media	Grave	Normale	Lieve	Media	Grave
Metodo lineare								
Massa (g)	67-162	163-186	187-210	≥211	88-224	225-258	259-292	≥293
Massa/BSA (g/m²)	43-95	96-108	109-121	≥122	49-115	116-131	132-148	≥149
Massa/h (g/m)	41-99	100-115	116-128	≥129	52-126	127-144	145-162	≥163
Massa/h (g/m)²·⁷	18-44	45-51	52-58	≥59	20-48	49-55	56-63	≥64
SRP	0,22-0,42	0,43-0,47	0,48-0,52	≥0,53	0,24-0,42	0,43-0,46	0,47-0,51	≥0,52
Spessore SIV (cm)	**0,6-0,9**	**1,0-1,2**	**1,3-1,5**	**≥1,6**	**0,6-1,0**	**1,0-1,3**	**1,4-1,6**	**≥1,7**
Spessore PP (cm)	**0,6-0,9**	**1,0-1,2**	**1,3-1,5**	**≥1,6**	**0,6-1,0**	**1,0-1,3**	**1,4-1,6**	**≥1,7**
Metodo bidimensionale								
Massa (g)	66-150	151-171	172-182	≥183	96-200	201-227	228-254	≥255
Massa/BSA	**44-88**	**89-100**	**101-112**	**≥113**	**50-102**	**103-116**	**117-130**	**≥131**

BSA, *Body Surface Area*; *h*, altezza; *PP*, parete posteriore; *SIV*, setto interventricolare.

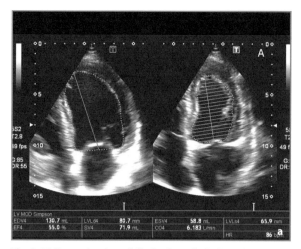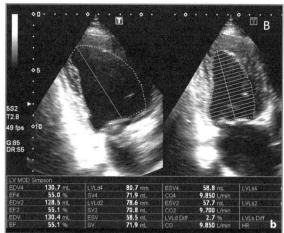

Fig. 3.19 Determinazione della frazione di eiezione del ventricolo sinistro con il metodo di Simpson modificato biplano

Tabella 3.3 Valori di riferimento e gradi di disfunzione del ventricolo sinistro [11]. I valori in grassetto sono raccomandati e meglio validati

	Donne					Uomini			
Disfunzione	Normale	Lieve	Media	Grave		Normale	Lieve	Media	Grave
Metodo lineare Fractional shortening %	27-45	22-26	17-21	≤16		25-43	20-24	15-19	≤14
Metodi bidimensionali Frazione di eiezione %	**≥55**	**45-54**	**30-44**	**<30**		**≥55**	**45-54**	**30-44**	**<30**

L'accuratezza di tali formule per la stima della FE del ventricolo sinistro è fortemente limitata in ventricoli con alterazioni della geometria come ad esempio nei pazienti con pregresso infarto del miocardio. Il metodo raccomandato dall'American Society of Echocardiography per la misurazione dei volumi ventricolari e quindi della FE è quello basato sulla regola di Simpson modificata in biplana (Fig. 3.19). Il principio alla base di questo metodo è che il volume totale del ventricolo sinistro è calcolato dalla somma di una pila di dischi ellittici. L'altezza di ogni disco è calcolata come una frazione (in genere 1/20) dell'asse lungo del ventricolo sinistro definito come il più lungo dei due assi misurati in 2-camere e 4-camere. L'area di ogni singolo disco è ottenuta dai due diametri in 2- e 4-camere.

Quando non si possono ottenere due proiezioni ortogonali, si può utilizzare la misurazione monoplana, assumendo che il disco sia circolare. Tuttavia la misurazione monoplana risulta inaccurata se sono presenti estese alterazioni della cinesi regionale [9-11, 14]. La Tabella 3.3 riporta i normali valori di riferimento e i relativi gradi di disfunzione sistolica del ventricolo sinistro [11]. Dai volumi ventricolari ottenuti con il metodo Simpson modificato si possono derivare delle informazioni emodinamiche come lo stroke volume, la gittata cardiaca e l'indice cardiaco, utilizzando le seguenti formule:

- *stroke volume* (SV), ml: volume diastolico – volume sistolico;
- *gittata cardiaca* (GC), l/min: SV · frequenza cardiaca;
- *indice cardiaco*, l/min per m²: GC/body surface area.

Funzione sistolica regionale del ventricolo sinistro

L'analisi della funzione sistolica viene effettuata classicamente dividendo il ventricolo sinistro in 16 segmenti, secondo il modello raccomandato dall'American Society of Echocardiography [9-11]. Secondo questo modello il ventricolo sinistro viene diviso in 6 segmenti basali (settale anteriore, settale inferiore, inferiore, infero-laterale, antero-laterale, anteriore), 6 segmenti medio-ventricolari (settale anteriore, settale inferiore, inferiore, infero-laterale, antero-laterale, anteriore) e 4 segmenti apicali (settale, laterale, inferiore, anteriore).

La divisione del ventricolo sinistro in 16 segmenti è una convenzione che viene utilizzata esclusivamente in ecocardiografia, mentre altre metodiche di imaging cardiaco come la risonanza magnetica o l'imaging nucleare utilizzano modelli con un più alto numero di segmenti, soprattutto per lo studio della perfusione miocardica. Nel 2002, nel tentativo di standardizzare la segmentazione del ventricolo sinistro nelle varie metodiche di imaging, l'American Segmentation Writing Group on Myocardial Segmentation and Registration for Cardiac Imaging ha proposto un modello a 17 segmenti (Fig. 3.20), che prevede l'aggiunta di un segmento apicale: il cappuccio apicale, che si trova al di fuori della cavità ventricolare e non è provvisto di endocardio [15]. Questo modello a 17 segmenti deve essere utilizzato negli studi di perfusione del miocardio con ecocontrastografia, mentre per lo studio della contrazione del ventricolo sinistro è indicato il modello classico a 16 segmenti, in quanto il 17° segmento non si contrae.

Sebbene esista un'ampia variabilità nella distribuzione delle coronarie, nella maggior parte dei casi tutta la parete anteriore, il setto anteriore e l'apice del ventricolo sinistro sono irrorati dall'arteria discendente anteriore. Il segmento laterale dell'apice può talora essere irrorato dall'arteria circonflessa, mentre il segmento medio-ventricolare del setto inferiore può essere irrorato o dalla discendente anteriore o dalla coronaria destra. I segmenti basale e medio-ventricolare della parete inferiore sono generalmente irrorati dalla coronaria destra che irrora anche il segmento basale del setto interventricolare inferiore. Infine i segmenti basale e medio-ventricolare della parete anterolaterale sono irrorati dall'arteria circonflessa, mentre i segmenti infero-laterali basale e medio-ventricolare possono essere irrorati dalla coronaria destra o dall'arteria circonflessa [9-11]. L'analisi della funzione contrattile regionale del ventricolo sinistro viene tradizionalmente effettuata con metodi semiquantitativi, valutando il movimento e soprattutto l'ispessimento di ogni singolo segmento e definendo uno score in cui si attribuisce un punteggio a ogni segmento ventricolare. Lo score raccomandato per l'analisi della cinesi regionale del ventricolo sinistro attribuisce i seguenti punteggi [9-11]:

- 1 = normale o ipercontrattile;
- 2 = ipocinesia;
- 3 = acinesia;
- 4 = discinesia;
- 5 = aneurisma.

Dividendo la somma del punteggio di tutti i segmenti per il numero di segmenti analizzati, si ottiene il *wall motion score index*. Un prerequisito essenziale per un'accurata definizione di questo valore è l'ottimale definizione dell'endocardio che consente di apprezzare adeguatamente l'ispessimento del segmento e di distinguere quei segmenti che possono essere solo trascinati da segmenti normocontrattili o ipercontrattili.

La recente introduzione delle metodiche di *tissue*

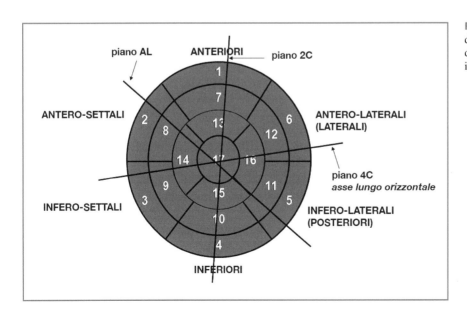

Fig. 3.20 Schematizzazione della segmentazione del ventricolo sinistro in 17 segmenti

Doppler, strain, strain rate e *speckle tracking* offre l'opportunità di effettuare una valutazione quantitativa della funzione contrattile regionale del ventricolo sinistro. Tuttavia l'estrema variabilità delle metodiche utilizzate e la mancata standardizzazione delle stesse rende l'utilizzo di tali metodiche ancora lontano dall'applicazione clinica quotidiana.

3.2.2.6 Quantificazione del ventricolo destro e del tratto di efflusso destro

Il ventricolo destro ha una geometria piuttosto complessa, in quanto si sviluppa tutto intorno al ventricolo sinistro, quasi avvolgendolo. Il tratto di afflusso del ventricolo destro è posto in una posizione mediale rispetto al ventricolo sinistro, il corpo e l'apice sono anteriori e il tratto di efflusso è posto superiormente al ventricolo sinistro. Pertanto è impossibile visualizzare completamente il ventricolo destro in un'unica proiezione ed è necessario integrare molteplici proiezioni ecocardiografiche al fine di ottenere un'accurata valutazione della sua morfologia e funzione. Lo spessore della parete libera del ventricolo destro (M-mode e 2D) si misura accuratamente dalla finestra sottocostale e normalmente risulta < 5 mm [16] (Fig. 3.21). È necessario prestare attenzione a evitare di includere nella misura dello spessore eventuali trabecole e/o depositi di grasso pericardico. La valutazione qualitativa delle dimensioni del ventricolo destro si effettua nella proiezione apicale 4-camere in cui si può apprezzare che in condizioni normali il ventricolo destro presenta un'area più piccola rispetto al ventricolo sinistro. In presenza di dilatazione del ventricolo destro, l'area che occupa eguaglia (moderata dilatazione) o supera quella del ventricolo sinistro (grave dilatazione), coprendone anche l'apice (Fig. 3.23). La valutazione quantitativa si effettua misu-

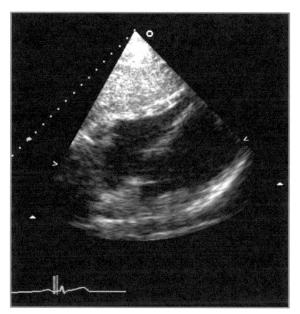

Fig. 3.21 Proiezione sottocostale in cui è misurato lo spessore della parete libera del ventricolo destro (*misurazione in giallo*)

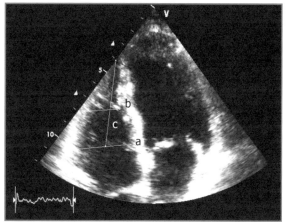

Fig. 3.22 Proiezione apicale 4-camere in cui è misurato il diametro del ventricolo destro a livello della base (a) e della banda moderatrice (b) e il diametro longitudinale (c)

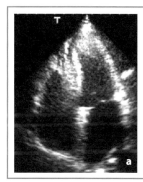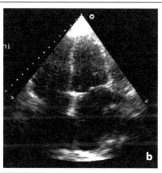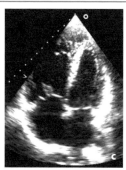

Fig. 3.23 Proiezione apicale 4-camere in cui è visualizzato un ventricolo sinistro di normali dimensioni (a), mediamente (b) e gravemente (c) dilatato

rando dalla finestra apicale 4-camere il diametro traverso a livello della base e del segmento medio del ventricolo destro e il diametro longitudinale (Fig. 3.22). I valori normali e i gradi relativi di dilatazione sono riportati nella Tabella 3.4 [11, 17]. Lo studio completo del ventricolo destro non può prescindere dalle misurazioni del tratto di efflusso che si estende dalla porzione antero-superiore del ventricolo destro fino all'arteria polmonare. Il tratto di efflusso destro si visualizza adeguatamente nella proiezione parasternale asse corto a livello della base del cuore e in questa proiezione devono esserne misurate le dimensioni al di sopra dell'aorta e al di sopra della valvola polmonare (Fig. 3.24, Tabella 3.4). Lo studio e la misurazione del tratto di efflusso del ventricolo destro assume una particolare importanza negli atleti in quanto rappresenta uno dei criteri ecocardiografici utili nella diagnosi di displasia aritmogena del ventricolo destro insieme alla dilatazione e disfunzione contrattile globale e regionale del ventricolo destro [18].

La complessità della geometria del ventricolo destro fa sì che non vi siano dei modelli geometrici che ne approssimino la forma e ne consentano la quantificazione standardizzata dei volumi e della funzione al pari di quanto si verifica per il ventricolo sinistro. Un parametro molto semplice che consente di stimare la funzione del ventricolo destro è rappresentato dal TAPSE (*Tricuspid Anular Plane Sistolic Excursion*) che si ottiene con una scansione M-mode dell'annulus tricuspidale. In sistole, l'escursione dell'annulus tri

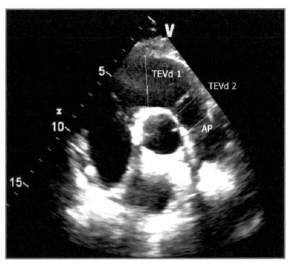

Fig. 3.24 proiezione parasternale asse corto per la misurazione del tratto di efflusso ventricolare destro (TEVd 1 e TEVd 2) e il diametro dell'arteria polmonare (AP)

cuspidale verso l'apice del ventricolo destro è di 15-20 mm. Un valore di TAPSE > 15 mm indica la normale funzione di accorciamento longitudinale del ventricolo destro [11] (Fig. 3.25).

Un altro parametro di funzione è rappresentato dalla frazione di variazione delle aree (FVA) del ventricolo destro, ottenuta nella proiezione apicale 4-camere misurabile con la formula:

$$FVA = \frac{(ATDVD - ATSVD)}{ATDVD} \, \%$$

Tabella 3.4 Valori di riferimento, gradi di dilatazione e di disfunzione del ventricolo destro (Vd) e del tratto di efflusso destro (TEVd) [11, 17]

	Dilatazione			
	Normale	Lieve	Media	Grave
Dimensioni Vd				
Basale (cm)	2,0-2,8	2,9-3,3	3,4-3,8	≥3,9
Medio-ventricolare (cm)	2,7-3,3	3,4-3,7	3,8-4,1	≥4,2
Diametro longitudinale (cm)	7,1-7,9	8,0-8,5	8,6-9,1	≥9,2
Dimensioni TEVd				
Sopra la valvola aortica (TEVd 1) (cm)	2-5-2,9	3,0-3,2	3,3-3,5	≥3,6
Sopra la valvola polmonare (TEVd 2) (cm)	1,7-2,3	2,4-2,7	2,8-3,1	≥3,2
Diametro arteria polmonare (cm)	1,5-2,1	2,2-2,5	2,6-2,9	≥3,0
	Disfunzione			
	Normale	Lieve	Media	Grave
Frazione di variazione delle aree (%)	32-60	25-31	18-24	≤17

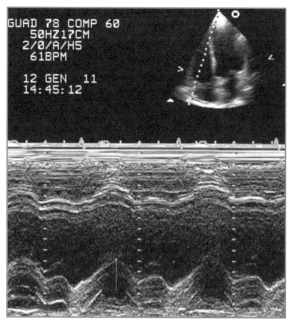

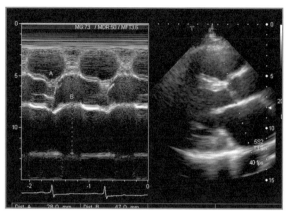

Fig. 3.26 Scansione M-mode nella finestra parasternale asse lungo per la misurazione del bulbo aortico e del diametro antero-posteriore dell'atrio sinistro

Fig. 3.25 Scansione M-mode della parete libera del ventricolo destro che consente di visualizzare e misurare il TAPSE

dove ATDVD = area del ventricolo destro in telediastole, ATSVD = area del ventricolo destro in telesistole. Tale parametro correla bene con la FE misurata con la ventricolografia e la risonanza magnetica nucleare [19].

3.2.2.7 Quantificazione dell'atrio sinistro e dell'atrio destro

L'atrio sinistro può essere visualizzato in molteplici proiezioni ecocardiografiche. La finestra parasternale *long-axis* consente di misurarne il diametro antero-posteriore, sia nelle immagini 2D che M-mode. Nella

misurazione M-mode, la convenzione prevede di misurare la distanza tra *leading edge* della parete aortica e *leading edge* della parete posteriore dell'atrio sinistro (Fig. 3.26). Sebbene questa misura lineare sia stata validata con correlazioni angiografiche e sia ampiamente utilizzata in clinica e nella ricerca, essa rappresenta in maniera piuttosto inaccurata le reali dimensioni dell'atrio sinistro, in quanto si basa sul presupposto che tutti gli assi dell'atrio si modifichino in maniera consensuale, durante l'ingrandimento dell'atrio, cosa che spesso non si verifica. Pertanto è necessario misurare il volume dell'atrio sinistro che meglio consente di quantificarne il rimodellamento asimmetrico. I metodi che meglio consentono di misurare il volume atriale sinistro sono il metodo area-lunghezza e il metodo Simpson biplani [11]. Il valore normale di volume indicizzato dell'atrio sinistro ottenuto con tali metodiche è pari a 22 ± 6 ml/m², come è

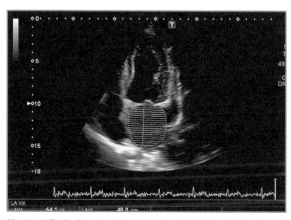

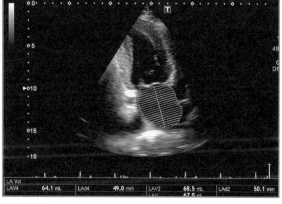

Fig. 3.27 Proiezione 4- e 2-camere in cui è misurato il volume dell'atrio sinistro

stato riportato in numerosi lavori su centinaia di soggetti [11]. Alcune accortezze sono necessarie per un'accurata misurazione del volume atriale sinistro:

1. l'atrio sinistro deve essere visualizzato nella sua interezza, evitando di tagliare fuori dalla scansione il tetto;
2. nella traccia del contorno dell'atrio bisogna escludere lo sbocco delle vene polmonari e l'auricola sinistra;
3. il bordo inferiore deve essere rappresentato dal piano dell'annulus della valvola mitrale (Fig. 3.27).

La misurazione dell'atrio destro è meno standardizzata di quella dell'atrio sinistro, in quanto esistono pochi studi che ne abbiano valutato le dimensioni e il volume. Da questi studi si evince che il volume atriale destro indicizzato è simile a quello sinistro negli uomini ($21 \, \text{ml/m}^2$) e leggermente più piccolo nelle donne [11].

3.3 Eco-Doppler e color-Doppler

L'eco-Doppler utilizza l'effetto Doppler, ossia le modificazioni di frequenza a cui il fascio ultrasonoro va incontro quando l'oggetto insonorizzato si avvicina o si allontana dalla punto di riferimento. L'effetto Doppler è descritto dalla seguente equazione:

$$\Delta f = 2f_t v \cos\theta / c$$

dove: Δf = variazione della frequenza Doppler; f_t = frequenza trasmessa; $\cos\theta$ = coseno dell'angolo θ tra il vettore dell'oggetto in movimento e il fascio ultrasonoro; c = costante della velocità del suono nei tessuti o nell'acqua (1560 m/s); v = velocità dell'oggetto in movimento. Dalla formula dell'effetto Doppler si può derivare la velocità del sangue come:

$$v, \text{m/s} = \Delta f \, c / 2f_t v \cos\theta$$

Dalla velocità del sangue si possono determinare numerose informazioni come i gradienti a livello delle valvole cardiache, le pressioni intracardiache, il flusso e le aree valvolari.

Il Doppler pulsato e il Doppler continuo sono le due rappresentazioni di Doppler spettrale comunemente utilizzate. Per convenzione, i flussi in avvicinamento rispetto alla sonda vengono registrati al di sopra della linea di zero, mentre quelli in allontanamento vengono registrati al di sotto della linea di zero. Il Doppler pulsato consente di misurare la velocità del sangue nel punto specifico in cui viene posizionato il volume campione. Tuttavia, esistono dei limiti di velocità (limite di Nyquist) oltre i quali il Doppler pulsato non riesce a registrare in quanto si verifica il fenomeno dell'aliasing per cui il flusso viene rappresentato invertito (Fig. 3.28a). Pertanto il Doppler pulsato non può essere utilizzato per studiare velocità molto elevate come quelle che si osservano ad esempio in presenza di stenosi aortica o di insufficienza mitralica significativa. Il Doppler continuo invece registra tutte le velocità lungo il decorso del fascio ultrasonoro, non consentendo di discriminare tra velocità in siti specifici, ma non è limitato dal fenomeno dell'aliasing e quindi consente di registrare anche velocità molto alte (Fig. 3.28b). Pertanto il Doppler continuo viene regolarmente utilizzato per misurare velocità alte e gradienti transvalvolari e intracardiaci (ΔP).

Il color-Doppler è un'evoluzione del Doppler pulsato in cui sono utilizzati contemporaneamente più volumi campione e consente di visualizzare i flussi con un codice di colori che per convenzione definisce il flusso in avvicinamento al trasduttore in rosso e il flusso in allontanamento in blu. Il color-Doppler è oramai parte integrante dello studio ecocardiografico e consente di visualizzare e quantificare in maniera semiquantitativa flussi patologici come rigurgiti valvolari, shunt intracardiaci oppure ostruzioni intracardiache (Fig. 3.29).

3.3.1 Flussi intracardiaci normali

I flussi fisiologici intracardiaci possono essere registrati sia con il Doppler pulsato che con il Doppler continuo. Per ottenere misurazioni accurate è essenziale un ideale allineamento (parallelo) del fascio ultrasonoro lungo il flusso in valutazione.

3.3.1.1 Efflusso ventricolare sinistro
La finestra apicale 5- o 3-camere consente di ottenere un allineamento parallelo del fascio ultrasonoro con il flusso nel tratto di efflusso del ventricolo sinistro.

Posizionando il volume campione del Doppler pulsato sotto la valvola aortica nel tratto di efflusso del ventricolo sinistro si ottiene una curva di eiezione caratterizzata da un picco di velocità precoce (Fig. 3.30a) e da un'area sotto la curva priva di segnale. Quest'ultimo aspetto è dovuto al fatto che le velocità nel punto

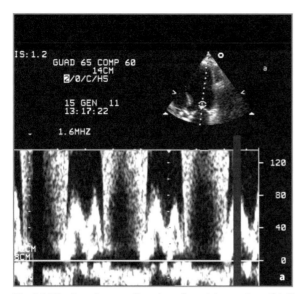
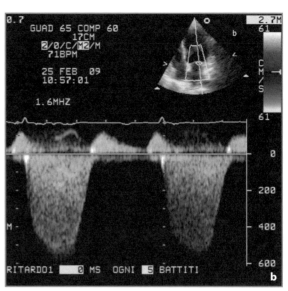

Fig. 3.28 Registrazione con Doppler pulsato (a) e continuo (b) di un flusso da insufficienza mitralica. Nella registrazione con Doppler pulsato è apprezzabile il fenomeno dell'aliasing, ossia il flusso dell'insufficienza è registrato in avvicinamento (al di sopra della linea di zero) invece che in allontanamento dalla sonda

in cui è posizionato il volume campione sono uniformi. Posizionando invece il Doppler continuo lungo il tratto di efflusso si ottiene una curva piena in cui sono registrate le velocità lungo tutto il tratto di efflusso e attraverso la valvola aortica (Fig. 3.30b). La velocità massima attraverso una valvola aortica normale è di 1-1,2 m/s, mentre nel tratto di efflusso è di 0,8-1 m/s.

3.3.1.2 Efflusso ventricolare destro

Il tratto di efflusso del ventricolo destro e l'arteria polmonare possono essere studiati dalla proiezione parasternale asse corto a livello della base del cuore o dalla proiezione sottocostale modificata per visualizzare il tratto di efflusso del ventricolo destro. Il Doppler pulsato localizzato sotto la valvola polmonare

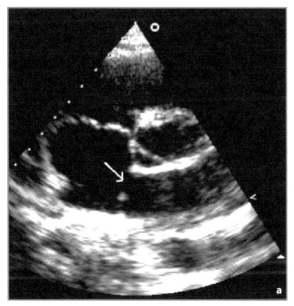
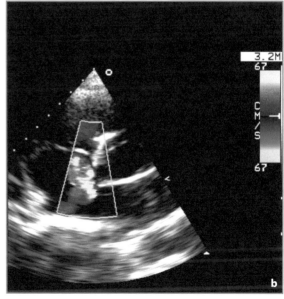

Fig. 3.29 Proiezione parasternale asse corto a livello della base del cuore. a L'immagine 2D evidenzia un diffetto interatriale tipo ostium secundum. b Il color-Doppler evidenzia la presenza di shunt sinistro-destro

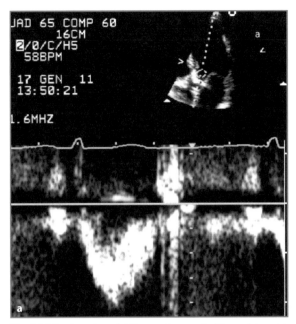

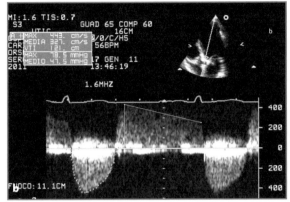

Fig. 3.30 Registrazione del flusso nel tratto di efflusso del ventricolo sinistro con Doppler pulsato (a) e in aorta con Doppler continuo in un soggetto con stenosi aortica (b)

consente di visualizzare una curva simile a quella del tratto di efflusso sinistro ma con un picco di velocità più basso (0,8-1 m/s) e più tardivo (mesosistole) (Fig. 3.31). Negli atleti è possibile osservare la presenza di insufficienza della valvola polmonare fino all'80-100% dei casi. Al color-Doppler è rappresentata come un flusso rosso, in avvicinamento verso la sonda. Al

Doppler pulsato si registrano delle velocità diastoliche in decrescendo. Tale insufficienza non ha alcun significato patologico.

3.3.1.3 Afflusso ventricolare sinistro

L'analisi del flusso transmitralico attraverso il Doppler pulsato consente lo studio del riempimento ventrico-

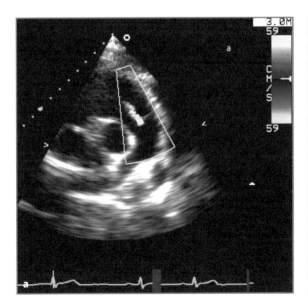

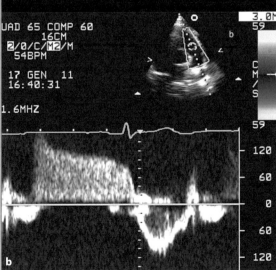

Fig. 3.31 Proiezione asse corto a livello della base del cuore in cui è possibile apprezzare al color-Doppler un jet da insufficienza polmonare lieve (a). Al Doppler pulsato si registrano delle velocità diastoliche in decrescendo (b)

lare sinistro. Il corretto campionamento del flusso si ottiene posizionando il volume campione a livello del tip dei lembi della valvola mitrale. Le onde che vengono descritte sono l'onda E che rappresenta la fase di riempimento rapido passivo del ventricolo sinistro, seguita da una fase più o meno lunga di assenza di flusso che rappresenta la diastasi e infine l'onda A che rappresenta il riempimento tardivo del ventricolo conseguente alla contrazione atriale (Fig. 3.32). In soggetti sani e giovani la velocità dell'onda E è di circa 1 m/s e quella dell'onda A è di 0,2-0,4 m/s. Con l'avanzare dell'età, si verifica un deterioramento fisiologico del riempimento del ventricolo sinistro che si riflette in una progressiva riduzione dell'onda E, un allungamento del tempo di decelerazione (DT) dell'onda E e un'accentuazione dell'onda A, con la conseguente inversione del rapporto E/A che da >1 in giovani individui diventa pari a circa 1 tra i 50-60 anni e <1 in individui anziani sani. Oltre che dall'età, il pattern di riempimento ventricolare sinistro anche in soggetti sani è influenzato dalle condizioni di carico, dalla frequenza cardiaca e dall'intervallo PR. Negli atleti, in particolare negli atleti di resistenza, si può frequentemente evidenziare un quadro di riempimento "supernormale" del ventricolo sinistro (vedi Fig. 3.32), in cui l'onda E di riempimento precoce è molto alta, il tempo di decelerazione del flusso è piuttosto breve e l'onda A di riempimento atriale è molto bassa (dato il minimo contributo dell'atrio al riempimento ventricolare, in quanto il riempimento avviene quasi del tutto nella fase precoce).

3.3.1.4 Afflusso ventricolare destro

L'afflusso ventricolare destro si può misurare dalla finestra apicale e dalla finestra parasternale per il ventricolo destro, posizionando il volume campione del Doppler pulsato sulla valvola tricuspide. L'aspetto è molto simile al flusso transmitralico, sebbene le velocità siano in genere più basse. Negli atleti è anche abbastanza frequente osservare la presenza di insufficienza tricuspidale (fino al 60-70% dei casi) lieve, di nessun significato patologico. Al color-Doppler si apprezza attraverso la valvola tricuspidale un flusso blu in allontanamento dalla sonda.

3.3.1.5 Flusso venoso polmonare

Il flusso venoso polmonare che riflette il riempimento dell'atrio sinistro può essere studiato attraverso il campionamento del flusso nella vena polmonare superiore

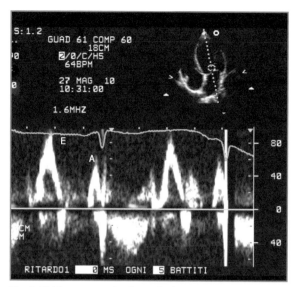

Fig. 3.32 Flusso transmitralico a livello della valvola mitrale. Il rapporto E/A è pari a 1,8

destra, visualizzata nella proiezione apicale 4-camere nel punto in cui sbocca in atrio sinistro, a fianco del setto interatriale. Posizionando il volume campione 1 cm circa internamente alla vena si visualizzano: l'onda S di flusso sistolico, l'onda D diastolica e l'onda A retrograda (Ar), con flusso invertito rispetto alle precedenti, che rappresenta il flusso retrogrado in concomitanza con la sistole atriale (Fig. 3.33). Spesso negli atleti è possibile visualizzare una doppia componente dell'onda S, ossia S1 che rappresenta il rilasciamento atriale e S2, in concomitanza con lo spostamento verso l'apice dell'annulus mitralico in sistole. Caratteristicamente negli atleti l'onda A è piuttosto piccola a

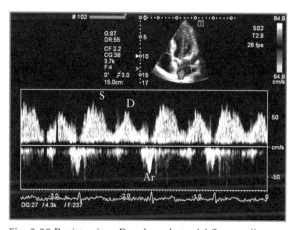

Fig. 3.33 Registrazione Doppler pulsato del flusso nella vena polmonare superiore destra

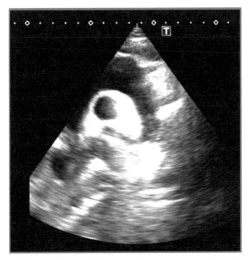
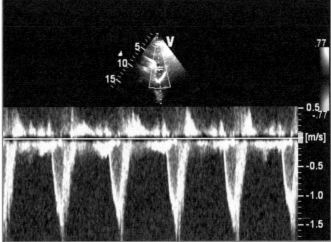

Fig. 3.34 Registrazione Doppler pulsato del flusso in aorta discendente

causa dello scarso contributo atriale al riempimento ventricolare sinistro. Infine negli atleti, la dilatazione dell'atrio sinistro consente di visualizzare bene lo sbocco di 2 o 3 vene polmonari in atrio sinistro.

3.3.1.6 Flusso in aorta discendente

Il flusso in aorta discendente può essere registrato dalla finestra sovrasternale posizionando il volume campione del Doppler pulsato nel primo tratto dell'aorta discendente, subito dopo l'origine dell'arteria succlavia. In soggetti normali si registra un flusso anterogrado sistolico con velocità massima di circa 1 m/s e un breve flusso retrogrado proto-diastolico (Fig. 3.34). Un pattern simile si ottiene anche dalla finestra sottocostale a livello del primo tratto dell'aorta addominale.

3.3.2 Quantificazione Doppler della funzione sistolica e diastolica del ventricolo sinistro

3.3.2.1 Funzione sistolica ventricolare sinistra

Lo studio con Doppler pulsato del flusso nel tratto di efflusso del ventricolo sinistro consente di calcolare lo *stroke volume* (SV) *del ventricolo sinistro* e quindi la gittata cardiaca (SV x frequenza cardiaca).

Lo SV si ottiene moltiplicando l'area del tratto di efflusso (ATE) per l'integrale velocità-tempo (IVT) del flusso nel tratto di efflusso, ossia per la distanza che il sangue percorre in ogni singolo ciclo cardiaco in centimetri (Fig. 3.35):

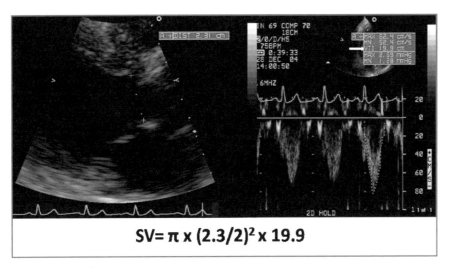

$$SV = \pi \times (2.3/2)^2 \times 19.9$$

Fig. 3.35 Determinazione Doppler dello stroke volume (SV) del ventricolo sinistro. L'area del tratto di efflusso (ATE) può essere calcolata secondo la formula $ATE = \pi \cdot (d/2)^2$, dove d rappresenta il diametro del tratto di efflusso del ventricolo sinistro. L'ATE così ottenuta viene moltiplicata per l'integrale velocità-tempo (IVT) del flusso nel tratto di efflusso

$$SV \ (ml) = ATE \cdot IVT$$

L'ATE, assumendone una geometria circolare, può essere calcolata secondo la formula:

$$ATE = \pi \cdot (d/2)^2$$

dove d rappresenta il diametro del tratto di efflusso del ventricolo sinistro. Questo approccio per misurare lo SV è strettamente dipendente da un'accurata misurazione del tratto di efflusso del ventricolo sinistro. Infatti, poiché d viene elevato al quadrato, piccoli errori nella misurazione del tratto di efflusso del ventricolo sinistro risultano amplificati nel calcolo dell'ATE.

Il diametro del tratto di efflusso del ventricolo sinistro deve essere misurato nella finestra parasternale asse lungo, immediatamente sotto la valvola aortica, in meso-sistole, dall'endocardio settale al bordo del lembo anteriore della mitrale.

3.3.2.2 Funzione diastolica ventricolare sinistra

Lo studio della funzione diastolica del ventricolo sinistro si avvale dell'integrazione di molteplici parametri Doppler e del Tissue Doppler Imaging (vedi oltre).

Il primo step nello studio della funzione diastolica è l'analisi del flusso transmitralico ottenuto posizionando il volume campione del Doppler pulsato al tip dei lembi mitralici. Normalmente nei soggetti di età <60 anni, il rapporto E/A è >1. La modificazione più precoce della funzione diastolica è rappresentata dal meccanismo di alterato rilasciamento (grado I) che si esprime con l'allungamento del DT, la riduzione della velocità dell'onda E e l'aumento della velocità dell'onda A, risultando in un'inversione del rapporto E/A

(<1). Con il progredire della disfunzione diastolica e l'aumento della pressione telediastolica del ventricolo sinistro si ha nuovamente una tendenza a un'accelerazione del riempimento precoce che porta alla "pseudonormalizzazione" del rapporto E/A che ritorna >1 (grado II). Nei gradi estremi (grado III) di disfunzione diastolica con grave riduzione della compliance del ventricolo sinistro e grave aumento delle pressioni di riempimento, si ha un pattern restrittivo con un riempimento molto precoce del ventricolo sinistro, una riduzione estrema del DT e la quasi assenza di riempimento atriale tardivo, per cui il rapporto E/A diventa ≥1,5.

Il secondo step dello studio della funzione diastolica è lo studio delle vene polmonari. Nel soggetto normale le onde S e D sono quasi uguali. In presenza di lieve disfunzione diastolica si ha una riduzione dell'onda D. Con il progredire della disfunzione si ha una riduzione dell'onda S con un rapporto S/D <1 e un aumento di velocità e durata dell'onda Ar. Il terzo step infine è rappresentato dallo studio TDI dell'annulus mitralico e dalla definizione del rapporto E/E', ossia del rapporto tra la velocità della E mitralica e la velocità della E' al Tissue Doppler dell'annulus mitralico. Tale rapporto correla con la pressione telediastolica invasiva del ventricolo sinistro e un valore di E/E' ≥10 rappresenta un indice di elevate pressioni di riempimento del ventricolo sinistro [20]. Nell'atleta il pattern transmitralico supernormale può talora mimare un grado di disfunzione diastolica di II o III grado, tuttavia, l'integrazione con lo studio delle vene polmonari e con il rapporto E/E' permette di discriminare il quadro fisiologico dell'atleta dai gradi moderato e grave di disfunzione diastolica. In aggiunta, caratteristicamente la disfunzione diastolica si associa

Tabella 3.5 Grading della disfunzione diastolica del ventricolo sinistro

	Normale	Disfunzione lieve (grado I)	Disfunzione moderata (grado II)	Disfunzione grave (grado III)
Pattern transmitralico	0,75<E/A<1,5 DT >140 ms	E/A ≤0,75	0,75<E/A<1,5 DT> 140 ms	E/A >1,5 DT <140
E/A durante manovra di Valsalva	ΔE/A≤0,5	ΔE/A≤0,5	ΔE/A≥0,5	ΔE/A≥0,5
S/D vene polmonari	S≥D	S>D	S<D	S<D
ARdur-Adur, vene polmonari	<0 ms	<0 ms	>30 ms	>30 ms
E/E'	<8	<8	≥10	≥10

Adur, durata dell'onda A mitralica; *ARdur*, durata dell'onda A retrograda; *DT*, Deceleration Time [20].

ad alterazioni strutturali e funzionali del ventricolo sinistro che in genere non sono presenti nell'atleta sano. Nella Tabella 3.5 sono rappresentate schematicamente le modificazioni del flusso mitralico, delle vene polmonari e del TDI dell'annulus mitralico con il progredire della disfunzione diastolica [20].

3.3.3 Valutazione Doppler delle valvole cardiache

Lo studio Doppler è lo strumento che consente di quantificare i gradienti di pressione (massimo e medio) attraverso le valvole cardiache, di calcolare le aree valvolari e i volumi rigurgitanti. Il principio che è alla base della misurazione dei gradienti transvalvolari e

intracardiaci è l'equazione di Bernoulli modificata, secondo cui il gradiente attraverso una stenosi o tra due camere cardiache può essere calcolato come

$$\Delta P = 4(V2^2 - V1^2)$$

dove V1 è la velocità prossimale e V2 è la velocità attraverso l'orifizio o tra due camere. Tuttavia, poiché V1 è normalmente molto più piccola di V2, V1 può essere omessa e quindi $\Delta P = 4V^2$ [10, 14].

3.3.3.1 Determinazione del dP/dt

Quando è presente insufficienza mitralica, la curva del Doppler continuo che rappresenta il rigurgito mitralico, può essere utilizzata per derivare il dP/dt (mmHg/s) che è una misura della funzione sistolica del ventricolo sinistro. Tale metodo sfrutta il tempo che il flusso rigurgitante impiega a passare dalla velocità di 1 m/s a 3 m/s e quindi, secondo l'equazione di Bernoulli, a sviluppare un gradiente di 32 mmHg. Normalmente tale intervallo è ≤ 32 ms e quindi il dP/dt è ≥1000 mmHg/s. In presenza di disfunzione ventricolare sinistra, l'intervallo di tempo necessario a sviluppare un gradiente di 32 mmHg si allunga e quindi il dP/dt si riduce (Fig. 3.36).

3.3.3.2 Determinazione dei gradienti transvalvolari e intracardiaci

La misurazione del gradiente di pressione che si sviluppa attraverso una valvola stenotica è lo strumento che permette di determinarne la gravità. Il gradiente massimo viene determinato secondo l'equazione di

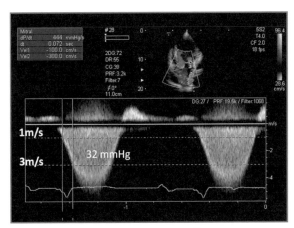

Fig. 3.36 Determinazione del rapporto dP/dt

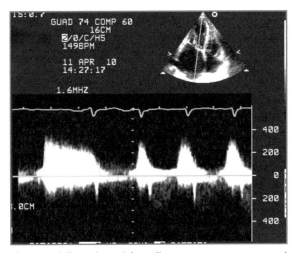

Fig. 3.37 Misurazione del gradiente attraverso una stenosi mitralica (massimo 38 mmHg, medio 21 mmHg)

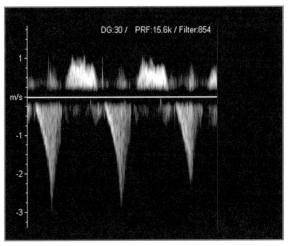

Fig. 3.38 Morfologia tipica di un gradiente intraventricolare in un paziente con miocardiopatia ipertrofica ostruttiva

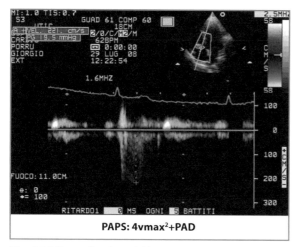

PAPS: 4vmax²+PAD

Fig. 3.39 Determinazione della pressione sistolica in arteria polmonare (*PAPS*). Il flusso dell'insufficienza tricuspidale viene utilizzato per determinare il gradiente tra atrio e ventricolo destro. A tale gradiente è necessario aggiungere il valore della stima della pressione in atrio destro attraverso lo studio della vena cava inferiore

Bernoulli modificata misurando la velocità di picco del flusso transvalvolare, mentre il gradiente medio viene calcolato tracciando il profilo del flusso transvalvolare. La figura 3.30b rappresenta un esempio di stenosi aortica con gradiente massimo di 78 mmHg e medio di 47 mmHg. Nella Figura 3.37 è rappresentato un esempio di stenosi mitralica. Nello stesso modo è anche possibile misurare il gradiente intraventricolare che si può sviluppare in soggetti con difetto interventricolare o miocardiopatia ipertrofica ostruttiva). Tipicamente il gradiente intraventricolare che si sviluppa nei soggetti con miocardiopatia ipertrofica ostruttiva ha un picco telesistolico con un profilo a sciabola che lo differenzia dal profilo più arrotondato della stenosi aortica (Fig. 3.38).

3.3.3.3 Determinazione della pressione in arteria polmonare

Per misurare la pressione sistolica in arteria polmonare si utilizza il gradiente di pressione tra ventricolo destro

e atrio destro, reso misurabile dalla presenza di insufficienza tricuspidale. Tale gradiente viene calcolato attraverso l'equazione di Bernoulli modificata, in cui viene inserita come V2 la velocità massima dell'insufficienza tricuspidale (Fig. 3.39). Al gradiente tra atrio e ventricolo destro così derivato si aggiunge la stima della pressione in atrio destro per la determinazione della pressione sistolica polmonare. La Tabella 3.6 schematizza la stima della pressione atriale destra in relazione alle dimensioni della vena cava inferiore e alle sue modificazioni con la respirazione [14].

Per la stima della pressione diastolica dell'arteria polmonare, la V2 dell'equazione di Bernoulli modificata è rappresentata dalla velocità di picco sul profilo dell'insufficienza della valvola polmonare. Al gradiente che si ottiene, si aggiunge la stima della pressione atriale destra [14].

3.3.3.4 Determinazione delle aree valvolari

L'area di un orifizio valvolare può essere calcolata utilizzando l'*equazione di continuità* che è basata sul principio di conservazione della massa secondo cui il flusso prossimale e distale a un orifizio deve essere uguale al flusso all'interno dello stesso. L'equazione di continuità che consente di calcolare un'area valvolare è la seguente:

$$A_1 \cdot IVT_1 = A_2 \cdot IVT_2$$

dove A_1 = area prossimale, A_2 = area attraverso l'orifizio valvolare e IVT è l'integrale velocità-tempo del flusso nel sito corrispondente. Da questa equazione si deriva che

$$A_2 \ (cm^2) = A_1 \cdot (IVT_1/IVT_2)$$

Per quanto l'equazione di continuità possa essere utilizzata per calcolare le aree di tutte le valvole cardiache, generalmente tale equazione è utilizzata per calcolare l'area della valvola aortica, per cui A_1 e IVT_1

Tabella 3.6 Stima della pressione atriale destra

Vena cava inferiore	Modifica con la respirazione	Stima pressione atriale destra
Piccola (<1,5 cm)	Collasso	0-5 mmHg
Normale (1,5-2,5 cm)	Riduzione >50%	5-10 mmHg
Normale (1,5-2,5 cm)	Riduzione <50%	10-15 mmHg
Dilatata (>2,5 cm)	Riduzione <50%	15-20 mmHg
Dilatata con vene sovraepatiche dilatate	Nessuna modifica	> 20 mmHg

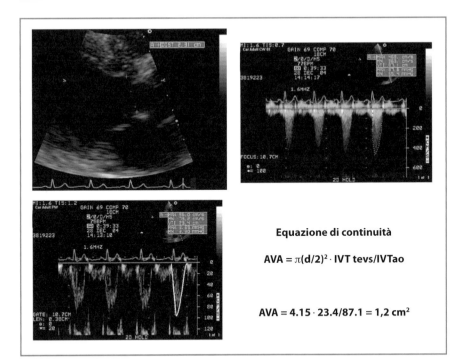

Fig. 3.40 Esempio
di determinazione dell'area
valvolare aortica attraverso
l'equazione di continuità

Equazione di continuità

$$AVA = \pi(d/2)^2 \cdot IVT\ tevs/IVTao$$

$$AVA = 4.15 \cdot 23.4/87.1 = 1,2\ cm^2$$

sono rappresentati dall'area e dall'IVT del tratto di efflusso del ventricolo sinistro (Fig. 3.40). Un'area aortica $\leq 1cm^2$ indica una stenosi aorticá grave [21].

Il calcolo Doppler dell'area valvolare mitralica (AVM) si effettua invece più comunemente con il metodo del *Pressure Half Time* (PHT), secondo l'equazione:

$$AVM\ (cm^2) = 220/PHT$$

dove 220 è una costante derivata empiricamente che eguaglia un'AVM di circa 1 cm². Il PHT rappresenta il tempo che il gradiente pressorio attraverso la valvola impiega per dimezzarsi e si misura tracciando la pendenza del flusso protodiastolico attraverso la valvola mitrale (Fig. 3.41). Un'area mitralica $\leq 1cm^2$ indica una stenosi grave [21].

3.3.3.5 Quantificazione delle insufficienze valvolari

Il color-Doppler rappresenta lo strumento più comunemente utilizzato per la valutazione qualitativa o semi-quantitativa delle insufficienze valvolari. Il parametro che generalmente viene utilizzato è l'area del jet di rigurgito che si misura tracciando il profilo del jet, tuttavia questo parametro tende a sottostimare l'entità dell'insufficienza in presenza di jet eccentrici (Fig. 3.42).

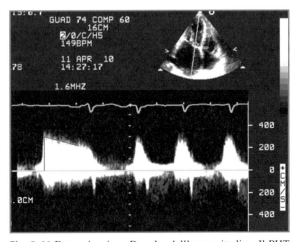

Fig. 3.41 Determinazione Doppler dell'area mitralica. Il PHT misurato al Doppler continuo è 305 ms che corrisponde a un'area di 0,7 cm²

Nella valutazione dell'insufficienza aortica, oltre alla valutazione dell'area jet, viene comunemente utilizzato il metodo del PHT (Fig. 3.43). Un PHT inferiore a 200 ms indica un'insufficienza aortica grave.

Nella valutazione dell'insufficienza mitralica invece è raccomandato [22] l'utilizzo del metodo della *Proximal Isovelocity Surface Area* (PISA) che rappresenta una modificazione dell'equazione di continuità e usa la proprietà di convergenza dei flussi quando un fluido

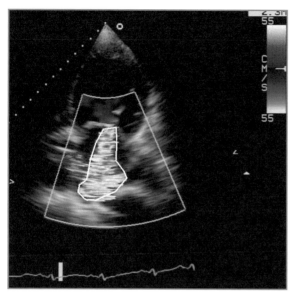

Fig. 3.42 Determinazione dell'area jet e del rapporto area jet/area atrio sinistro in un soggetto con insufficienza mitralica grave

si avvicina a un orifizio ristretto. Secondo questo metodo, il sangue che si avvicina a un orifizio forma delle emisfere concentriche di isovelocità, in cui la velocità è tanto maggiore quanto più piccola è l'area dell'emisfera. Modificando la velocità di aliasing del flusso in avvicinamento all'orifizio rigurgitante al color-Doppler si visualizza l'emisfera più prossimale all'orifizio di cui si può misurare il raggio e quindi l'area. Il flusso attraverso l'area di isovelocità prossimale è uguale al flusso che passa attraverso l'orifizio rigurgitante (secondo il principio di conservazione della massa). Calcolando il flusso rigurgitante nell'area di isovelocità prossimale e conoscendo la velocità massima del rigurgito attraverso l'orifizio rigur-

gitante è possibile, applicando l'equazione di continuità, conoscere l'area dell'effettivo orifizio rigurgitante (ERO) (Fig. 3.44). Il volume rigurgitante (ml) è quindi calcolato dalla formula ERO cm^2/IVT cm del Doppler continuo del jet mitralico.

Il metodo PISA è stato anche applicato nella valutazione dell'insufficienza valvolare aortica e tricuspidale, sebbene sia in questi contesti meno ampiamente validato e raccomandato.

3.3.3.6 Determinazione del significato emodinamico degli shunt sinistro-destri

Il significato emodinamico degli shunt intracardiaci si calcola attraverso il rapporto tra la portata polmonare e la portata sistemica (Qp/Qs). Tale rapporto si deriva dividendo lo stroke volume in arteria polmonare per lo stroke volume in aorta secondo la formula:

$$Qp/Qs = Aap \cdot IVTap/Atevs \cdot IVTtevs$$

dove Aap è l'area dell'arteria polmonare, Atevs è l'area del tratto di efflusso ventricolare sinistro e IVTap e IVTtevs sono l'integrale della velocità del flusso in arteria polmonare e nel tratto di efflusso ventricolare sinistro, rispettivamente. Assumendo che l'area dell'arteria polmonare e del tratto di efflusso ventricolare sinistro siano circolari, esse possono essere calcolate secondo la formula:

$$A = \pi \cdot (d/2)^2$$

Un rapporto Qp/Qs ≥1,5 indica uno shunt emodinamicamente significativo.

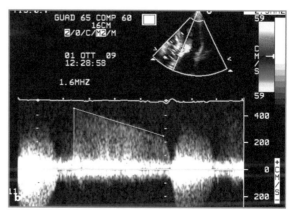

Fig. 3.43 Color-Doppler in un paziente con insufficienza aortica grave. Al Doppler continuo si apprezzano velocità diastoliche in decrescendo con un PHT pari a 128 ms (**a**). La pendenza ripida del jet di rigurgito è un altro indice di insufficienza aortica grave (**b**)

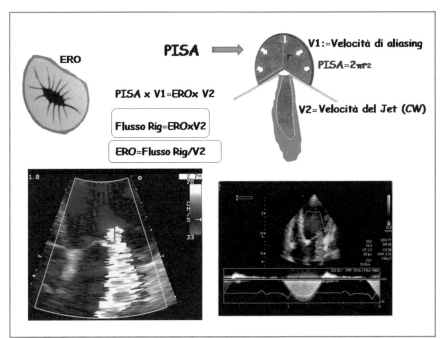

Fig. 3.44 Esemplificazione del metodo PISA (*Proximal Isovelocity Surface Area*) per la determinazione dell'area effettiva dell'orifizio rigurgitante (ERO) nell'insufficienza mitralica. Il flusso rigurgitante (Flusso Rig) può essere calcolato moltiplicando l'area di isovelocità (derivata dalla formula $2\pi r^2$) per la velocità di aliasing. Applicando l'equazione di continuità, si divide il flusso rigurgitante per la velocità del jet rigurgitante e si ottiene l'ERO. Un'area di 0,40 cm^2 indica un'insufficienza mitralica grave. Il volume rigurgitante si ottiene dividendo l'ERO per l'IVT del jet mitralico

3.4   L'ecocardiografia transesofagea

Le indicazioni a eseguire un ecocardiogramma transesofageo (ETE) nella popolazioni degli atleti sono limitate a quei casi (in realtà molto rari) in cui la finestra ecocardiografica transtoracica non è adeguata e ai casi in cui l'esame transtoracico non è stato conclusivo nella diagnosi di alcune patologie e/o nella diagnosi differenziale tra remnant embrionari e masse intracardiache.

Nei paragrafi che seguono verranno descritti
- il protocollo di esecuzione e i rischi dell'ETE;
- le principali proiezioni transesofagee con riferimento alle strutture cardiache che vengono visualizzate;
- le principali applicazioni dell'ETE in cardiologia dello sport.

3.4.1   Protocollo di esecuzione e rischi

L'ETE deve essere eseguito da un ecocardiografista con esperienza in ecocardiografia transtoracica. Generalmente l'esame è condotto in blanda sedazione, in associazione ad anestesia locale del faringe per ridurre il disagio al paziente e rendere l'esame più tollerabile. Quando l'esame è eseguito in sedazione, i

parametri vitali devono essere costantemente sotto controllo. I rischi dell'ETE sono molto bassi e comprendono la perforazione dell'esofago, traumi dentari, sanguinamenti, aspirazione di secrezioni o cibo (correlati all'introduzione della sonda in esofago), ipotensione, depressione respiratoria, aritmie, broncospasmo (correlati alla sedazione).

Il rischio di aspirazione è ridotto eseguendo l'esame a digiuno, con il paziente in decubito laterale sinistro e mantenendo il digiuno fino a quando l'effetto dell'anestesia del faringe non è terminato. In pazienti con storia di malattie dell'esofago e disturbi della deglutizione è necessario eseguire un esofagogramma con pasto baritato. La presenza di malattie organiche dell'esofago (stenosi, diverticoli) è una controindicazione all'ETE. Prima dell'ETE non è necessaria profilassi per endocardite in nessun paziente.

3.4.2   Proiezioni transesofagee

L'ETE attualmente si effettua con delle sonde multiplane che consentono la scansione del cuore su molteplici piani. Le immagini che si ottengono durante un ETE, per quanto standardizzate, possono variare notevolmente a seconda della posizione relativa dell'esofago, del cuore e del diaframma in ogni singolo paziente. Pertanto, le indicazioni relative ai gradi di scansione, all'entità di angolazione (verso l'alto o verso il basso), di rotazione su se stessa e di *tilting* (movimento in senso laterale nello stesso piano) della sonda transesofagea devono essere considerate solo orientative ed essere individualizzate nel singolo soggetto.

Le proiezioni transesofagee si definiscono transesofagee (ottenute con la sonda in esofago) e transgastriche (ottenute con la sonda nello stomaco).

3.4.2.1 Proiezione transesofagea 4-camere

Facendo progredire la sonda in esofago fino a dietro l'atrio sinistro (in genere in posizione esofagea alta), con un'angolazione della punta verso l'apice del cuore, a 0° di scansione, si ottiene la proiezione 4-camere transesofagea (Fig. 3.45) in cui è possibile visualizzare l'atrio sinistro, l'atrio destro, il ventricolo sinistro fino all'apice (setto inferiore a sinistra e parete laterale a destra del monitor) e il ventricolo destro (parete libera a sinistra del monitor). Inoltre si visualizzano i lembi mitralici (anteriore verso il setto e posteriore verso la parete laterale), il lembo settale e anteriore della tricuspide e il setto interatriale con la fossa ovale. Angolando inferiormente la sonda si ottiene una visualizzazione del seno coronarico, mentre angolando anteriormente si evidenzia il tratto di efflusso del ventricolo sinistro e l'aorta (5-camere transesofagea).

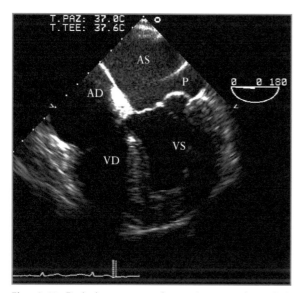

Fig. 3.45 Proiezione transesofagea 4-camere in cui è apprezzabile il prolasso del lembo posteriore della mitrale (P). *AD*, atrio destro; *AS*, atrio sinistro; *VD*, ventricolo destro; *VS*, ventricolo sinistro

3.4.2.2 Proiezione transesofagea 2-camere

Continuando la scansione dei gradi fino a 60°, si ottiene la proiezione 2-camere transesofagea in cui si visualizzano l'atrio sinistro, il ventricolo sinistro (parete inferiore a sinistra e parete anteriore a destra del monitor) e le 2 commissure della valvola mitrale (postero-mediale a sinistra e antero-laterale del monitor). Un'ulteriore scansione fino a 90° permette di visualizzare l'auricola sinistra, mentre ritirando la sonda leggermente e contemporaneamente ruotandola lateralmente si visualizza sopra l'auricola sinistra lo sbocco e l'ultimo tratto della vena polmonare superiore sinistra.

3.4.2.3 Proiezioni transesofagea asse lungo

Continuando la scansione fino a circa 120°, si ottiene la proiezione asse lungo del ventricolo sinistro in cui si visualizzano l'atrio sinistro (a sinistra), il ventricolo sinistro (parete infero-laterale a sinistra) e il setto anteriore (a destra), il tratto di efflusso del ventricolo sinistro (a destra) e la valvola aortica (cuspide non coronarica a sinistra e cuspide coronarica destra a destra) con il bulbo aortico. Infine in questa proiezione si ottiene una visualizzazione lungo l'asse lungo dei due lembi mitralici. Partendo da una scansione a 90°, ruotando la sonda su se stessa verso la sinistra del soggetto si ottiene una proiezione asse lungo del tratto di efflusso del ventricolo destro, della valvola polmonare e talora del tronco dell'arteria polmonare. Per contro, sempre partendo da una scansione a 90°, ruotando la sonda verso la destra del soggetto si ottiene la proiezione bicavale, in cui si visualizzano l'atrio sinistro (in alto, vicino alla sonda), il setto interatriale, l'atrio destro (in basso), l'auricola destra (in basso a destra), la vena cava superiore (a destra del setto interatriale) e la vena cava inferiore (a sinistra del setto interatriale). In questa proiezione è inoltre possibile apprezzare in maniera ottimale la valvola di Eustachio e/o la rete di Chiari (Fig. 3.46). Infine, ruotando ulteriormente la sonda a destra del soggetto si visualizzano le vene polmonari destre, mentre ruotandola a sinistra si visualizzano le vene polmonari sinistre.

3.4.2.4 Proiezione transesofagea asse corto

La scansione asse corto della base del cuore si ottiene a 30-45°, con una lieve retrazione della sonda dalla posizione esofagea alta, fino a ottenere una ottimale visualizzazione della valvola aortica, di cui si riconoscono le tre cuspidi (non coronarica di fronte al setto

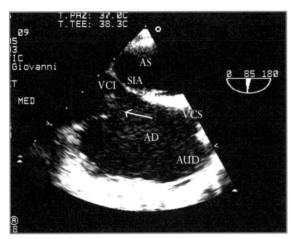

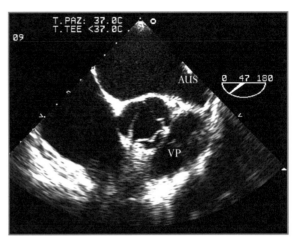

Fig. 3.46 Proiezione transesofagea bicavale in cui è apprezzabile una valvola di Eustachio prominente (*freccia*). *AS*, atrio sinistro; *AD*, atrio destro; *AUD*, auricola destra; *SIA*, setto interatriale; *VCI*, vena cava inferiore; *VCS*, vena cava superiore

Fig. 3.47 Proiezione transesofagea asse corto in cui è apprezzabile l'auricola sinistra (AUS). Al centro dell'immagine è visualizzata la valvola aortica. Anteriormente all'aorta a volte è apprezzabile la valvola polmonare (VP)

interatriale, coronarica sinistra a destra del monitor, coronarica destra verso il ventricolo destro). Spesso è anche possibile visualizzare l'origine e il primo tratto delle coronarie. In questa proiezione si visualizzano inoltre i due atri, il setto interatriale, la tricuspide e il tratto di afflusso del ventricolo destro (Fig. 3.47).

Dalla scansione a 0°, ruotando la sonda lateralmente e angolandola superiormente è possibile visualizzare l'auricola sinistra e le sue trabecole e la vena polmonare superiore sinistra. Talora la prominenza che separa l'auricola sinistra dalla vena polmonare superiore sinistra può essere molto sviluppata e simulare un trombo. Avanzando la sonda in esofago e inclinandola inferiormente si può visualizzare anche la vena polmonare sinistra inferiore. Le vene polmonari di destra si visualizzano ruotando la sonda medialmente e ritirandola (per la vena polmonare superiore destra) o inclinandola inferiormente (per la vena polmonare inferiore destra).

3.4.2.5 Proiezioni transgastriche
Facendo avanzare la sonda nell'esofago fino ad attraversare la giunzione gastroesofagea, la si posiziona nello stomaco e angolandola superiormente a 0° si ottiene la proiezione asse corto del ventricolo sinistro a livello dei muscoli papillari. Ritirando leggermente la sonda verso l'esofago, si visualizzano i lembi mitralici (il lembo anteriore a sinistra e il lembo posteriore a destra). Continuando la scansione fino a circa 90°, si ottiene una proiezione transgastrica 2-camere del ventricolo sinistro, mentre ruotando la sonda verso la de-

stra del soggetto, si visualizzano le sezioni destre. Infine, avanzando la sonda nel fondo dello stomaco a 0° si ottiene una proiezione 4-camere transgastrica, mentre angolando la sonda anteriormente si visualizza anche il tratto di efflusso del ventricolo sinistro e l'aorta nella proiezione 5-camere transgastrica, ideale per studiare il flusso transaortico. Avanzando con la scansione fino a 120° in alcuni pazienti si ottiene la proiezione asse lungo transgastrica in cui è possibile ottenere un allineamento ottimale con il flusso nel tratto di efflusso del ventricolo sinistro e in aorta.

3.4.2.6 Proiezioni per l'aorta discendente
Sia dalle proiezioni transesofagee che transgastriche, ruotando posteriormente la sonda, si visualizza l'aorta discendente in asse corto a 0° e asse lungo a 90°. Ritraendo la sonda dalla posizione transgastrica verso l'esofago è possibile visualizzare l'aorta in tutto il suo decorso. A livello dell'arco aortico è necessario inclinare inferiormente la sonda, ruotandola medialmente, per ottenere un'adeguata visualizzazione dell'arco aortico.

3.4.3 Applicazioni dell'ETE in cardiologia dello sport

3.4.3.1 Forame ovale pervio e aneurisma del setto interatriale
Il forame ovale pervio (FOP) è un'anomalia congenita presente all'esame autoptico nel 25-35% della popo-

lazione generale. Il FOP ha acquisito particolare rilevanza clinica in cardiologia dello sport dopo la dimostrazione di una probabile relazione tra la sua presenza e il rischio di malattia da decompressione nelle immersioni subacquee con autorespiratori. La diagnosi di FOP si può fare con l'ecocardiografia transtoracica e l'utilizzo di contrasto salino in una vena antecubitale destra per visualizzare il passaggio di bolle da destra a sinistra, di base o, più frequentemente, durante manovra di Valsalva. Tuttavia, l'ETE è più sensibile nella diagnosi di FOP e inoltre consente di individuare delle peculiari caratteristiche del setto interatriale che si associano a maggiore rischio embolico, ossia l'aspetto *tunnel like* del FOP, l'estrema mobilità della membrana, l'entità rilevante dello scollamento della valvola, la presenza di un aneurisma del setto interatriale. La diagnosi di FOP si pone quando, dopo iniezione di contrasto salino in una vena antecubitale destra durante manovra di Valsalva, si osserva passaggio di bolle dall'atrio destro all'atrio sinistro. Tale passaggio deve verificarsi entro 1-3 battiti dalla visualizzazione del contrasto nelle sezioni destre (Fig, 3.48a). Visualizzazioni più tardive di contrasto a sinistra sono imputabili alla presenza di comunicazioni arterovenose intrapolmonari. L'esecuzione del contrasto durante manovra di Valsalva consente di visualizzare il FOP in circa il 25% della popolazione generale. Un passaggio spontaneo durante iniezione di contrasto si visualizza solo nel 5% della popolazione. Tale passaggio spontaneo può talora essere visualizzato anche al color-Doppler (Fig. 3.48b).

L'aneurisma del setto interatriale si definisce come un bulging transitorio in sistole e diastole della fossa ovale sia verso l'atrio destro che verso l'atrio sinistro, con un'escursione totale dal piano del setto interatriale ≥15 mm, in assenza di segni di aumentate pressioni destre o sinistre. Nel 90% dei casi tali aneurismi si associano a delle piccole fenestrazioni, ossia dei FOP. Secondo alcuni studi autoptici ha una frequenza pari all'1% della popolazione generale.

Le proiezioni transesofagee in cui possono essere visualizzati sia FOP che l'eventuale aneurisma del setto interatriale sono la proiezione transesofagea asse corto con aorta e la bicavale.

3.4.3.2 Difetti del setto interatriale e persistenza della vena cava superiore sinistra

I difetti del setto interatriale rappresentano la cardiopatia congenita più frequentemente riscontrata nell'adulto. Spesso decorrono in maniera asintomatica e vengono riscontrati a un esame ecocardiografico transtoracico eseguito per un altro motivo. L'ETE ha un'accuratezza diagnostica maggiore dell'ecocardiografia transtoracica, in particolare per i difetti di tipo seno venoso. Quindi in presenza di una dilatazione non spiegata delle sezioni destre bisogna sempre sospettare un difetto interatriale e procedere a un ETE.

Le proiezioni transesofagee che consentono la visualizzazione dei difetti interatriali sono la proiezione asse corto con aorta a 45°, la 4-camere a 0° e la bicavale a 90° (Fig. 3.49). Il difetto del seno venoso spesso si associa a ritorno venoso anomalo parziale. Nella pro-

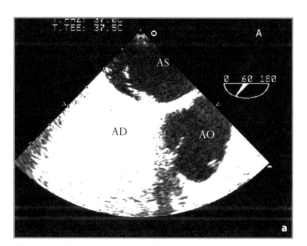
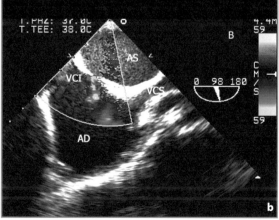

Fig. 3.48 a Proiezione transesofagea asse corto che dimostra un ampio passaggio di bolle dall'atrio destro (AD) all'atrio sinistro (AS) durante manovra di Valsalva in un paziente con forame ovale pervio. *AO*, aorta. **b** Proiezione transesofagea bicavale in cui è possibile apprezzare al color-Doppler un piccolo shunt basale sinistro-destro. *VCI:* vena cava inferiore; *VCS:* vena cava superiore

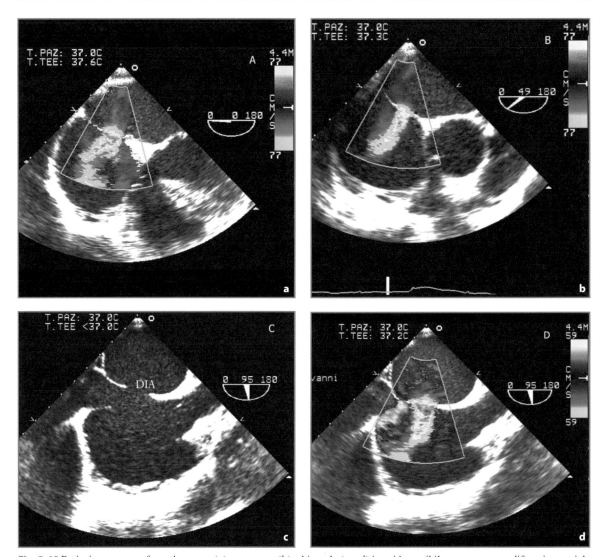

Fig. 3.49 Proiezione transesofagea 4-camere (**a**), asse corto (**b**) e bicavale (**c** e **d**) in cui è possibile apprezzare un difetto interatriale (DIA) tipo ostium secundum con ampio shunt sinistro-destro al color-Doppler

iezione bicavale è possibile apprezzare la vena polmonare destra che drena a cavallo della cava superiore direttamente nell'atrio destro invece che nell'atrio sinistro (Fig. 3.50). Il difetto interatriale del seno venoso si associa inoltre anche a persistenza della vena cava superiore sinistra che drena in seno coronarico. Tale anomalia, che più raramente (0,3-0,5% della popolazione generale) può anche essere isolata, viene sospettata in presenza di dilatazione del seno coronarico all'esame transtoracico (Fig. 3.51). La conferma di persistenza della vena cava superiore sinistra si ha iniettando contrasto salino in una vena antecubitale sinistra e visualizzando il contrasto prima in seno coronarico e poi nelle sezioni destre. All'ETE il seno coronarico dilatato

si può visualizzare in asse lungo nella proiezione transesofagea 4-camere a 0°, inclinando la sonda posteriormente. La vena cava superiore sinistra si può visualizzare tra l'auricola sinistra e la vena polmonare superiore sinistra nella proiezione 2-camere tra 70-90°.

3.4.3.3 Aorta bicuspide, coartazione aortica e dilatazione aortica

L'*aorta bicuspide* rappresenta la più frequente cardiopatia congenita, riportata nell'1-2% della popolazione generale. La rilevanza clinica della bicuspidia aortica nella cardiologia dello sport è giustificata dall'associazione tra bicuspidia aortica e morte improv-

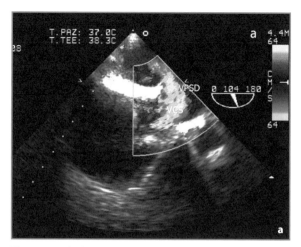

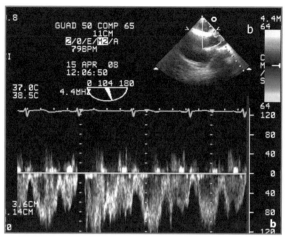

Fig. 3.50 Proiezione transesofagea bicavale in cui è possibile apprezzare un difetto interatriale tipo seno venoso, associato a ritorno venoso della vena polmonare superiore destra (VPSD) anomalo in vena cava superiore (VCS). Al color-Doppler è possibile apprezzare un ampio shunt sinistro-destro (**a**) con inversione del flusso della vena polmonare (**b**)

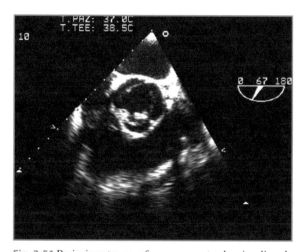

Fig. 3.51 Proiezione transesofagea asse corto che visualizza la presenza di bicuspidia aortica. Si apprezza la calcificazione parziale della cuspide antero-laterale che presenta un rafe mediano

visa. Negli atleti, data la buona finestra ecocardiografica, la diagnosi di aorta bicuspide può essere posta già con l'ecocardiogramma transtoracico, tuttavia talora è necessaria la conferma mediante ETE. La proiezione transesofagea asse corto tra 30 e 45° consente di visualizzare adeguatamente le cuspidi (Fig. 3.51). Caratteristicamente le due cuspidi sono di dimensioni diverse, una più grande e una più piccola, e presentano un'apertura ovalare. In genere le coronarie originano dalla cuspide più grande. In proiezione transesofagea asse lungo a 120° talora è possibile apprezzare l'aspetto prolassante di una delle cuspidi.

Nel 10% dei soggetti, l'aorta bicuspide si associa alla *coartazione aortica*. Pertanto nei soggetti con aorta bicuspide è necessario studiare anche l'istmo aortico, ossia il punto di passaggio tra l'arco aortico e l'aorta discendente per escludere la coartazione aortica. La coartazione aortica consiste in un restringimento più o meno lungo dell'aorta, associato al Doppler a un'accelerazione del flusso anterogrado sistolico e alla persistenza, se il restringimento è grave, di un flusso anterogrado anche in diastole. La proiezione che meglio consente di studiare la coartazione aortica è la proiezione sovrasternale transtoracica e la proiezione transesofagea molto alta ruotando la sonda posteriormente fino a visualizzare l'aorta.

In aggiunta, spesso l'aorta bicuspide si associa a *dilatazione dei seni di Valsalva e dell'aorta ascendente* che caratteristicamente nei soggetti con sindrome di Marfan coinvolge anche la giunzione sinotubulare. L'ETE consente nella proiezione transesofagea 120° di misurare i diametri a livello dell'annulus, del bulbo, della giunzione e dell'aorta ascendente con maggiore accuratezza rispetto all'ecocardiogramma transtoracico. La misurazione dei diametri aortici è di particolare rilevanza clinica in quando il rischio di dissezione aortica è direttamente proporzionale al grado di dilatazione aortica.

3.4.3.4 Stenosi valvolare subaortica

La stenosi subaortica può essere studiata adeguatamente con l'ecocardiogramma transtoracico (proiezione parasternale asse lungo e apicali), tuttavia qua-

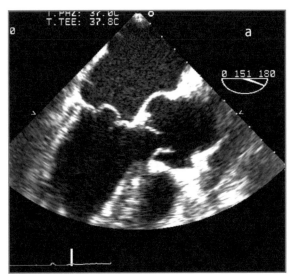
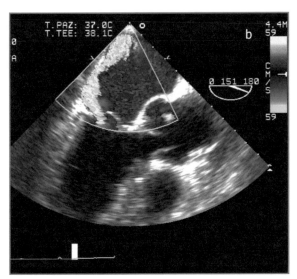

Fig. 3.52 Proiezione transesofagea asse lungo in cui si visualizza il prolasso del lembo anteriore della mitrale (**a**) con un jet eccentrico di insufficienza valvolare (**b**)

lora le immagini non siano ottimali l'ETE nella proiezione transesofagea a 120° consente la visualizzazione ottimale dell'anatomia della stenosi. L'aspetto anatomico varia da una membrana sottile e circoscritta a un cercine fibromuscolare, che talora si prolunga con una membrana mobile. Lo studio color-Doppler evidenzia la presenza di un'accelerazione di flusso sottovalvolare. Spesso si associa anche insufficienza valvolare aortica conseguente all'esposizione continua della valvola a elevate velocità di flusso che ne determina una degenerazione fibrocalcifica.

3.4.3.5 Prolasso della mitrale

Il prolasso della valvola mitrale è un reperto molto frequente nella popolazione sportiva ed è stato riscontrato come unico reperto patologico in alcuni casi di morte improvvisa negli atleti. Tuttavia la relazione tra prolasso della mitrale e morte improvvisa è piuttosto controversa.

L'ETE è indicato nella valutazione del prolasso mitralico nei casi in cui le immagini transtoraciche non siano adeguate, nel sospetto di rottura di corde e flail della valvola e nella valutazione preoperatoria di soggetti con insufficienza mitralica severa con indicazione a valvuloplastica mitralica. L'ETE permette di studiare con maggiore accuratezza l'anatomia valvolare, di definire l'entità dell'ispessimento e della ridondanza dei lembi, l'allungamento delle corde tendinee, di individuare gli scallop valvolari coinvolti dal prolasso e l'origine del rigurgito associato (Fig. 3.52).

3.5 Tissue Doppler Imaging e deformation imaging

Il *Tissue Doppler Imaging* (TDI) rappresenta un'evoluzione del Doppler convenzionale che consente, tramite opportune modificazioni dei filtri e degli algoritmi interni degli ecocardiografi, di studiare le velocità e la deformazione del muscolo cardiaco. A differenza del Doppler convenzionale, caratterizzato da segnali ad alta velocità e bassa ampiezza provenienti dal flusso ematico, il TDI è caratterizzato da segnali a basse velocità (raramente superiori a ±20 cm/s) e alta ampiezza (circa 40 dB maggiori dei segnali Doppler convenzionali). I moderni ecocardiografi sono comunemente implementati con il software TDI, consentendo di eseguire di routine l'analisi TDI per la quantificazione della funzione sistodiastolica del ventricolo destro e sinistro.

Sono disponibili tre differenti modalità di TDI: TDI pulsato spettrale, il 2D color- e M-mode color-TDI [23].

Il *TDI pulsato spettrale* ha il grande vantaggio di fornire la possibilità di misurare on-line le velocità miocardiche e gli intervalli temporali con un'alta risoluzione temporale (8 ms). Il TDI pulsato si ottiene posizionando il volume campione del Doppler pulsato al centro del segmento miocardico da analizzare per lo studio della funzione regionale. È importante che durante l'acquisizione il paziente trattenga il respiro.

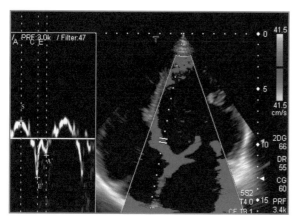

Fig. 3.53 TDI pulsato a livello del segmento basale del setto interventricolare

Le onde che vengono descritte sono rappresentate nella Figura 3.53. L'onda S rappresenta la velocità sistolica, l'onda E' rappresenta la velocità di rilasciamento del segmento di miocardio in concomitanza con il riempimento rapido, l'onda A' rappresenta un movimento passivo dovuto alla contrazione atriale. Dall'analisi TDI pulsato si possono inoltre misurare degli intervalli temporali, ossia tempo di contrazione isovolumetrica (tra l'inizio dell'onda Q all'ECG all'inizio dell'onda S) e il tempo di rilasciamento isovolumetrico (tra la fine dell'onda S e l'inizio dell'onda E'). Nella proiezioni apicali si può effettuare l'analisi dell'accorciamento e allungamento in senso longitudinale di tutti i segmenti del ventricolo sinistro (anche se a livello dell'apice le velocità sono molto più basse e difficili da studiare) e della parete libera del ventricolo destro. Con il posizionamento del volume campione a livello dell'annulus mitralico o tricuspidale si ottengono delle onde simili a quelle segmentarie che però rappresentano la funzione globale del ventricolo

sinistro e destro, rispettivamente.

Nelle modalità *2D color-* e *M-mode color-TDI* la codifica colore del TDI identifica in rosso le velocità in avvicinamento al trasduttore e in blu quelle in allontanamento. Differenti gradi di intensità vengono attribuiti in maniera proporzionale con l'aumento di velocità, per cui segmenti più veloci appariranno più intensi di segmenti meno veloci. A differenza dell'analisi con TDI pulsato, la quantificazione delle velocità può essere effettuata solo off-line. Il vantaggio del color-TDI è rappresentato dalla possibilità di misurare separatamente le velocità subendocardiche e quelle subepicardiche, consentendo di identificare il fisiologico gradiente di velocità dall'endocardio all'epicardio. La metodica M-mode color-TDI ha inoltre un'elevata risoluzione temporale (5-10 ms). Nella modalità 2D color-TDI le immagini bidimensionali vengono rappresentate in movimento secondo la codifica di colore convenzionale, ma con bassi frame-rate. Riducendo il settore di scansione in modo da analizzare una parete alla volta consente di ottenere dei frame rate più alti tali da consentire l'analisi della maggior parte degli eventi cardiaci (con una risoluzione temporale di 10-100 ms) [23].

Strain, strain rate e speckle tracking

Lo studio delle velocità del miocardio mediante metodica TDI ha dei limiti importanti rappresentati dalla dipendenza delle velocità dall'angolo, dalla traslazione del cuore e dal *tethering* di un segmento da parte di segmenti adiacenti, che possono inficiare l'accuratezza di misurazione delle velocità miocardiche. Tali limiti possono essere superati (almeno in parte) dallo studio della deformazione del miocardio attraverso lo *strain rate* e lo *strain* derivati dal TDI. Lo strain rate rappresenta la velocità di deformazione

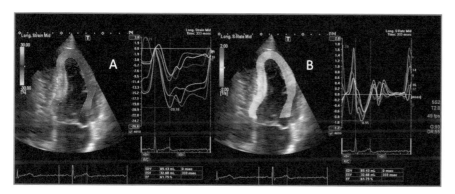

Fig. 3.54 Analisi strain e strain rate derivato dallo spleckle tracking

del miocardio ed è il primo parametro di deforma-zione che si può ottenere dal TDI. Lo strain è la deri-vata temporale dello strain rate e rappresenta una mi-sura della quantità di deformazione [23] (Fig. 3.54). Quando il ventricolo si contrae, il muscolo cardiaco si accorcia in senso longitudinale e circonferenziale (strain negativo) e si ispessisce o allunga in senso ra-diale (strain positivo).

Lo studio della deformazione del miocardio può essere effettuato, oltre che attraverso lo strain e strain rate TDI-derivati, con il metodo dello *speckle tracking*, basato sulla possibilità di seguire la deformazione di ogni singolo "speckle" miocardico, in ogni direzione, durante il ciclo cardiaco. Da tale analisi è possibile derivare delle curve che consentono di misurare la velocità, lo strain e lo strain rate di ogni segmento miocardico. Le informazioni così ottenute non deri-vano dal Doppler e di conseguenza non sono influen-zate dall'angolo di insonorizzazione [24].

3.5.1   TDI nell'atleta

Diversi autori hanno dimostrato che gli atleti presen-tano al TDI delle velocità miocardiche sistoliche e diastoliche "supernormali", ossia superiori a quelle di soggetti non allenati, sia a livello del ventricolo si-nistro che del ventricolo destro [25]. Altri studi hanno dimostrato che tramite l'analisi TDI e strain è possibile discriminare tra ipertrofia fisiologica dell'atleta e iper-trofia patologica.

Nello studio di Palka et al. [26] è stato dimostrato con l'M-mode color-TDI che gli atleti di potenza pre-sentano un gradiente di velocità miocardiche signifi-cativamente più alto rispetto a soggetti con miocar-diopatia ipertrofica o ipertensione arteriosa. Nello studio di Vinereanu et al. [27] il cutoff di <9 cm/s dell'onda S misurata a livello del segmento basale in-feriore del ventricolo sinistro aveva una sensibilità dell'87% e una specificità del 97% nell'identificare pazienti con miocardiopatia ipertrofica. Risultati simili stanno emergendo con la nuova metodica dello *speckle tracking* [28].

Tuttavia, nonostante questi dati siano molto pro-mettenti e suggeriscano l'utilità potenziale dello studio delle velocità e della deformazione del miocardio nella valutazione del cuore dell'atleta, tali metodiche ri-mangono appannaggio di operatori e laboratori esperti e dedicati.

Bibliografia

1. AA.VV. (2010) Protocolli cardiologici per il giudizio di idoneità allo sport agonistico 2009. Medicina dello sport 63:5-137
2. Marron BJ, Pelliccia A (2006) The heart of trained athletes. Cardiac remodeling and risks of sports, including sudden death. Circulation 114:1633-1644
3. Pelliccia A, Maron BJ, Di Paolo FM et al (2005) Prevalence and clinical significance of left atrial remodeling in com-petitive athletes. J Am Coll Cardiol 46: 690-696
4. Pelliccia A, Culasso F, Di Paolo F et al (1999) Physiologic left ventricular cavity dilatation on elite atlete. Ann Intern Med 130:23-31
5. Pelliccia A, Maron BJ, Spataro A et al (1991) The upper li-mit of physiologic cardiac hypertrophy in highly trained elite athletes. N Engl J Med 324: 295-301
6. Marron BJ, Pelliccia A, Spirito P (2005) Cardiovascular disease in young trained athletes. Insights into methods for distinguishing athlete's heart from structural heart disease, with particular emphasis on hypertrophic cardiomyopathy. Circulation 91:1596-1601
7. Zeppilli P, Dello Russo A, Santini C et al (1998) In vivo detection of coronary artery anomalies in asymptomatic athletes by echocardiographic screening. Chest 114:89-93
8. Maron BJ (1986) Structural features of the athletes heart as defined by echocardiography. J Am Coll Cardiol 7:190-203
9. Schiller NB, Shah PM, Crawford M et al (1989) Recom-mendations for quantitation of the left ventricle by two-di-mensional echocardiography. American Society of Echo-diography Committee on Standards, Subcommittee on Quantitation of Two-Dimensional Echocardiograms. J Am Soc Echocardiogr 2:358-367
10. Feigenbaum H, Armstrong W, Ryan T. (2005) Feigenbaum's echocardiography,6th edn. Lippincott, Williams and Wilkins, Philadelphia
11. Lang RM, Bierig M, Devereux RB et al (2006) Recommen-dation for chambers quantification. Eur J Echocardipgraphy 7:79-108
12. Palmieri V, Dahlof B, DeQuattro V et al (1999) Reliability of echocardiographic assessment of left ventricular structure and function: the PRESERVE study: Prospective Randomi-zed Study Evaluating Regression of Ventricular Enlargement. J Am Coll Cardiol 34:1625-1632
13. Devereux RB, Alonso DR, Lutas EM et al (1986) Echocar-diographic assessment of left ventricular hypertrophy: com-parison to necropsy findings. Am J Cardiol 57:450-458
14. Otto CM, Aurigemma GP, Bartel T et al (2007) The practice of clinical echocardiography, 3th ed. Saunders Elsevier, Philadelphia
15. Cerqueira MD, Weissman NJ, Dilsizian V et al (2002) Stan-dardized myocardial segmentation and nomenclature for tomographic imaging of the heart: a statement for healthcare professionals from the Cardiac Imaging Committee of the Council on Clinical Cardiology of the American Heart As-sociation. Circulation 105: 539-542
16. Matsukubo H, Matsuura T, Endo N et al (1977) Echocar-diographic measurement of right ventricular wall thickness. A new application of subxiphoid echocardiography. Circu-lation 56:278-284

17. Foale R, Nihoyannopoulos P, McKenna W et al (1986) Echocardiographic measurement of the normal adult right ventricle. Br Heart J 56:33-44

18. Marcus FI, McKenna WJ, Sherril D et al (2010) Diagnosis of arrhythmogenic right ventricular cardiomyopathy/dysplasia proposed modification of the task force Criteria. Circulation 121:1533-1541

19. Weyman A (1994) Practices and principles of echocardiography, 2nd edn. Lippincott Williams and Wilkins, Philadelphia

20. Redfield MM, Jacobsen SJ, Burnett Jr JC et al (2003) Burden of systolic and diastolic ventricular dysfunction in the community: Appreciating the scope of the heart failure epidemic. JAMA 289:194- 202

21. Baumgartner H, Hung J, Bermejo J et al (2009) Echocardiographic assessment of valve stenosis: EAE/ASE recommendations for clinical practice. JASE 22:1-23

22. Lancellotti P, Moura L, Pierard LA (2010) European Asso ciation of Echocardiography Recommendations for the assessment of valvular regurgitation. Part 2: mitral and tricuspid regurgitation (native valve disease). Eur J Echocardiogr 11:307-332

23. Marwick TH (2006) Measurement of strain and strain rate by echocardiography Ready for prime time? J Am Coll Cardiol 47:1313-1327

24. Mondillo S, Galderisi M, Mele D et al (2011) Speckle-tracking echocardiography: a new technique for assessing myocardial function. J Ultrasound Med 30:71-83

25. Caso P, D'Andrea A, Galderisi M et al (2000) Pulsed Doppler Tissue imaging in endurance athletes: Relation between left ventricular preload and myocardial regional diastolic function. Am J Cardiol 85:1131-1136

26. Palka P, Lange A, Donnelly JE et al (2000) Differentiation between restrictive cardiomyopathy and constrictive pericarditis by early diastolic Doppler myocardial velocity gradient at the posterior wall. Circulation 102:655-662

27. Vinereanu D, Florescu N, Schulthorpe N et al (2001) Differentiation between pathologic and physiologic left ventricular hypertrophy by tissue Doppler assessment of long-axis function in patients with hypertrophic cardiomyopathy or systemic hypertension and in athletes. Am J Cardiol 88:53-58

28. Galderisi M, Lomoriello VS, Santoro A et al (2010) Differences of myocardial systolic deformation and correlates of diastolic function in competitive rowers and young hypertensives: a speckle-tracking echocardiography study. J Am Soc Echocardiogr 23:1190-1198

La diagnostica nelle patologie vascolari

Ombretta Martinelli, Luigi Irace, Paolo Gozzo

4

Abstract

I traumi muscolo-scheletrici rappresentano la causa più frequente delle manifestazioni cliniche lamentate dagli atleti. Tuttavia quadri clinici analoghi possono essere legati, seppur raramente, anche a cause vascolari. Tali cause dovrebbero essere escluse sulla base di un accurato inquadramento clinico e anamnestico del paziente, associato a una valutazione diagnostica strumentale che permetta un'attendibile diagnosi differenziale. L'esame obiettivo del paziente dovrebbe sempre tenere conto delle posizioni e dei movimenti ripetuti dell'atleta nel corso del suo esercizio sportivo. Test provocativi sono utili per far emergere eventuali deficit vascolari non evidenti in condizioni di base. La conoscenza delle diverse patologie vascolari, arteriose e venose che possono essere correlate ai diversi sports è determinante per la diagnosi precoce e un trattamento tempestivo di esse, da cui dipende la prognosi e la possibilità di un completo recupero funzionale degli atleti.

4.1 Introduzione

Gli atleti che svolgono attività sportive a livello agonistico lamentano spesso sintomi, in particolare dolore, che nella maggior parte dei casi sono riconducibili a traumi muscoloscheletrici. Tuttavia, quando l'attività sportiva implica movimenti frequenti e ripetitivi degli arti superiori o inferiori, le stesse manifestazioni cliniche possono essere conseguenza di un'arteriopatia determinante l'ischemia evocata dall'esercizio muscolare [1].

Sebbene sia potenzialmente correggibile mediante rivascolarizzazione chirurgica o procedure endovascolari, un'arteriopatia legata all'attività sportiva è spesso misconosciuta a un esame clinico di routine. In un'esperienza di 6 anni riguardante le complicanze vascolari riscontrate in soggetti che praticavano sport a livello agonistico, Arko et al. [2] hanno osservato lesioni arteriose dell'asse succlavio-ascellare secondarie a sindrome dello stretto toracico superiore (TOS, *Thoracic Outlet Syndrome*) nel 50% dei casi, alterazioni da *entrapment* dell'arteria poplitea nel 43% dei pazienti e stenosi dell'arteria iliaca esterna nel 7% dei casi, mentre la trombosi della vena succlavia è stata l'unica complicanza venosa riscontrata. Le possibili ragioni del mancato riconoscimento di una patologia vascolare negli atleti sono da ascrivere alla somiglianza dei sintomi di una vasculopatia con quelli legati alle più frequenti patologie muscoloscheletriche e alla difficoltà di evidenziare alterazioni cliniche vascolari spesso elicitabili solo con test provocativi e non in condizioni di base.

L'esatta identificazione anatomica del danno vascolare è di estrema importanza in termini prognostici e terapeutici che, combinata con l'identificazione e la definizione dei meccanismi fisiopatologici dell'arteriopatia stessa, permette di attuare tempestivamente le strategie terapeutiche più idonee per ottenere la remissione della sintomatologia e un recupero funzionale adeguato che, quando possibile, consenta anche la ripresa dell'attività atletica competitiva. Molti fattori e meccanismi fisopatologici possono essere implicati

O. Martinelli (✉)
Dipartimento di Chirurgia Generale
Università degli Studi di Roma "La Sapienza"

nella genesi di una patologia vascolare in soggetti giovani dediti ad attività sportive soprattutto a livello competitivo. Questi comprendono la compressione vasale diretta di muscoli e/o tendini che determina insulti o sollecitazioni ripetuti su un segmento di parete vasale come nel caso della sindrome dello stretto toracico superiore dei giocatori di baseball [3], ma è anche possibile che una vasculopatia sia conseguenza di una abnorme risposta autoimmunitaria o infiammatoria a stimoli meccanici di stiramento o compressione dei vasi correlata a movimenti specifici effettuati nel corso di alcuni tipi di attività sportive come nel caso dell'endofibrosi iliaca degli atleti di endurance [4].

Nei soggetti che svolgono attività sportive, soprattutto agonistiche, il sospetto di una patologia vascolare periferica degli arti superiori o degli arti inferiori viene spesso formulato sulla base del quadro clinico che in realtà è comune a molte possibili condizioni morbose; ne deriva la necessità di attuare un iter diagnostico talvolta lungo e articolato che prenda in considerazione tutte le possibili cause di tali manifestazioni cliniche. Questo giustifica il ritardo che può verificarsi nella diagnosi delle alterazioni vascolari, che spesso è superiore a 6-12 mesi rispetto all'esordio delle manifestazioni cliniche e che trova una ragionevole spiegazione nella difficoltà di inquadrare tali pazienti in base ai classici criteri epidemiologici che vengono presi in considerazione per lo screening e la valutazione diagnostica delle arteriopatie e delle flebopatie, trattandosi di soggetti giovani dediti ad attività sportive e, pertanto, regolarmente sottoposti a visite mediche ed esami strumentali di controllo finalizzati a escludere condizioni morbose, in particolare cardiovascolari, che controindichino lo svolgimento di attività fisiche.

Va inoltre tenuto presente che lesioni arteriose periferiche di minore entità spesso rimangono asintomatiche in condizioni di riposo e di moderata attività fisica e si manifestano clinicamente solo quando l'entità dello sforzo fisico aumenta. Questo spiega il rilevante ritardo nell'identificazione dell'eziologia vascolare dei sintomi nei soggetti giovani e, soprattutto, negli atleti di ogni età. A questo si aggiunge la difficoltà di stabilire un nesso di causalità tra le lesioni vascolari evidenziate strumentalmente e il quadro clinico quando il test da sforzo effettuato durante la valutazione strumentale non riproduca i sintomi lamentati durante l'attività sportiva e/o quando i rilievi strumentali siano normali a riposo. Questa problematica potrebbe essere elusa includendo alcuni esami strumentali non invasivi finalizzati a escludere la presenza di alcune anomalie o varianti anatomiche e/o alterazioni vasali che possono essere causa di danni vascolari sintomatici o clinicamente silenti a carico degli arti inferiori e, più raramente di quelli superiori, nell'ambito delle indagini diagnostiche effettuate all'inizio di un'attività sportiva, soprattutto agonistica, e nel corso dei successivi controlli periodici.

Per quanto attiene il distretto vascolare degli *arti inferiori*, le patologie che più frequentemente possono essere riscontrate negli atleti e per le quali viene richiesta una valutazione clinico-strumentale sono: l'entrapment dell'arteria poplitea, l'endofibrosi iliaca e le varici primitive e più spesso secondarie. La sindrome dello stretto toracico superiore è invece la principale condizione che interessa gli *arti superiori*.

4.2   Endofibrosi iliaca

È una condizione patologica a localizzazione prevalentemente iliaca che si manifesta con claudicatio intermittens legata all'intenso esercizio fisico ed è causata da stenosi emodinamicamente significativa (> 70% del lume vasale) dell'asse iliaco. Fu descritta per la prima volta da Mosimann et al. [5] 25 anni fa ed è una rara e poco conosciuta patologia conseguente alla presenza di lesioni su base degenerativa non aterosclerotica dell'asse arterioso iliaco la cui eziologia è ancora sconosciuta. È caratterizzata da un progressivo ispessimento dello strato endoteliale della parete vasale per l'accumulo di materiale fibroso; tale processo di endofibrosi si localizza tipicamente a livello del segmento prossimale dell'arteria iliaca esterna sinistra, ma può essere bilaterale o interessare anche altri segmenti arteriosi (per esempio, l'arteria femorale comune).

Colpisce prevalentemente giovani atleti, soprattutto ciclisti, sottoposti a intensi allenamenti, con anamnesi negativa per i classici fattori di rischio per l'aterosclerosi. Il prevalente riscontro nei ciclisti professionisti ha indotto a ritenere che il principale fattore patogenetico fosse lo stiramento ripetuto della parete dell'arteria iliaca esterna in corrispondenza dell'articolazione dell'anca secondario al movimento del pedalare. Tuttavia, analoghe lesioni iliache sono state riscontrate nei giocatori di rugby, nei corridori di endurance, nei body-builder e nei calciatori giustificando l'ipotesi di una eziopatogenesi multifattoriale, ancora non completamente nota, di questa malattia. Tra i possibili fattori causali dell'endofibrosi iliaca vengono presi in considerazione: la compressione dell'arteria da parte del muscolo psoas ipertrofico, l'iperdinamicità del flusso ematico indotta dallo sforzo muscolare, un'eccessiva lunghezza dell'arteria iliaca esterna o lo stiramento della parete arteriosa in corrispondenza dei punti in cui il vaso è fissato dai suoi rami collaterali a livello prossimale e dal legamento inguinale a livello distale.

Contrariamente alle lesioni della parete arteriosa su base aterosclerotica, i danni parietali dell'endofibrosi sono spesso di difficile riscontro diagnostico non soltanto sulla base dei rilievi clinici ma anche con metodiche strumentali ultrasonografiche e/o di imaging radiologico comprendenti l'ecocolor-Doppler, l'angio-RM, l'angio-TC spirale con ricostruzioni tridimensionali, ma anche, eventualmente, uno studio ultrasonografico endoluminale (IVUS) e l'angiografia digitale a sottrazione di immagine (DSA).

L'endofibrosi può essere per lungo tempo asintomatica in condizioni di riposo e dare manifestazioni soltanto durante uno sforzo massimale; in una fase iniziale, le lesioni a carico delle arterie sono poco evidenti e per questo sono spesso misconosciute e associate a reperti strumentali normali in condizioni di base; questo giustifica il frequente significativo ritardo nella diagnosi dell'EIA che in media viene evidenziata dopo 16 mesi dall'insorgenza dei primi sintomi negli atleti professionisti e dopo 12 mesi negli sportivi amatoriali. In una fase più avanzata della malattia i pazienti possono lamentare in varia associazione: claudicatio intermittens, edema, dolore che determina impotenza funzionale o parestesie a carico del gluteo o della coscia o del polpaccio dell'arto omolaterale alla stenosi iliaca.

All'esame obiettivo l'assenza del polso arterioso femorale rappresenta un segno patognomonico di ostruzione o di stenosi emodinamicamente significativa dell'asse iliaco a monte e, dunque, può indurre il sospetto di endofibrosi di tale distretto in soggetti sottoposti a intenso allenamento fisico in assenza di possibili danni vascolari conseguenti a una condizione di ipercoagulabilità, all'uso di droghe o anabolizzanti e ad alterazioni ortopediche o neurologiche. Tuttavia, l'assenza o l'iposfigmia del polso femorale a valle della stenosi iliaca è riscontrabile in una percentuale limitata di casi: Alimi et al. [6] in una casistica di 14

pazienti riferiscono la presenza di polsi arteriosi normosfigmici in 12 casi, ipopulsatilità di un polso femorale in 1 paziente e sua assenza in un altro. La limitata significatività dei rilievi obiettivi rende ragione della necessità di verificare il sospetto di endofibrosi iliaca sulla base di dati strumentali che, almeno in una fase preliminare, dovrebbero essere desunti con metodiche di indagine non invasive di tipo ultrasonografico [7]. Nell'ambito delle indagini con ultrasuoni trova una specifica ed elettiva indicazione la tensiometria arteriosa Doppler per la misurazione dell'indice pressorio rilevato a livello della caviglia e del braccio (ABI) con Doppler a onda continua. Tale indice deve essere misurato, sia in condizioni di riposo, sia dopo esercizio fisico massimale (treadmill test). Dopo il treadmill test una riduzione dell'ABI al di sotto di 0,66 permette la diagnosi attendibile di una stenosi iliaca. Chevalier [30] sostiene che la misurazione dell'ABI dopo test da sforzo possa essere considerata l'indagine di prima scelta. Va, peraltro, tenuto presente che la sensibilità della tensiometria arteriosa Doppler dell'ABI è strettamente correlata all'efficacia della prova da sforzo tanto da indurre alcuni autori (come lo stesso Alimi) a ridurre il valore di *cut-off* dell'ABI a 0,56 allo scopo di aumentare la sensibilità di questo parametro. È inoltre importante considerare che la misurazione dell'ABI non fornisce, comunque, alcuna informazione sulla sede e sul tipo di lesione arteriosa che determina la riduzione di questo indice e che una diagnosi tempestiva e dettagliata della sede, estensione ed eventualmente delle caratteristiche della lesione arteriosa è indispensabile per una corretta ed efficace pianificazione del più idoneo approccio terapeutico a una patologia quale l'endofibrosi iliaca che rappresenta una lesione arteriosa isolata trattabile con successo chirurgicamente o con procedura endovascolare.

L'analisi dei dati desunti da una revisione della letteratura suggerisce che, negli atleti, una stenosi iliaca endofibrotica andrebbe sempre sospettata quando si rilevino uno o più dei seguenti reperti strumentali:

- una stenosi che riguardi l'arteria iliaca esterna ma che spesso può essere estesa anche all'iliaca comune o all'ipogastrica;
- una dolico arteria iliaca esterna;
- una o più arterie collaterali dell'asse iliaco e tributarie del muscolo psoas.

Attualmente questi dati possono essere acquisiti con diverse tecniche diagnostiche quali l'ecocolor-

Doppler, l'angio-TC spirale con ricostruzioni tridimensionali, l'angio-RM ed eventualmente l'angiografia digitale a sottrazione di immagine che, singolarmente o in associazione, forniscono attendibili informazioni per la diagnosi di tale patologia. Nell'ambito di queste metodiche, lo studio mediante ecocolor-Doppler, eseguito con apparecchiature ad alta definizione e da esaminatori esperti, permette l'identificazione delle stenosi dell'arteria iliaca esterna con una sensibilità dell'84% sebbene la specificità sia solo del 66%. L'ecocolor-Doppler ha una soddisfacente attendibilità anche nella misurazione della lunghezza delle stenosi dell'iliaca esterna mentre l'accuratezza di tale indagine diagnostica decresce significativamente nella determinazione delle stenosi dell'iliaca comune e nella visualizzazione delle arterie del muscolo psoas. Abraham et al. [8] riportano un'elevata sensibilità e specificità dell'ecocolor-Doppler nella rilevazione delle alterazioni di decorso dei vasi iliaci (kinking), anche se le strutture ossee del bacino rendono spesso difficile la visualizzazione dell'ipogastrica con un ulteriore miglioramento della accuratezza diagnostica di questa metodica quando l'esame sia effettuato con la flessione a 90° dell'articolazione dell'anca.

Le indagini di imaging radiologico (angio-TC o angio-RM) permettono la conferma diagnostica della presenza di stenosi segmentarie e dell'eventuale tortuosità di decorso dei vasi iliaci già evidenziate con l'ecocolor-Doppler e consentono anche la visualizzazione delle arterie tributarie del muscolo psoas. Allo stato attuale, l'attendibilità diagnostica di tali metodiche è così elevata da rappresentare una valida alternativa alla DSA, il cui impiego può essere limitato ai casi in cui i dati desunti con le altre indagini meno invasive non siano sufficientemente esaustivi. La diagnosi preoperatoria può essere ulteriormente confermata con l'IVUS eseguito nel corso del trattamento stesso della stenosi endofibrotica. Qualunque sia la metodica diagnostica utilizzata, la valutazione strumentale deve essere dinamica in quanto la stenosi di grado moderato può non essere adeguatamente identificata in condizioni statiche anche in considerazione della possibilità che una stenosi eccentrica non sia evidente in alcune proiezioni statiche. Questo permette una diagnosi tempestiva e un trattamento precoce dell'endofibrosi iliaca e consente un completo recupero funzionale dell'atleta che può riprendere l'attività sportiva ai più alti livelli.

4.3   Varici

Lo sforzo cardiaco medio o massimale effettuato nel corso di alcune attività sportive comporta significative modificazioni emodinamiche, correlate soprattutto alla vasodilazione periferica con conseguenti ripercussioni anche sulla circolazione venosa. Questo fenomeno è particolarmente evidente a livello del circolo venoso superficiale degli arti superiori e inferiori.

Approssimativamente il 5% degli atleti risulta affetto da varici agli arti inferiori; tale patologia è più frequente nei wrestlers e nei sollevatori di pesi ed è da correlarsi allo sforzo statico associato a bruschi e severi incrementi della pressione endo-addominale con conseguente ostacolo al ritorno venoso che caratterizza questi sport. I cambiamenti repentini di posizione del corpo e l'assunzione di particolari posture sono causa di un ostacolo meccanico al deflusso venoso e di improvvisi aumenti della pressione venosa periferica. Tali condizioni si verificano anche nel corso di altre attività sportive quali il football, il salto in alto, il salto in lungo, il canottaggio e di alcune arti marziali come il judo e il karate.

Lo sviluppo di varici degli arti inferiori negli atleti che praticano questi sport a livello agonistico è, comunque, da correlarsi a una meiopregia congenita della parete venosa e a una particolare vulnerabilità del sistema valvolare venoso; condizioni che predispongono all'insorgenza della insufficienza venosa superficiale cronica. La diagnosi di tale condizione morbosa si basa sui reperti obiettivi di vene ectasiche e tortuose di uno o di entrambi gli arti superiori o inferiori. In particolare, a livello di quest'ultimo distretto, la diagnosi si serve di una valutazione ecocolorDoppler che permetta di evidenziare le sedi, l'estensione e l'entità del reflusso venoso, da considerarsi patologico quando abbia una durata maggiore di 0,5 sec. I rilievi ultrasonografici permettono anche un'esatta identificazione e distinzione tra le varici vere e quelle cosiddette "false". Le prime sono caratterizzate da ecatsia e tortuostà dei vasi, associate ad alterazioni emodinamiche obiettivabili strumentalmente, mentre nelle seconde una prominenza delle vene superficiali, in assenza di significative alterazioni emodinamiche, è da correlarsi a una marcata ipertofia delle masse muscolari.

La scelta del trattamento delle varici, mediante intervento chirurgico convenzionale (stripping, crossectomia, flebectomie e legatura delle perforanti incontinenti) o con procedure di tipo ablativo attraverso dispositivi laser o di radiofrequenza, dipende dalla localizzazione e dalla gravità della patologia varicosa. Queste operazioni permettono un completo recupero funzionale del paziente, il quale può riprendere l'attività sportiva ma rimane in una condizione di predisposizione a eventuali recidive della malattia.

4.4   Sindromi da entrapment

Nell'ambito di queste sindromi, la più nota e studiata è quella secondaria all'intrappolamento (entrapment) dell'arteria poplitea (EAP). L'entrapment dei vasi poplitei, arteria ed eventualmente vena, può essere dovuto ad alterazioni di sviluppo del muscolo gastrocnemio e, più raramente, del muscolo popliteo profondo o di altri muscoli, o può conseguire alla presenza di una banda fibrosa o ad anomalie di decorso dell'arteria stessa; tali alterazioni anatomiche possono essere causa di una compressione intermittente dei vasi che passano a livello del cavo popliteo e del canale degli adduttori con conseguenti alterazioni istopatologiche della parete vasale arteriosa e/o venosa e compromissione del letto vascolare distale.

La sindrome da entrapment dell'arteria poplitea è molto più frequente nel sesso maschile nei soggetti di età inferiore a 30 anni ed è spesso bilaterale, si caratterizza per la comparsa di una sintomatologia di claudicatio intermittens di polpaccio o di piede, talvolta associata a parestesie, pallore e ipotermia soggettiva del piede. Eccezionalmente il paziente può manifestare dolore a riposo o lesioni trofiche su base ischemica.

Le manifestazioni cliniche dell'entrapment popliteo sono spesso di difficile inquadramento diagnostico sulla base degli esami clinici e strumentali di routine, anche in relazione alla giovane età dei pazienti e al fatto che spesso la claudicatio intermittens compare soltanto durante intensa attività fisica dell'arto inferiore come la marcia o la corsa.

È ormai noto che l'EAP debba essere preso in considerazione nella diagnosi differenziale della claudicatio intermittens nei giovani adulti, in particolare in coloro che svolgono attività sportiva. Levien et al. [9] riportano il 60% di casi di EAP nei giovani atleti nei quali, in assenza di anomalie anatomiche muscolari o tendinee, tale sindrome è legata a una compressione estrinseca dell'arteria poplitea da parte del capo mediale del muscolo gastrocnemio ipertrofico in seguito all'esercizio fisico. Un entrapment dell'intero fascio vascolonervoso nel cavo popliteo può verificarsi anche per compressione contro la banda rigida della fascia che forma il margine posteriore del canale del soleo. La variante esclusivamente funzionale dell'EAP per ipertrofia muscolare in assenza di anomalie anatomiche è meno comune ed è di più difficile diagnosi rispetto a quella conseguente a danni strutturali delle pareti vasali secondari ad alterazioni anatomiche del cavo popliteo [10].

L'EAP si manifesta tipicamente con la comparsa di dolore crampiforme intermittente a carico del muscolo soleo e parestesia plantare dopo esercizio fisico e solo eccezionalmente determina lesioni ischemiche distali; tali sintomi tendono a comparire in seguito ad attività muscolare reiterata o a traumi ortopedici più probabili negli atleti [11]. La compressione venosa può essere causa di edema perimalleolare, peraltro di raro riscontro, di cianosi cutanea e di turgore delle vene superficiali della gamba, più evidente dopo la deambulazione o la corsa.

I reperti obiettivi patologici quali l'assenza dei polsi arteriosi sottogenicolati e/o i segni di stasi venosa a livello di gamba possono essere completamente assenti in condizioni di riposo; ne deriva la necessità di eseguire test provocativi che permettano di evidenziare la compressione dei vasi poplitei in relazione alle diverse posizioni dell'articolazione del ginocchio. Infatti, la contrazione dei muscoli del polpaccio legata ai movimenti di flesso-estensione dorsale del piede o al sollevamento sulla punta dei piedi determinano la scomparsa dei polsi tibiale posteriore e pedidio omolaterali all'entrapment. Tali manovre dinamiche sono di indiscutibile supporto diagnostico sebbene sia stata rilevata una loro positività anche nel 50% dei volontari sani esaminati [12].

Questi stessi test dinamici possono risultare falsamente negativi anche in presenza di una compressione vascolare quando la contrazione muscolare effettuata non sia sufficiente a determinare la compressione vasale [13]. Questo rende ragione dei differenti gradi di entrapment popliteo e della necessità di indurre uno sforzo muscolare massimale durante la loro esecuzione [14].

Le manovre dinamiche che vengono suggerite come parte integrante e imprescindibile nell'ambito di un esame clinico sono altrettanto indispensabili nel corso della valutazione strumentale di tale patologia. Nell'ambito delle indagini strumentali più appropriate per lo studio dell'EAP, l'arteriografia è stata per molti anni considerata l'esame di riferimento per lo studio di tale patologia; essa permette, infatti, di rilevare le deviazioni del decorso dell'arteria poplitea, l'ostruzione segmentaria della parte media e/o la sua dilatazione post-stenotica e la scomparsa del flusso durante le acquisizioni dinamiche [15].

Il crescente impiego e la sempre maggiore attendibilità degli esami con ultrasuoni, Doppler-CW ed ecocolor-Doppler ha permesso di ridimensionare l'indicazione all'angiografia. La determinazione dell'ABI con Doppler-CW, sia in condizioni basali, sia durante le posizioni plantari forzate, è altamente sensibile ed è indicata nell'ambito dello screening e della valutazione preliminare dell'EAP e per il follow-up dei pazienti sottoposti a correzione chirurgica dell'entrapment. Viene considerata indicativa di EAP una riduzione dell'ABI maggiore di 0,20 durante le manovre dinamiche. La tensiometria arteriosa Doppler viene attualmente combinata con uno studio ecocolor-Doppler che consente di visualizzare l'arteria e la vena poplitea lungo l'intero decorso, definendone i rapporti rispetto alle strutture adiacenti; permette, inoltre, di rilevare la riduzione fino alla scomparsa del segnale di flusso ematico, colore e Doppler, riferibile alla compressione vasale durante l'esecuzione dei test provocativi (Fig. 4.1). L'ecocolor-Doppler fornisce utili informazioni anche sul distretto arterioso distale e combina lo studio dinamico della vena poplitea satellite.

La valutazione ultrasonografica può essere completata con l'impiego dell'angio-TC spirale o con uno studio angio-RM del medesimo distretto che consentono anche una diretta visualizzazione delle strutture muscolo-tendinee responsabili dell'entrapment. L'angio TC-spirale fornisce, infatti, dettagli accurati sulle strutture anatomiche adiacenti al fascio vascolare e immagini eccellenti dei vasi.

L'angio-RM trova una sempre più ampia indicazione nella valutazione dell'EAP in quanto permette una distinzione delle forme organiche da quelle funzionali, anche se l'accuratezza diagnostica di tale indagine è limitata dalla possibile presenza di artefatti legati al movimento durante lo studio dinamico [16]. Indipendentemente dal tipo di iter diagnostico-strumentale attuato, i reperti delle indagini eseguite devono sempre essere correlati con il quadro clinico del paziente. Infatti attualmente non vi è alcuna evidenza clinica che i pazienti con entrapment funzionale siano a maggior rischio di alterazioni dei vasi poplitei rispetto a soggetti di controllo, a meno che non lamentino sintomi specifici a esso correlabili. Ne deriva che il trattamento chirurgico di decompressione dell'arteria poplitea mediante fasciotomia, miotomia o sezione delle strutture fibrotendinee aberranti, con o senza ricostruzione arteriosa diretta, è indicato solo nei casi in cui vi sia una significativa sintomatologia che limiti l'attività fisica dei pazienti [17].

4.5 Sindrome compartimentale cronica da sforzo

La sindrome compartimentale cronica da sforzo (SCCDF) è legata a un'ischemia transitoria di un arto inferiore. Tale ischemia è secondaria a ipertensione delle logge muscolari, delimitate da fasce aponeurotiche non estensibili per l'aumento del volume delle masse muscolari

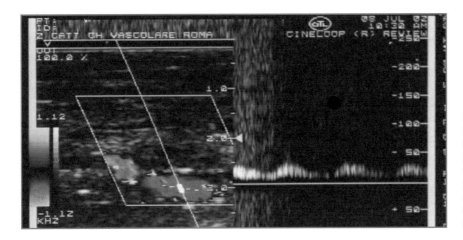

Fig. 4.1 Entrapment dell'arteria poplitea: lo studio eco-colorDoppler dell'arteria poplitea durante le manovre dinamiche dimostra un flusso post-stenotico conseguente alla compressione dell'arteria a livello del canale degli adduttori

ipertrofiche nel corso di un esercizio fisico massimale.

Questa condizione morbosa è responsabile di circa il 75% del dolore cronico delle estremità inferiori, che può insorgere durante l'esecuzione di alcuni sport: maratona ma anche sci, calcio, tennis e rugby, con uguale incidenza tra gli atleti dei due sessi. In oltre l'80% dei casi tale dolore è bilaterale, insorge tipicamente dopo un periodo ben definito e prevedibile di esercizio fisico e recede con la cessazione di esso.

Nei casi in cui la SCCDF sia correlata a ipertensione della loggia anteriore della gamba, la più frequentemente interessata, la sofferenza ischemica del nervo sciatico-popliteo esterno comporta un deficit del movimento di dorsiflessione e parestesie.

Il sospetto clinico di SCCDF può derivare dalla palpazione di piccole ernie muscolari, conseguenti allo stress reiterato della fascia. Tuttavia si basa sul rilevo strumentale di una pressione intra-compartimentale che sia >15 mmHg in condizioni di riposo e aumenti di oltre 30mmHg dopo 1 minuto di esercizio fisico massimale.

L'ipertensione post-esercizio si correla bene con i reperti di MRI e con quelli della spettroscopia *near-infrared*, che dimostra la desaturazione di ossigeno delle masse muscolari conseguente alla sofferenza ischemica dovuta all'aumento della pressione compartimentale.

Il trattamento di prima scelta di questa patologia si basa sulla riduzione dell'entità dell'allenamento, sull'uso di farmaci anti-infiammatori non steroidei e di presidi elasto-compressivi individualizzati per ciascun atleta e su esercizi di stretching dell'arto interessato.

Nei casi di persistenza del quadro clinico, nonostante tali misure conservative, può rendersi necessaria l'attuazione di una fasciotomia. Tale intervento sarà associato a una completa remissione di una sindrome compartimentale delle logge anteriore e laterale, mentre offre una minore garanzia di successo per l'ipertensione della loggia posteriore. Il ritorno ai livelli massimali dell'attività sportiva dopo la fasciotomia dovrà tenere conto del tempo necessario alla completa e adeguata cicatrizzazione dei tessuti al fine di evitare recidive della patologia.

4.6 Sindrome dello stretto toracico superiore

Le lesioni vasali secondarie alla sindrome dello stretto toracico superiore (TOS) possono causare una condizione invalidante o addirittura comportare un grave rischio per la vitalità dell'arto superiore omolaterale.

Tale sindrome è legata alla compressione del fascio vascolonervoso costituito dalla vena e dall'arteria succlavia e dal plesso brachiale nella regione toracica superiore, a livello:

- del triangolo formato dai muscoli scaleno anteriore e medio e della prima costa;
- dello spazio costo-clavicolare;
- dell'angolo delimitato dalla coracoide e dall'inserzione su di essa del muscolo piccolo pettorale.

La compressione dell'arteria succlavia e/o del plesso brachiale può anche essere conseguenza di anomalie ossee quali la presenza di una costa cervicale, di una prima costa abnorme o di esiti di una frattura clavicolare.

Negli atleti tale compressione deriva più frequentemente dall'ipertrofia dei muscoli scaleni medio e anteriore, conseguente a particolari movimenti dell'arto superiore omolaterale come accade nei lanciatori di baseball. In particolare, l'ipertrofia dei muscoli scaleni anteriore e medio negli atleti può causare la compressione estrinseca del segmento sopraclavicolare dell'arteria succlavia con danni parietali che ne determinano l'occlusione trombotica e l'eventuale embolismo distale e che rendono necessaria, oltre alla decompressione chirurgica dello stretto toracico superiore mediante scalenectomia, la resezione della I costa ed eventuale ricostruzione arteriosa diretta termino-terminale.

I danni a carico dell'arteria ascellare e/o dei suoi rami da parte del tendine del muscolo piccolo pettorale contro la testa dell'omero sono meno conosciuti e più raramente identificati e, sebbene non sia corretto sul piano anatomico, essi possono essere inclusi nelle patologie compressive dello stretto toracico superiore in relazione alle analogie dei danni vasali, delle manifestazioni ciniche e dell'approccio diagnostico-terapeutico. Infatti l'ipertrofia della testa dell'omero indotta dall'esercizio vigoroso dell'arto superiore può rappresentare un meccanismo causale aggiuntivo della compressione arteriosa ascellare; infatti i movimenti di extrarotazione esterna di iperabduzione dell'arto superiore possono determinare lo stiramento fino alla lacerazione intimale o indebolimento della parete dell'arteria ascellare fissata dai suoi rami collaterali per trazione del vaso contro la testa dell'omero. Analoghi danni parietali possono interessare gli stessi rami collaterali ascellari, in particolare le arterie circonflesse tributarie della testa dell'omero come conseguenza dei reiterati movimenti estremi dell'articolazione scapolo-omerale [18].

La compressione ripetuta delle arterie in corrispondenza dello stretto toracico superiore è causa di alterazioni della parete vasale che possono esitare in trombosi endoluminale o nello sviluppo di un aneurisma con apposizione trombotica parietale e possibile successiva embolizzazione distale.

Il sospetto diagnostico di TOS rappresenta l'indicazione più frequente a uno studio clinico e strumentale dei vasi degli arti superiori in soggetti che svolgono attività sportive. Infatti, rispetto a quanto si osserva nella popolazione generale, la compressione neurovascolare a livello dello stretto toracico è più frequente negli atleti essendo causata dall'ipertrofia della masse muscolari indotta dall'esercizio fisico.

I movimenti specifici che vengono eseguiti con gli arti superiori in alcuni tipi di sport, quali il sollevamento pesi, il baseball e il lancio di peso o giavellotto possono determinare una marcata ipertrofia muscolare in corrispondenza dello stretto toracico superiore con conseguente compressione vascolonervosa a livello di tale spazio. La compressione da parte del muscolo piccolo pettorale ipertrofico rappresenta la più frequente causa di TOS negli sportivi e rende ragione del fatto che il quadro clinico della TOS è prevalentemente conseguenza di una compressione nervosa o venosa, mentre i danni parietali a livello arterioso sono meno comuni.

Sul piano clinico, la maggior parte di questi pazienti risulta asintomatica o presenta sintomi sfumati; quando presente, il dolore è spesso sordo e intermittente, riconducibile a una claudicatio dell'avambraccio, del braccio o della mano, irradiato al collo e alla spalla ed è esacerbato dall'adduzione e dal sollevamento dell'arto superiore. Nella maggior parte dei casi, i sintomi vascolari si associano a sintomi neurologici e variano dalla lieve parestesia delle dita della mano omolaterale all'ischemia franca per occlusione su base embolica delle arterie digitali, soprattutto come conseguenza della formazione di una dilatazione aneurismatica post-stenotica dell'arteria compressa associata alla formazione di un trombo parietale nella sacca aneurismatica. Il tipico fenomeno di Raynaud è presente solo nel 25% dei casi.

Una particolare incidenza di TOS è stata dimostrata nei giocatori di baseball, in particolare dei pitchers, e nei pallavolisti che sviluppano una ipertrofia dei muscoli scaleni anteriore e medio in relazione al reiterato movimento di lancio [19].

Sulla base dei dati di letteratura, alla compressione dei vasi succlavi e del plesso brachiale secondaria al marcato sviluppo dei muscoli scaleni e del piccolo pettorale, si può associare anche una compressione dell'arteria ascellare e dei rami arteriosi circonflessi dell'omero a seguito della manovra di abduzione dell'arto superiore omolaterale durante il movimento di lancio che viene eseguito in alcune attività sportive [20].

Roher et al. [21] riportano l'evidenza radiologica di compressione dell'arteria ascellare con conseguente gradiente di 20 mmHg tra i due arti superiori nei pitchers. Tale compressione può determinare la completa occlusione di tale arteria durante la manovra di lancio della palla da baseball ed è legata prevalentemente all'ipertrofia del muscolo piccolo pettorale, anche se non si può escludere che in questi atleti la testa dell'omero possa contribuire al reiterato traumatismo della terza porzione dell'arteria ascellare. I risultati del trattamento chirurgico di decompressione del fascio vascolonervoso a livello dello stretto toracico superiore e/o ascellare dipendono strettamente dalla esatta localizzazione del traumatismo e dall'identificazione delle strutture anatomiche che sono causa della compressione [22].

La diagnosi di TOS richiede un'adeguata conoscenza e un'ampia esperienza di tale patologia al fine di attuare uno studio ecocolor-Doppler e/o di imaging radiologico, angiografico, angio-TC o angio-RM mirato eseguito in condizioni di base e durante i movimenti di abduzione-rotazione esterna o di iperabduzione dell'arto superiore (Fig. 4.2). Tali manovre dinamiche simulano i movimenti ripetitivi della spalla degli atleti che vengono effettuati nel corso di alcune

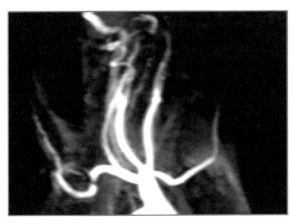

Fig. 4.2 Sindrome dello stretto toracico superiore: lo studio angioRM dimostra la compressione dell'arteria succlavia destra durante l'iperabduzione dell'arto superiore omolaterale

attività sportive. Va tenuto presente che la valutazione clinica e strumentale dei vasi degli arti superiori può risultare negativa in condizioni basali a meno che non sia presente una completa occlusione trombotica del distretto arterioso o venoso succlavio-ascellare o si riscontri l'ostruzione su base embolica delle arterie dell'avambraccio o della mano. Appare pertanto evidente l'importanza delle manovre dinamiche: manovra "dell'attenti militare" combinata con l'inspirazione profonda e la rotazione del capo (manovra di Adson) e, soprattutto, di iperabduzione del braccio (manovra di Wright) (Fig. 4.3).

Un'accurata diagnosi di TOS è cruciale poiché l'efficacia e la complessità del trattamento di tale sindrome dipendono dalla precocità del riconoscimento e dalla conseguente tempestività nella abolizione dei meccanismi di compressione, eventualmente associata a intervento di rivascolarizzazione arteriosa e venosa diretta in presenza di danni parietali irreversibili dei vasi a livello dello stretto toracico superiore. In particolare, esiste una soddisfacente standardizzazione delle modalità di trattamento della compressione dell'arteria succlavia che rende necessario un intervento chirurgico decompressivo che spesso negli atleti si combina con una ricostruzione arteriosa diretta. L'approccio terapeutico alle lesioni dell'arteria ascellare è più controverso. Negli atleti che non presentino lesioni tromboemboliche dei vasi distali, la compressione omerale sull'arteria ascellare può essere considerata solo un segno di allarme dello stress di parete a cui è sottoposta l'arteria. In questo caso può essere preso in considerazione un preliminare tentativo di riabilitazione fisioterapica con modificazione dei movimenti di lancio associato a una stretta sorveglianza clinica e strumentale con esami ecocolor-Doppler. La persistenza o il peggioramento dei sintomi associati alla comparsa di lesioni steno-ostruttive a carico di

tale vaso o delle arterie a valle rende necessario il trattamento chirurgico.

4.7 Sindrome di Paget-Shroetter (o trombosi da sforzo)

La sindrome di Paget-Shroetter (SPS), o trombosi da sforzo, colpisce spesso giovani adulti sani ed è secondaria a movimenti ripetitivi del braccio che comportino reiterati traumi a carico dell'asse venoso axillo-succlavio a livello delle strutture muscolo-scheletriche dello stretto toracico superiore o dello spazio costoclavicolare e conseguente trombosi venosa spontanea. Infatti, una compressione estrinseca prolungata e/o ripetuta può determinare microtraumi e/o lacerazioni miointimali della parete venosa con conseguente attivazione della cascata emocoagulativa che precipita l'evento trombotico. I medesimi meccanismi patogenetici possono essere causa di fibrosi della parete che stenotizza il lume venoso e determina un progressivo rallentamento del flusso ematico fino alla trombosi. Tale patologia prevale nel sesso maschile, riguarda più spesso l'arto superiore dominante e rappresenta l'1-2% dei casi di trombosi venosa profonda (TVP) degli arti superiori, ma incide per il 15-24% delle TVP nei giovani adulti sani che svolgono attività sportive [23]. Sport quali tennis, nuoto, ginnastica, canottaggio, baseball, sollevamento pesi e wrestling possono causare una trombosi da sforzo; negli sportivi, per la giovane età e le loro buone condizioni generali, tale trombosi può essere misconosciuta con conseguenti ritardo nella diagnosi e nel trattamento, aumento della morbilità e ripercussioni sulla qualità di vita [24]. Le possibili gravi implicazioni cliniche e prognostiche del ritardo nella diagnosi di tale condizione morbosa rendono ragione della necessità di at-

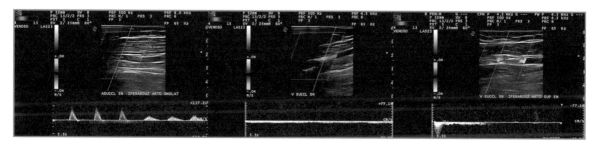

Fig. 4.3 Studio ecocolorDoppler: la manovra di iperabduzione dell'arto superiore omolaterale dimostra la compressione dei vasi succlavi di sinistra a livello dello stretto toracico superiore per ipertrofia dei muscoli scaleni

tuare un opportuno iter diagnostico strumentale anche in presenza di un quadro clinico scarsamente significativo, sulla base del dato anamnestico di un esercizio fisico intenso e ripetuto degli arti superiori. La valutazione di tale patologia si basa inizialmente sui dati degli esami ematochimici ed emocoagulativi, anche se la trombosi da sforzo non necessariamente si associa a uno stato di ipercoagulabilità [25]. L'esame radiologico dello stretto toracico superiore può evidenziare la presenza di anomalie ossee, tuttavia la diagnosi di SPS non può prescindere dalla dimostrazione strumentale della presenza di trombosi venosa e dall'esecuzione di manovre dinamiche che confermino la compressione venosa come agente causale.

L'ecocolor-Doppler rappresenta un'indagine strumentale non invasiva e facilmente disponibile nella pratica clinica anche in strutture non particolarmente attrezzate. L'attendibilità di questo esame ultrasonografico è estremamente soddisfacente a livello del segmento prossimale della vena succlavia e della vena ascellare, con una specificità compresa tra l'88 e il 100% e una sensibilità tra il 78 e il 100% [26]. L'accuratezza diagnostica di tale indagine ultrasonografica è, tuttavia, influenzata dalla difficoltà di evidenziare la presenza della trombosi nel segmento retroclavicolare della succlavia che è il più frequentemente interessato. Nei casi in cui i reperti dell'ecocolor-Doppler non siano dirimenti o siano in contraddizione con i rilievi clinici, l'angio-RM può evidenziare la TVP succlavia dimostrando, oltre all'occlusione venosa, anche la presenza di circoli collaterali e la compressione della vena da parte delle adiacenti strutture muscoloscheletriche. Tale indagine non può essere, tuttavia, effettuata nei pazienti claustrofobici, portatori di pacemaker o di protesi metalliche; non consente, inoltre, uno studio dinamico del flusso nell'asse axillo-succlavio. Nei casi in cui l'ecocolor-Doppler non sia attendibile e vi sia una controindicazione all'impiego dell'angio-RM, una conferma diagnostica di SPS può essere ottenuta mediante angio-TC o flebografia che dovrebbero essere eseguite modificando la posizione dell'arto superiore per dimostrare la compressione estrinseca delle vene ascellare o succlavie e/o dei loro rami collaterali. La flebografia viene sempre eseguita nell'ambito del trattamento endovascolare di tale patologia. Esiste attualmente un generale consenso all'indicazione della trombolisi loco-regionale come trattamento più efficace della trombosi da sforzo, sebbene i pazienti sottoposti a tale procedura e alla suc-cessiva anticoagulazione restino ad alto rischio di recidiva a meno che alla distruzione trombotica non si associ una procedura di decompressione dell'asse venoso e/o di trattamento della stenosi venosa mediante angioplastica [27] (Figg. 4.1-4.3).

4.8 Conclusioni

Esistono, dunque, molteplici patologie vascolari, arteriose e venose, correlabili ad attività sportive; tali patologie sono riconducibili a diverse cause e a numerosi meccanismi fisiopatologici con conseguenti differenti implicazioni terapeutiche [28].

È possibile comunque identificare un elemento comune a queste condizioni morbose: è la necessità di una diagnosi quanto più precoce e accurata possibile a cui è strettamente correlata la scelta dell'approccio terapeutico più idoneo. La tempestività di diagnosi e trattamento delle patologie vascolari degli atleti è legata a un approccio multidisciplinare basato sulla stretta collaborazione degli allenatori con gli specialisti di medicina dello sport, ortopedici, chirurghi vascolari e angiologi [29].

Bibliografia

1. Mosley JG (2003) Arterial problems in athletes. Br J Surg 90:1461-1469
2. Arko FR, Harris EJ, Zarins CK, Olcott C (2001) Vascular complications in high performance athletes. J Vasc Surg 33:935-942
3. Dugas JR, Weiland AJ (2000) Vascular pathology in the throwing atletes. Hand Clin 16: 477-485
4. Ehsan O, Darwish A, Edmundson C et al (2004) Non-traumatic lower limb vascular complications in endurance athletes. Review of literature. Eur J Vasc Endovasc Surg 28:1-8
5. Mosimann R, Walder J, Van Melle G. (1985) Stenosis intimal thickening of the external iliac artery. Illness of competition cyclist. Vascular Surgery 19:258-263
6. Alimi YS, Accrocca F, Barthelemy P et al (2004) Comparison between duplex scanning and angiographic findings in the evaluation of functional iliac obstruction in top endurance athletes. Eur J Vasc Endovasc Surg 28:513-519
7. Doraiswamy VA, Giri J, Mohler E (2009) Premature peripheral arterial disease – difficult diagnosis in very early presentatio. Int J Angiol 18:45-47
8. Abraham P, Saunet JL, Chevalier JM (1997) External iliac artery endofibrosis in atletes. Sports Med 24:221-226
9. Levien LJ, Veller MG (1999) Popliteal artery syndrome: more common than previously recogniside. J Vasc Surg 30:587-598

10. Rignault DP, Pailler J, Lunel F (1985) The "functional" popliteal entrapment syndrome. Int J Angiol 4: 341-343

11. Turnipseed W (2002) Popliteal entrapment syndrome. J Vasc Surg 35:910-915

12. Erdoes LS, Devine JJ, Bernhard V et al (1994) Popliteal vascular compression in normal population. J Vasc Surg 20:978-986

13. Levien JM (2005) Non atheromatous causes of popliteal artery disease. In: Rutherford R Vascular surgery, 6th edn Saunders, Philadelphia

14. Edward PH, Wright MJAH (2005) A pratical approach for the differential diagnosis of chronic leg pain in the athletes. Am J Sports Med 33:1241-1249

15. Andrish J, Lee JC, Drez DJ (1994) Orthopedic sports medicine: principles and practice. The Leg. Saunders, Philadelphia

16. Chernoff DM, Walker AT, Khorasani R et al (1995) Asyntomatic functional popliteal entrapment demonstration at MR imaging. Radiology 195:176-188

17. Symeonidis PD, Stavrou P, King D (2008) Bilateral functional popliteal artery entrapment in young athlete. The Knee 15:54-57

18. Nijhuis HHAM, Muller-Wiefel HM (1991) Occlusion of the brachial artery by thrombus dislodged from traumatic aneurysm of the anterior humeral circumflex artery. J Vasc Surg 13:408-411

19. Nichols AW (1996) The thoracic outlet syndrome in athletes. J Am Bard Fam Pract 9:346-355

20. Durhan JR, Yao JS, Pearce WH et al (1995). Arterial injuries in the throracic outlet syndrome. J Vasc Surg 22:124-125

21. Roher MJ, Cardullo PA, Pappas AM et al (1990) Axillary artery compression and thrombosis in throwing athletes. J Vasc Surg 11:761-769

22. Yao JS (1998) Upper extremity ischemia in athletes. Semin Vasc Surg 11:96-105

23. Shebel ND, Marin A (2006) Effort thrombosis (Paget-Schroetter syndrome) in active young adults: current concepts in diagnosis and treatment. J Vasc Nurs 24:116-126

24. Lee MC, Grassi CJ, Belkin M (1998) Early operative intervention after throbolytic therapy for primary subclavian vein thrombosis: an effective treatment approach. J Vasc Surg 27:1101-1108

25. Martinelli I, Cattaneo M, Panzeri D (1997) Risk factors for deep venous thrombosis of the upper extremities. Ann Intern Med 126:707-711

26. Baarslag HJ, van Beek EJ, Koopman MM (2002) Prospective study of color duplex ultrasonography compared with contrast venography in patients suspecte of having deep vein thrombosis of the upper extremities. Ann Intern Med 136:865-872

27. Molina JF, Hunter DW, Dietz CA (2007) Paget-Schroetter syndrome treated with throbolytic and immediate surgery. J Vasc Surg 45:328-334

28. Takach TJ, Kane PN, Madjarov JM et al (2006) Arteriopathy in the high-performance athlete. Tex Heart Int 33:482-486

29. Melby SJ, Vedantham S, Narra VR (2008) Comprehensive surgical management of the competitive athlete with effort thrombosis of the subclavian vein (Paget-Schroetter syndrome). J Vasc Surg 47:809-821

30. Chevalier JM, Enon B, Walder J et al (1986) Endofibrosis of the external iliac artery in bicycle racer: an unrecognized pathological state. Ann Vasc Surg 1:297-303

La TC coronarica

5

Paolo Pavone, Ilaria D'Angeli, Italo Porto

Abstract

La TC delle coronarie multistrato rappresenta una recente tecnica di imaging che permette di visualizzare in maniera accurata e non invasiva le arterie coronarie e le placche eventualmente presenti. Il mezzo di contrasto utilizzato, riempiendo le coronarie, aumenta le differenze di attenuazione tra il lume e la parete del vaso e consente un'analisi precisa delle dimensioni del lume del vaso, ma anche delle eventuali stenosi, permettendo una loro quantificazione e caratterizzazione.

5.1 Introduzione

La TC delle coronarie rappresenta la tecnica di imaging più evoluta e veloce che prevede l'utilizzo della tomografia computerizzata multistrato per "congelare", con idonee modalità di acquisizione delle immagini, il movimento cardiaco, fornendo immagini di tipo statico del cuore e dei vasi. Essendo un tecnica che utilizza radiazioni elettromagnetiche, si basa sul principio per il quale quando un fascio di raggi X penetra una parte del corpo umano, alcuni fotoni lo attraversano, altri vengono assorbiti e altri ancora dispersi (*scattered*). La quantità totale dei fotoni che lascia la parte del corpo "irradiato" è quindi inferiore rispetto alla quantità totale emessa dalla sorgente. Questo fenomeno viene detto "attenuazione" e dipende sia dalla composizione atomica della sezione irradiata, cioè dalla densità dell'organo o tessuto, sia dall'energia dei fotoni. Dopo aver attraversato la sezione del corpo in esame, il fascio dei raggi X viene captato dai detettori sul lato opposto rispetto alla sorgente del fascio e convertito da fotoni a segnali elettrici. L'intensità del segnale elettrico è proporzionale all'entità dell'attenuazione. Il vantaggio della TC quindi è quello di creare immagini statiche di un organo che in realtà è in movimento e produrre "fette" di tessuto (immagini tomografiche) in cui le singole strutture sono visualizzate direttamente affiancate e senza sovrapposizioni. Durante l'acquisizione di una "fetta", il tubo che emette raggi X e i detettori che li captano, ruotano attorno al paziente, che è steso su un lettino (Fig. 5.1); ciascuna immagine è quindi il

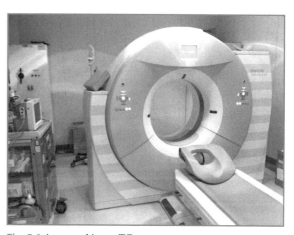

Fig. 5.1 Apparecchiatura TC

P. Pavone (✉)
Dipartimento di Radiologia
Casa di cura "Mater Dei", Roma

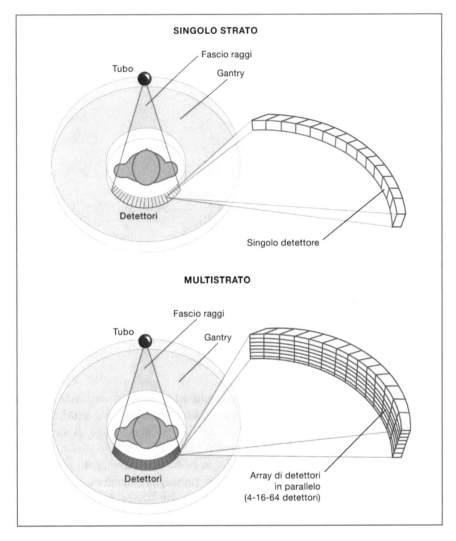

Fig. 5.2 Schema dei detettori a singolo strato e multistrato

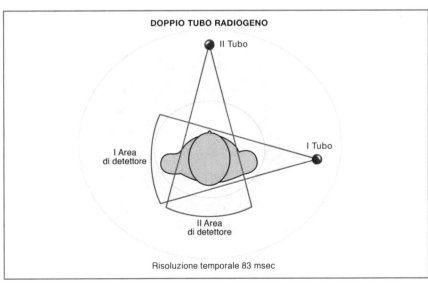

Fig. 5.3 TC con doppio tubo radiogeno. I due tubi, montati sul gantry in modo perpendicolare, emettono radiazioni nello stesso tempo. I dati vengono rilevati da due gruppi separati di detettori. Il tempo di acquisizione dei dati per una singola rotazione, quindi, è ridotto della metà

prodotto dell'elaborazione di un numero elevatissimo di dati ottenuti con il sistema tubo-detettori posizionato nelle diverse direzioni dello spazio rispetto al soggetto esaminato.

Le prime apparecchiature impiegavano 18-20 secondi per eseguire una singola rotazione del tubo attorno al paziente; oggi, con le TC "*multislice*", o multistrato (TCMS) (Fig. 5.2) la rotazione del tubo impiega fino a 0,3 secondi con acquisizione in contemporanea, in spirale, fino a 128 detettori.

Esistono in commercio anche TC con doppio tubo radiogeno, nelle quali i due tubi, montati in modo perpendicolare tra loro, emettono radiazioni nello stesso tempo e i dati vengono rilevati da due gruppi separati di detettori. Il tempo di acquisizione per una singola rotazione, pertanto, è ridotto della metà (meno di 0,15 secondi) (Fig. 5.3).

La TC è quindi una tecnica a sempre più alta risoluzione spaziale e temporale. Un grande vantaggio derivante dall'elevata risoluzione temporale della metodica è costituito dalla possibilità di studiare pazienti con frequenza cardiaca di base più elevata (FC fino a 75 bpm) mantenendo una buona qualità diagnostica delle immagini.

5.2 Obiettivi da raggiungere per ottenere un'elevata qualità diagnostica degli esami TC

Eseguire una TC delle coronarie significa raggiungere alcuni obiettivi: il primo è quello di ottenere immagini delle strutture cardiache nel modo più rapido possibile; pertanto vengono utilizzati protocolli specifici per lo studio delle coronarie che, grazie alla cosiddetta "cardiosincronizzazione", permettono di ottenere immagini in tempi molto brevi.

Il secondo scopo è quello di far sì che durante l'acquisizione dinamica e rapida delle immagini ci sia, a livello coronarico, un'elevata concentrazione di liquido di contrasto.

Soltanto l'elevata densità interna alla struttura vascolare, infatti, permette di osservare le coronarie e di valutare l'eventuale patologia aterosclerotica di parete. Un terzo obiettivo è quello di ottenere un'efficace bradicardizzazione e un'eventuale sedazione, spesso fondamentali per la migliore riuscita dell'indagine.

5.2.1 Bradicardizzazione

Riducendo la frequenza cardiaca si favorisce il riempimento coronarico, allungando la fase diastolica. Frequenze cardiache ottimali per l'esame sono pertanto tra i 50 e i 65 battiti al minuto. Per ottenere frequenze cardiache ottimali si somministrano farmaci beta-bloccanti come atenololo, bisopropolo e metoprololo, per via orale o endovenosa. Nella nostra esperienza prediligiamo la preparazione per via orale, somministrando al paziente una compressa di beta-bloccante circa 45-60 minuti prima dell'esame. Nel secondo caso, dopo aver incannulato una vena antecubitale, la stessa che serve per l'iniezione del liquido di contrasto, si inietta lentamente un farmaco bradicardizzante a breve durata d'azione (esmololo). Non appena la frequenza scende al valore desiderato, si esegue l'esame diagnostico. In alcuni casi, inoltre, si pone la necessità di somministrare un ansiolitico se il paziente avverte una sensazione di disagio che potrebbe portare al consensuale incremento della frequenza cardiaca.

5.2.2 Iniezione del mezzo di contrasto

Il mezzo di contrasto, riempiendo le coronarie, aumenta le differenze di attenuazione tra il lume e la parete del vaso e consente un'analisi precisa delle dimensioni del lume e delle eventuali stenosi. Ciò è permesso dall'aumentata densità del contenuto ematico, ovvero del sangue misto a liquido di contrasto. Si passa, infatti, da un valore di densità del sangue di circa 40-50 unità Hounsfield a un valore di 300-500 unità durante il passaggio di mezzo di contrasto (0 unità Housfield per la densità dell'acqua, 1000 per l'osso compatto, –1000 per l'aria). Maggiore è la densità del contenuto delle coronarie durante l'acquisizione delle immagini, maggiore sarà la qualità delle stesse (Fig. 5.4). Si inietta per via endovenosa il mezzo di contrasto ad alta concentrazione di iodio (circa 70-80 ml per le apparecchiature a 64 strati, 45-55 ml per quelle a 128 strati), seguito da un bolo di soluzione fisiologica (circa 50-70 ml). Il contrasto è somministrato utilizzando un iniettore automatico a doppia testata in cui le due siringhe contenenti rispettivamente contrasto e soluzione fisiologica vengono collegate tra loro tramite un raccordo a Y, dotato di valvola unidirezionale per impedire il reflusso. L'iniezione del liquido di contrasto può essere eseguita a diverse velocità di flusso. Normalmente la velocità di iniezione varia da 3 a 5 ml al secondo.

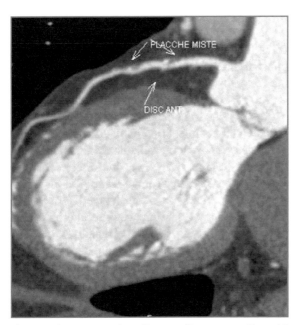

Fig. 5.4 Alta concentrazione di mezzo di contrasto nelle cavità sinistre del cuore (che appaiono chiare); cavità di destra "lavate" dal bolo di soluzione fisiologica e ipodense, cioè scure

5.2.3 Cardiosincronizzazione delle acquisizioni

L'acquisizione dei dati avviene da parte dell'apparecchiatura durante il passaggio di mezzo di contrasto a livello delle coronarie. Questi dati, che vengono successivamente elaborati per la ricostruzione delle immagini, vengono acquisiti con la tecnica della cardiosincronizzazione. Questo significa che la TC, contemporaneamente all'acquisizione dei dati radiologici durante la rotazione del tubo, acquisisce il tracciato elettrocardiografico del paziente. Al termine dell'esame, il computer, rielabora dati acquisiti ricostruendo le immagini solo in una determinata fase del ciclo cardiaco, la telediastole. Nella TC a 128 strati il volume di ciascuna fase telediastolica corrisponde a circa 4 cm. Nell'acquisizione completa occorre pertanto ottenere dati che corrispondano a circa 4-5 fasi telediastoliche per avere l'intero volume cardiaco. L'immagine completa di tutto il cuore, quindi, è data dalla somma delle singole immagini e dei singoli volumi che corrispondono ciascuno a una fase telediastolica diversa. Per ottenere le immagini solo in una determinata fase del ciclo cardiaco è necessario però che ci sia una "coerenza" temporale. In altre parole la stessa struttura deve essere acquisita nei diversi cicli

cardiaci, nello stesso istante. Per fare ciò è necessario un *gating* elettrocardiografico che sincronizzi l'acquisizione delle immagini con il complesso QRS. Oltre a ciò, si approfitta del segnale elettrocardiografico per modulare, in fase di acquisizione, la dose di radiazione, aumentando la dose stessa in telediastole e diminuendola in sistole: in questo modo si ottiene un miglior rapporto segnale-rumore laddove necessario, applicando i principi di radioprotezione.

5.3   Immagini tridimensionali

La tomografia computerizzata delle arterie coronariche è una tecnica di imaging tridimensionale (Fig. 5.5). Le informazioni ottenute in fase di acquisizione vengono elaborate dall'operatore alla console, ottenendo, nei differenti piani dello spazio, le coronarie e tutte le strutture analizzate.

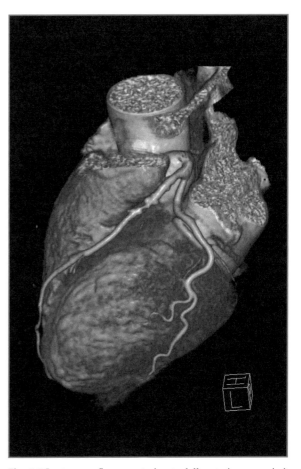

Fig. 5.5 La tomografia computerizzata delle arterie coronarie è una tecnica di imaging tridimensionale

5.3.1 Tecniche planimetriche

Appena l'apparecchiatura acquisisce i dati della regione anatomica corrispondente all'ombra cardiaca, la prima visualizzazione che appare è una serie di immagini assiali di 1 mm di spessore o meno, contigue tra loro.

5.3.1.1 Multiplanar reformatting (MPR)

Dal volume ottenuto con la scansione è possibile la ricostruzione dell'immagine in differenti piani dello spazio (Fig. 5.6). I piani più utilizzati sono il piano assiale (in direzione testa-piedi), il piano coronale (in direzione sterno-vertebrale), il piano sagittale (in direzione destra-sinistra). È interessante la possibilità di ottenere nello stesso piano strutture che in realtà non sono anatomicamente situate in un piano, come per esempio i vasi che, nel loro decorso, attraversano diversi piani. Questa modalità è chiamata *"curved MPR"* ed è eccezionalmente utile nello studio delle coronarie. Ciò si ottiene puntando il cursore all'inizio di una struttura o di un'arteria, visualizzata sul piano assiale, coronale o sagittale, e seguendo il suo decorso all'interno di una delle immagini volumetriche, posizionando il cursore stesso al centro del vaso e spostandosi di sezione in sezione, su un piano a direzione craniocaudale (Fig. 5.7). L'immagine che si ottiene è un'immagine piana, rettili-

nea, di una struttura che in realtà è curva (Fig. 5.7d). Questa immagine planimetrica delle singole coronarie è la più importante per definire il lume vascolare (chiaro, in quanto opacizzato dal mezzo di contrasto) dal tessuto adiposo circostante (scuro, perché a bassa densità) e dal miocardio (densità intermedia). Inoltre si può ben visualizzare la parete vascolare che appare ancora più evidente se interessata dalla patologia aterosclerotica, sia essa di natura fibrolipidica (ipodensa, quindi scura) o di natura calcifica (iperdensa, quindi chiara).

5.3.1.2 Volume rendering (VR)

Con questa modalità di rappresentazione a ogni dato acquisito viene attribuito un colore, una brillantezza e una trasparenza a seconda della densità e della localizzazione nello spazio. Questo consente di creare un modello 3D in cui le differenti strutture (arterie, vene, miocardio) possono essere visualizzate individualmente, separate le une dalle altre in una struttura spazialmente coerente e in una modalità molto simile all'immagine anatomica (Fig. 5.9a,b). Questa modalità di ricostruzione è molto utile per avere un quadro di insieme dell'albero coronarico, specie nei pazienti con by-pass aortocoronarici, nei quali talvolta i dati a disposizione sull'intervento non consentono di definire precisamente il numero e la sede dei graft (Fig. 5.9a,b).

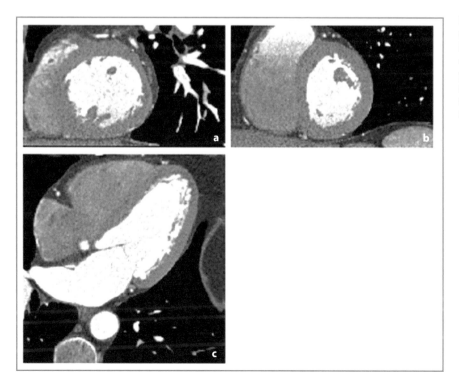

Fig. 5.6 Analisi planimetrica (*multiplanar reformatting*, MPR). Ricostruzione delle immagini nei tre piani dello spazio. **a-b** Piano sagittale e coronale, asse corto. **c** Piano assiale, asse lungo

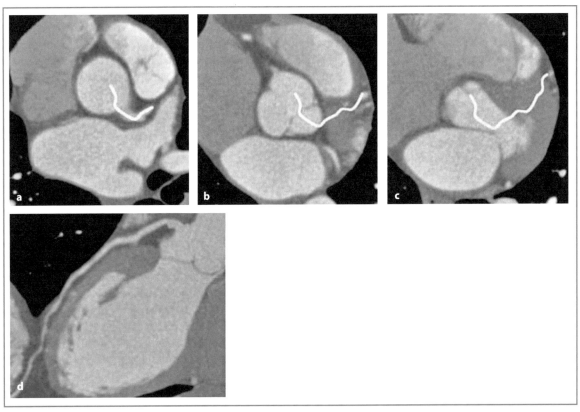

Fig. 5.7 Ricostruzione dell'immagine di una coronaria su un piano curvo. a-c Le singole sezioni vengono valutate e viene posto il cursore al centro del vaso, visualizzato perché opacizzato dal mezzo di contrasto; d la somma di tutte le sezioni è ricostruita come immagine planare curva che contiene il vaso al suo interno

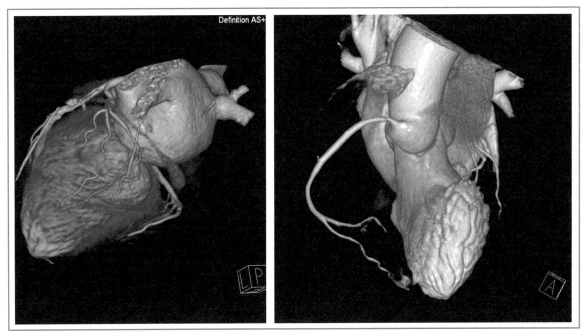

Fig. 5.8 a,b *Volume rendering*: modello 3D in cui vengono visualizzate tutte le strutture (arterie, vene, cuore) individualmente

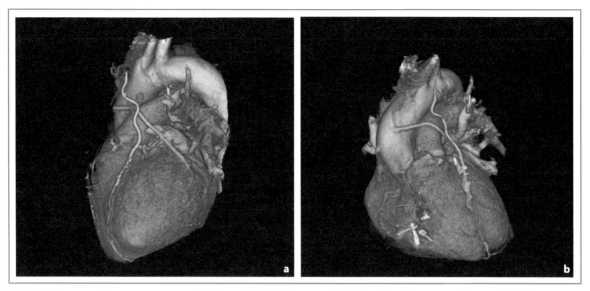

Fig. 5.9 Paziente con by-pass aortocoronarici. La tecnica del *volume rendering* è molto utile per avere informazioni sul numero e la posizione dei graft arteriosi (**a**) e venosi (**b**)

5.4 TC delle coronarie: identificazione e caratterizzazione della placca aterosclerotica

La coro-TC offre, per la prima volta nella storia dell'imaging cardiovascolare, l'opportunità di acquisire il dato anatomico coronarico in modo non invasivo e con risoluzione altamente diagnostica. La coronarografia, infatti, è un luminogramma e come tale non è in grado di valutare la parete delle arterie coronarie (Fig. 5.10). È noto, infatti, che placche anche molto grandi possono svilupparsi all'interno della parete del vaso e non protrudere nel lume, grazie al cosiddetto "rimodellamento positivo". A differenza della coronarografia, la coro-TC è in grado di evidenziare anche lesioni subcliniche, cioè lesioni della parete che non protrudono ancora nel lume e che quindi sono asintomatiche e invisibili all'esame coronarografico. Inoltre, è in grado di differenziare la composizione della placca.

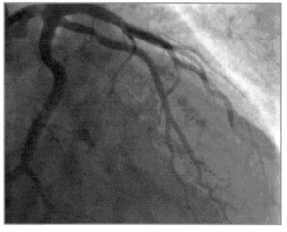

Fig. 5.10 La coronarografia è un "luminogramma" in cui non è possibile visualizzare la parete delle arterie ma solo il lume interno riempito di mezzo di contrasto

5.4.1 Caratterizzazione della placca in base ai valori densitometrici: placca fibrolipidica e placca calcifica

Il dato più importante che si ottiene nella visualizzazione diretta della placca aterosclerotica è rappresentato

dalla possibilità di caratterizzare la stessa in rapporto alla diversa densità che assumono le sue componenti. Si possono differenziare placche aterosclerotiche a contenuto lipidico (densità molto bassa, inferiore a 0 unità Hounsfield), placche a prevalente componente fibrosa (densità medio-bassa, intorno a 20-30 unità Hounsfield) e placche calcifiche, con densità molto elevata, nettamente iperdense e chiare (densità superiore a 300-500 unità Hounsfield) (Fig. 5.11a-d).

La malattia aterosclerotica vascolare è una malattia che ha un decorso progressivo e comprende anche

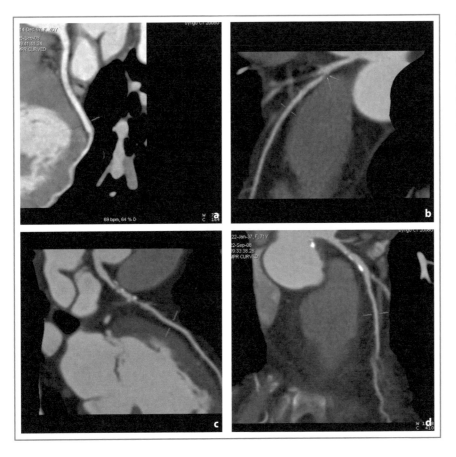

Fig. 5.11 a Coronaria esente
da stenosi; b placca lipidica
all'ostio dell'arteria
discendente anteriore;
c placca fibrolipidica o mista
del I tratto dell'arteria
discendente anteriore;
d placca calcifica del I tratto
dell'arteria circonflessa

processi infiammatori di parete che portano all'attivazione di numerose molecole del circolo ematico. In
genere, la formazione di calcio avviene quando la

placca ateromasica è già formata e di conseguenza si
riscontra nelle lesioni più avanzate e stabilizzate. Viene
spesso visualizzata come noduli calcifici parietali, ec-

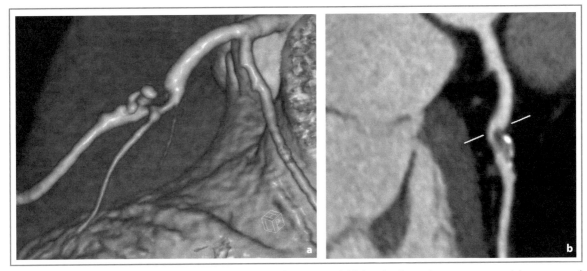

Fig. 5.12 a Placca ulcerata dell'arteria discendente anteriore; b i noduli calcifici parietali appaiono come eccentrici, spesso quasi
extraluminali

centrici, spesso quasi extraluminali (Fig. 5.12). Al contrario, la presenza di una placca fibrolipidica può significare un processo aterosclerotico ancora in atto e sono proprio queste, definite "placche vulnerabili", a determinare eventi anatomopatologici acuti che possono portare all'insorgenza dell'infarto del miocardio (Fig. 5.13). La TC coronarica ha quindi il compito di visualizzare e caratterizzare questo tipo di placca per poter prevenire, con interventi di tipo farmacologico e/o invasivo (angioplastica) l'insorgenza di eventi acuti. Esistono, infine, placche di tipo "misto", con componente di tipo calcifico, per lo più centrale, con un guscio, o cappuccio fibrolipidico, che rappresenta la componente ancora attiva della malattia arteriosclerotica. Anche questo tipo di placca può inserirsi nel gruppo delle placche vulnerabili, in quanto il cappuccio fibrolipidico può col tempo assottigliarsi e rompersi, determinando un evento coronarico acuto.

5.4.2 Valutazione della placche in corso di terapia medica

Con la TC non è soltanto possibile identificare e caratterizzare la placca aterosclerotica coronarica, ma anche seguire nel tempo l'evoluzione della malattia. La terapia farmacologica con antiaggreganti piastrinici e statine ad alto dosaggio può portare, nel tempo, a una riduzione del volume e dell'estensione delle placche aterosclerotiche di tipo lipidico o fibrolipidico. Si capisce pertanto quale possa essere l'importanza di questa tecnica non invasiva nel follow-up dei pazienti con placche coronariche non significative o non suscettibili di angioplastica.

5.4.3 Stenosi e occlusioni coronariche

La fase successiva all'identificazione e alla caratterizzazione della placca aterosclerotica coronarica è la determinazione della riduzione del diametro e dell'area del lume del vaso. Ciò viene effettuato prima con la tecnica tridimensionale, che dà una visione d'insieme, poi con la tecnica di ricostruzione planimetrica multiplanare. Il grado di riduzione del calibro del lume viene generalmente misurato in percentuale rispetto al calibro del vaso normale (calibro di riferimento), a monte della placca. Nel caso in cui la riduzione di calibro dell'arteria sia superiore al 70% si viene a verificare una riduzione di flusso tale da determinare una riduzione dell'apporto di ossigeno a livello miocardico, con possibile sviluppo della sintomatologia anginosa.

Lo scopo più rilevante della coro-TC è, quindi, quello di selezionare i pazienti da inviare alla cardiologia invasiva e interventistica. L'elevata sensibilità della metodica per le stenosi coronariche significative

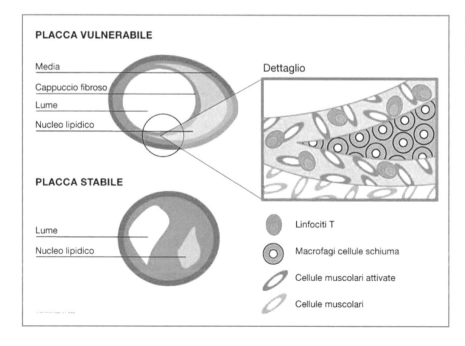

Fig. 5.13 La placca "stabile" e la placca "vulnerabile", con la loro diversa composizione cellulare

dovrebbe, infatti, garantire il fatto che un'elevata percentuale dei pazienti previamente sottoposti a TC vengano, con appropriatezza, inviati a effettuare una coronarografia invasiva e possano essere trattati direttamente con angioplastica percutanea e impianto di stent. In questi pazienti, la coro-TC fornisce una *preview* al cardiologo emodinamista, che programmerà possibili procedure interventistiche con risparmio di tempo di esecuzione dell'esame (per esempio, una stenosi coinvolgente la biforcazione tra arteria discendente anteriore e primo ramo diagonale che prevede una procedura particolare e più complessa, mirante a non sacrificare il ramo diagonale). In altre parole, l'indagine invasiva coronarografica sembra destinata a diventare sempre più terapeutica e sempre meno diagnostica.

Possiamo quindi immaginare un nuovo scenario nell'iter diagnostico del paziente con sospetta malattia coronarica. Dopo un semplice test funzionale con risposta non definitiva (per esempio, presenza di dolore toracico in assenza di modificazioni dell'elettrocardiogramma al test ergometrico o alterazioni dell'ECG non diagnostiche in assenza di dolore toracico) si potrebbe programmare una coro-TC. Se tale esame rivela la presenza di coronarie normali, essendo il valore predittivo negativo prossimo al 100%, si può escludere la malattia coronarica e il paziente può essere seguito semplicemente per correggere eventuali fattori di rischio. Se la TC evidenzia la presenza di stenosi significative (>50%) il paziente verrà direttamente inviato in sala di emodinamica per essere sottoposto ad angioplastica percutanea e impianto di stent. Se infine, la TC mette in evidenza stenosi non significative, che ostruiscono il lume del vaso in grado <50%, verrà instaurato un programma preventivo rigoroso di ridu-

zione dei fattori di rischio, che può rappresentare una prevenzione in fase preclinica, ossia prima dell'evento acuto.

5.4.4 Placche calcifiche: problematiche nella definizione della stenosi

Il calcio coronarico è patognomonico di malattia aterosclerotica; la sua presenza è comune in pazienti con lesioni coronariche. Un problema importante è quello di quantificare il grado di stenosi di queste placche. Infatti la calcificazione della placca aterosclerotica determina un effetto, definito *blooming*, che fa sì che il volume della placca visualizzato nell'immagine ricostruita con tecniche bi- o tridimensionali sia amplificato rispetto a quanto non lo sia in realtà. Questo tipo di artefatto si verifica anche con oggetti metallici, per esempio i cavi del pacemaker, che appaiono come strie molto chiare che superano le reali dimensioni. Le calcificazioni, che posseggono densità molto elevata, creano pertanto un artefatto che rende la placca più voluminosa, con una possibile sovrastima della stenosi (Fig. 5.14a,b).

5.4.5 Stenosi significative

Le placche aterosclerotiche che determinano stenosi di grado significativo possono essere eccentriche o concentriche. Per l'esatta analisi di queste placche occorre effettuare l'analisi tridimensionale sui tre piani dello spazio, che permette di valutare al meglio il grado di riduzione del lume. Un altro aspetto molto importante nella definizione della malattia ateroscle-

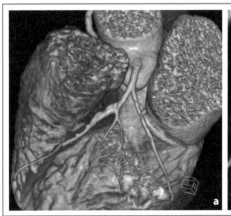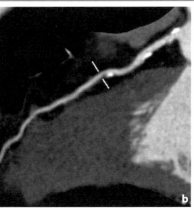

Fig. 5.14 a Estesa malattia aterosclerotica con placche intensamente calcifiche; **b** effetto *blooming*

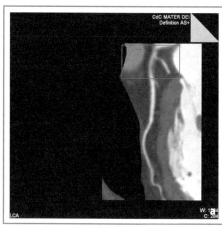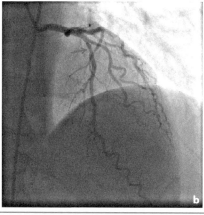

Fig. 5.15 Rimodellamento vascolare. **a** L'immagine TC evidenzia la presenza di una placca mista marginale eccentrica (freccia) a livello della coronaria circonflessa; **b** la coronarografia dimostra la normalità del vaso, senza stenosi apprezzabili (*freccia*)

rotica è poter definire l'estensione delle placche sui tre vasi epicardici principali. L'esistenza di un interessamento di più vasi coronarici, infatti, è un elemento importante per la rilevanza clinica della malattia e del suo eventuale trattamento.

5.4.6 Rimodellamento

La presenza di una placca aterosclerotica non significa necessariamente che debba verificarsi una consensuale stenosi del lume vascolare. Le arterie coronariche sono infatti in grado di rimodellarsi, pertanto si può avere una placca di ampio volume senza che venga ridotto il lume vascolare in maniera significativa (Fig. 5.15a,b). In questi casi la placca aterosclerotica si accresce all'interno della parete del vaso (il cosiddetto fenomeno del "rimodellamento positivo"), che rimane quindi di dimensioni normali. Nella valutazione TC è pertanto necessario misurare con esattezza il vaso a monte della placca, dove cioè è esente da malattia, e definire se sia presente un fenomeno di rimodellamento che rende la placca stessa non stenosante o stenosante in modo non significativo.

5.4.7 Occlusioni coronariche e circoli collaterali

La mancata visualizzazione di un tratto di arteria a valle di una placca aterosclerotica, spesso con caratteristiche di calcificazione, è diagnostica di occlusione coronarica. La malattia coronarica è, come abbiamo già accennato, una malattia ad andamento progressivo e lento, pertanto se un'arteria coronarica si occlude totalmente, nel tempo si creano dei circoli collaterali che permettono di portare il sangue, se pur parzialmente

rispetto ai vasi normali, al tessuto miocardico circostante. In genere si tratta di vasi molto sottili che si creano a livello di diramazioni miocardiche periferiche, le cui cellule subiscono fenomeni di ipertrofia e iperplasia e creano un passaggio di sangue con flusso inverso, nella direzione del territorio non perfuso. Trattandosi di vasi molto sottili spesso non vengono visualizzati se non durante la coronarografia invasiva. Con la TC la diagnosi di circolo collaterale viene spesso fatta in maniera indiretta: se viene visualizzato un vaso occluso che si riabita più a valle, si può presumere che si tratti di circoli collaterali abbastanza sviluppati che permettono l'opacizzazione del vaso occluso a valle. A volte, quando i circoli collaterali sono molto sviluppati e tortuosi (aspetto a "cavaturacciolo") è possibile la loro visualizzazione diretta. I circoli collaterali, infine, possono anche svilupparsi dalla stessa coronaria occlusa (circolo omocoronarico) con sottili vasi periferici che garantiscono l'afflusso di sangue subito a valle dell'occlusione del vaso stesso.

Il contenuto di questo capitolo è basato su quello del volume *Malattia coronarica*. P. Pavone, M. Fioranelli (eds). © Springer-Verlag Italia 2008.

Letture consigliate

Brenner DJ, Hall EJ (2007) Computed tomography. An increase source of radiation exposure. N Engl J Med 357:2277-2284

Budoff MJ, Shinbane JS (2006) Cardiac CT imaging: diagnosis of cardiovascular disease. Springer, Berlin Heidelberg New York

Cademartiri F, Mollet N, Midiri M (2007) La TC del cuore nella pratica clinica. Springer, Milano

Chiurlia E, Menozzi M, Ratti C (2005) Follow-up of coronary

artery bypass graft patency by multi-slice computed tomography. Am J Cardiol 95:1094-1097

Feuchtner GM, Cury RC, Jodocy D (2011) Differences in coronary plaque composition by noninvasive computed tomography angiography in individuals with and without obstructive coronary artery disease. Atherosclerosis 215(1):90-95

Gauss S, Achenbach S, Pflederer T (2011) Assessment of coronary artery remodeling by dual-source CT: a head-to-head comparison with intravascular ultrasound. Heart 97(12): 991-997

Maffei E, Seitun S, Martini C (2010) CT coronary angiography and exercise ECG in a population with chest pain and low-to-intermediate pre-test likelihood of coronary artery disease. Heart 96(24):1973-1979

Sun J, Zhang Z, Lu B (2008) Identification and quantification of coronary atherosclerotic plaques: a comparison of 64-MDCT and intravascular ultrasound. AJR Am Roentgenol 190(3):748-754

Voros S, Rinehart S, Qian Z (2011) Coronary Atherosclerosis Imaging by Coronary CT Angiography Current Status, Correlation With Intravascular Interrogation and Meta-Analysis. JACC Cardiovasc Imaging 4(5):537-48

La RM cardiaca

6

Leda Galiuto, Gabriella Locorotondo

Abstract

La risonanza magnetica è un utile strumento di indagine in medicina cardiovascolare e offre l'opportunità di associare un'elevata accuratezza diagnostica alla corretta stratificazione prognostica dei pazienti. Nella cardiologia dello sport trova attualmente largo impiego, sia grazie ai notevoli progressi tecnologici sia per la necessità sempre più stringente di identificare soggetti apparentemente sani ma portatori di cardiopatie ad elevato rischio di vita durante l'esercizio fisico. Tramite determinate sequenze di analisi è possibile studiare la morfologia e la funzione globale e regionale del cuore, identificare processi infiammatori acuti e cronici, aree di edema e di necrosi miocardica. Inoltre, la possibilità di effettuare una caratterizzazione tissutale del cuore permette di formulare, in modo non invasivo, una diagnosi certa di particolari miocardiopatie. La risonanza magnetica cardiaca può essere ripetuta nel tempo per verificare la risposta a specifiche terapie o monitorare l'andamento di determinati processi patologici: i costi relativi alla gestione delle apparecchiature vengono così controbilanciati dall'enorme potenzialità e beneficio nel management clinico dei pazienti.

6.1   Introduzione

La risonanza magnetica (RM) è una metodica di imaging multiplanare che utilizza le proprietà dei campi magnetici e delle onde a radiofrequenza (RF) per fornire una caratterizzazione anatomica e tissutale delle strutture corporee esaminate. In ambito cardiologico l'importanza diagnostica della RM risiede nella possibilità di effettuare scansioni del cuore lungo qualsiasi piano dello spazio, fornendo immagini sia statiche che dinamiche, con una notevole accuratezza diagnostica. Benché gli svantaggi della metodica siano rappresentati dagli alti costi e dai lunghi tempi necessari all'acquisizione delle immagini, la RM cardiaca trova ampia applicazione anche nella cardiologia dello sport, dove è spesso necessaria una diagnosi estremamente accurata

non solo delle patologie già evidenti all'ecocardiografia, ma soprattutto nei casi in cui si voglia davvero definire "sano" un cuore o si debbano rilevare patologie che sfuggono alle altre metodiche di indagine. Le indicazioni per l'esecuzione della RM cardiaca sono state recentemente stabilite da un Consensus Panel Report [1].

6.2   Il segnale RM

La costruzione delle immagini si basa sul fenomeno fisico della "risonanza magnetica": il nucleo di ogni atomo genera un campo magnetico intrinseco capace di interagire con un campo magnetico esterno applicato [2]. Sebbene possano essere utilizzati diversi tipi di nucleo (^{1}H, ^{13}C, ^{19}F, ^{23}Na, ^{31}P), l'^{1}H viene comunemente preferito per la sua semplicità strutturale e per la sua elevata presenza in natura. L'^{1}H contiene nel suo nucleo un solo protone e, come una massa carica elettricamente, ruota velocemente su se stesso generando un piccolo campo magnetico intrinseco, con una propria direzione e un proprio verso (*spin*). Quando tale massa

L. Galiuto (✉)
Facoltà di Medicina e Chirurgia
Università Cattolica del Sacro Cuore, Roma

viene immersa in un campo magnetico esterno di maggiore intensità, le forze di campo la costringono a ruotare lungo la direzione del campo magnetico principale (M_z), con un movimento rotazionale detto *moto di precessione* (Fig. 6.1). Il numero di rotazioni intorno alla direzione del campo magnetico principale nell'unità di tempo è detto *frequenza di precessione* o *frequenza di Larmor* e dipende dal tipo di nucleo e dall'intensità del campo magnetico applicato. L'intensità del campo magnetico si misura in Tesla (1 Tesla = 10 000 Gauss); in RM cardiaca viene comunemente adoperato un campo magnetico principale di 1,5 Tesla, corrispondente a un'intensità 30 000-60 000 volte maggiore del campo magnetico terrestre. Campi magnetici di intensità ancora più elevata (3 Tesla) possono migliorare il rapporto segnale/rumore, ma incrementano notevolmente il rischio di assorbimento delle radiazioni.

Quando tutti i protoni compiono una precessione lungo la direzione del campo magnetico principale (*magnetizzazione longitudinale*), l'intero sistema si trova in una situazione di equilibrio e il segnale RM è nullo. Se tale equilibrio viene "perturbato" applicando un impulso RF alla stessa frequenza di Larmor, ma in una direzione dello spazio che è perpendicolare a quella del campo magnetico principale (M_{xy}) (Fig. 6.1), i protoni vengono "costretti" a ruotare nel piano trasversale (*magnetizzazione trasversale*). All'aumentare dell'intensità e della durata di tale impulso, il vettore di magnetizzazione si sposta verso il piano trasversale. Se l'impulso RF viene interrotto, i protoni cominciano un moto di precessione libera al fine di ritornare nella posizione di equilibrio: in questa fase, essi rilasciano l'energia accumulata, in un tempo che è definito *tempo di rilassamento* (T). Esistono due tipi di tempo di rilassamento: T_1 è il tempo di rilassamento longitudinale e dipende dalle interazioni dei protoni con la materia circostante; T_2 è il tempo di rilassamento trasversale, dipende dalle interazioni tra protoni vicini e, di solito, è $\leq T_1$.

L'intensità del segnale RM dipende da tre fattori: densità protonica, T_1 e T_2 e loro rapporto. La densità protonica rappresenta la quantità di nuclei di ^1H (e quindi

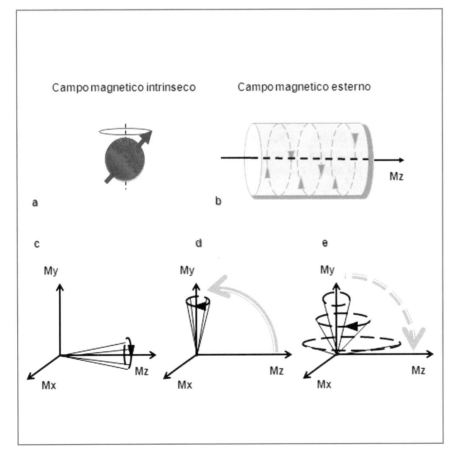

Fig. 6.1 Schema che illustra i principi di fisica su cui si fonda il "fenomeno della risonanza magnetica": in **a** è rappresentato il nucleo atomico di ^1H che ruota su se stesso generando un campo magnetico intrinseco; in **b** è illustrata la formazione del campo magnetico principale attraverso una corrente elettrica che percorre le spire di un magnete superconduttivo; i protoni immersi nel campo magnetico principale ruotano intorno alla direzione del campo (M_z) (**c**); un impulso applicato a 90° rispetto al campo magnetico principale determina lo spostamento del vettore maggiore di magnetizzazione lungo un piano perpendicolare a M_z (**d**); quando l'impulso termina, i protoni perdono la componente trasversale della magnetizzazione ed effettuano un moto di precessione verso la direzione di equilibrio (**e**)

di H_2O) per unità di volume del tessuto. T_1 e T_2 variano a seconda dei legami dei protoni nei vari tessuti: il tessuto adiposo ha T_1 e T_2 brevi, l'acqua libera ha T_1 e T_2 lunghi; all'aumentare dell'acqua legata nei tessuti (tessuto muscolare), T_2 diventa più breve di T_1 ($T_2/T_1 < 1$).

Il segnale RM viene localizzato nelle tre dimensioni dello spazio, grazie all'introduzione di *gradienti di campo* lungo l'asse z, l'asse y e l'asse x [3]. Con tale artificio, il grado di magnetizzazione dei protoni lungo gli assi risulta diverso in ogni punto. Il segnale rilevato in ogni punto viene rielaborato in modo matematico attraverso la *trasformata di Fourier*.

6.3   Strumentazione

Per effettuare una RM cardiaca è necessario un tomografo a RM, costituito da:
-   un magnete, per creare il campo magnetico principale: esso è solitamente di tipo superconduttivo, costituito cioè da materiali in grado di generare, al passaggio della corrente elettrica nelle spire, un campo magnetico di forte intensità con resistenze praticamente nulle;
-   un trasmettitore di impulsi RF;
-   una bobina rilevatrice del segnale RM;
-   tre bobine esterne dedicate all'applicazione dei gradienti di campo, che vengono accese e spente frequentemente;
-   un sistema computerizzato per l'amplificazione, l'elaborazione e la digitalizzazione del segnale.

Per ottenere buone immagini RM è fondamentale garantire l'omogeneità del campo magnetico principale, tramite sistemi (*shim*) che sia in fase di costruzione sia in fase di utilizzo del magnete siano in grado di correggere eventuali disomogeneità di campo.

La motilità cardiaca riduce notevolmente la qualità delle immagini RM. Per limitare il numero di artefatti, è stato sviluppato un sistema di *gating elettrocardiografico*: esso consiste nella sincronizzazione della sequenza di impulsi RM con il ciclo cardiaco del paziente.

6.4   Principali sequenze utilizzate in RM cardiaca

Le principali sequenze utilizzate in RM per lo studio del cuore si distinguono in:

-   sequenze *spin echo* (SE), dette anche *a sangue nero* (*black blood*) o statiche;
-   sequenze *gradient echo* (GRE), dette anche *a sangue bianco* (*white blood*) o dinamiche.

Nelle sequenze SE, un primo impulso RF di eccitazione applicato a 90° sposta il vettore di magnetizzazione sul piano trasverso e un secondo impulso a 180° tende a rifocalizzare il segnale, rapidamente indebolito dal defasamento della magnetizzazione trasversale. Il sangue in movimento, ricevendo l'eccitazione di uno solo dei due impulsi, appare ipointenso rispetto ai tessuti (Fig. 6.2). Nella modalità T1-pesata, l'intervallo di tempo tra le sequenze corrisponde solitamente a un ciclo cardiaco (1 intervallo R-R): il tessuto adiposo risulta iperintenso e il muscolo cardiaco di media intensità. Nella modalità T2-pesata, l'intervallo comprende due o più cicli R-R: il tessuto adiposo appare di media intensità e il tessuto muscolare ipointenso.

Le sequenze GRE consentono di ottenere registrazioni dinamiche (*cine*) dei movimenti sisto-diastolici del cuore. L'eccitazione è fornita da un treno di impulsi ravvicinati nel tempo: il sangue in movimento riceve tutti gli impulsi e appare iperintenso.

Per incrementare ulteriormente il contrasto tra il segnale del sangue e i tessuti, è possibile introdurre, sia

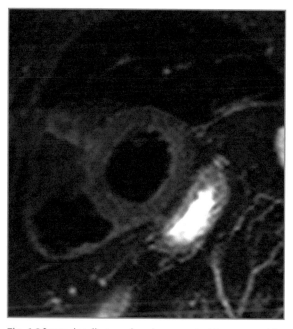

Fig. 6.2 Immagine di una sezione in asse corto del cuore acquisita durante una sequenza spin echo: il segnale del sangue è totalmente annullato (sequenze a sangue nero), mentre il muscolo cardiaco fornisce un segnale di media intensità

nelle sequenze SE che in quelle GRE, impulsi di inversione (IR, *Inversion Recovery*), erogati prima della sequenza standard. Nelle sequenze SE, è possibile applicare anche tre impulsi di inversione (*triple IR*): nelle immagini T1-pesate si ottiene la saturazione del segnale del grasso, mentre nelle immagini T2-pesate si ottiene la visualizzazione dell'edema tissutale, che appare iperintenso. Le sequenze *GRE IR*, invece, vengono utilizzate per evidenziare la necrosi e la fibrosi come aree iperintense rispetto al tessuto circostante sano, dopo somministrazione di mezzo di contrasto. Il mezzo di contrasto paramagnetico, più comunemente usato in RM, è il gadolinio: somministrato per via endovenosa periferica, riduce il T1 del sangue da 1200 ms a 100 ms.

6.5   Piani di studio del cuore

I piani di studio utilizzati in RM cardiaca riflettono le tre direzioni dello spazio e i tre assi principali del cuore. Le prime immagini (*scout*) ottenute lungo il piano assiale, coronale e sagittale sono poi utilizzate come guida per la localizzazione dei restanti assi cardiaci. I piani paralleli agli assi principali del cuore sono: il piano asse lungo orizzontale, il piano asse lungo verticale e il piano asse corto. Sono disposti a circa 90° l'uno dall'altro. I piani in asse corto sono solitamente tre: piano basale, piano medio-ventricolare e piano apicale.

Piani di sezione diversi da quelli classici permettono lo studio del tratto d'efflusso del ventricolo destro, la valutazione topografica delle masse cardiache e paracardiache, del pericardio, del mediastino, delle vene cave e delle vene polmonari, delle arterie coronarie (coronaro-RM).

6.6   Studio della morfologia, della funzione, della perfusione e della vitalità del cuore

Per lo studio della morfologia del cuore si utilizzano sequenze *a sangue nero SE* che generano immagini statiche a elevata risoluzione spaziale (1-1,5 mm): è possibile identificare anomalie strutturali del cuore e dei vasi principali, come nel caso delle cardiopatie congenite, o alterazioni di segnale delle pareti cardiache.

Lo studio della funzione contrattile si avvale, invece, di immagini *a sangue bianco GRE*. Grazie all'elevata definizione dei contorni endocardici, nelle sezioni in asse corto del cuore vengono misurati lo spessore del setto interventricolare e della parete posteriore, il diametro telediastolico del ventricolo sinistro, il diametro del tratto d'afflusso ed efflusso del ventricolo destro. Nelle sequenze *cine GRE* viene acquisito tutto il ciclo cardiaco, attraverso una serie di 15-30 frame per ogni singola slice. I volumi del ventricolo sinistro vengono calcolati tracciando il contorno endocardico in tutte le slice, dalla base all'apice, sia in telediastole che in telesistole; l'area ottenuta in ogni slice viene moltiplicata per lo spessore della fetta. Dalla somma di tutte le slice si ottiene, senza assunzioni geometriche, il volume telediastolico e telesistolico del ventricolo sinistro, da cui si ricava la frazione d'eiezione. Lo stesso algoritmo viene applicato alla valutazione della funzione contrattile globale del ventricolo destro. L'analisi della contrattilità regionale del ventricolo sinistro si basa su un modello a 17 segmenti, l'ultimo dei quali corrisponde all'apice vero, che può essere visualizzato solo in piani asse lungo.

La funzione diastolica viene determinata attraverso l'analisi dei flussi in sequenze *a contrasto di fase* (o PC, *Phase Contrast*): dopo aver selezionato il contorno del vaso o della zona di interesse, un algoritmo automatico fornisce l'analisi dell'andamento del flusso ematico in tale punto, nel tempo. Un'altra tecnica di recente introduzione è il *tagging*, che si basa sull'analisi delle linee di demagnetizzazione: i movimenti di rotazione, torsione, distensione e accorciamento delle pareti ventricolari vengono identificati dalle modificazioni di tali linee.

Con la RM è possibile effettuare anche uno studio della perfusione cardiaca a riposo e da stress. Dopo somministrazione di mezzo di contrasto paramagnetico, vengono eseguite particolari sequenze GRE T1-pesate con preimpulso di saturazione. Attraverso sezioni asse corto dello spessore di 6-8 mm, si evidenzia, alcuni secondi dopo la fine dell'infusione endovenosa periferica, il passaggio del gadolinio nella cavità ventricolare destra, nel ventricolo sinistro, e infine nel circolo coronarico. L'arrivo del gadolinio nel circolo coronarico (*primo passaggio* o *first pass*) costituisce il primo step nello studio della perfusione miocardica (Fig. 6.3). L'intensità del segnale del sangue è direttamente proporzionale al flusso miocardico: la riduzione della perfusione miocardica determina un'ipointensità, con un'estensione transmurale che va dall'endocardio

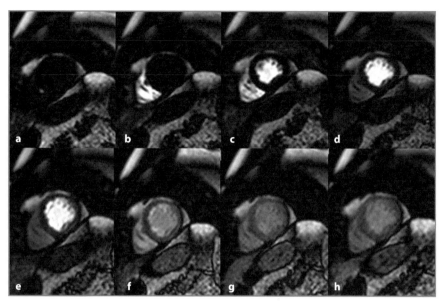

Fig. 6.3 Serie di immagini in asse corto del cuore acquisite durante sequenze GRE T1-pesate al primo passaggio (*first pass*) di gadolinio. Le immagini sono ottenute a livello della stessa slice a pochi secondi di distanza l'una dall'altra e rappresentano frame in successione (a-h), che evidenziano l'arrivo, da parte del mezzo di contrasto, nel ventricolo destro (a-b), nel ventricolo sinistro (c-e) e la perfusione del circolo coronarico (f-h)

all'epicardio. Per lo stress farmacologico si utilizzano farmaci vasodilatatori come il dipiridamolo e l'adenosina; quest'ultima viene in genere preferita per l'emivita breve. L'adenosina è somministrata alla dose di 140 μg/kg/min per almeno 3 minuti, associata a una dose di contrasto di 0,05-0,1 mmol/kg seguita da flush salino (20 ml per 2-3 ml/s). Lo studio a riposo viene effettuato dopo circa 15 minuti dalle sequenze in stress, per permettere il completo *wash-out* del mezzo di contrasto dal miocardio. La valutazione dell'area di ipoperfusione rispetto al miocardio circostante può essere effettuata in modo qualitativo, con la costruzione di mappe di perfusione regionale *bulls-eye*, o semi-quantitativo, mediante confronto tra curve di intensità di segnale nel tempo ottenute a riposo e dopo stress. Meno utilizzata nella pratica clinica è la valutazione quantitativa della perfusione attraverso la determinazione di indici di flusso miocardico.

Dopo circa 1-2 minuti dal termine della somministrazione, il gadolinio si ridistribuisce all'interno del circolo coronarico (*early enhancement*). Nei minuti successivi, il mezzo di contrasto tende a fuoriuscire dai vasi: il suo carattere prevalentemente "interstiziale" ne comporta l'accumulo a livello extravascolare. Le fibrocellule muscolari necrotiche, che vanno incontro a rottura della membrana citoplasmatica, vengono permeate dal mezzo di contrasto, che si accumula al loro interno con un lento *wash-out*. Nelle fasi più tardive (circa 10-12 minuti dopo l'ultima somministrazione di gadolinio), l'esecuzione di sequenze GRE IR T1-

pesate (*delayed enhancement*) determina la visualizzazione del muscolo cardiaco sano che appare ipointenso e di zone di iperintensità (*late enhancement*) corrispondenti alle aree con assenza di vitalità.

6.7 Applicazioni cliniche della RM cardiaca

6.7.1 Cuore d'atleta

Nel cuore d'atleta il ventricolo sinistro mostra un aumento di volume e un ispessimento parietale uniforme: l'ipertrofia che ne deriva è per lo più eccentrica e si associa a incremento globale della massa [4]. Tipicamente, risultano aumentati anche la massa e lo spessore parietale del ventricolo destro [5]. Il rimodellamento coinvolge spesso anche l'atrio sinistro, che si dilata in modo proporzionale alle dimensioni del ventricolo sinistro e alla durata dell'esercizio fisico: ne consegue un rimodellamento cardiaco globale e bilanciato.

Con la RM è possibile misurare i volumi, la funzione contrattile, lo spessore parietale e la massa di entrambi i ventricoli. Per le sequenze SE T1-pesate vengono solitamente impiegate scansioni in asse corto del cuore, in fase telediastolica. Nelle sequenze cine a sangue bianco, con orientamento dei piani identico alle sequenze SE, vengono misurati i volumi telediastolico e telesistolico e la massa dei due ventricoli.

La presenza di aree di *late enhancement* in soggetti

con cuore d'atleta, benché possa essere un predittore di prognosi sfavorevole, è controversa. Solo una minoranza degli atleti mostra un pattern di distribuzione subendocardico del segnale iperintenso, tipico della coronaropatia. Inoltre, la presenza e l'estensione di tali aree sembrano correlare con l'entità e la durata dell'esercizio effettuato: si ipotizza un ruolo dello sforzo fisico nel determinare la fibrosi miocardica, associata o meno ad ischemia.

Atleti sottoposti a cessazione dell'attività sportiva hanno mostrato un rimodellamento inverso del ventricolo sinistro, con riduzione dei volumi, della massa e dell'ipertrofia: ciò conferma il carattere adattativo di tali modificazioni; in alcuni di essi residua una dilatazione ventricolare sinistra di grado lieve, il cui significato clinico e prognostico è sconosciuto [6].

6.7.2 Miocardiopatie

La RM cardiaca svolge un ruolo cardine nell'approccio diagnostico, evidenziando il fenotipo morfologico delle diverse forme, e nella stratificazione prognostica, individuando pazienti a più elevato rischio cardiovascolare [7].

6.7.2.1 Miocardiopatia ipertrofica

La miocardiopatia ipertrofica (MCI) è caratterizzata da un'anomala ipertrofia e iperplasia dei miocardiociti, che determinano un ispessimento parietale asimmetrico, prevalentemente a livello del setto interventricolare, o simmetrico, esteso in ugual misura anche alla parete laterale del ventricolo sinistro, o localizzato solo all'apice; fenomeni di fibrosi intramiocardica rap-

presentano, insieme all'ipertrofia, un marker distintivo della patologia (vedi Capitolo 19).

La RM consente di studiare con accuratezza la morfologia e la funzione cardiaca e di identificare il caratteristico pattern di fibrosi intramiocardica, di definire la massa ventricolare sinistra e l'ipertrofia dell'apice. Inoltre è indicata nel follow-up dei pazienti sottoposti a miectomia o alcolizzazione del setto interventricolare. La massa totale del ventricolo sinistro può essere normale anche in pazienti con significativa ipertrofia parietale regionale. Nelle immagini a sangue nero viene localizzato l'ispessimento miocardico in tutti i piani di studio del cuore. Nelle sequenze a sangue bianco vengono misurati lo spessore e l'ispessimento parietale (Fig. 6.4), i volumi ventricolari, che possono risultare normali o ridotti, e la frazione d'eiezione. Lo studio della funzione diastolica, invece, si avvale delle sequenze PC o della tecnica *tagging*. Reperti caratteristici sono la ridotta rotazione posteriore e la minore distensione radiale del setto interventricolare inferiore. Dal confronto dei dati quantitativi ottenuti con la RM con determinati indici geometrici deriva la possibilità di distinguere con certezza l'ipertrofia patologica dall'ispessimento parietale fisiologico tipico del cuore d'atleta [8]. Inoltre, è stato dimostrato che anche il volume atriale correla con gli altri marker di performance cardiaca, indicandone un possibile ruolo nella stratificazione prognostica del paziente [9].

Le zone di fibrosi miocardica vengono visualizzate mediante sequenze di *delayed enhancement*: tipicamente si riscontrano, in modo diffuso o regionale, nel terzo medio della parete miocardica, a livello della giunzione tra il setto interventricolare e il ventricolo destro. Il caratteristico pattern di distribuzione intra-

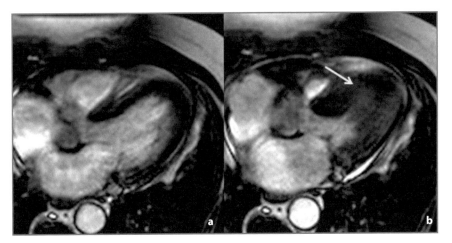

Fig. 6.4 Immagini in asse lungo orizzontale del cuore acquisite durante sequenze cine a sangue bianco in telediastole (**a**) e telesistole (**b**) in un paziente con miocardiopatia ipertrofica apicale: in **b** è evidente come la contrazione dell'apice ipertrofico determini l'obliterazione completa della cavità ventricolare (*freccia*)

miocardico e multifocale non rispecchia il territorio di vascolarizzazione delle coronarie e, pertanto, viene facilmente distinto dalla necrosi ischemica. Le zone di *hyperenhancement* sono presenti in più dell'80% dei pazienti e correlano direttamente con il grado di ipertrofia e inversamente con l'ispessimento sistolico regionale. Esse possono essere dovute all'accumulo di interstizio per il disallineamento delle miofibrille, alla sostituzione fibrosa di miocardiociti degenerati o a fenomeni di ischemia microvascolare. L'entità e l'estensione complessiva dell'*hyperenhancement* correlano in modo significativo con l'outcome del paziente e individuano soggetti a più alto rischio di morte improvvisa. Usando sequenze T2-pesate è spesso possibile identificare aree di edema focale che corrispondono alle aree di fibrosi e si localizzano prevalentemente nei segmenti più ispessiti.

Nella MCI ostruttiva, l'avvicinamento del lembo anteriore mitralico al setto ispessito è ben visibile nel piano asse lungo orizzontale, nelle sezioni specifiche per il tratto di efflusso o in asse corto attraverso un piano valvolare perpendicolare al tratto di efflusso. Nelle sequenze cine GRE, il flusso di sangue turbolento durante l'eiezione ventricolare sinistra appare ipointenso in sede sottoaortica. L'area più piccola esistente tra il lembo mitralico anteriore e il setto durante la sistole, misurata in una sezione trasversa del piano asse lungo del ventricolo sinistro, è utilizzata come metodo di determinazione della severità dell'ostruzione, in quanto non è influenzata dall'entità del precarico.

6.7.2.2 Miocardiopatia dilatativa

La miocardiopatia dilatativa (MCD) si caratterizza per una progressiva dilatazione delle camere cardiache con riduzione della funzione contrattile globale, che dipende, dal punto di vista istologico, dalla perdita delle fibrocellule muscolari sostituite da tessuto fibroso interstiziale.

La RM consente, mediante sequenze cine a sangue bianco, una valutazione accurata dei volumi e della funzione contrattile globale del ventricolo sinistro, dello spessore di parete (che può essere normale o ridotto) e dell'ispessimento sistolico regionale. Anche nelle sequenze a sangue nero è possibile riscontrare l'aumento della volumetria delle cavità cardiache, associata talvolta all'assottigliamento parietale. Vengono esaminate la morfologia e la funzione del ventricolo destro, l'eventuale dilatazione biatriale e le disfunzioni valvolari. Nelle sequenze PC è possibile rintracciare segni di disfunzione diastolica di uno o entrambi i ventricoli. L'analisi delle sequenze di *delayed enhancement*, invece, può mostrare diversi aspetti:

- presenza di aree di *late enhancement* centroparietale, soprattutto a livello delle fibrocellule muscolari circonferenziali del setto interventricolare, dovuto al progressivo accumulo di tessuto fibroso interstiziale (28%);
- assenza completa di *late enhancement* (59%).

In circa il 13% dei pazienti con sospetta MCD, la distribuzione delle aree di *late enhancement* rispecchia in realtà quella tipica dell'infarto miocardico: la diagnosi più probabile in questi casi è quella della cardiopatia dilatativa post-ischemica. Solo l'analisi del pattern di distribuzione della necrosi miocardica mediante RM consente di discriminare tra MCD e cardiopatia dilatativa secondaria al rimodellamento cardiaco postinfartuale [10]. Nei pazienti con diagnosi certa di MCD, la presenza e l'estensione delle aree di fibrosi interstiziale centroparietale correlano con l'occorrenza di eventi cardiaci a lungo termine [11].

La RM cardiaca è considerata oggi uno strumento fondamentale anche per il follow-up dei pazienti, poiché piccoli cambiamenti nella frazione d'eiezione o nei volumi possono essere identificati con un'accuratezza diagnostica superiore a quella degli altri strumenti di imaging.

6.7.2.3 Miocardiopatia restrittiva

La miocardiopatia restrittiva (MCR) si caratterizza per una significativa riduzione dei volumi e del riempimento ventricolare. Mentre la funzione sistolica è solitamente preservata, la funzione diastolica risulta fortemente compromessa, con conseguente dilatazione atriale e stasi venosa.

Lo studio in RM si avvale di sequenze a sangue nero per l'analisi morfologica delle camere cardiache: tipico è il reperto di ingrandimento atriale, cui si associa dilatazione del ventricolo destro in caso di significativa ipertensione polmonare. Spesso vengono riscontrati trombi a livello atriale. Le immagini cine a sangue bianco consentono di calcolare la frazione di eiezione, che in alcuni casi può essere ridotta. Le dimensioni del ventricolo sinistro e lo spessore della parete vengono misurati nei piani asse corto e asse lungo durante sequenze GRE. La presenza di insufficienza mitralica concomitante può essere identificata nelle stesse sequenze cine.

Con la RM è possibile effettuare una diagnosi differenziale tra MCR e pericardite costrittiva, condizioni patologiche che spesso hanno la stessa presentazione clinica. Il segno peculiare della pericardite costrittiva è rappresentato dall'ispessimento > 4 mm del pericardio misurato in sequenze SE T1-pesate. Quando, tuttavia, lo spessore pericardico è normale, l'utilizzo di particolari sequenze GRE *real time* rappresenta un valido sussidio alla diagnosi: infatti, mentre nella MCR non si verificano sostanziali modificazioni nella geometria e nella morfologia delle pareti ventricolari durante le varie fasi del respiro, nella pericardite costrittiva il setto interventricolare tende ad appiattire la sua convessità fino ad invertirla completamente nelle fasi più precoci dell'inspirazione, mostrando un comportamento opposto durante l'espirazione.

6.7.2.4 Displasia aritmogena del ventricolo destro

La displasia aritmogena del ventricolo destro (ARVD, *arrythmogenic right ventricular dysplasia*) è caratterizzata da una degenerazione apoptotica del miocardio ventricolare destro e da una progressiva sostituzione adiposa o fibroadiposa, che procede dal versante subepicardico a quello subendocardico fino a diventare transmurale. L'atrofia miocardica interessa prevalentemente i due terzi esterni della parete libera del ventricolo destro, in modo regionale o diffuso. Tale condizione predispone all'insorgenza di aritmie maggiori e costituisce una delle cause più frequenti di morte improvvisa nei giovani atleti. In alcuni casi, anche il ventricolo sinistro viene interessato dal processo patologico. Si distinguono due forme:
- forma adiposa, che coinvolge la parete libera del ventricolo destro senza assottigliamento parietale;
- forma fibroadiposa, caratterizzata da un assottigliamento della parete libera del ventricolo destro con formazione di aneurismi prevalentemente a livello dell'infundibolo, dell'apice e della porzione basale della parete inferiore (*triangolo della displasia*), determinanti dilatazione globale della cavità e discinesie segmentarie. In questa forma, anche il ventricolo sinistro può risultare dilatato, con alterazioni della contrattilità a livello dell'apice e della parete posteriore.

Con la RM è possibile valutare la morfologia e la funzione globale e regionale del ventricolo destro. La valutazione morfologica viene effettuata mediante sequenze a sangue nero, orientate secondo piani assiali e sagittali obliqui che coprono l'intera estensione del ventricolo destro fino al tratto d'efflusso. La valutazione funzionale si avvale di sequenze cine a sangue bianco, orientate secondo l'asse lungo del ventricolo destro, il piano asse lungo orizzontale e l'asse corto, oltre a piani di studio specifici per l'infundibolo e il tratto di efflusso. Su queste immagini vengono misurati il volume della cavità ventricolare e lo spessore della parete libera (valore normale 4-6 mm), viene valutato l'assottigliamento o l'ipertrofia delle trabecole e della banda moderatrice; inoltre, viene calcolata la frazione d'eiezione e valutata la contrattilità regionale, identificando le discinesie regionali, il *bulging* sistodiastolico della parete e gli aneurismi del ventricolo destro. L'assenza di significative asinergie segmentarie non permette di escludere la diagnosi, in quanto queste si rendono spesso evidenti solo a uno stadio avanzato della patologia. Per tale motivo, è indispensabile associare una valutazione delle caratteristiche tissutali: nelle immagini SE T1-pesate, il tessuto adiposo della parete assume un'intensità maggiore rispetto al circostante miocardio ventricolare sano. Nelle sequenze triple IR T1-pesate con soppressione del segnale del grasso, il tessuto adiposo risulta ipointenso, in confronto al resto della parete con normale intensità di segnale. Infine, nelle immagini di *delayed enhancement* possono essere visibili aree di sostituzione fibrosa o fibroadiposa che correlano maggiormente con l'inducibilità di aritmie ventricolari e con le discinesie parietali del ventricolo destro. In alcuni casi vi può essere coinvolgimento del ventricolo sinistro, con riscontro di sostituzione fibroadiposa subepicardica o transmurale a livello del setto inferiore e della parete posterolaterale.

Il tessuto adiposo intramiocardico non rappresenta di per sé un marker inequivocabile della patologia, in quanto tende ad aumentare normalmente con l'età, con la superficie corporea e come esito di processi riparativi e cicatriziali della parete ventricolare. Aree di infiltrazione adiposa subepicardica, in assenza di degenerazione e apoptosi dei miociti, possono essere comunemente riscontrate nei soggetti anziani e obesi, negli alcolisti e nei diabetici. La sensibilità e la specificità nell'identificazione di tale marker può variare tra il 22 e il 100%; al contrario, l'evidenza di discinesia segmentaria associata ad assottigliamento parietale rende la diagnosi più probabile. La diagnosi di ARVD si basa sull'integrazione di diverse caratteristiche clinico-strumentali (criteri di McKenna) [12]. L'elevato rischio di morte improvvisa da sforzo nella ARVD presuppone l'esclusione degli atleti dall'attività sportiva agonistica; la corretta stratificazione prognostica è, pertanto, subordinata alla formulazione di una diagnosi certa.

6.7.3 Miocardite

La miocardite è un processo patologico di natura infettivo-infiammatoria del miocardio, causato per lo più da virus cardiotropi e meno frequentemente da parassiti, batteri e alterazioni autoimmuni. La flogosi miocardica può avere un'estensione e un'intensità variabile e il danno miocitario che ne deriva comporta diversi gradi di disfunzione contrattile. In alcuni casi, in cui il processo patologico evolve in modo fulminante, la prognosi può essere infausta.

I vantaggi della RM consistono nella determinazione della funzione contrattile e soprattutto nella caratterizzazione tissutale del danno miocardico reversibile e irreversibile. La RM è anche utile nella definizione della massa e degli spessori parietali del ventricolo sinistro, dei volumi e della frazione d'eiezione, dello *stroke volume* e della portata cardiaca. La funzione contrattile globale può risultare conservata nonostante l'evidenza di danno miocitario ed è indipendente dall'estensione della necrosi.

L'analisi morfologica, tramite sequenze a sangue nero nei tre assi cardiaci, può evidenziare in questi pazienti un transitorio aumento dello spessore parietale nelle aree edematose; talvolta, si rileva anche un transitorio incremento del volume del ventricolo sinistro. Nelle sequenze cine nei tre assi cardiaci si identificano eventuali alterazioni della cinesi globale e segmentaria. Nelle sequenze T2-pesate *triple IR* per l'edema, si può riscontrare un'aumentata intensità di segnale che si distribuisce in modo regionale (soprattutto a livello della porzione subepicardica della parete infero-laterale) o diffuso, con il tipico pattern a chiazze (*patchy*). In una percentuale di pazienti che varia dal 32 al 57% nelle diverse casistiche il processo infiammatorio del miocardio può estendersi anche al pericardio, configurando il quadro clinico della miopericardite: ne consegue la formazione di un versamento pericardico (Fig. 6.5). Nelle sequenze a sangue nero IR T1-pesate, pochi minuti dopo l'iniezione di mezzo di contrasto paramagnetico, è possibile notare, nelle zone caratte-

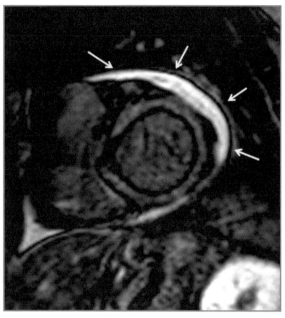

Fig. 6.5 Immagine in asse corto del cuore ottenuta durante l'acquisizione di sequenze GRE IR T1-pesate in un paziente con una recente miopericardite: si evidenzia versamento pericardico iperintenso (*frecce*) di grado lieve-medio

rizzate da intensa attività infiammatoria, un notevole e rapido uptake di gadolinio; tale fenomeno sembra essere dovuto in parte all'espansione dello spazio extracellulare per la presenza di edema, all'iperemia infiammatoria, al lento *wash-out* dai capillari rigonfi e all'edematosi, in parte all'ingresso del gadolinio nei miocardiociti danneggiati per rottura della membrana cellulare. In queste sequenze di *early enhancement* la flogosi tissutale appare come area iperintensa rispetto al miocardio circostante sano. Le sequenze di *delayed enhancement* individuano la componente necrotica e irreversibile del danno miocitario. Come per l'edema e la flogosi, anche la necrosi presenta una distribuzione subepicardica; in alcuni casi è visibile una sottile rima di tessuto necrotico a livello della parete libera del ventricolo destro. Nei casi di miocardite da human herpes virus 6 (HHV6), l'area di *late enhancement* si localizza tipicamente a livello medio-parietale del setto interventricolare: ciò è dovuto al neurotropismo del virus, che invade il tessuto di conduzione miocardico, e spiegherebbe la frequente associazione di questa forma con aritmie e blocchi di branca. L'assenza di coinvolgimento degli strati subendocardici permette di distinguere con elevata accuratezza il danno miocitario della miocardite da quello tipico dell'infarto.

Inoltre, mentre nel caso della necrosi infartuale l'intensità di segnale risulta elevata ed omogenea nel segmento interessato, nella miocardite essa risulta più tenue e sfumata, essendo dovuta alla presenza di miocardiociti necrotici frammisti a isole di miocardio sano.

Nei pazienti che presentano un decorso favorevole della malattia, la RM cardiaca al follow-up evidenzia la scomparsa completa dell'infiammazione attiva; la persistenza di iperintensità nelle sequenze T1- e T2-pesate, al contrario, depone per una prognosi peggiore. Le aree di iperintensità di segnale visibili nelle sequenze di *delayed enhancement* al follow-up sono indicative della presenza di sostituzione fibrosa conseguente alla necrosi miocardica. La presenza e l'estensione globale di tale *hyperenhancement* correlano strettamente con la disfunzione e il rimodellamento ventricolare tardivi, determinando l'evoluzione in cardiopatia dilatativa.

È necessaria un'analisi combinata di tutte le sequenze RM per addivenire a una diagnosi strumentale certa di miocardite. La presenza di almeno due dei seguenti criteri diagnostici (*Lake Louise Consensus Criteria* [13]) conferma il sospetto clinico della patologia:
- iperintensità di segnale diffuso o regionale nelle sequenze T2 *triple IR* (edema);
- iperintensità di segnale nelle sequenze *early enhancement* (flogosi);
- *late enhancement* a distribuzione subepicardica nelle sequenze di *delayed enhancement* compatibile con necrosi (nella miocardite acuta) o fibrosi (nella miocardite cronica)

Inoltre, la presenza di discinesie regionali e di versamento pericardico supportano la diagnosi di miocardite. Nei casi di forte sospetto clinico ma assenza di criteri diagnostici, è indicata la ripetizione dell'esame RM dopo due settimane dall'imaging iniziale.

6.7.4   Cardiopatia ischemica

L'evoluzione del danno ischemico miocardico, dall'interruzione acuta del flusso ematico coronarico alla costituzione della cicatrice infartuale comporta una serie di modificazioni tissutali, che sono facilmente identificabili con la RM. La precoce rivascolarizzazione dell'arteria responsabile dell'infarto determina il salvataggio di una considerevole porzione di miocardio a rischio; tuttavia, in circa la metà dei pazienti, si rileva un danno microvascolare da ischemia/riperfusione che costituisce, insieme all'estensione della necrosi (*infarct size*), il più importante fattore predittivo di prognosi.

Nell'infarto miocardico, la RM cardiaca fornisce una valutazione della funzione cardiaca globale e delle asinergie regionali, dell'estensione dell'area di edema infiammatorio (espressione del danno reversibile) e della necrosi (indicativa del danno miocardico irreversibile).

L'infarto miocardico acuto si contraddistingue per la presenza di edema tissutale, visibile nelle sequenze SE *triple IR* T2-pesate: esso raggiunge la massima intensità di segnale nella prima settimana dopo l'evento acuto e tende a regredire nel tempo fino a scomparire in fase cronica. La persistenza di danno infiammatorio molte settimane dopo l'infarto acuto è associata a prognosi infausta. Spesso la parete interessata mostra un incremento dello spessore diastolico. In alcuni casi, all'interno dell'area iperintensa dell'edema si riscontra una zona, prevalentemente centro-parietale, di ipointensità: studi di correlazione con dati anatomopatologici hanno identificato in tale alterazione la presenza di emorragia intramurale (Fig. 6.6). La perfusione miocardica viene valutata attraverso somministrazione endovenosa di gadolinio. In alcuni pazienti è possibile identificare, nelle scansioni effettuate pochi secondi dopo la fine dell'infusione (*first pass*), aree di ridotto o ritardato wash-in del gadolinio, che rappresentano difetti di perfusione microvascolare. Nelle sequenze di *early enhancement*, le aree di ipoperfusione vengono delineate come zone di *hypoenhancement* (Fig. 6.7). L'area di necrosi è visibile nelle sequenze di *delayed enhancement*, come zona di *hyperenhancement* rispetto al miocardio sano (Fig. 6.8). Un'eventuale zona di *hypoenhancement* all'interno dell'area di *late enhancement* è rappresentativa dell'ostruzione post-infartuale del microcircolo coronarico (Fig. 6.9).

La fase cronica dell'infarto è caratterizzata dalla sostituzione della necrosi con la cicatrice fibrosa: l'area di *late enhancement* va incontro a un assottigliamento parietale tale da raggiungere uno spessore telediastolico inferiore a 5,5 mm. L'analisi dei volumi e della funzione contrattile del ventricolo sinistro permette l'identificazione del processo di rimodellamento post-infartuale che caratterizza il follow-up dei pazienti a prognosi peggiore.

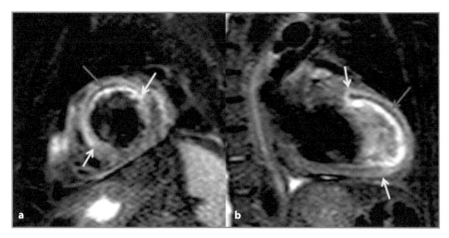

Fig. 6.6 Immagini in asse corto (**a**) e asse lungo verticale (**b**) del cuore ottenute durante sequenze per l'edema SE *triple IR* T2-pesate in un paziente con un recente infarto miocardico anterosettale e laterale: l'area di edema (*frecce gialle*), che appare iperintensa rispetto al miocardio circostante, ha estensione transmurale, a livello del setto interventricolare, dell'apice e della parete anteriore del ventricolo sinistro; all'interno dell'area di edema è possibile identificare una zona centroparietale ipointensa (*frecce rosse*) corrispondente ad emorragia intramiocardica

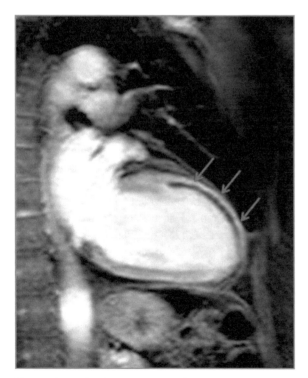

Fig. 6.7 Immagine in asse lungo verticale del cuore acquisita durante sequenze di *early enhancement* GRE T1-pesate, 2 minuti dopo la somministrazione endovenosa di gadolinio: si evidenzia un difetto di perfusione del microcircolo a livello della parete anteriore e dell'apice del ventricolo sinistro, che appare come area di *hypoenhancement* (*frecce rosse*) nel contesto dell'*hyperenhancement* relativo alla normale perfusione miocardica

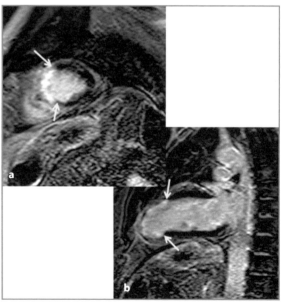

Fig. 6.8 Immagini in asse corto (**a**) e asse lungo verticale (**b**) del cuore ottenute durante sequenze di *delayed enhancement* GRE IR T1-pesate in un paziente con un recente infarto miocardico antero-settale: l'area di necrosi (*frecce gialle*), che appare iperintensa rispetto al miocardio circostante, ha estensione transmurale a livello del setto interventricolare, dell'apice e della parete anteriore del ventricolo sinistro

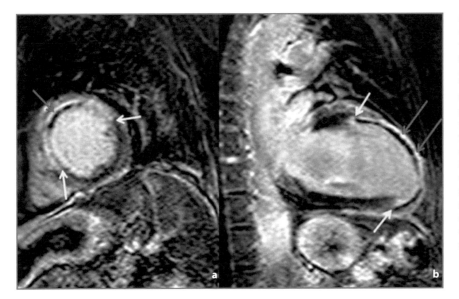

Fig. 6.9 Immagini in asse corto (**a**) e asse lungo verticale (**b**) del cuore durante sequenze di *delayed enhancement* GRE IR T1-pesate in un paziente con un recente infarto miocardico anteriore: si evidenzia un'estesa necrosi transmurale iperintensa (*frecce gialle*) a livello del setto interventricolare, dell'apice e della parete anteriore del ventricolo sinistro, all'interno della quale è presente un'area ipointensa (*frecce rosse*) corrispondente all'ostruzione microvascolare

6.7.5 Anomalie di origine e decorso delle coronarie

Le anomalie di origine e decorso delle coronarie sono alterazioni patologiche di natura congenita delle arterie coronarie. Esistono numerose varianti anatomiche; benché la maggior parte di esse rappresenti un riscontro occasionale all'imaging coronarico, alcune forme sono associate a prognosi infausta, soprattutto nei giovani atleti. Infatti, le coronarie che decorrono tra l'aorta e il tronco arterioso polmonare possono andare incontro a fenomeni di costrizione, soprattutto in momenti in cui la richiesta metabolica miocardica risulta maggiore, come avviene durante l'esercizio fisico. In altri casi, coronarie con normale origine dai seni di Valsalva possono presentare, lungo il decorso, dei tratti intramiocardici: veri e propri ponti di tessuto miocardico (*bridging miocardico*) si pongono a cavallo dell'arteria, determinandone la compressione sistolica e l'interruzione intermittente del flusso ematico. Le conseguenze cliniche di questi fenomeni variano dall'angina da sforzo alla disfunzione ventricolare sinistra, alle aritmie e alla morte improvvisa. Poiché il reperto di normalità delle arterie coronarie costituisce un presupposto indispensabile per l'idoneità sportiva, numerose tecniche di imaging sono state affinate al fine di ottenere una corretta visualizzazione del circolo coronarico. La RM ha compiuto notevoli progressi nella visualizzazione delle coronarie, attraverso piani e sequenze specifici; tuttavia, essa risulta attualmente di limitato impiego a causa delle dimensioni delle arterie coronarie (meno

di 5 mm), inferiori rispetto alla normale risoluzione spaziale, del loro decorso tortuoso e del movimento di rotazione e traslazione dovuto alla motilità cardiaca e respiratoria.

La coronaro-RM si basa sull'impiego di sequenze a sangue bianco, in cui l'elevato contrasto tra il flusso ematico e il grasso circostante è ottenuto mediante un preimpulso di saturazione, e sequenze SE triple IR, in cui si ottiene la soppressione del segnale del grasso, permettendo un maggior contrasto tra il lume coronarico e il tessuto adiposo epicardico.

Nella *whole heart coronary angiography*, che consiste nell'acquisizione 3D, a respiro libero, di un volume contenente l'intero cuore con tecnica GRE, sottili slice multiplanari ottenute durante brevi fasi del ciclo cardiaco vengono ricostruite, in modo retrospettivo, con un approccio simile a quello della TC.

In ciascuna sequenza, il segnale del sangue può essere potenziato mediante introduzione di mezzo di contrasto paramagnetico. L'accuratezza diagnostica della coronaro-RM non varia a seconda delle diverse sequenze utilizzate; tuttavia, è maggiore per il tronco comune e i tratti prossimali delle coronarie.

Bibliografia

1. Pennell DJ, Sechtem UP, Higgins CB et al Society for Cardiovascular Magnetic Resonance; Working Group on Cardiovascular Magnetic Resonance of the European Society of Cardiology (2004) Clinical indications for cardiovascular magnetic resonance (CMR): Consensus Panel report, Eur Heart J 25:1940-1965

2. Lombardi M, Bartolozzi C (2004) Risonanza magnetica del cuore e dei vasi. Springer, Milano

3. Mannin WJ, Pennell DJ (2010) Cardiovascular magnetic resonance. Saunders, Elsevier, Philadelphia

4. La Gerche A, Taylor AJ, Prior DL (2009) Athlete's heart: the potential for multimodality imaging to address the critical remaining questions. JACC Cardiovasc Imaging 2:350-363

5. Scharhag J, Schneider G, Urhausen A et al (2002) Athlete's heart: right and left ventricular mass and function in male endurance athletes and untrained individuals determined by magnetic resonance imaging. J Am Coll Cardiol 40:1856-1863

6. Pelliccia A, Maron BJ, De Luca R et al (2002) Remodeling of left ventricular hypertrophy in elite athletes after long-term deconditioning. Circulation 105:944-949

7. Wu KC, Weiss RG, Thiemann DR et al (2008) Late gadolinium enhancement by cardiovascular magnetic resonance heralds an adverse prognosis in nonischemic cardiomyopathy. J Am Coll Cardiol 51:2414-2421

8. Petersen SE, Selvanayagam JB, Francis JM et al (2005) Differentiation of athlete's heart from pathological forms of cardiac hypertrophy by means of geometric indices derived from cardiovascular magnetic resonance. J Cardiovasc Magn Reson 7:551-558

9. Sachdev V, Shizukuda Y, Brenneman CL et al (2005) Left atrial volumetric remodeling is predictive of functional capacity in nonobstructive hypertrophic cardiomyopathy. Am Heart J 149:730-736

10. Assomull RG, Lyne JC, Keenan N et al (2007) The role of cardiovascular magnetic resonance in patients presenting with chest pain, raised troponin, and unobstructed coronary arteries. Eur Heart J 28:1242-1249. Epub 2007 May 3

11. Assomull RG, Prasad SK, Lyne J et al (2006) Cardiovascular magnetic resonance, fibrosis, and prognosis in dilated cardiomyopathy. J Am Coll Cardiol 48:1977-1985. Epub 2006 Oct 31

12. McKenna WJ, Thiene G, Nava A et al (1994) Diagnosis of arrhythmogenic right ventricular dysplasia/cardiomyopathy. Task Force of the Working Group Myocardial and Pericardial Disease of the European Society of Cardiology and of the Scientific Council on Cardiomyopathies of the International Society and Federation of Cardiology. Br Heart J 71:215-218

13. Friedrich MG, Sechtem U, Schulz-Menger J et al (2009) International Consensus Group on Cardiovascular Magnetic Resonance in Myocarditis. Cardiovascular magnetic resonance in myocarditis: A JACC White Paper. J Am Coll Cardiol 53:1475-1487

La scintigrafia miocardica

7

Maria Lucia Calcagni, Isabella Bruno, Lucia Leccisotti

Abstract

La scintigrafia miocardica (SPET o PET) è una tecnica medico-nucleare non invasiva di imaging che, grazie all'impiego di opportuni radiofarmaci e alla sincronizzazione con l'elettrocardiogramma (*ECG-gated*), consente di valutare la perfusione miocardica in condizioni di riposo e dopo sforzo (fisico o farmacologico), la vitalità miocardica, la funzione ventricolare sinistra e l'innervazione adrenergica cardiaca. Nella pratica clinica la scintigrafia miocardica da sforzo è indicata negli atleti di età inferiore a 30 anni con alterazioni elettrocardiografiche o ecocardiografiche e negli atleti "master" che presentano la stessa probabilità di cardiopatia ischemica della popolazione normale. È stato dimostrato che un test da sforzo positivo con scintigrafia miocardica negativa ha un alto valore predittivo negativo in questi soggetti. Gli studi di innervazione adrenergica cardiaca e gli studi di perfusione PET sono generalmente impiegati in casi particolari come la displasia aritmogena del ventricolo destro e la miocardiopatia ipertrofica dell'atleta.

7.1 Introduzione

La medicina nucleare si avvale di radiofarmaci che, somministrati per via endovenosa, raggiungono l'organo bersaglio dove si fissano ed emettono radiazioni. Le radiazioni sono rilevate da apparecchiature dedicate, elaborate e trasformate in immagini scintigrafiche. Esse rappresentano la distribuzione della radioattività nell'organo bersaglio (cuore, cervello, rene ecc.) e forniscono informazioni sulla funzione di organi e apparati. La medicina nucleare è impiegata principalmente per scopi diagnostici ma anche per scopi terapeutici.

La scintigrafia miocardica è una tecnica non invasiva di imaging che, grazie all'impiego di adeguati radiofarmaci e alla sincronizzazione con l'elettrocardiogramma (ECG-gated), permette di studiare la perfusione, la vitalità, la funzione ventricolare sinistra e l'innervazione adrenergica.

La perfusione miocardica può essere valutata a riposo e dopo sforzo fisico (al cicloergometro o *treadmill*).

Numerosi studi hanno dimostrato che l'accuratezza diagnostica della scintigrafia miocardica da sforzo è superiore al 90%, soprattutto se si raggiunge almeno l'80% della frequenza cardiaca massima teorica [1, 2].

Nei rari casi in cui il paziente non è in grado di eseguire un adeguato esercizio fisico si può ricorrere a uno stimolo farmacologico. I farmaci più ampiamente utilizzati sono di due tipi: vasodilatatori delle arteriole coronariche (adenosina e dipiridamolo) e

M. L. Calcagni (✉)
Istituto di Medicina Nucleare
Università Cattolica del Sacro Cuore, Roma

adrenergici (dobutamina). Lo stress farmacologico è meno "fisiologico" dello sforzo fisico, e sebbene clinicamente non sia sempre possibile dirimere l'origine dei sintomi insorti durante il test, la riproducibilità dell'esame è garantita.

La scintigrafia miocardica valuta prevalentemente il ventricolo sinistro perché è caratterizzato da una massa muscolare maggiore rispetto al ventricolo destro.

Le principali indicazioni cliniche della scintigrafia miocardica da sforzo sono: diagnosi di ischemica miocardica nei pazienti a intermedio rischio di malattia coronarica, valutazione dell'efficacia della terapia medica o delle procedure di rivascolarizzazione coronarica e stratificazione prognostica dei pazienti con nota coronaropatia o candidati a trapianto [3-5].

Negli atleti la scintigrafia miocardica da sforzo è indicata principalmente per escludere l'ischemia in presenza di alterazioni elettrocardiografiche (ECG) o ecocardiografiche (ispessimento parietale, ipocinesia, origine anomala dei vasi coronarici ecc.). In questi casi è stato ampiamente dimostrato l'alto valore predittivo negativo della scintigrafia miocardica da sforzo, specialmente se il test da sforzo è massimale.

È stata infatti dimostrata l'assenza di eventi cardiaci per almeno 5 anni negli atleti con alterazioni ECG indicative di ischemia e scintigrafia miocardica negativa [6]. Nei casi di scintigrafia miocardica positiva per ischemia, tenuto conto della bassa probabilità pre-test dell'atleta, è importante escludere il possibile "falso positivo" scintigrafico causato, per esempio, da ipertrofia delle pareti miocardiche ed è necessario, pertanto, procedere a ulteriori accertamenti diagnostici (per esempio, angio-TC delle coronarie, coronarografia ecc.) [7].

Negli atleti, la scintigrafia miocardica a riposo può essere utile per valutare la presenza di eventuali aree di ipoperfusione, ad esempio in corrispondenza di aree di fibrosi/necrosi secondarie a pregresse miocarditi (specialmente se misconosciute), e di alterazione dell'innervazione adrenergica come nella displasia aritmogena del ventricolo destro [8].

Tali patologie sono una delle cause di morte improvvisa. Infine, la scintigrafia miocardica da sforzo è indicata negli sportivi con età superiore ai 40 anni perché in questi soggetti la probabilità di cardiopatia ischemica è aumentata rispetto all'atleta di età inferiore ai 30 anni e pressoché simile alla popolazione normale [9].

7.2 La scintigrafia miocardica: acquisizione, elaborazione e interpretazione delle immagini

La scintigrafia miocardica è ottenuta mediante acquisizione di immagini con tecnica tomografica SPET (*Single Photon Emission Tomography*) o PET (*Positron Emission Tomography*). Entrambe le tecniche prevedono l'utilizzo di radiofarmaci che sono estratti dal sangue in modo direttamente proporzionale al flusso coronarico e, nella maggior parte dei casi, ritenuti solo dalle cellule miocardiche vitali per un determinato intervallo di tempo. I principali vantaggi della PET rispetto alla SPET sono: le proprietà intrinseche dell'apparecchiatura utilizzata (migliore risoluzione spaziale: 4-6 mm vs 10-12 mm; migliore risoluzione temporale) e le proprietà intrinseche dei radiofarmaci utilizzati. Questi ultimi, essendo analoghi di elementi normalmente presenti nell'organismo (fluoro, azoto, carbonio e ossigeno), permettono di ottenere valori assoluti di flusso (ml/min/g) e metabolismo miocardico (μmol/min/g) [10, 11].

7.2.1 ECG-gated SPET miocardica di perfusione

I principali traccianti SPET utilizzati per lo studio della perfusione miocardica sono il sestamibi e la tetrofosmina marcati con ^{99m}Tc (tecnezio-99-metastabile). Il sestamibi e la tetrofosmina sono composti cationici liposolubili con una frazione di estrazione al primo passaggio pari al 60%. Entrambi i traccianti attraversano per trasporto passivo le membrane sarcolemmatiche e mitocondriali dei miociti e sono trattenuti all'interno dei mitocondri. Gli studi di perfusione miocardica con i traccianti tecneziati prevedono due somministrazioni per via endovenosa del radiofarmaco: una all'acme dello sforzo fisico o durante vasodilatazione farmacologica, l'altra in condizioni di riposo.

L'acquisizione delle immagini è sincronizzata con l'ECG del paziente (ECG-gated) per la contemporanea valutazione della funzione ventricolare sinistra (cinetica regionale e globale, ispessimento miocardico, volumi telediastolico e telesistolico, frazione di eiezione). I dati sono elaborati e rappresentati con una scala di colore e/o di grigi secondo l'asse corto, l'asse lungo orizzontale e l'asse lungo verticale cardiaco, e con le cosiddette "mappe polari" (o *bull's eye*) che forniscono una immediata visualizzazione bidimensionale del ventricolo sinistro. Le immagini sono valutate mediante analisi qualitativa e semiquantitativa: la prima tiene conto della sede, della severità e dell'estensione dei difetti di perfusione, la seconda attribuisce uno score (0-4) all'entità del difetto:

- difetto "reversibile": i difetti di perfusione presenti nelle immagini acquisite dopo lo stress che si normalizzano nelle immagini a riposo indicano ischemia indotta dallo stress;
- difetto "irreversibile": i difetti di perfusione presenti nelle immagini da stress che non si normalizzano nelle immagini a riposo indicano generalmente infarto miocardico.

La captazione polmonare del radiofarmaco dopo sforzo, la dilatazione transitoria del ventricolo sinistro e la visualizzazione del ventricolo destro sono altri segni scintigrafici che, se presenti, indicano disfunzione ventricolare sinistra, in genere associati a estesa coronaropatia e prognosi severa. Difetti di perfusione reversibili e/o irreversibili possono essere presenti anche in caso di miocardiopatia ipertrofica, ponte muscolare (Figg. 7.1 e 7.2), blocco di branca sinistra, amiloidosi ecc. [12].

7.2.2 Scintigrafia dell'innervazione adrenergica cardiaca

La scintigrafia miocardica con la meta-iodo-benzil-guanidina (^{123}I-MIBG) studia l'innervazione simpatica del cuore ed è indicata nei pazienti con infarto miocardico, nella valutazione della denervazione chirurgica post-trapianto, nella miocardiopatia ipertrofica e nello scompenso cardiaco [13]. La ^{123}I-MIBG è un analogo della guanitidina ed è captata dalle terminazioni nervose presinaptiche post-gangliari del sistema nervoso adrenergico. Dopo la depolarizzazione è rilasciata nello spazio sinaptico senza essere metabo-

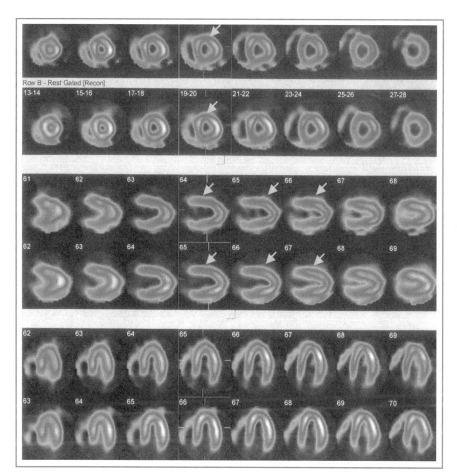

Fig. 7.1 99mTc-Sestamibi SPET dopo test da sforzo massimale (*I riga*) e a riposo (*II riga*) in un soggetto di 25 anni con *bridge* miocardico. Il test da sforzo era positivo per ischemia miocardica (sottoslivellamento ST in infero-laterale: max 3 mm in V5 all'acme). Le immagini SPET mostrano un difetto di perfusione "reversibile" a livello della parete anteriore del ventricolo sinistro come per ischemia miocardica con associata ipocinesia antero-settale apicale (Fig. 7.2)

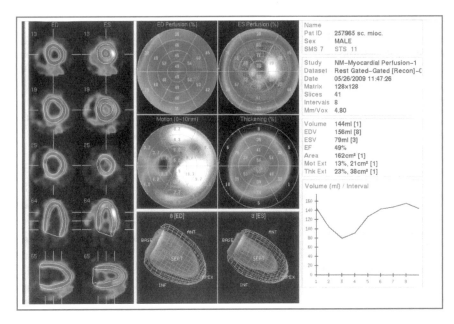

Fig. 7.2 ECG-gated SPET. "Mappe polari" (o *bull's eye*) con rappresentazione della cinetica parietale regionale e globale (*motion*) e dell'ispessimento miocardico (*thickening*). Calcolo dei volumi telediastolico (*EDV*) e telesistolico (*ESV*) e della frazione di eiezione (*EF*) del ventricolo sinistro

lizzata, consentendo così la visualizzazione e la valutazione della funzione dell'innervazione adrenergica in vivo. La ^{123}I-MIBG viene somministrata per via endovenosa in condizioni di riposo e le immagini sono acquisite in fase precoce e tardiva. L'interpretazione delle immagini prevede l'utilizzo di indici semiquantitativi ricavati dal rapporto cuore/mediastino della distribuzione del radiofarmaco. È stato dimostrato che la v si concentra elettivamente nelle zone dove l'innervazione adrenergica è integra e non nelle aree denervate [14]. Nel caso dell'atleta, sono state segnalate significative alterazioni della funzione neuroadrenergica cardiaca, direttamente proporzionali all'entità e alla durata dello sforzo, probabilmente secondarie a fenomeni di adattamento del cuore all'alto carico di lavoro [13].

7.2.3 ECG-gated PET miocardica di perfusione

I radiofarmaci PET permettono di studiare sia la perfusione miocardica, come l'acqua radioattiva ($H_2^{15}O$), l'ammonia (^{13}N-NH_3) e il rubidio-82 (^{82}Rb), che il metabolismo miocardico, come il fluoro-18-desossiglucosio (^{18}F-FDG). L'$H_2^{15}O$ è un tracciante liberamente diffusibile, ovvero non ritenuto dal tessuto miocardico, mentre l'^{13}N-NH_3 e il ^{82}Rb sono traccianti non diffusibili che vengono estratti e ritenuti dal tessuto miocardico in funzione del flusso. L'^{13}N-NH_3 attraversa la membrana cellulare del miocita principalmente per diffusione passiva mentre il ^{82}Rb è un catione con proprietà biologiche simili a quelle del potassio che attraversa la membrana cellulare per trasporto attivo (pompa Na^+/K^+-ATPasi). L'estrazione miocardica a riposo di entrambi i radiofarmaci è maggiore di quelli SPET, pari a circa l'80%. Analogamente a quanto descritto per la SPET, è necessaria la doppia iniezione del radiofarmaco per via endovenosa, sia in condizioni di riposo che durante sforzo, generalmente farmacologico mediante l'impiego di agenti vasodilatatori come il dipiridamolo o l'adenosina; l'acquisizione è sincronizzata con l'ECG del paziente. L'elaborazione, l'analisi e la rappresentazione delle immagini sono simili a quanto descritto per la SPET. Si noti che con la PET è possibile ottenere valori assoluti di flusso miocardico, a riposo e durante stimolo farmacologico, e di metabolismo miocardico. La riserva coronarica è ottenuta dal rapporto tra flusso miocardico durante stress e flusso miocardico a riposo: valori di riserva coronarica, globale o regionale, inferiori a 2 sono generalmente considerati patologici e se non associati alla presenza di stenosi coronariche sono considerati un indice di disfunzione del microcircolo [15, 16]. Alcuni studi PET di perfusione con ^{13}N-NH_3 hanno mostrato che gli atleti presentano valori assoluti di flusso miocardico a riposo più bassi e valori di riserva coronarica più alti rispetto a un gruppo controllo, mentre i soggetti ipertesi presentano valori assoluti di flusso miocardico a riposo più alti e valori di riserva coronarica più bassi [17].

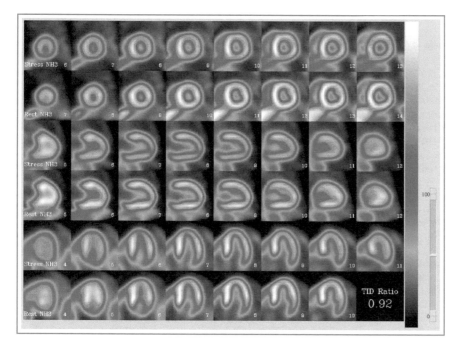

Fig. 7.3 ^{13}N-NH$_3$ PET-TC durante stress farmacologico con adenosina (*I riga*) e a riposo (*II riga*) in un soggetto maschio di 32 anni con miocardiopatia ipertrofica. Le immagini PET non mostrano difetti di perfusione sia durante stimolo farmacologico sia a riposo. L'analisi quantitativa del flusso miocardico ha mostrato normali valori di riserva coronarica regionale e globale (> 2,5)

Tali risultati indicano che nell'atleta l'ipertrofia ventricolare sinistra è un fenomeno di adattamento all'alto carico di lavoro (Fig. 7.3), mentre nei pazienti ipertesi l'aumento delle resistenze vascolari e la disfunzione endoteliale contribuiscono alla riduzione della riserva coronarica.

7.2.4 ECG-gated PET miocardica di metabolismo

Il ^{18}F-FDG è un analogo del glucosio utilizzato in PET per valutare la presenza di miocardio "ibernato", caratterizzato da funzione contrattile e riserva coronarica ridotte, contrariamente al miocardio "stordito" che è caratterizzato da perfusione a riposo conservata e funzione contrattile ridotta. Il miocardio sia stordito che ibernato è caratterizzato dalla presenza di miociti "vitali" (integrità della membrana cellulare e attività metabolica conservata). L'impiego di un radiofarmaco come il 18F-FDG che segue la glicolisi è basato sul concetto che l'utilizzo del glucosio è preservato nel miocardio ipoperfuso ma vitale (*mismatch* perfusione-metabolismo), mentre è assente nel tessuto cicatriziale o fibroso (*match* metabolismo-perfusione). Dopo la somministrazione del radiofarmaco, il ^{18}F-FDG attraversa rapidamente la membrana cellulare, viene fosforilato dall'esochinasi a FDG-6-fosfato, non è ulteriormente metabolizzato ma resta intrappolato all'interno del miocita. Il protocollo di acquisizione per lo studio della vitalità miocardica richiede la somministrazione di ^{18}F-FDG dopo carico orale di glucosio o durante "clamp" euglicemico iperinsulinemico o dopo somministrazione di derivati dell'acido nicotinico al fine di stimolare la captazione miocardica del ^{18}F-FDG [18]. È interessante notare che la captazione di ^{18}F-FDG risulta essere ridotta negli atleti, sia di resistenza che di potenza, rispetto a un gruppo controllo di soggetti sedentari, indicativo di minor consumo miocardico e muscolare di glucosio [19].

Bibliografia

1. Tamaki N, Morita K (2005) SPET in cardiology. Diagnosis, prognosis, and management of patients with coronary artery disease. Q J Nucl Med Mol Imaging 49:193-203
2. Cerqueira MD (2006) Nuclear cardiology: finally a one-stop shop for diagnosis, risk stratification and management of coronary artery disease. Clin Cardiol 29:126-133
3. Brindis RG, Douglas PS, Hendel RC et al (2005) ACCF/ASNC appropriateness criteria for single-photon emission computed tomography myocardial perfusion imaging (SPECT MPI): a report of the American College of Cardiology Foundation Quality Strategic Directions Committee Appropriateness Criteria Working Group and the American Society of Nuclear Cardiology endorsed by the American Heart Association. J Am Coll Cardiol 46:1587-1605
4. Underwood SR, Anagnostopoulos C, Cerqueira M et al

(2004) Myocardial perfusion scintigraphy: the evidence. Eur J Nucl Med Mol Imaging 31:261-291

5. Marcassa C, Bax JJ, Bengel F et al (2008) Clinical value, cost-effectiveness, and safety of myocardial perfusion scintigraphy: a position statement. Eur Heart J 29:557-563

6. Serra-Grima R, Estorch M, Carriò I et al (2000) Marked ventricular repolarization abnormalities in highly trained athletes' electrocardiograms: clinical and prognostic implications. J Am Coll Cardiol 36:1310

7. Bertram P, Toft J, Hanel B et al (1998) False-positive defects in technetium-99m-sestamibi myocardial single-photon emission tomography in healthy athletes with left ventricular hypertrophy. Eur J Nucl Med 25:1308

8. McCaffrey F, Braden D, Strong W (1991) Sudden cardiac death in young athletes. Am J Dis Child 145:177-183

9. Katzel LI, Fleg JL, Busby-Whitehead MJ et al (1998) Exercise-induced silent myocardial ischaemia in master athletes. Am J Cardiol 81:261

10. Hansen CL, Goldstein RA, Akinboboye OO et al (2007) Myocardial perfusion and function: single photon emission computed tomography. J Nucl Cardiol 14:39-60

11. Mittra E, Quon A (2009) Positron emission tomography/computed tomography: the current technology and applications. Radiol Clin North Am 47:147-60

12. Hesse B, Tägil K, Cuocolo A et al (2005) EANM/ESC pro-cedural guidelines for myocardial perfusion imaging in nuclear cardiology. Eur J Nucl Med Mol Imaging 32:855-897

13. Estorch M, Serra-Grima R, Carriò I et al (1997) Influence of prolonged exercise on myocardial distribution of 123I-MIBG in long-distance runners. J Nucl Cardiol 4:396-402

14. Sisson JC (1993) The adrenergic nervous system of the heart and Nuclear Medicine. In: Freeman LM (ed) Nuclear medicine annual 1993, p 233. Raven Press, New York

15. Di Carli MF, Dorbala S, Meserve J et al (2007) Clinical myocardial perfusion PET/CT. J Nucl Med 48:783-793

16. Schindler TH, Schelbert HR, Quercioli A et al (2010) Cardiac PET imaging for the detection and monitoring of coronary artery disease and microvascular health. JACC Cardiovasc Imaging 3:623-640

17. Kjaer A, Meyer C, Wachtell K et al (2005) Positron emission tomographic evaluation of regulation of myocardial perfusion in physiological (elite athletes) and pathological (systemic hypertension) left ventricular hypertrophy. Am J Cardiol 96:1692

18. Camici PG, Prasad SK, Rimoldi OE (2008) Stunning, hibernation, and assessment of myocardial viability. Circulation 117:103-114

19. Takala TO, Nuutila P, Knuuti J et al (1999) Insulin action on heart and skeletal muscle glucose uptake in weight lifters and endurance athletes. Am J Physiol Endo 276: E706-E711

Il cateterismo cardiaco

8

Stefano Tonioni, Carlo Gonnella, Fabrizio D'Errico

Abstract

Il cateterismo cardiaco è una metodica invasiva che permette di valutare i parametri fisiologici del sistema cardiovascolare. Riveste maggior importanza la morfologia dell'onda piuttosto che il valore assoluto della stessa. Generalmente, durante un esame di cateterismo cardiaco, vengono misurate le pressioni delle sezioni destre del cuore nonché del ventricolo sinistro e dell'aorta. Inoltre, vengono eseguiti prelievi di sangue per la determinazione di eventuali shunt.

Le indicazioni attuali al cateterismo cardiaco sono: stima della pressione in arteria polmonare e successivi cambiamenti in seguito a stimoli farmacologici in pazienti con ipertensione polmonare, valutazione delle resistenze polmonari prima e dopo stimolo farmacologico in pazienti affetti da valvulopatie o candidati a trapianto di cuore, polmoni o combinato. Il calcolo della portata cardiaca viene effettuato con la termodiluizione o con il metodo di Fick.

8.1 Introduzione

Il cateterismo cardiaco [1-3] è una metodica invasiva che permette di valutare i parametri fisiologici del sistema cardiovascolare. Nel corso dell'ultimo decennio se ne è considerevolmente ridotto l'utilizzo grazie alla disponibilità sempre più estensiva e accurata dell'ecocardiografia.

Tuttavia, il cateterismo cardiaco riveste ancora oggi un ruolo insostituibile soprattutto in quelle condizioni cliniche in cui le metodiche non invasive non riescono a fornire informazioni esaustive riguardo lo stato di una determinata patologia cardiovascolare.

Il cateterismo cardiaco fornisce informazioni riguardanti la fisiologia cardiovascolare valutando i parametri emodinamici quali i valori di pressione sanguigna, della portata cardiaca e delle resistenze vascolari.

Nel sistema cardiovascolare la pressione sanguigna varia con la contrazione cardiaca, pertanto quando si registrano i valori occorre tenere conto che è una misurazione dinamica.

Per tale motivo riveste maggiore importanza la morfologia dell'onda piuttosto che il valore assoluto della stessa. Inoltre, è importante sottolineare che a ogni distretto cardiovascolare corrisponde un determinato tipo di onda pressoria, che tiene conto delle diverse caratteristiche anatomiche.

Generalmente, durante un esame di cateterismo cardiaco vengono misurate le pressioni delle sezioni destre del cuore (incuneamento in arteria polmonare, arteria polmonare, ventricolo destro, atrio destro) nonché del ventricolo sinistro e dell'aorta. Inoltre, vengono eseguiti prelievi di sangue per la determinazione di eventuali shunt.

S. Tonioni (✉)
Dipartimento di Cardiologia
Ospedale San Carlo di Nancy, Roma

8.2   Indicazioni al cateterismo cardiaco

Le attuali indicazioni al cateterismo cardiaco sono: stima della pressione in arteria polmonare e successivi cambiamenti in seguito a stimoli farmacologici in pazienti con ipertensione polmonare, valutazione delle resistenze polmonari prima e dopo stimolo farmacologico in pazienti affetti da valvulopatie (principalmente mitralica) o candidati a trapianto di cuore, polmoni o combinato.

Riconoscere e analizzare le varie componenti delle diverse morfologie delle curve di pressione è fondamentale per identificare eventuali anomalie correlate con le diverse patologie.

La forma d'onda della pressione venosa centrale è forse una delle morfologie più conosciute ed è pressoché uguale sia per l'atrio destro sia per quello sinistro. Durante la registrazione in sala di emodinamica la pressione di incuneamento viene considerata come la pressione atriale sinistra. Questo perché, non esistendo valvole tra vene polmonari e atrio sinistro, così come tra atrio destro e vene cave, la pressione misurata è pressoché simile in entrambi i distretti. L'unica differenza reale tra la misurazione diretta della pressione in atrio sinistro e quella a livello dei capillari polmonari è solo di tipo temporale, poiché sussiste una latenza temporale che indica il tempo di trasmissione dell'onda pressoria attraverso il distretto vascolare polmonare.

Le principali componenti della pressione venosa sono l'onda a, il collasso x, l'onda v e il collasso y. Queste singole componenti corrispondono rispettivamente a: contrazione, rilasciamento, riempimento e svuotamento atriale. È possibile rilevare in corrispondenza del collasso x un'onda positiva denominata onda c, che rappresenta la protrusione delle valvole atrioventricolari chiuse nell'atrio. In condizioni normali l'onda a ha un picco maggiore rispetto all'onda v se viene misurata la curva di pressione in atrio destro, mentre a livello atriale sinistro o nell'incuneamento il picco dell'onda v è maggiore di quello dell'onda a. Influenzano la morfologia delle curve atriali il grado di continenza delle valvole atrioventricolari, lo stato contrattile degli atri (in caso di fibrillazione atriale mancherà l'onda a) e dei ventricoli, del sincronismo atrioventricolare (onda c gigante, anche detta "a cannone", in caso di dissociazione atrioventricolare completa), la frequenza cardiaca e la volemia.

Le onde ventricolari destra e sinistra hanno morfologia simile e si differenziano principalmente per l'ampiezza. Durante la sistole, la fase di contrazione isovolumetrica e di rilasciamento hanno una durata maggiore nel ventricolo sinistro con minor fase di eiezione rispetto al ventricolo destro. Nella curva di pressione ventricolare è presente un'onda a, causata dalla contrazione atriale, che si inscrive immediatamente dopo l'onda P dell'elettrocardiogramma. La sistole ventricolare, invece, inizia immediatamente dopo il complesso QRS. La fase di rilasciamento isovolumetrico, compreso tra la chiusura delle valvole semilunari e l'apertura delle valvole atrioventricolari, corrisponde alla caduta dei valori di pressione che termina con la protodiastole. Subito dopo inizia la fase di riempimento, prima rapida e poi lenta (telediastole), che determina un nuovo incremento dei valori pressori. I valori che generalmente vengono misurati sono: il valore di picco della pressione sistolica, la pressione protodiastolica e quella telediastolica (misurata dopo l'onda a o all'apice dell'onda R dell'elettrocardiogramma). Influenzano la morfologia e i valori delle curve ventricolari ipertensione arteriosa (sistemica e polmonare), le sindromi coronariche acute, la cardiopatia ischemica, i sovraccarichi di pressione e volume, le miocardiopatie, le valvulopatie, le disfunzioni ventricolari e il tamponamento cardiaco.

Le curve di pressione dell'arteria polmonare e dell'aorta sono date da onde sistoliche coincidenti con la sistole ventricolare (immediatamente dopo il complesso QRS dell'elettrocardiogramma), da un'incisura dicrota che corrisponde alla chiusura delle valvole semilunari e successiva riduzione fino alla fase telediastolica. I valori generalmente misurati sono: il valore di picco sistolico, il valore telediastolico e la media. La misurazione e l'analisi dei valori pressori dell'arteria polmonare e dell'aorta sono importanti, per esempio nella diagnosi differenziale tra ipertensione polmonare primitiva e microembolia polmonare cronica o nelle valvulopatie aortiche.

La morfologia dell'onda pressoria aortica riveste particolare importanza durante la coronarografia. Infatti, in presenza di alterazioni nella morfologia della curva di pressione (*damping*, ventricolarizzazione) è possibile individuare stenosi significative ostiali o l'occlusione da parte del catetere.

Un'altra importante informazione che si ricava durante il cateterismo cardiaco è il calcolo della portata cardiaca. Quest'ultima è data dalla quantità di sangue che viene eiettata dal cuore, espressa in l/min ed è direttamente proporzionale alla superficie corporea (l/min/m^2).

La portata cardiaca è misurata mediante la termodiluizione o con il metodo di Fick. La metodica della *termodiluizione* si basa sul principio che il volume di un liquido può essere calcolato se si aggiunge una quantità nota di un indicatore dopo averlo mescolato in modo uniforme con il liquido stesso. Praticamente, si deve posizionare un catetere di Swan-Ganz in arteria polmonare e iniettare una soluzione salina (5-10 ml) fredda e simultaneamente registrare una curva temperatura/tempo che è inversamente proporzionale alla portata cardiaca. Il calcolo della portata cardiaca viene effettuato direttamente dalle apparecchiature a disposizione che utilizzano l'equazione di Stewart-Hamilton.

Il *metodo di Fick*, invece, si basa sul principio secondo cui l'assorbimento e il rilascio di una sostanza da parte di un organo dipendono dal flusso ematico e dalla differenza arterovenosa nella concentrazione della sostanza. Per misurare la portata cardiaca si utilizza l'ossigeno. Essendo il flusso ematico polmonare uguale a quello sistemico, in assenza di shunt, la portata cardiaca è calcolata utilizzando la seguente formula:

$$Q \ (\text{l/min}) = \frac{\text{consumo di O}_2 \ (\text{ml/min})}{\text{D(ml/min)}_2 \ (\text{ml/min})}$$

Il consumo di ossigeno si ricava utilizzando tabelle o normogrammi. Si può calcolare il ΔA-V di O$_2$, in assenza di shunt, effettuando un prelievo ematico in arteria polmonare e in arteria periferica per determinare la saturazione di O$_2$ e di emoglobina e applicando la seguente formula:

$$\text{contenuto di O}_2 =$$
$$\text{Hb (g/l)} \cdot 1,36 \ (\text{mlO}_2/\text{g Hb}) \cdot \text{saturazione di O}_2 \ (\%)$$

dove 1,36 è la capacità massima di legare O$_2$ da parte di 1 g di Hb.

Le resistenze vascolari vengono calcolate dividendo il gradiente di pressione per la rispettiva portata cardiaca, utilizzando la *legge di Ohm*:

$$\text{RVS (Resistenze Vascolari Sistemiche)} =$$
$$\text{Ao-AD/Qs}$$
$$\text{RPT (Resistenze Polmonari Totali)} =$$
$$\text{AP/Qp}$$

$$\text{RPA (Resistenze Vascolari Polmonari Arteriolari)} =$$
$$\text{AP-AS/Qp}$$

dove: *Ao*, pressione aortica media; *AD*, pressione atriale destra media; *AP*, pressione arteriosa polmonare media; *AS*, pressione atriale sinistra media o pressione di incuneamento (PCW, *Wedge Pressure*). Le resistenze vascolari vengono espresse in unità Wood (unità di resistenza · superficie corporea in m^2), unità assolute (dyne · sec · cm^{-5}) oppure in unità di resistenza (mmHg/l/min).

Le resistenze vascolari sistemiche aumentano nell'ipertensione arteriosa sistemica, nella poliglobulia e in caso di bassa gittata cardiaca e vasocostrizione arteriolare compensatoria. Diminuiscono, invece, in caso di anemia, iperpiressia, tireotossicosi, sepsi e fistole arterovenose.

Le resistenze vascolari polmonari aumentano nelle patologie primitive polmonari, nella sindrome di Ebstein e in tutte quelle condizioni di alterata vascolarizzazione polmonare secondarie a sovraccarico di volume, nelle valvulopatie e nelle miocardiopatie.

Poiché è importante valutare se le resistenze polmonari sono reversibili o irreversibili, in modo da poter scegliere la migliore terapia (farmacologica o chirurgica), come nel caso delle valvulopatie e delle miocardiopatie da sottoporre a trapianto, le misurazioni delle resistenze vascolari vengono effettuate sia in condizioni basali sia dopo stimolo farmacologico (ossido nitrico, nitrati).

Con il cateterismo cardiaco è anche possibile determinare l'area valvolare misurando i gradienti pressori e applicando la formula di Gorlin e Gorlin:

$$\text{area valvolare} = \frac{Q / (\text{PRD o PES}) \ \text{x FC}}{C \ x \ \sqrt{Dp}}$$

dove: *Q*, portata cardiaca; *PRD*, periodo di riempimento diastolico (utilizzato per le valvole atrioventricolari); *PES*, periodo di eiezione sistolico (utilizzato per le valvole semilunari); *FC*, frequenza cardiaca; *C*, costante (valvola mitrale: 37,7; altre valvole: 44,3); *D*, gradiente transvalvolare medio.

Attualmente, viste la facilità di esecuzione e l'accuratezza dell'ecocardiografia transtoracica e transesofagea, il cateterismo cardiaco per la determinazione delle aree valvolari è una metodica utilizzata molto raramente.

Infine, con il cateterismo cardiaco vengono quantificati gli shunt che generalmente sono diagnosticati con le metodiche non invasive. Esistono principalmente due metodi per valutare gli shunt: uno angiografico e uno ossimetrico. Con il metodo angiografico si localizza lo shunt attraverso un'iniezione di mezzo di contrasto direttamente nelle camere cardiache e nei grossi vasi; questo è un metodo che, tuttavia, non consente di quantificare l'entità dello shunt.

Con il metodo ossimetrico è invece possibile ottenere informazioni quantitative: si basa sulla concentrazione di O_2 o della saturazione di O_2 in sangue prelevato dalle vene cave (inferiore e supeiore), atrio destro (alto, medio e basso), ventricolo destro (tratti di afflusso e di efflusso), arteria polmonare, ventricolo sinistro e aorta o arteria periferica. Con questa metodica è tuttavia difficile identificare shunt di piccole dimensioni, che possono essere localizzati con l'angiografia. Le seguenti formule consentono di quantificare gli shunt sinistro-destro:

$$Qp = \frac{\text{consumo di } O_2 \text{ (ml/min)}}{[\text{VP } O_2 \text{ (ml/l)} - \text{AP } O_2 \text{ (ml/l)}]}$$

e

$$Qs = \frac{\text{consumo di } O_2 \text{ (ml/min)}}{[\text{AS } O_2 \text{ (ml/l)} - \text{VM } O_2 \text{ (ml/l)}]}$$

Essendo Qp = Qs, la formula diventerà:

$$Qp/Qs = \frac{[\text{AS } O_2 \text{ (ml/l)} - \text{VM } O_2 \text{ (ml/l)}]}{[\text{VP } O_2 \text{ (ml/l)} - \text{AP } O_2 \text{ (ml/l)}]}$$

dove: *Qp*, portata polmonare; *Qs*, portata sistemica; *VP O_2*; contenuto O_2 venoso polmonare; *AP O_2*, contenuto O_2 arterioso polmonare; *AS O_2*, contenuto O_2 arterioso sistemico; *VM O_2*, contenuto O_2 venoso misto.

Il valore normale di Qp/Qs è pari a 1, valori compresi tra 1 e 1,5 definiscono uno shunt di piccole dimensioni, valori tra 1,5 e 2 definiscono uno shunt di medie dimensioni da correggere chirurgicamente, valori > 2 indicano uno shunt ampio che, se non corretto in tempi brevi, svilupperà un'ipertensione polmonare e successiva dilatazione del ventricolo destro.

Bibliografia

1. Baim DS (2006) Grossman's Cardiac catheterization, angiography, and intervention. Lippincott Williams & Wilkins, Philadelphia
2. Zanchetta M, Pedon L, Colonna S, Maiolino P (2000) Cateterismo cardiaco e coronarografia. In: AAVV (ed) Trattato di cardiologia. Excerpta Medica, Milano
3. Nishimura RA (2007) Invasive hemodynamics. In: Murphy JG, Lloyd MA, Mayo Clinic Cardiology. Mayo Clinic Scientific Press, Rochester

La coronarografia

9

Stefano Tonioni, Carlo Gonnella, Fabrizio D'Errico,
Maria Antonietta Carbone

Abstract

La coronarografia è una metodica diagnostica radiologica invasiva che consente, mediante l'utilizzo di mezzi di contrasto radiopachi, la visualizzazione delle arterie coronariche. È indicata per la diagnosi e il trattamento della malattia coronarica e va eseguita se i possibili rischi procedurali sono inferiori ai benefici di una diagnosi di malattia coronarica significativa e per prendere in considerazione una procedura terapeutica (PCI o CABG). Va eseguita anche per escludere una malattia coronarica, in caso di interventi chirurgici sulle valvole cardiache, prima di interventi chirurgici non cardiaci ad alto rischio o in soggetti con test provocativi dubbi. Altre malattie delle arterie coronarie che possono essere diagnosticate con l'angiografia coronarica sono le anomalie congenite di origine e di decorso delle arterie coronarie, le fistole coronariche, gli spasmi coronarici, la presenza di embolia coronarica, le arteriti coronariche e i ponti miocardici. Le complicanze maggiori sono: morte, infarto miocardico e ictus cerebrale con frequenza combinata di circa 0,23%. La coronarografia consente sia di definire il decorso anatomico sia l'identificazione del tipo di dominanza coronarica.

9.1 Introduzione

L'angiografia coronarica, o coronarografia, è una metodica diagnostica radiologica invasiva che consente, mediante l'utilizzo di mezzi di contrasto radiopachi, la visualizzazione delle arterie coronariche [1, 2]. È indicata per la diagnosi e il trattamento della malattia coronarica e va eseguita se i possibili rischi procedurali sono inferiori ai benefici di una diagnosi accurata e quando è possibile, qualora sia stata riscontrata una malattia coronarica significativa, prendere in conside-razione una procedura terapeutica (PCI, *Percutaneous Coronary Intervention*; o CABG, *Coronary Artery Bypass Graft*). Va eseguita anche quando si deve escludere la presenza di malattia coronarica, in caso di interventi chirurgici sulle valvole cardiache, prima di interventi chirurgici non cardiaci ad alto rischio o in soggetti con test provocativi dubbi ma che svolgono un'attività potenzialmente a rischio per la società (piloti di linea, autisti pubblici, forze dell'ordine). Altre malattie delle arterie coronariche che possono essere diagnosticate con l'angiografia coronarica sono le anomalie congenite di origine e di decorso delle arterie coronariche, le fistole coronariche, gli spasmi coronarici, la presenza di emboli coronarici, le arteriti coronariche e i ponti miocardici [3].

Le controindicazioni alla coronarografia possono essere suddivise in assolute e relative (Tabella 9.1).

S. Tonioni (✉)
Dipartimento di Cardiologia
Ospedale San Carlo di Nancy, Roma

Tabella 9.1 Controindicazioni all'esecuzione della coronarografia

Assolute
Rifiuto del paziente
Relative
Alterazioni elettrolitiche
Tossicità farmacologica
Febbre
Insufficienza renale
Scompenso cardiaco
Allergia al mezzo di contrasto
Terapia con anticoagulanti orali
Diatesi emorragica
Ipertensione arteriosa maligna
Gravidanza

Tabella 9.2 Complicanze dopo coronarografia

Maggiori
Morte
Infarto miocardico acuto
Ictus cerebrale
Minori
Aritmie
Nefrotossicità da mezzo di contrasto
Reazioni allergiche
Sanguinamenti
Perforazioni
Dissezioni

L'unica controindicazione assoluta è il rifiuto del paziente di firmare il consenso informato per l'esecuzione dell'esame. Le controindicazioni relative, invece, includono la presenza di alterazioni elettrolitiche correggibili o tossicità farmacologiche (per esempio, iperkaliemia, tossicità digitalica), febbre, insufficienza renale acuta, scompenso cardiaco, grave allergia ai mezzi di contrasto iodati radiopachi, terapia con anticoagulanti orali o una grave diatesi emorragica, grave ipertensione non controllata e la gravidanza.

9.2   Complicanze

Le possibili complicanze (Tabella 9.2) possono essere suddivise in maggiori e minori. Le complicanze maggiori sono la morte, l'infarto miocardico e l'ictus cerebrale. La frequenza combinata di questi eventi avversi è di circa lo 0,23%, ma dipende dalle casistiche e dagli standard di ogni singolo centro. I principali fattori di rischio predittivi di eventi avversi sono la presenza di una malattia coronarica severa e di una stenosi valvolare

aortica. Altri importanti fattori di rischio includono l'età avanzata del paziente, angina a riposo, disfunzione ventricolare sinistra, pregresso ictus cerebrale e grave malattia non cardiaca (tra cui insufficienza renale, malattie cerebrovascolari e vascolari periferiche, insufficienza respiratoria). Lo shock cardiogeno aumenta il rischio della coronarografia di circa sei volte, mentre l'infarto miocardico acuto di circa quattro volte. La metà delle complicanze che si verificano entro 24 ore dopo l'esecuzione dell'esame angiografico sono ritenute generalmente "pseudocomplicanze", poiché sono complicanze che si sarebbero verificate ugualmente nello stesso intervallo anche senza l'esecuzione dell'esame.

Sono invece complicanze minori le complicanze locali in sede di accesso vascolare (che dipendono dal tipo di approccio vascolare utilizzato), le aritmie, la nefrotossicità da mezzo di contrasto, le reazioni allergiche, la dissezione coronarica e i sanguinamenti eparina-indotti.

Le complicanze dell'accesso percutaneo all'arteria femorale includono: emorragie, embolizzazioni distali, pseudoaneurismi, lesioni traumatiche e da compressione del nervo femorale, trombosi della vena femorale derivanti dalla compressione della vena femorale durante la rimozione del catetere introduttore; quelle associate all'accesso brachiale sono la trombosi dell'arteria, la lesione del nervo brachiale e l'emorragia locale. L'accesso brachiale è più frequentemente gravato da eventi emorragici e trombotici rispetto agli altri accessi utilizzati (femorale e radiale).

Complicanze vascolari significative si verificano in circa l'1% dei pazienti sottoposti ad angiografia diagnostica, e hanno meno probabilità di verificarsi quando si preferisce un approccio radiale. Tuttavia, questo tipo di accesso può essere utilizzato solo quando vi è un'arcata palmare idonea, cioè quando l'arteria ulnare e l'arteria radiale comunicano tra loro attraverso l'arco palmare, in modo che vi sia un adeguato afflusso di sangue dall'arteria ulnare alla mano in caso di occlusione dell'arteria radiale. L'adeguatezza dell'arcata palmare può essere studiata clinicamente mediante il test di Allen.

In circa l'1% dei pazienti si verificano complicanze aritmiche, che comprendono anche le reazioni vasovagali. Generalmente si risolvono spontaneamente, ma in caso di necessità, possono essere trattate efficacemente con la defibrillazione o la somministrazione di atropina e altri farmaci antiaritmici.

La dissezione coronarica è fortunatamente una complicanza rara. È dovuta, generalmente, al traumatismo del catetere diagnostico sull'ostio coronarico e può essere prevenuta facendo attenzione alla morfologia della curva dell'onda pressoria, evitando iniezioni di mezzo di contrasto a pressione troppo elevata e manovre eccessivamente cruente per la cannulazione. Lo spasmo coronarico è un'altra possibile reazione alla cannulazione con il catetere diagnostico e normalmente è sufficiente la sua retrazione per risolversi; nei casi in cui tale manovra non sia sufficiente è possibile somministrare vasodilatatori come la nitroglicerina. Altre possibili complicanze sistemiche, fortunatamente poco frequenti, sono le reazioni avverse ai mezzi di contrasto iodati, che possono indurre fenomeni anafilattici veri oppure reazioni anafilattoidi. Entrambe queste complicanze vanno trattate con la somministrazione di corticosteroidi e antistaminici. Per lo più sono eventi che compaiono in pazienti con una storia nota di allergia ai mezzi di contrasto e possono essere minimizzati somministrando preventivamente antistaminici e corticosteroidi.

Un eccesso di mezzo di contrasto può causare un edema polmonare acuto conseguente a un sovraccarico di volume, e più raramente scompenso cardiaco e infarto miocardico acuto. L'insufficienza renale acuta da mezzo di contrasto, la complicanza più temibile dopo un esame coronarografico, può essere contrastata ritardando se possibile l'angiografia nei pazienti con insufficienza renale nota, evitando la somministrazione concomitante di altri farmaci nefrotossici (metformina), e riducendo il volume di mezzo di contrasto somministrato. Questo può essere realizzato riducendo al minimo il numero delle acquisizioni angiografiche. Un'adeguata idratazione e la somministrazione preventiva di N-acetilcisteina e bicarbonati possono ridurre l'incidenza della nefropatia da mezzo di contrasto.

In caso di emorragie durante o immediatamente dopo l'esame coronarografico può essere utile la somministrazione di protamina, che antagonizza gli effetti dell'eparina, che può tuttavia causare gravi reazioni quali dispnea, ipotensione, vampate di calore.

9.3 Circolazione coronarica: caratteristiche e anomalie

Come già detto, la coronarografia consente sia di descrivere il decorso anatomico sia di identificare il tipo di circolazione coronarica. Quest'ultima è definita dall'arteria coronarica che dà origine all'arteria discendente posteriore. In circa l'86% dei pazienti si ha una circolazione dominante destra; nel 7% la dominanza è sinistra, e nel restante 7% si ha una codominanza, in cui l'arteria discendente posteriore origina sia dalla coronaria destra sia dall'arteria circonflessa. La dominanza non riveste alcun significato clinico.

La coronaria sinistra (Figg. 9.1-9.3) origina dal seno di Valsalva sinistro: il primo segmento, il tronco comune, ha un diametro variabile e in genere ha una lun-

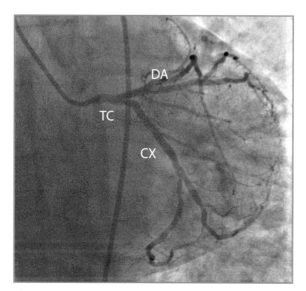 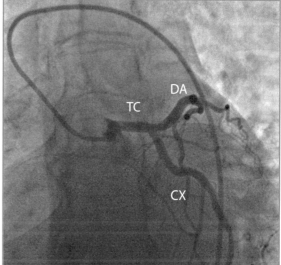

Fig. 9.1 Coronaria sinistra (LAO 45°/CAU 25° e CAU 30°): dal seno di Valsalva sinistro e il tronco comune (*TC*) si visualizzano l'origine dell'arteria discendente anteriore (*DA*) e l'arteria circonflessa (*CX*)

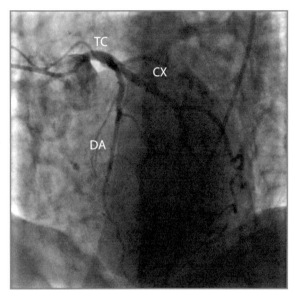

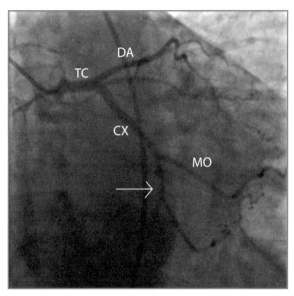

Fig. 9.2 Coronaria sinistra (LAO 40°/CRA 20°): si visualizzano il tronco comune (*TC*), il decorso dell'arteria discendente anteriore (*DA*) fino all'apice e l'arteria circonflessa (*CX*)

Fig. 9.3 Coronaria sinistra (RAO 30°/CAU 20°): si visualizzano il tronco comune (*TC*), l'arteria discendente anteriore (*DA*), l'arteria crirconflessa (*CX*) e un ramo marginale ottuso (*MO*). La freccia bianca indica una stenosi critica dell'arteria circonflessa

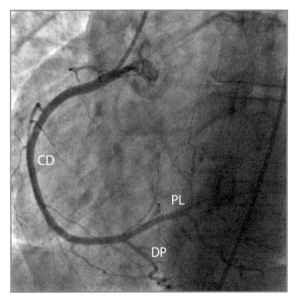

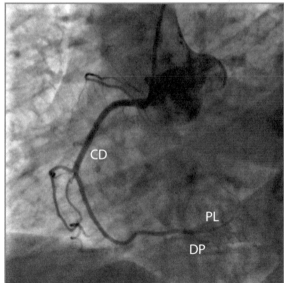

Fig. 9.4 Coronaria destra (CRA 45° e LAO 45°): si visualizzano la coronaria destra (*CD*) e i suoi rami di divisione: arteria discendente posteriore (*DP*) e ramo posterolaterale (*PL*)

ghezza inferiore a 4 cm. Si divide in arteria discendente anteriore e arteria circonflessa, e talora può dare origine a un terzo ramo chiamato ramo intermedio. L'arteria discendente anteriore decorre nel solco interventricolare anteriore, raggiungendo l'apice del ventricolo sinistro. I suoi rami collaterali sono i rami diagonali che irrorano la parete anterolaterale del ventricolo sinistro e i rami settali per il setto interventricolare. L'arteria circonflessa decorre nel solco atrioventricolare sinistro e irrora le pareti laterale e posteriore. I suoi rami di divisione sono i rami marginali ottusi. La coronaria destra (Fig. 9.4) decorre nel solco atrioventricolare destro e raggiunge posteriormente il solco interventricolare posteriore a livello della crux cordis. Prossimalmente, dà generalmente origine all'arteria del ramo del cono dell'arteria polmonare (50% dei pazienti), all'arteria per il nodo senoatriale (55% dei casi), e ai rami marginali acuti per il ventricolo destro. A livello della crux cordis la coronaria destra si divide in arteria discendente posteriore e nel ramo posterolaterale.

Nel 1,0-1,5% dei casi è possibile riscontrare durante un esame coronarografico anomalie coronariche, che generalmente sono benigne e prive di significato clinico. Di queste, il 90% sono anomalie di origine o di decorso. Tra le anomalie benigne più comuni si riscontrano l'origine separata dell'arteria discendente anteriore e dell'arteria circonflessa nello 0,4-1% dei pazienti, talvolta associate a una bicuspidia aortica. L'arteria circonflessa può originare dal seno di Valsalva destro o dalla coronaria destra. Il decorso dell'arteria circonflessa è generalmente posteriore all'aorta e raggiunge il solco atrioventricolare sinistro. Nei casi di ipoplasia dell'arteria circonflessa è riscontrabile una coronaria destra ipertrofica superdominante, che decorre posteriormente nei solchi atrioventricolare destro e sinistro.

Rivestono un ruolo clinico più rilevante l'origine anomala dell'arteria discendente anteriore dal seno di Valsalva destro e l'origine della coronaria destra del seno coronarico sinistro. Queste anomalie di origine assumono importanza clinica in quanto il primo tratto decorre fra l'aorta e l'arteria polmonare con conseguente *squeezing* sistolico e comparsa di sintomatologia. Più raramente vi può essere un'origine anomala di un vaso coronarico, per lo più l'arteria coronarica sini-

stra, direttamente dall'arteria polmonare, con conseguente comparsa di shunt sinistro-destro, responsabile di morte, infarto miocardico acuto, scompenso cardiaco.

Altre possibili anomalie sono le fistole coronariche, ovvero connessioni anomale tra una delle arterie coronarie e un'altra struttura, più comunemente una struttura venosa o una camera cardiaca. La coronaria destra è responsabile di fistole nel 55% dei pazienti, la maggior parte delle quali drena direttamente in ventricolo destro, atrio destro, o seno coronarico. Meno comuni sono le fistole che drenano in arteria polmonare, atrio sinistro, o ventricolo sinistro. Generalmente, lo shunt è piccolo senza compromissione della circolazione coronarica e per tale motivo spesso i pazienti sono asintomatici. Tuttavia, nei casi in cui vi è uno shunt grande, possono verificarsi ipertensione polmonare, insufficienza cardiaca congestizia, endocardite batterica, rottura e ischemia miocardica.

Quando si esegue una coronarografia devono essere visualizzati tutti i segmenti delle arterie coronariche ed eventuali bypass in almeno due proiezioni ortogonali. Tutti i segmenti delle coronarie devono essere visualizzati interamente senza sovrapposizioni, in modo da poter adeguatamente valutare eventuali stenosi o anomalie.

I limiti della coronarografia sono dovuti al fatto che questa metodica diagnostica consiste in un luminogramma bidimensionale che pertanto fornisce informazioni del lume vasale e non delle pareti vascolari. Per

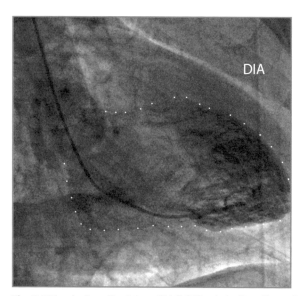
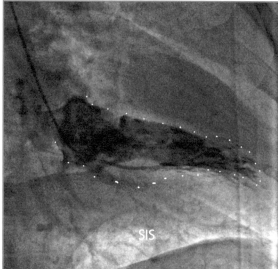

Fig. 9.5 Ventricolografia sinistra (RAO 30°): si visulizza il ventricolo sinistro in diastole (*DIA*) e in sistole (*SIS*)

definire il grado di stenosi vengono confrontati segmenti vasali normali con altri malati. Pertanto, l'assenza di un segmento normale tenderà a far sottovalutare la gravità e l'estensione di una placca aterosclerotica. Inoltre, la presenza di trombi endoluminali e placche ulcerate viene valutata indirettamente dal tipo di riempimento coronarico. A tale scopo è possibile integrare la coronarografia con altre metodiche invasive come l'ecografia intravascolare (IVUS, *Intravascular Ultrasound*), la tomografia a coerenza ottica (OCT, *Optical Coherence Tomography*) o la *Fractional Flow Reserve* (FFR), che consentono una diagnosi più accurata.

Al termine della coronarografia è possibile eseguire la ventricolografia (Fig. 9.5) che consente di valutare la funzione ventricolare sinistra e l'eventuale presenza di insufficienza della valvola mitralica. Tuttavia, essendo possibile ottenere le stesse informazioni sulla morfologia e funzione ventricolare con metodiche non invasive, quali ad esempio l'ecocardiografia, l'uso routinario dell'angiografia si è considerevolmente ridotto specialmente nei soggetti ad alto rischio (pazienti con grave stenosi aortica sintomatica, moderata-severa insufficienza cardiaca congestizia o angina a riposo, presenza di materiale trombotico in ventricolo, endocardite coinvolgente la valvola mitralica o aortica, insufficienza renale e pazienti con protesi valvolare aortica meccanica).

Bibliografia

1. Murphy JG, Lloyd MA (2007) Mayo Clinic Cardiology. Mayo Clinic Scientific Press, Rochester
2. Zanchetta M, Pedon L, Colonna S, Maiolino P (2000) Cateterismo cardiaco e coronarografia. In: AAVV (ed) Trattato di cardiologia. Excerpta Medica, Milano
3. Scanlon PJ, Faxon DP, Audet AM et al (1999) ACC/AHA Guidelines for coronary angiography. A report of the American College of Cardiology/American Heart Association Task Force on practice guidelines (Committee on Coronary Angiography). Developed in collaboration with the Society for Cardiac Angiography and Interventions. J Am Coll Cardiol 1756-1824

La biopsia miocardica

10

Stefano Tonioni, Carlo Gonnella, Emiliano Pica

Abstract

La biopsia endomiocardica (BEM) è una metodica diagnostica invasiva, non chirurgica, che consente di ottenere campioni istologici di tessuto miocardico. Lo studio istologico è utile per la diagnosi di: rigetto acuto dopo trapianto, miocarditi, endocarditi, sarcoidosi, virosi, infezioni batteriche e parassitarie, miocardiopatie primitive, miocardiopatie farmaco-indotte, miocardiopatie da accumulo, miocardiopatie secondarie e neoplasie. Nel 2007 un documento congiunto ACC/AHA/ESC ha definito il ruolo della BEM nella gestione delle malattie cardiovascolari. I rischi acuti includono perforazione con tamponamento cardiaco, aritmie ventricolari e sopraventricolari, arresto cardiaco, pneumotorace, perforazione di grossi vasi, tromboembolismo, ematomi venosi, danni valvolari e formazione di fistole. Tra le complicanze tardive le più frequenti sono: ematomi nel sito di accesso transvascolare, danni valvolari, versamento pericardico, tamponamento cardiaco, tromboembolismo, infezioni.

10.1 Introduzione

La biopsia endomiocardica (BEM) è una metodica diagnostica invasiva, non chirurgica, che consente di ottenere campioni istologici di tessuto miocardico mediante l'utilizzo di uno strumento chiamato biotomo. Il ruolo della BEM nella diagnosi e nel trattamento delle patologie cardiovascolari è tuttavia ancora controverso e rappresenterebbe il *gold standard* per quelle patologie cardiache in cui le comuni metodiche non invasive (ecocardiogramma, risonanza magnetica nucleare, tomografia computerizzata) non consentono una precisa diagnosi istopatologica [1-3].

I rischi della BEM possono essere suddivisi in acuti e tardivi. I *rischi acuti* includono la perforazione con tamponamento cardiaco, aritmie ventricolari e sopraventricolari, arresto cardiaco, pneumotorace, perforazione di grossi vasi, tromboembolismo, ematomi venosi, danni valvolari e formazioni di fistole. L'incidenza di tali complicanze è legata all'esperienza di ogni singolo centro ed è sia operatore-dipendente sia correlata alle condizioni cliniche del paziente. L'adozione di particolari accorgimenti, come l'utilizzo di introduttori di lunghe dimensioni per oltrepassare le valvole atrioventricolari, un'adeguata terapia farmacologica adiuvante (antiaggregante e anticoagulante), riducono la possibile comparsa di complicanze intraprocedurali.

Tra le *complicanze tardive* le più frequenti sono: ematomi nel sito di accesso transvascolare, danni valvolari, versamento pericardico, tamponamento cardiaco, tromboembolismo, infezioni.

I campioni bioptici, prelevati per via percutanea, transgiugulare o transfemorale, introducendo il bio-

S. Tonioni (✉)
Dipartimento di Cardiologia
Ospedale San Carlo di Nancy, Roma

tomo sotto controllo fluroscopico, devono essere adeguatamente conservati per lo studio istologico e iso-enzimatico mediante microscopia ottica, e per la valutazione immunoistochimica, ultrastrutturale e genica.

Generalmente, devono essere prelevati campioni da più di una regione miocardica, almeno 3-5 e di adeguate dimensioni. Per l'analisi in microscopia ottica i campioni bioptici devono essere conservati in paraffina e una parte sottoposti a colorazione istologica (ematossilina-eosina, tricromia, colorazione pentacromica secondo Movat, Rosso Congo e Pearl's). I campioni non sottoposti a colorazione vengono utilizzati per le reazioni immunoistochimiche, ultrastrutturali, genomiche.

Lo studio istologico è utile per la diagnosi di: rigetto acuto dopo trapianto, miocarditi (linfocitaria, gigantocellulare), endocarditi, sarcoidosi, virosi (citomegalovirus, Ebstein-Barr virus, Coxsackie virus), infezioni batteriche e parassitarie (per esempio, *Toxoplasma gondii*), miocardiopatie primitive (dilatativa, ipertrofico-ostruttiva), miocardiopatie farmaco-indotte (per esempio, da antracicline), miocardiopatie da accumulo (per esempio, amiloidosi, emocromatosi, glicogenosi, malattia di Fabry), miocardiopatie secondarie (,per esempio ischemiche), neoplasie.

10.2 Ruolo della BEM nella diagnosi di malattia cardiovascolare

Nel 2007 è stato pubblicato un documento congiunto AHA (American Heart Association), ACC (American College of Cardiology) ed ESC (European Society of Cardiology) in cui è stato definito il ruolo della BEM nella gestione delle malattie cardiovascolari. In particolare il gruppo di studio congiunto ha identificato 15 condizioni (14 scenari clinici) in cui, anche se non vi è un'uniformità di accordo, è utile eseguire una BEM.

Scenario clinico n. 1
Scompenso cardiaco di nuova insorgenza (<2 settimane) associato a ventricolo sinistro di normali dimensioni o dilatato in presenza di compromissione emodinamica [4].

Sono pazienti adulti o in età pediatrica, che presentano un'improvvisa grave insufficienza ventricolare sinistra secondaria a una malattia virale, tipicamente una miocardite linfocitaria, con prognosi buona. L'esordio clinico è spesso uno shock cardiogeno che necessita

di farmaci inotropi per via endovenosa o di assistenza meccanica (contropulsazione aortica) per il supporto circolatorio. Il ventricolo sinistro è spesso di tipo compatto, ma non dilatato, e la frazione di eiezione è marcatamente depressa. Se si escludono altre cause di insufficienza cardiaca (come la malattia coronarica), la BEM è l'unico esame in grado di fornire informazioni diagnostiche. Altre cause di insufficienza ventricolare sinistra acuta sono la miocardite gigantocellulare e la miocardite eosinofila necrotizzante, che hanno un decorso fulminante con prognosi sfavorevole. L'importanza di ottenere una precisa diagnosi istologica consente di impostare un'adeguata terapia farmacologica immunosoppressiva.

Scenario clinico n. 2
Scompenso cardiaco di nuova insorgenza (2-12 settimane) associato a dilatazione del ventricolo sinistro e ad aritmie ventricolari di nuova insorgenza (BAV II grado tipo Mobitz II o BAV III grado atrioventricolare), senza miglioramento del quadro clinico nonostante la terapia farmacologica da 1 o 2 settimane [5].

Sebbene la maggior parte dei casi acuti di miocardiopatia dilatativa sia relativamente lieve e con regressione in breve tempo, alcuni segni e sintomi devono far sospettare una miocardite gigantocellulare che, senza trapianto, ha una sopravvivenza di solo 5,5 mesi. Generalmente, la miocardite giganto-cellulare (MGC) è associata a malattie autoimmuni, timomi e ipersensibilità ai farmaci. I sintomi d'esordio sono: nel 15% dei casi una tachicardia ventricolare, nel 5% un BAV completo e nel 6% una sindrome coronarica acuta (SCA). La BEM va eseguita in caso di mancata risposta alle cure tradizionali e in presenza di blocchi AV o tachicardia ventricolare. La diagnosi di MGC influenza la prognosi e il trattamento. I pazienti con scompenso cardiaco acuto dovuto a MGC, che si sottopongono al trapianto, hanno una buona prognosi. In alternativa, il trattamento con immunosoppressori migliora la sopravvivenza dei pazienti con MCG che non si sottopongono al trapianto.

Scenario clinico n. 3
Scompenso cardiaco inspiegabile da almeno 3 mesi associato a dilatazione del ventricolo sinistro e ad aritmie ventricolari di nuova insorgenza (BAV II grado tipo Mobitz II o BAV III grado) e/o mancata risposta, dopo 2 settimane, alle cure convenzionali [6].

Questi pazienti hanno una maggiore incidenza di

sarcoidosi o di miocardite idiopatica granulomatosa.

La sarcoidosi cardiaca è presente nel 25% dei pazienti con sarcoidosi sistemica, ma i sintomi si verificano solo nel 5% dei casi. Il 50% dei pazienti con infiammazione granulomatosa cardiaca, pur non presentando evidenze di malattia extracardiaca, manifestano una sintomatologia caratterizzata da aritmie. I pazienti con sarcoidosi cardiaca hanno, rispetto a quelli con miocardiopatia dilatativa, un più alto tasso di BAV (8% vs 67%) e di aritmie ventricolari (29%). La sarcoidosi risponde al trattamento con corticosteroidi che migliorano lo stato clinico e la funzione ventricolare, in particolare se vengono utilizzati precocemente, ma anche tuttavia non riducono significativamente le aritmie ventricolari. L'impianto di un defibrillatore in questi pazienti può essere utile nella gestione di tali aritmie. In caso di una fibrosi estesa del ventricolo sinistro, l'uso di steroidi ha uno scarso beneficio.

Scenario clinico n. 4

Scompenso cardiaco associato a miocardiopatia dilatativa inspiegabile di qualsiasi durata associato a una sospetta reazione allergica e ipereosinofilia [7].

La miocardite da ipersensibilità è un disordine raro con una vasta gamma di presentazioni cliniche, tra cui morte improvvisa, rapida progressione e peggioramento di un'insufficienza cardiaca acuta e miocardiopatia dilatativa. Indizi clinici riportati in una minoranza di casi includono rush cutaneo e febbre. Talvolta vi è una relazione temporale tra l'insorgenza del quadro clinico e l'assunzione di farmaci. L'ECG è spesso anormale, con alterazioni del tratto ST-T. In alcuni casi la presentazione è di solito un'insufficienza cardiaca biventricolare, anche se aritmie maligne possono portare a morte improvvisa. Solitamente l'ipereosinofilia precede o coincide con la comparsa dei sintomi cardiaci, anche se occasionalmente può essere ritardata. Più raramente la miocardite eosinofila si verifica in seguito a un'infezione parassitaria o nel corso di una fibrosi endocardica.

Scenario clinico n. 5

Scompenso cardiaco inspiegabile associato a miocardiopatia da antraciclina [8].

Alcuni agenti chemioterapici, in particolare le antracicline, sono noti per essere cardiotossici, soprattutto se somministrati ad alte dosi. La cardiotossicità può essere tenuta sotto controllo con varie metodiche tra cui l'ecocardiografia o la scintigrafia miocardica, che

consentono di individuare le fasi più avanzate. La BEM è considerata il mezzo più sensibile e specifico per valutare la cardiotossicità, specialmente in fase precoce.

Scenario clinico n. 6

Scompenso cardiaco associato a miocardiopatia restrittiva inspiegabile [9].

Delle tre principali forme di miocardiopatie (dilatativa, ipertrofica e restrittiva), la miocardiopatia restrittiva è la forma meno comune negli adulti e nei bambini. Tipicamente, un paziente si presenta con sintomi di insufficienza cardiaca e all'ecocardiogramma si riscontrano normali o ridotti volumi di entrambi i ventricoli, dilatazione biatriale, spessori parietali normali o lievemente aumentati, assenza di anomalie valvolari, normale o minimamente depressa funzione sistolica e ridotta funzione diastolica con alterato rilasciamento diastolico. Questa miocardiopatia è stata anche classificata in base al tipo di riscontro istologico: infiltrativa, non infiltrativa e secondaria a malattie da accumulo. Anche se sono molteplici i processi patologici che possono causare la miocardiopatia restrittiva spesso non è possibile riscontrarne la causa. Le caratteristiche cliniche ed emodinamiche dei vari tipi di miocardiopatia restrittiva possono simulare quelli della pericardite costrittiva. La BEM, associata a TC o a RM, può essere utile per la diagnosi differenziale tra queste due patologie, identificando il tipo di infiltrato (amiloidosi, emocromatosi, fibrosi miocardica) o l'ipertrofia miocitaria tipica della miocardiopatia restrittiva.

Scenario clinico n. 7

Sospetto di tumori cardiaci a eccezione dei mixomi tipici [10].

Generalmente, la biopsia è eseguita con l'ausilio dell'ecocardiografia transesofagea. Anche se è possibile riscontrare neoplasie in tutte le camere cardiache, la maggior parte appartengono alle sezioni destre. Più frequentemente si riscontrano linfomi primitivi, ma anche ripetizioni metastatiche di linfomi non-Hodgkin, sarcomi, carcinomi del collo dell'utero, melanomi, carcinomi epatocellulari e microcitomi polmonari. Frequentemente il riscontro è di tipo accidentale in corso di BEM eseguita per altra indicazione. La BEM, in caso di sospetto di tumore cardiaco, sembra una procedura ragionevole se: (a) la diagnosi non può essere stabilita con modalità non invasive; (b) la diagnosi istologica influenza il tipo di terapia; (c) le probabilità di ottenere una diagnosi certa con la BEM sono da ritenersi ragionevolmente alte e (d) la procedura è eseguita da un operatore esperto.

Scenario clinico n. 8

Miocardiopatie inspiegabili in età pediatrica [11].

Come negli adulti, le indicazioni per la BEM in età pediatrica includono: scompenso cardiaco fulminante o insufficienza cardiaca inspiegabile, follow-up dopo trapianto cardiaco, aritmie inspiegabili, le forme idiopatiche di miocardiopatia dilatativa e le miocarditi, e raramente i pazienti con altre forme di miocardiopatia, comprese la displasia aritmogena del ventricolo destro (ARVD), la miocardiopatia restrittiva e la miocardiopatia ipertrofica, devono essere sottoposti alla BEM per effettuare la diagnosi. In quasi tutti i casi, le biopsie vengono eseguite nel ventricolo destro sotto sedazione o in anestesia generale. La maggior parte dei casi di miocardite virale in età pediatrica ha un esordio acuto, con insufficienza cardiaca, collasso cardiocircolatorio e aritmie (tachicardia ventricolare o blocchi AV). Il quadro istologico è simile a quello osservato negli adulti, anche se sembra essere maggiormente virus-specifico.

Scenario clinico n. 9

Inspiegabile insufficienza cardiaca di nuova insorgenza, 2-12 settimane, associata a una dilatazione del ventricolo sinistro, senza eventi aritmici, che risponde alla terapia farmacologica in 1 o 2 settimane [12].

L'indicazione alla BEM in questi pazienti è incerta, data l'elevata variabilità e incidenza del riscontro istologico, prevalentemente di miocardite linfocitaria.

Scenario clinico n. 10

Insufficienza cardiaca inspiegabile della durata di 3 mesi o più, associata a dilatazione del ventricolo sinistro, senza aritmie, che risponde alle cure tradizionali entro 1-2 settimane [13].

Il ruolo della BEM nella miocardiopatia dilatativa cronica è ancora dibattuto. Nelle forme virali e nelle forme secondarie a emocromatosi può essere utile eseguire una BEM per monitorare soprattutto gli effetti della terapia farmacologica.

Scenario clinico n. 11

Insufficienza cardiaca associata a inspiegabile miocardiopatia ipertrofica [14].

La miocardiopatia ipertrofica ha una trasmissione autosomica dominante (1:500) ed è il fenotipo clinico più frequente tra le miocardiopatie. Può presentarsi con morte cardiaca improvvisa nei giovani e può anche essere responsabile di un'insufficienza cardiaca a qualunque età. Il ventricolo sinistro si presenta ipertrofico e non dilatato in assenza di altre malattie sistemiche o cardiache (ipertensione sistemica o stenosi aortica) che ne possano spiegare l'ipertrofia. La diagnosi viene fatta con l'ecocardiografia e la risonanza magnetica, che mostrano un ispessimento parietale del ventricolo sinistro con volume endocavitario marcatamente ridotto e talvolta un'ostruzione dinamica nel tratto di efflusso del ventricolo sinistro. La BEM di solito non è necessaria per effettuare la diagnosi, ma può essere utile per escludere patologie infiltrative come la malattia di Pompe o di Fabry in cui i test non invasivi non sono sufficienti. Talvolta la miocardiopatia ipertrofica è secondaria ad amiloidosi, che può anche essere responsabile di forme restrittive e dilatative.

Scenario clinico n. 12

Displasia aritmogena del ventricolo destro (ARVD) [15].

La ARVD è una patologia ereditaria, più raramente isolata, di miocardiopatia ventricolare destra e sinistra. L'incidenza è di 1:5000. La malattia coinvolge principalmente il ventricolo destro, con la progressiva perdita di miociti che vengono sostituiti da tessuto fibroadiposo, con conseguente disfunzione ventricolare e tachiaritmie, tipicamente tachicardia ventricolare monomorfa. I test non invasivi (ecocardiografia, RM, TC) consentono quasi sempre di effettuare la diagnosi. L'esecuzione della BEM è controversa a causa del rischio elevato di perforazione del ventricolo destro, che presenta una parete fibroadiposa sottile.

Scenario clinico n. 13

Aritmie ventricolari inspiegabili [16].

In caso di inspiegabili aritmie ventricolari l'esecuzione della BEM non è indicata per gli elevati risultati istologici aspecifici che non consentono una diagnosi precisa.

Scenario clinico n. 14

Fibrillazione atriale (FA) inspiegabile [17].

La BEM in caso di FA inspiegabile non deve essere effettuata, in quanto le alterazioni riscontrate sui reperti istologici, come le modificazioni strutturali dei miociti, non rivestono un ruolo significativo per la gestione clinico-terapeutica.

10.2.1 BEM come strumento di ricerca

In campo sperimentale, la BEM riveste un ruolo primario per reperire campioni istologici da analizzare con le nuove metodiche immunoistochimiche e di biologia molecolare.

Bibliografia

1. Cooper LT, Baughman KL, Feldman AM et al (2007) The role of endomyocardial biopsy in the management of cardiovascular disease. Eur Heart J 28:3076-3093
2. Murphy JG, Frantz RP, Cooper LT Jr (2007) Endomyocardial biopsy. In: Murphy JG, Lloyd MA Mayo Clinic Cardiology. Mayo Clinic Scientific Press, Rochester
3. Arbustini E, Grasso M, Diegoli M, Dal Bello B (2000) Biopsia cardiaca. In: AAVV (ed) Trattato di cardiologia. Excerpta Medica, Milano
4. McCarthy RE III, Boehmer JP, Hruban RH et al. (2000) Long-term outcome of fulminant myocarditis as compared with acute (nonfulminant) myocarditis. N Eng J Med 342:690-695
5. Shields RC, Tazelaar HD, Berry GJ et al. (2002) The role of right ventricular endomyocardial biopsy for idiopathic giant cell myocarditis. J Card Fail 8:74-78
6. Fleming HA, Bailey SM (1981) Sarcoid heart disease. J R Coll Physicians Lond 15:245-253
7. Talierco CP, Olney BA, Lie TJ (1985) Myocarditis related to drug hypersensivity. Mayo Clin Proc 60:463-468
8. Mackay B, Ewer MS, Carrasco CH et al (1994) Assessment of anthracycline cardiomyopathy by endomyocardial biopsy. Ultrastruct Pathol 18:203-211
9. Yazdani K, Maraj S, Amanullah AM (2005) Differentiating constrictive pericarditis from restrictive cardiomyopathy. Rev Cardiovasc Med 6:61-71
10. Alter P, Grimm W, Tontsch D, Maisch B (2001) Diagnosis of primary cardiac lymphoma by endomyocardial biopsy. Am J Med 110:593-594
11. Towbin J (2002) Cardiomyopathy and heart transplantation in childen. Curr Opin Cardiol 17:274-279
12. Grogan M, Redfield MM, Bailey KR et al (1995) Long-term outcome of patients with biopsy-proved myocarditis: comparison with idiopathic dilated cardiomyopathy. J Am Coll Cardiol 26:80-84
13. Parrillo JE (2001) Inflammatory cardiomyopathy (myocarditis): which patients should be treated with anti-inflammatory therapy? Circulation 104:4-6
14. Maron BJ, Towbin JA, Thiene G et al (2006) Contemporary definitions and classification of the cardiomyopathies. Circulation 113:1807-1816
15. Basso C, Ronco F, Abudureheman A, Thiene G (2006) In vitro validation of endomyocardial biopsy for the vivo diagnosis of arrhythmogenic right ventricular cardiomyopathy. Eur Heart J 27:960
16. Sekiguchi M, Nishizawa M, Nunoda S et al (1992) Endomyocardial biopsy approach in cases with ventricular arrhythmias. Postgrad Med J 68:S40-S43
17. Uemura A, Morimoto S, Hiramitsu S et al (2004) Right ventricular endomyocardial biopsy findings in 25 patients with sick sinus syndrome. Jpn Heart J 45:73-80

Imaging integrato

11

Massimo Fioranelli, Ilaria D'Angeli, Bruno Pironi

Abstract

Nel corso di questi ultimi anni lo sviluppo delle tecniche di imaging coronarico ha ridefinito i limiti e l'utilità dell'angiografia coronarica, ancor oggi considerata la tecnica di imaging più accurata per la valutazione della cardiopatia ischemica. Tuttavia la visualizzazione della maggior parte delle placche responsabili di un evento coronarico acuto non è evidenziabile da questa tecnica. La presenza di queste limitazioni ha favorito lo sviluppo di sistemi di imaging integrato in sala di emodinamica quali l'IVUS (*Intravascular Ultrasound*) e l'OCT (*Optical Choerence Thomography*).

L'IVUS fornisce un'immagine diretta e in tempo reale dell'ateroma, garantendo una prospettiva tomografica delle coronarie e della placca aterosclerotica; inoltre con la *virtual histology* le varie componenti tissutali vengono codificate in mappe di colori, fornendo un surrogato dell'istologia nello studio dell'aterosclerosi in vivo.

L'OCT è una tecnologia di imaging ad alta risoluzione che utilizza una sorgente di luce che permette accurate misurazioni delle aree, dei diametri luminali, e una minuziosa caratterizzazione della placca con la possibilità di misurarne lo spessore della capsula fibrosa che la delimita.

Quindi le nuove metodiche di imaging coronarico hanno affiancato la tradizionale angiografia coronarica e segnato un punto di svolta nell'interpretazione della malattia coronarica.

11.1 Introduzione

Nel 1957 Sones eseguì la prima coronarografia selettiva nell'uomo aprendo un nuovo scenario nella valutazione della malattia aterosclerotica coronarica in vivo. Dopo cinquant'anni dalla sua introduzione in campo clinico, l'angiografia coronarica rimane un esame diagnostico insostituibile nella valutazione della malattia coronarica.

Tuttavia, nel corso degli ultimi anni, l'introduzione di alcune tecniche di imaging coronarico ha ridefinito i limiti e l'utilità di questa metodica.

L'obiettivo fondamentale dell'angiografia coronarica è quello di identificare e quantizzare la lesione caratterizzante la malattia aterosclerotica: la placca coronarica. Per molti anni la quantificazione del grado di stenosi determinato da una placca coronarica è stato l'obiettivo dell'indagine coronarografica e questo dato è stato utilizzato per definire prognosi e strategia terapeutica.

Il quesito che ci poniamo oggi, però, è cambiato.

Secondo i dati della Società Italiana di Cardiologia Interventistica (GISE) nel 2009 sono stati eseguiti 265 794 esami coronarografici a fronte di 132 670 an-

M. Fioranelli (✉)
Responsabile Centro Cuore, Casa di Cura "Mater Dei", Roma
Direttore Scientifico in Scienze della Vita,
Università Guglielmo Marconi, Roma

gioplastiche coronariche. Questo dato ci fa presupporre che nella metà degli esami eseguiti si è osservato o un albero coronarico angiograficamente indenne o lesioni aterosclerotiche non significative dal punto di vista angiografico. Sappiamo inoltre dai dati dello studio CASS (Coronary Artery Surgery Study) che il 25% dei pazienti studiati sottoposti a esame coronarografico presentava un albero coronarico angiograficamente normale, e che tale percentuale raggiungeva il 45% nel sesso femminile.

Una stenosi coronarica può essere identificata essenzialmente da due punti di vista: si può definire una stenosi per la riduzione della sezione, del calibro o del lume del vaso (da un punto di vista squisitamente anatomopatologico o di immagini di tomografia computerizzata, TC) o per la riduzione del diametro, in senso longitudinale (da un punto di vista prettamente angiografico) (Fig. 11.1). Nei referti coronarografici ci si riferisce usualmente alla riduzione percentuale del diametro. La stenosi coronarica, osservata da un punto di vista angiografico, quindi biplanare, viene valutata con i seguenti parametri: la percentuale di stenosi e il diametro minimo del lume (MLD, *Minimal Luminal Diameter*).

La valutazione della percentuale di stenosi si ottiene dal rapporto tra il diametro minimo del lume a livello del punto più stretto della lesione e il diametro di riferimento, che risulta dalla media dei diametri del lume nei segmenti di riferimento a monte e a valle della stenosi, giudicati apparentemente sani. Il diametro minimo del lume è espresso in millimetri e, rispetto alle percentuali di stenosi, è una variabile assoluta e più facilmente riproducibile.

Nel modello animale proposto da Gould (Fig. 11.2) il flusso iperemico, e quindi la riserva coronarica, inizia a ridursi allorché una placca aterosclerotica sia in grado di ridurre il diametro del vaso di almeno il 50% in caso di stenosi concentrica; questo corrisponde a una riduzione del 75% della sezione o lume del vaso (vedi Fig. 11.1).

Per questo si definisce classicamente una stenosi emodinamicamente significativa quella in grado di ridurre di almeno il 50% il diametro di un vaso coronarico. Questo, comunque, non significa che quella particolare lesione sia in grado di determinare ischemia, ma solamente che una data percentuale di riduzione è la condizione minima essenziale per cui si possa avere un potenziale ischemico. Il flusso basale non subisce tuttavia alcuna riduzione fino a che non venga ridotto a circa il 90% il diametro dell'arteria. In assenza di un aumento del tono muscolare coronarico, di ipertrofia, o di tutte quelle condizioni che determinano una disfunzione del microcircolo, è necessaria una stenosi in genere severa per limitare il flusso coronarico massimale durante uno sforzo.

Tuttavia può essere difficile attribuire una potenzialità ischemica, nel singolo paziente, a stenosi moderatamente severe (cioè quelle con una riduzione del diametro compresa tra il 50 e l'80%). In molti soggetti con malattia coronarica la decisione di eseguire una procedura di rivascolarizzazione deve essere basata non solo sull'aspetto anatomico, ma anche sulla severità funzionale della stenosi.

Nella valutazione del potenziale ischemico è quindi di estrema importanza la conoscenza dei risultati dei test funzionali non invasivi. Quando è presente una le-

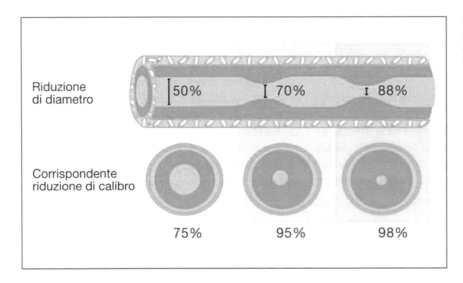

Fig. 11.1 Stenosi coronarica valutata in rapporto alla riduzione del diametro o del lume

Riduzione di diametro

50%   70%   88%

Corrispondente riduzione di calibro

75%   95%   98%

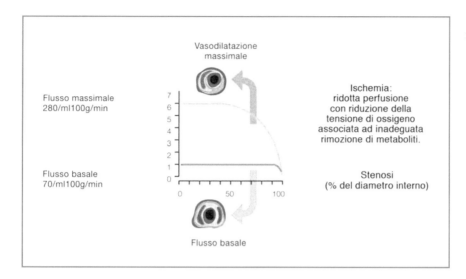

Fig. 11.2 Riserva coronarica: relazione stenosi-ischemia

sione coronarica di moderata entità, tra il 50 e l'80%, e i test provocativi non invasivi dimostrano un'ischemia miocardica, nel caso in cui la terapia medica sia inefficace nel controllare i sintomi, è indicata una procedura di rivascolarizzazione miocardica. Nel caso, invece, in cui i test non invasivi non mostrino ischemia, nonostante il persistere di dolore toracico, è utile avere una valutazione funzionale della stenosi.

La *Fractional Flow Reserve* (FFR) rappresenta un indice funzionale attendibile nella valutazione di una stenosi coronarica. La FFR identifica il flusso massimale miocardico nel territorio di distribuzione di un'arteria coronarica in presenza di una stenosi rapportato al flusso massimo teorico. Questo indice rappresenta la frazione del flusso massimale che può essere ottenuto in presenza di una stenosi coronarica. In sintesi viene calcolato il gradiente di pressione transstenotico, dopo aver somministrato adenosina per via intracoronarica o endovenosa, ottenendo quindi la massima vasodilatazione a valle di una placca. Il valore viene calcolato dal rapporto della pressione registrata a valle di una stenosi diviso quello riscontrato a monte. L'indice normale è uguale a 1. Viene considerato anomalo un valore inferiore allo 0,75. Dividendo la misura della pressione

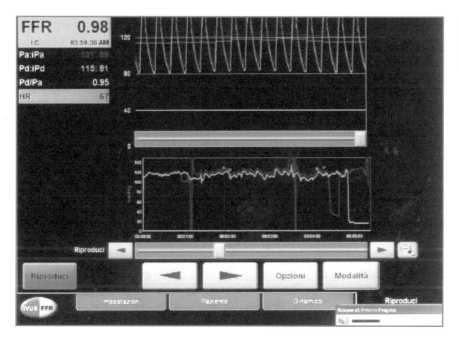

Fig. 11.3 Calcolo della FFR: Pd (pressione distale)/Pa (pressione prossimale) (115/121= 0,95)

ottenuta a valle, per esempio 52 mmHg, con quella rilevata a monte, per esempio 101 mmHg, si ottiene un valore di FFR pari a 0,51, chiaramente anomalo. Questo indice è facilmente calcolabile durante uno studio coronarografico ed è indipendente da variazioni fisiologiche che possono modificare il flusso miocardico basale, quali l'aumento di pressione arteriosa o di frequenza cardiaca (Fig. 11.3).

Un altro metodo per valutare la componente funzionale di una stenosi è lo studio della velocità di flusso, a monte e a valle, con l'utilizzo di una sonda Doppler (*Doppler flow velocity*). La variazione di velocità è proporzionale alla variazione di flusso, nell'assunto che il calibro dell'arteria sia costante.

11.2   Limiti dell'angiografia coronarica

L'angiografia coronarica è tradizionalmente considerata la tecnica di imaging più accurata per la valutazione della cardiopatia ischemica e per la definizione del numero e dell'entità delle stenosi.

Il limite concettuale dell'angiografia coronarica, però, è legato al fatto che, mentre la malattia aterosclerotica si sviluppa essenzialmente nella parete del vaso, l'angiografia coronarica rileva un'immagine del lume vasale che si riempie di liquido di contrasto (luminogramma). Studi anatomopatologici e dati di ecografia intravascolare coronarica (IVUS) hanno consistentemente dimostrato che tratti di arterie coronariche angiograficamente "normali" spesso contengono un significativo carico aterosclerotico. La stenosi coronarica viene definita in base alla riduzione percentuale del diametro del vaso in rapporto a un segmento a monte e a valle, considerati apparentemente normali. Poiché la malattia aterosclerotica coinvolge spesso diffusi tratti dell'albero coronarico, è possibile che nel segmento di riferimento ci sia un processo aterosclerotico di parete che non viene considerato. L'entità della stenosi può quindi essere spesso sottostimata quando vi sia un processo degenerativo aterosclerotico diffuso a tutto il vaso preso in esame.

Un altro limite della valutazione angiografica è determinato dal processo di rimodellamento positivo, descritto da Glacov, processo per cui il diametro del vaso si ingrandisce per contrastare la riduzione del calibro prodotto dalla placca aterosclerotica. Il lume vasale viene così preservato fino a che la crescita della placca non ecceda il 40% dell'area della sezione trasversa del vaso. Questo comporta una possibile sottostima all'angiografia coronarica dell'entità dell'aterosclerosi.

Numerosi studi hanno dimostrato che la maggior parte delle trombosi coronariche si verifica su una placca non ostruttiva che generalmente presenta stenosi da lievi a moderate, inferiori al 75%. Studi anatomopatologici di pazienti deceduti per infarto miocardico o per morte improvvisa hanno confermato che è l'estensione dell'aterosclerosi coronarica, più che la severità della stenosi, l'elemento prognostico importante. D'altro canto l'infarto miocardico spesso è il risultato della rottura di una placca vulnerabile che non determina alcuna riduzione del lume coronarico. Purtroppo l'angiografia coronarica non consente la visualizzazione di queste placche.

Nonostante l'usuale acquisizione di immagini da diverse angolazioni, spesso le lesioni sono eccentriche e quindi di difficile valutazione; la presenza di rami collaterali sovrapposti o le localizzazioni ostiali o a livello delle biforcazioni, inoltre, limitano la capacità dell'analisi angiografica. Anche i segmenti angiograficamente normali spesso sono patologici all'esame autoptico, con conseguente sottostima della gravità della malattia ateromasica.

Inoltre l'entità e la severità di una stenosi coronarica presentano una marcata variabilità inter- e intraosservatore e a questo proposito studi comparativi hanno riportato delle discordanze tra i risultati angiografici e le osservazioni anatomopatologiche.

La presenza di queste limitazioni metodologiche, la necessità di misurare il carico aterosclerotico e l'analisi della composizione della placca, divenuta di grande importanza per la valutazione prognostica della cardiopatia ischemica, hanno favorito lo sviluppo di tecniche di imaging integrato in sala di emodinamica quali l'ecografia intravascolare coronarica (*IVUS, Intravascular Ultrasound*) e l'OCT (*Optical Choerence Thomography*).

11.3   IVUS

L'ecografia intravascolare coronarica (IVUS) è una tecnica di imaging che, attraverso l'utilizzo degli ultrasuoni, permette lo studio dei vasi coronarici epicardici mediante valutazione ecografica intraluminale. L'IVUS, permettendo una visualizzazione della sezione vasale a 360° e, quindi, un'analisi del vaso arterioso coronarico indipendente dall'angolo di proiezione, offre maggiore accuratezza nella valutazione delle lesioni aterosclerotiche rispetto all'angiografia coronarica. Questa tecnica, quindi, fornisce un'immagine diretta e in tempo reale dell'ateroma, garantendo una prospettiva tomografica delle coronarie e della placca aterosclerotica.

L'acquisizione delle immagini IVUS richiede l'incannulazione del vaso prescelto con un catetere guida e il successivo inserimento di un filo guida per angioplastica su cui fare avanzare la sonda ultrasonografica (sono disponibili sonde di tipo meccanico ed elettronico). La sonda viene posizionata distalmente alla lesione coronarica che si vuole studiare e quindi ritirata in senso distoprossimale fino all'ostio del vaso, in modo da ottenere una successione di immagini trasversali dei vasi coronarici.

L'acquisizione delle immagini IVUS può essere effettuata sia manualmente che ricorrendo a una trazione automatica del catetere (*pullback* automatico), applicando una velocità costante pari a 0,5 o 1 mm/s.

L'IVUS è quindi una metodica invasiva, quanto la coronarografia, che consente di studiare solo un ramo coronarico per volta, fornendo tuttavia delle informazioni molto preziose relative al lume vasale, alla parete vascolare e alla presenza e distribuzione della placca aterosclerotica.

La valutazione IVUS di una lesione coronarica è una procedura sicura con una bassa incidenza di complicanze. Le dimensioni del vaso arterioso sono determinate dall'area delimitata dalla membrana elastica esterna e dal lume delimitato dal bordo dell'intima: tale area è definita *Cross Sectional Area* (CSA) della placca.

La tecnica IVUS è l'unica metodica in grado di caratterizzare la placca aterosclerotica a tutto spessore, di valutare la parete avventiziale esterna dell'arteria e di analizzare il fenomeno di rimodellamento positivo, fattore di rischio per la rottura di placca.

Studi di validazione istologica hanno dimostrato che la placca aterosclerotica può essere classificata in lesioni a composizione prevalentemente lipidica, fibrosa o calcifica. Quindi, sulla base dell'ecogenicità delle strutture analizzate, l'IVUS consente di identificare tre tipi di placca:

1. placca ipoecogena, o soffice, caratterizzata da ecoriflettenza diversa da quella della membrana elastica esterna (Fig. 11.4);
2. placca fibrosa, con ecoriflettenza simile a quella

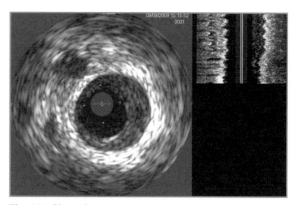

Fig. 11.4 Placca ipoecogena

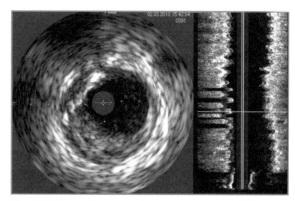

Fig. 11.5 Placca fibrosa con alcune componenti calcifiche

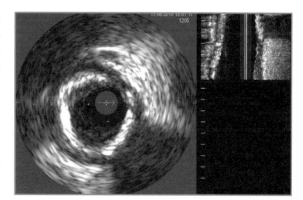

Fig. 11.6 Placca calcifica concentrica

dell'avventizia e caratterizzata da un alto contenuto di collagene ed elastina (Fig. 11.5);
3. placca calcifica, ecoriflettente con cono d'ombra (Fig. 11.6).

C'è da dire, però, che sebbene l'IVUS identifichi con alta sensibilità e specificità il tessuto fibroso e calcifico, la metodica risulta meno accurata nell'identificazione del tessuto lipidico. Per quanto riguarda i depositi di calcio, invece, l'IVUS presenta una sensibilità e una specificità significativamente superiore all'angiografia.

Gli studi con IVUS nei pazienti sottoposti ad angioplastica coronarica hanno dimostrato che l'aterosclerosi coronarica è presente in oltre il 90% dei pazienti, anche in quei vasi che appaiono normali alla coronarografia.

Varie sono le applicazioni diagnostiche di questa metodica: la valutazione della composizione della placca, la misura del grado di stenosi, la valutazione del diametro vasale che orienta in modo più preciso dell'angiografia sulla scelta del tipo di stent da utilizzare per l'angioplastica. Tale tecnica è inoltre utile nella valutazione di lesioni coronariche angiograficamente subcritiche, in particolar modo quelle a localizzazione ostiale, alle biforcazioni e quelle a carico del tronco comune. Si può valutare il risultato di una procedura, come nel controllo *post-stenting*, che consente di verificare la corretta e completa apposizione dello stent (particolarmente importante nell'era degli stent medicati), il diametro luminale minimo residuo, la presenza di complicanze (come una dissezione) e il grado di ristenosi.

11.3.1 Virtual histology

L'IVUS ha indubbiamente dimostrato come l'aterosclerosi coronarica venga sottostimata con la sola angiografia: meno del 10% delle coronarie angiograficamente normali sono realmente prive di aterosclerosi all'indagine IVUS. Tuttavia l'IVUS presenta alcuni limiti. In primo luogo la definizione delle placche lipidiche non è agevole, poiché l'ecogenicità della componente lipidica è simile a quella del tessuto fibroso e del tessuto misto fibrolipidico; inoltre, lo studio del tessuto posto al di sotto delle calcificazioni è ostacolato dall'ombra acustica generata da queste ultime. Per sopperire a queste limitazioni si è passati dall'analisi della scala dei grigi all'analisi dei segnali acustici in radiofrequenza (RF).

L'analisi del segnale in radiofrequenza (RF-IVUS) si è dimostrata in grado di migliorare il contributo informativo dell'IVUS, definendo con maggior precisione la morfologia e la composizione della placca aterosclerotica. L'analisi spettrale dei segnali è stata definita *virtual histology*. Con questa metodica gli ultrasuoni che rientrano nel range della radiofrequenza vengono trasformati in segnali elettrici e successivamente analizzati nelle varie componenti di frequenza e visualizzati

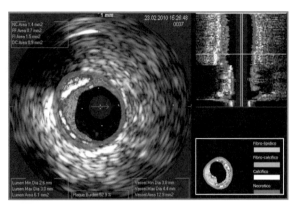

Fig. 11.7 *Virtual histology*: placca fibrocalcifica. I colori identificano le diverse componenti istologiche

graficamente. Sono stati codificati dei colori per caratterizzare le varie componenti istologiche: il verde per il tessuto fibroso, il giallo per il tessuto fibro-lipidico, il bianco per il calcio, il rosso per il corpo lipidico necrotico (Fig. 11.7). Si creano così mappe tissutali della sezione trasversa della placca. La *virtual histology* pertanto rappresenta un surrogato dell'istologia nello studio dell'aterosclerosi in vivo.

Le complicanze cui può andare incontro una placca aterosclerotica, indipendentemente dal suo grado di stenosi, sono essenzialmente rappresentate dalla rottura del cappuccio fibrotico superficiale (*fibrous cap*) o dall'erosione, cioè dalla perdita del tessuto endoteliale di rivestimento. Tutto questo predispone alla formazione di trombi e quindi all'istantanea riduzione del lume vascolare. La placca aterosclerotica che presenta caratteristiche istopatologiche che la predispongono ad avere tali tipi di complicanze viene definita "placca vulnerabile".

Dal punto di vista istopatologico sono vulnerabili, ossia a potenziale rischio di instabilizzazione, le placche con ampio nucleo (*core*) lipidico, sottile cappuccio fibroso (< 65 μ) , abbondante quota di cellule infiammatorie e ricchezza di metalloproteasi (Fig. 11.8). Simile al concetto di placca instabile, quello di placca vulnerabile è molto più biologico e meno angiografico; queste placche rischiano la rottura e quindi l'esposizione di substrati trombogeni con il rischio di trombosi acuta murale od occlusiva. Potremmo quindi definire come placca vulnerabile quella in cui vi sia un aumentato rischio di trombosi e di rapida progressione della stenosi. Accanto a questa definizione vi è quella di fibroateroma con sottile cappuccio fibrotico infiammato (TCFA, *Inflammed Thin-cap Fibro-atheroma*).

È stata evidenziata una relazione tra l'estensione del

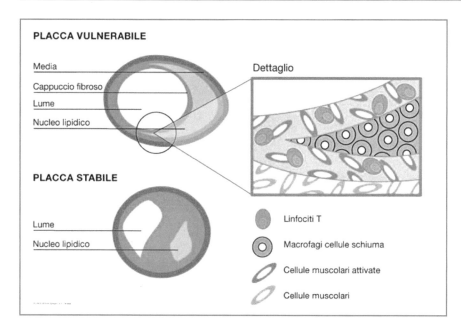

Fig. 11.8 Caratteristiche
istologiche della placca
stabile e vulnerabile

PLACCA VULNERABILE

Media
Cappuccio fibroso
Lume
Nucleo lipidico

Dettaglio

PLACCA STABILE

Lume
Nucleo lipidico

Linfociti T

Macrofagi cellule schiuma

Cellule muscolari attivate

Cellule muscolari

core lipidico e la vulnerabilità della placca ateroscle-rotica: un ampio *core* lipidico correla con una maggiore probabilità di rottura della placca e pertanto di trombosi coronarica acuta. Si è osservato, infatti, come placche non stenosanti all'angiografia, ma con un'estensione maggiore del *core* lipidico, risultino più suscettibili di rottura; al contrario, placche emodinamicamente signi-ficative, ma con un piccolo *core* lipidico e un elevato contenuto di cellule muscolari lisce e collagene, si pre-sentano più stabili.

Inoltre sia le dimensioni del *core* lipidico che la composizione dello stesso sono elementi che condizio-nano la rottura della placca aterosclerotica. Secondo alcuni autori le placche aterosclerotiche, composte per almeno il 40% da tessuto lipidico, sono a maggior ri-schio di rottura.

Uno dei fattori che condiziona la tendenza alla rot-tura della placca aterosclerotica è lo spessore della cap-sula fibrosa: quanto maggiore è lo spessore, tanto mi-nore è la possibilità di rottura della placca.

In genere le lesioni aterosclerotiche responsabili dell'infarto presentano una capsula fibrosa sottile, con spessore inferiore a 65 μ, e un nucleo lipidico sottostante ben sviluppato. A livello della spalla della capsula fi-brosa, nel tratto di giunzione tra la placca e la parete sana dove maggiore è lo stress circonferenziale prodotto dalla pressione del sangue, si repertano spesso fissura-zioni che mettono in contatto il pool lipidico sottostante con il lume vasale.

È stata inoltre osservata una peculiare distribuzione geografica della placca aterosclerotica ad alto rischio; le regioni prossimali e medie delle principali arterie coronariche sono quelle più frequentemente sede di placche vulnerabili. Inoltre in uno stesso paziente vi è spesso più di una placca vulnerabile. In effetti nell'80% dei soggetti con sindrome coronarica acuta si trovano due o più placche instabili, il che suggerisce che l'in-stabilizzazione sia un processo diffuso all'intero albero coronarico e spesso all'intero sistema vascolare.

Sintetizzando le principali caratteristiche delle plac-che vulnerabili sono:
- presenza di un sottile cappuccio fibroso (< 65 μ);
- esteso pool lipidico centrale;
- presenza di abbondante infiltrato infiammatorio in corrispondenza del cappuccio fibroso.

Tuttavia, anche se la RF-IVUS consente di rilevare con accuratezza i pool lipidici, che com'è noto sono un elemento predittivo di vulnerabilità di placca, pre-senta alcuni limiti in quanto la risoluzione laterale è superiore ai 200 μ per cui non è possibile rilevare una capsula fibrosa assottigliata, ovvero di spessore inferiore ai 65 μ.

Anche se i nuovi sistemi integrati di codifica dei colori (*virtual histology*) hanno migliorato l'identifi-cazione e la caratterizzazione della placca aterosclero-tica, la limitata risoluzione spaziale non consente di identifcare lo spessore del cappuccio fibroso.

Per sopperire a tali limitazioni è stata introdotta una sorta di microscopia ottica biologica con maggior potere di risoluzione come l'OCT.

11.4 Tomografia a coerenza ottica (OCT)

La tomografia a coerenza ottica (OCT, *Optical Coherence Tomography*) è una tecnologia di imaging ad alta risoluzione che utilizza una sorgente di luce vicina alla radiazione infrarossa (*near infrared light*, lunghezza d'onda compresa tra 1280 e 1350 nm) per visualizzare le strutture biologiche all'interno di un tessuto attraverso la riflessione delle radiazioni ottiche. La riflessione del fascio di luce genera immagini ad alta risoluzione delle pareti vasali e delle lesioni coronariche. Una sottile fibra ottica (0,019 inches) viene inserita all'interno delle coronarie durante un tradizionale esame coronarografico. La luce riflessa viene comparata a un fascio luminoso di riferimento, relativo a una lunghezza predefinita, ottenendo immagini con una risoluzione nettamente superiore a quelle ultrasonografiche (IVUS); la risoluzione spaziale è infatti pari a 10-15 μ, 30 volte superiore a quella dell'IVUS.

Con l'OCT si evidenziano i tre strati della parete coronarica: l'intima, la media e l'avventizia (Fig. 11.9).

La risoluzione dell'OCT consente di evidenziare le due strutture che delimitano la media: la lamina elastica interna ed esterna. Le componenti fibrose di una placca aterosclerotica appaiano come zone di ecogenicità omogenea, quelle fibrocalcifiche come poco ecogene e con

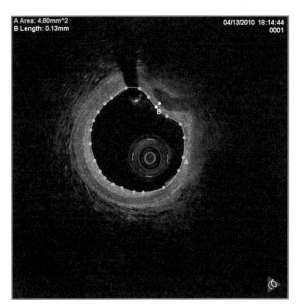

Fig. 11.9 Immagine OCT. Si riconoscono i tre strati della parete arteriosa: intima, media e avventizia. In verde, l'area luminale, in bianco il cappuccio superficiale

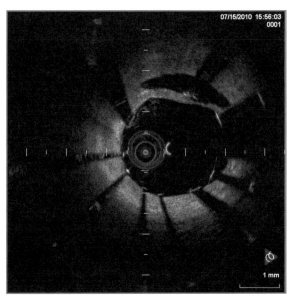

Fig. 11.10 Immagine OCT di stent posizionato su area di dissezione

bordi ben delimitati, e infine quelle lipidiche come porzioni a debole ecogenicità e meno definite. In particolare, la definizione del bordo esterno del pool lipidico è meno chiara rispetto a quanto osservabile in presenza di calcio.

In presenza di una placca complicata l'OCT è in grado di rilevare il trombo, che appare come una massa ecoriflettente all'interno del lume. Le dissezioni o fissurazioni di placca si apprezzano come sottili lembi di tessuto e sono di usuale riscontro nei soggetti con sindrome coronarica acuta. Infine l'OCT è potenzialmente in grado di evidenziare i vasa vasorum che irrorano la placca aterosclerotica, che a loro volta possono essere responsabili della complicanza di una placca.

L'OCT permette accurate misurazioni delle aree e dei diametri luminali. In presenza di un pool lipidico è possibile misurare la capsula fibrosa che lo delimita internamente e lo spessore e l'area della formazione lipidica.

L'OCT offre anche preziose informazioni relativamente al corretto impianto di uno stent. Definisce l'esatta localizzazione delle maglie dello stent e una eventuale incompleta apposizione delle maglie. Infatti la risoluzione elevata della tecnica consente sempre di misurare la distanza tra le maglie dello stent e la parete dell'arteria (Fig. 11.10). Infine, l'uso dell'OCT nel follow-up consente un'accurata quantificazione dell'iperplasia intimale (Fig. 11.11).

Il limite dell'OCT è che la luce a infrarossi emessa possiede una bassa penetrazione, rendendo impossibile

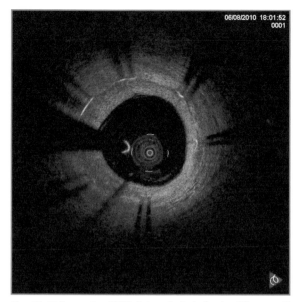

06/08/2010 18:01:52
0001

Fig. 11.11 Immagine OCT di iperplasia intimale all'interno di uno stent precedentemente impiantato (60 giorni)

lo studio delle componenti della placca a una profondità superiore a 1-1,5 mm. Questo limite impedisce di definire in modo completo la composizione delle placche aterosclerotiche, di misurarne il volume e di studiarne il fenomeno del rimodellamento. Inoltre la distinzione tra formazioni lipidiche calcifiche della placca aterosclerotica non è agevole.

11.5   Conclusioni

L'IVUS viene diffusamente impiegato per studiare la lesione responsabile (*culprit lesion*) in soggetti con sindrome coronarica acuta e per mettere in evidenza gli aspetti morfologici che si accompagnano una placca instabile. Se la risoluzione dell'IVUS non consente una valutazione ottimale delle componenti morfologiche, quali la fessurazione e la sovrapposizione trombotica, le dissezioni ai margini (*edges*) e il prolasso di placca nello stent, l'OCT ha un limite fondamentale nell'impossibilità di studiare la placca con una profondità maggiore di 1 mm.

Oggi, in piena era di imaging coronarico, le nuove metodiche non invasive come la TC coronarica, e quelle invasive che affiancano la tradizionale angiografia coronarica, come l'IVUS e l'OCT, hanno segnato un punto di svolta nell'interpretazione della malattia coronarica, consentendoci di vedere più a fondo e nel dettaglio.

Ma la scienza, come sempre, nel momento in cui ci offre nuove opportunità, crea delle nuove problematiche: oggi, per esempio, non sappiamo cosa fare delle placche con caratteristiche di instabilità che non hanno dato sintomi, e non siamo in grado di valutare l'impatto prognostico del prolasso di placca e di altre immagini che si presentano ai nostri occhi inaspettatamente. Il medico deve comunque acquisire familiarità con queste nuove tecniche di imaging coronarico che, se valutate criticamente e nel contesto clinico, potranno essere di ausilio nella diagnostica e nella terapia delle malattie coronariche.

Letture consigliate

American College of Cardiology (2001) Clinical Expert Consensus Document on Standards for Acquisition, Measurement and Reporting of Intravascular Ultrasound Studies (IVUS). JACC 37:1478-1492

Bezerra HG, Costa MA, Guagliumi G et al (2009) Intracoronary optical coherence tomography: a comprehensive review clinical and research applications. JACC Cardiovasc Interv 11:1035-1046

Bouma BE, Tearney GJ, Yabushita H et al (2003) Evaluation of intra-coronary stenting by intravascular optical coherence tomography. Heart 89:317-321

Burke AP, Farb A, Malcom GT et al (1997) Coronary risk factors and plaque morphology in men with coronary disease who died suddenly. N Engl J Med 336:1276-1282

Capodanno D, Prati F, Pawlowsky T et al (2009) Comparison of optical coherence tomography and intravascular ultrasound for the assessment of in-stent tissue coverage after stent implantation. Euro Intervention 5:538-543

De Bruyne B, Bartunek J, Sys SU et al (1996) Simultaneous coronary pressure and flow velocity mesaurement in humans. Feasibility, reproducibility and hemodynamic dependance of coronary flow velocity reserve, hyperemic flow verus pressure sloop index and fractional flow reserve. Circulation 94:1842-1849

Di Mario C, Görge G, Peters R et al (1998) Clinical application and im-age interpretation in intracoronary ultrasound. Study Group on Intracoronary Imaging of the Working Group of Coronary Circulation and of the Subgroup on Intravascular Ultrasound of the Working Group of Echocar-diography of the European Society of Cardiology. Eur Heart J 19:207-229

Falk E, Shah PK, Fuster V (1995) Coronary plaque disruption. Circulation 92:657-671

Glagov S, Weisenberg E, Zarins CK et al (1987) Compensatory enlarge-ment of human atherosclerotic coronary arteries. N Engl J Med 316:1371-1375

Gould KL, Kirkeeide RL, Buchi M (1990) Coronary flow reserve as a physiologic measure of stenosis severity. J Am Coll Cardiol 15:459-474

Gussenhoven EJ, Essed CE, Frietman P et al (1989) Intravascular ultra-sonic imaging: histologic and echographic correlation.

Eur J Vasc Surg 3:571-576

Gussenhoven EJ, Essed CE, Lancée CT et al (1989) Arterial wall charac-teristics determined by intravascular ultrasound imaging: an in vitro study. J Am Coll Cardiol 14:947-952

Kemp HG, Kronmal RA, Vlietstra RE, Frye RL (1986) Seven year sur-vival of patients with normal or near normal coronary arteriograms: a CASS registry study. J Am Coll Cardiol 7:479-483

Kubo T, Maehara A, Mintz GS et al (2010) The dynamic nature of coro-nary artery lesion morphology assessed by serial virtual histology in-travascular ultrasound tissue characterization. J Am Coll Cardiol 55:1590-1597

Nissen SE, Yock P (2001) Intravascular ultrasound: novel pathophysi-ological insights and current clinical applications. Circulation 103:604-616

Patel MR, Peterson ED, Dai D et al (2010) Low diagnostic yield of elec-tive coronary angiography. N Engl J Med 362:886-895

Popma JJ. (2001)Coronary angiography and intravascular ultrasound imaging. In: Zipes DP, Libby P, Bonow RO, Braunwald E (eds) Braunwald's Heart disease, pp. 425-455. Philadelphia, Elsevier Saunders

Potkin BN, Bartorelli AL, Gessert JM et al (1990) Coronary artery ima-ging with intravascular high-frequency ultrasound. Circulation 81:1575-1585

Prati F, Regar E, Mintz GS et al (2010) Expert review document on methodology, terminology, and clinical applications of optical coherence tomography: physical principles, methodology of image acquisition, and clinical application for assessment of coronary arteries and atherosclero-sis. Eur Heart J 31:401-415

Schaar JA, Muller JE, Falk E et al (2004) Terminology for high-risk and vulnerable coronary artery plaques. Report of a meeting on the vulnerable plaque. Eur Heart J 25:1077-1082

Tearney GJ, Waxman S, Shishkov M et al (2008) Three-dimensional coronary artery microscopy by intracoronary optical frequency domain imaging. J Am Coll Cardiol Img 1:752-761

Tonino PAL, Fearon WF, De Bruyne B et al (2010) Angiographic versus functional severity of coronary artery stenoses in the FAME Study: Fractional flow reserve versus angiography in multivessel evaluation. J Am Coll Cardiol 55:2816-2821

Topol EJ, Nissen SE (1995) Our preoccupation with coronary luminology. The dissociation between clinical and angiographic findings in ischemic heart disease. Circulation 92:2333-2342

Yabushita H, Bouma BE, Houser SL et al (2002) Characterization of human atherosclerosis by optical coherence tomography. Circulation 106:1640-1645

Yamaguchi T, Terashima M, Akasaka T et al (2008) Safety and feasibility of an intravascular optical coherence tomography image wire system in the clinical setting. Am J Cardiol 101:562-567

Lo studio elettrofisiologico endocavitario

12

Caterina Bisceglia, Valentina Boccadamo

Abstract

Lo studio elettrofisiologico è una procedura diagnostica invasiva utilizzata per la valutazione delle proprietà di eccito-conduzione del cuore e per lo studio delle aritmie cardiache che precede il trattamento con radiofrequenza delle stesse. Lo SEE ha una sensibilità e una specificità variabile nel determinare le anomalie nel ritmo cardiaco. Negli atleti i parametri di base dello SEF possono mostrare sensibili differenze rispetto alla popolazione generale. Attraverso l'utilizzo di nuovi sistemi per "mappare" elettricamente il cuore, si possono determinare proprietà elettriche patologiche delle camere cardiache e supportare la diagnosi precoce di condizioni patologiche a elevato rischio di morte improvvisa, nonché effettuare ablazioni di aritmie estremamente complesse.

12.1 Introduzione

Lo studio elettrofisiologico è una procedura diagnostica utilizzata per la valutazione delle proprietà di eccito-conduzione del cuore. È un'indagine essenziale per la definizione della genesi, del meccanismo e dei circuiti critici delle aritmie cardiache e, nel caso dello studio endocavitario, rappresenta il preludio al trattamento mediante ablazione transcatetere.

12.2 Studio elettrofisiologico transesofageo

Lo studio elettrofisiologico transesofageo (SETE), metodica introdotta negli anni '70 nella diagnosi e terapia delle aritmie sopraventricolari, viene eseguito introducendo un esile sondino nell'esofago, che è adiacente all'atrio sinistro, da una narice o dalla bocca. Tramite il sondino, si stimola con impulsi elettrici il cuore, seguendo protocolli definiti. Con questa metodica si possono studiare le aritmie sopraventricolari, ma non quelle ventricolari. Inoltre, nello studio delle proprietà elettriche di base del cuore, non consente di ottenere informazioni sulla conduzione del sistema sotto-hisiano, che rappresenta un elemento critico nello sviluppo di blocchi cardiaci avanzati.

Mediante lo SETE è possibile studiare:
- il nodo del seno, attraverso il calcolo del tempo di recupero sinusale e sinusale corretto;
- la vulnerabilità atriale, ovvero la propensione dell'atrio ad andare incontro a fibrillazione atriale sostenuta, nonché l'RR minimo e medio della fibrillazione atriale che viene indotta;
- il nodo atrioventricolare, con il calcolo del punto Wenckebach del periodo refrattario relativo (PRR) ed effettivo (PRE) anterogrado del nodo A-V;
- la capacità conduttiva anterograda delle vie anomale tipo Kent: viene determinato il PRE anterogrado

C. Bisceglia (✉)
Dipartimento di Elettrofisiologia
Policlinico Universitario "San Raffaele", Milano

della via anomala e della massima frequenza di stimolazione atriale che consente una conduzione 1:1 ai ventricoli con QRS preeccitato; viene inoltre verificato l'intervallo RR minimo, durante fibrillazione atriale indotta, associato a un QRS preeccitato (vedi paragrafo 12.3);
- l'inducibilità di tachicardie reciprocanti sopraventricolari.

L'inducibilità di aritmie ventricolari è rara e per lo più limitata alle cosiddette tachicardie fascicolari.

Queste valutazioni possono essere eseguite sia in condizioni basali che dopo blocco del sistema nervoso autonomo (con propranololo e atropina), per eliminare le influenze neurovegetative, oppure durante sforzo al letto-ergometro.

12.3 Studio elettrofisiologico endocavitario

Più recentemente, anche in relazione all'enorme sviluppo delle procedure di ablazione transcatetere, lo SETE è stato largamente abbandonato in favore dello studio elettrofisiologico endocavitario (SEE).

Lo SEE viene eseguito in anestesia locale mediante l'introduzione di elettrocateteri (del diametro di qualche millimetro), posizionati nei punti critici (strategici) delle normali vie di conduzione del cuore. Le vie di accesso alle cavità cardiache destre generalmente utilizzate sono rappresentate dalla vena femorale destra o sinistra e sono ottenute mediante la cannulazione percutanea con tecnica di Seldinger modificata.

Il posizionamento dei cateteri segue la procedura classica dello SEE anche negli atleti; qualche difficoltà può presentarsi durante il reperimento degli accessi vascolari a causa dell'ipertrofia dei muscoli anteriori della coscia, tipica di certe categorie di sportivi, per cui il decorso delle vene nel triangolo di Scarpa si presenta meno profondo che di norma.

Nello SEE di base vengono posizionati, sotto controllo radioscopico, tre cateteri quadripolari (collegati a un'unità di elaborazione, visualizzazione e registrazione), in regioni anatomiche di particolare interesse:
- atrio destro, in corrispondenza dello sbocco della vena cava superiore (regione perisinusale o auricola destra);
- regione hisiana (a livello dell'apice del triangolo di Koch, in corrispondenza del lembo settale della valvola tricuspide);

- ventricolo destro (apice e zona sottovalvolare del tratto di efflusso ventricolare destro).

Lo studio elettrofisiologico standard non richiede l'inserimento diretto di cateteri nelle sezioni sinistre del cuore (non vi è quindi necessità di cateterizzare rami arteriosi). Un catetere multipolare può essere avanzato in seno coronarico da un accesso venoso (frequentemente vena giugulare interna o esterna destra o vena succlavia o basilica controlaterale) per consentire un mappaggio dell'anello mitralico quando le aritmie coinvolgono le sezioni sinistre del cuore. Tramite cateteri particolarmente sottili, in grado di raggiungere i rami più distali del sistema venoso coronarico, possono essere registrati potenziali sulla superficie epicardica del cuore. L'accesso diretto alle cavità sinistre può essere effettuato tramite arteria femorale destra o sinistra con approccio retroaortico, o mediante passaggio nel setto interatriale a livello della fossa ovale. Quest'ultima procedura viene effettuata a fini ablativi da operatori esperti, in quanto comporta la delicata puntura del setto interatriale utilizzando aghi metallici preformati.

Gli elettrodi (poli) esposti sull'estremità distale del catetere possono variare in numero e distanza interelettrodica in relazione al tipo di struttura anatomica e aritmia che si vuole studiare; essi sono capaci di registrare l'attività elettrica locale (*elettrogramma*). In genere l'elettrogramma endocavitario viene registrato come segnale bipolare (attività elettrica tra 2 elettrodi) o più raramente come potenziale unipolare (rispetto a un elettrodo indifferente). Gli elettrodi vengono inoltre collegati a un generatore elettrico di impulsi, con cui è possibile stimolare il cuore con un'ampia gamma di modalità, frequenze e intensità, mediante protocolli gestiti direttamente dall'operatore.

I segnali vengono ricevuti, amplificati e filtrati (mediante filtri passa-alto e passa-basso) in modo da eliminare eventuali interferenze, nonché visualizzati su monitor in *real time*; vi è la possibilità di memorizzare i momenti salienti dello studio per consentire un'accurata analisi *off-line* delle registrazioni.

Durante il ritmo di base viene determinata la lunghezza del ciclo cardiaco (Fc = 60 000/LC); vengono registrati il tempo di conduzione lungo il NAV (AH; range 50-120 ms), e il tempo di conduzione lungo il sistema His-Purkinje (HV, intervallo 35-55 ms); viene inoltre determinata una serie di altri parametri come indicato in Figura 12.1. Nello studio di alcuni tipi di aritmia vengono misurati gli intervalli di conduzione retrograda, ovvero della conduzione ventricolo-atriale,

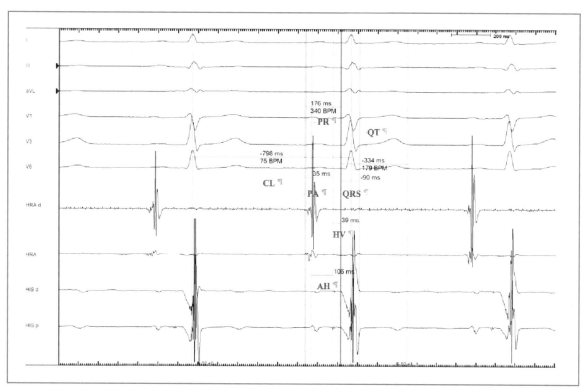

Fig. 12.1 In questa figura sono riportati i parametri basali ricavabili dallo SEE. Nella parte superiore sono riportate le tracce delle derivazioni elettrocardiografiche DI, DII, aVL, V1,V3, V6, nella parte inferiore gli elettrogrammi ricavati da due elettrocateteri posizionati rispettivamente in atrio destro alto (HRA) e sul fascio di HIS (HIS p: coppia prossimale e HIS d: coppia distale). I parametri sono 1) CL: *cycle length*, lunghezza del ciclo, che esprime sostanzialmente la frequenza cardiaca. 2) Parametri ricavabili dalle derivazioni elettrocardiografiche: intervallo PR, durata del QRS, durata del QT. 3) Parametri ricavabili dal tracciato endocavitario. PA: intervallo compreso tra l'inizio dell'onda P al tracciato di superficie e l'onda A sul canale hissiano, esprime il tempo di conduzione tra il nodo del seno e il nodo atrio-ventricolare. AH: intervallo compreso tra l'onda A e l'inizio dell'onda H sull'HIS, esprime il tempo di conduzione intranodale (range 50-120 msec). L'intervallo HV compreso tra l'inizio dell'onda H sul canale hissiano e l'inizio dell'attività ventricolare (in questo caso l'inizio del QRS all'ECG di superficie), esprime il tempo di conduzione sottohissiano (range 35-55 msec). Si veda anche Tabella 12.1

durante aritmia o stimolazione ventricolare.

Tipicamente gli atleti presentano bradicardia sinusale, con frequenze cardiache a riposo anche < 40 bpm; possono inoltre presentare BAV di I grado o blocchi atrioventricolari a localizzazione nodale di vario tipo. Questi riscontri sono in genere espressione dell'*imbalance* autonomico degli atleti, che manifestano un esaltato tono vagale, chiamate anche modifiche non autonomiche del nodo senoatriale (NSA) e del nodo atriventricolare (NAV) e possono manifestarsi talora con modificazioni dei parametri elettrofisiologici. La caratteristica benignità di queste alterazioni, in assenza di sintomi, è suggerita dalla regressione durante stimolo adrenergico.

Le manovre di stimolazione (*pacing*) vengono effettuate generalmente dall'atrio e dal ventricolo destro; la stimolazione può procedere con intervallo fisso tra gli stimoli (*drive*) o prevedere un treno di stimolazioni a lunghezza fissa di ciclo (generalmente 8 battiti) cui seguono uno o più extrastimoli, con intervallo di accoppiamento ridotto in maniera sequenziale (stimolazione ventricolare programmata). È possibile così determinare:

1. il *tempo di recupero del nodo senoatriale* (TRNSA), che rappresenta il tempo impiegato dal NSA a recuperare la sua capacità di depolarizzazione spontanea dopo essere stato inibito da un drive a frequenze crescenti (in genere per 30-60 s); può essere corretto per la frequenza cardiaca di base (TRNSAc; normale < 550 ms);

2. il *periodo refrattario* (refrattarietà) *effettivo* (PRE) atriale del NAV e del ventricolo destro (apice e tratto di efflusso). In caso di via accessoria manifesta (fascio di Kent) viene determinata la refrattarietà del

fascio accessorio, che rappresenta un marker di rischio di degenerazione della fibrillazione atriale in fibrillazione ventricolare in pazienti con sindrome di Wolff-Parkinson-White (vedi Capitolo 15);

3. la stimolazione atriale incrementale (stimolazione continua a frequenze progressivamente crescenti) viene utilizzata per il calcolo del *punto Wenckebach* del NAV, ovvero l'intervallo di stimolazione in corrispondenza del quale compare un blocco atrioventricolare di II grado con periodismo di Luciani-Wenckebach (nei limiti per FC >120 bpm). Gli atleti possono talora, per i motivi già esposti, presentare un punto Wenckebach a frequenze cardiache più base rispetto alla popolazione generale;

4. la stimolazione programmata viene utilizzata per l'*induzione di aritmie sopraventricolari e/o ventricolari*, in particolar modo quando queste sono sostenute da meccanismi di rientro, in quanto, in presenza di un substrato specifico, l'introduzione di uno stimolo anticipato è in grado di riprodurre il blocco funzionale e unidirezionale necessario per l'insorgenza e il mantenimento delle aritmie da rientro;

5. mediante salve di stimolazioni atriali a frequenza molto elevata si può verificare la *vulnerabilità atriale*, ovvero la sua suscettibilità allo sviluppo di fibrillazione atriale. Benché non esista una sicura correlazione tra la positività allo studio e un eventuale futuro sviluppo di questa aritmia, in caso di soggetti (anche atleti) con vie accessorie manifeste, questo parametro deve essere tenuto in considerazione e può influenzare la strategia terapeutica verso l'ablazione transcatetere della via accessoria.

Nel caso di induzione di una aritmia, si può procedere allo studio delle sue caratteristiche; vengono infatti valutati il rapporto e la sequenza di attivazione delle camere cardiache, la sequenza di attivazione all'interno di una determinata camera, con particolare attenzione alla zona di più precoce attivazione, che esprime una zona aritmogena critica e identifica una target ablativo efficace. Informazioni importanti si ottengono dalla modifica di questi parametri con manovre di pacing o test farmacologici (per esempio, interruzione delle tachicardie sopraventricolari con adenosina o induzione dell'aritmia dopo somministrazione di isoprenalina), nonché dal meccanismo stesso con cui si ottengono l'induzione e l'interruzione dell'aritmia. Nel caso in cui si debba procedere ad ablazione in radiofrequenza, un catetere quadripolare dotato anche di termocoppia

Tabella 12.1 I parametri essenziali che si ricavano dallo SEE, con i rispettivi intervalli di normalità di ogni valore

Intervalli di conduzione	PA	25-55 ms
	AH	55-125 ms
	HV	35-55 ms
	QRS	≤ 100 ms
	QTc	M:≤ 440 ms
		F:≤46o ms
Funzione nodo senoatriale	TRNSA	1500 ms
	TRNSAc	550 ms
	SACT	50-115 ms
	TRT	≤ 5 s
Periodi refrattari	Atrio	180-330 ms
	Nodo AV	250-400 ms
	Ventricolo	180-290

SACT, tempo di conduzione senoatriale; *TRNSAc*, tempo di recupero senoatriale corretto; *TRNSA*, tempo di recupero senoatriale; *TRT*, tempo totale di recupero senoatriale (cioè tempo impiegato per tornare al ciclo sinusale di base dopo pacing atriale); AV, atrioventricolare.

sull'estremità distale viene avanzato nella regione di interesse, consentendo una localizzazione precisa del sito d'ablazione sulla base dei segnali registrati (mappaggio endocavitario), viene quindi erogata radiofrequenza, una forma di corrente alternata, in grado di cauterizzare il tessuto target ed eliminare il focus aritmogeno (Fig. 12.2).

12.4 Complicanze

Il tasso di complicanze riportato in letteratura è molto basso, inferiore all'1% per le procedure diagnostiche che sale approssimativamente al 2,5% nelle procedure in cui si effettua anche l'ablazione. Sono ovviamente più a rischio i pazienti anziani e i pazienti che vengono sottoposti a procedure che coinvolgono le sezioni sinistre. Le complicanze più frequenti sono:

- emorragie significative, prevalentemente dalla sede di puntura femorale e soprattutto quando si incannula l'arteria femorale;
- tromboembolie, particolarmente a rischio da questo punto di vista le procedure nelle sezioni sinistre (si usa in questi casi somministrare eparina durante la procedura);
- flebiti, molto rare;
- aritmie: spesso l'induzione di un'aritmia mediante

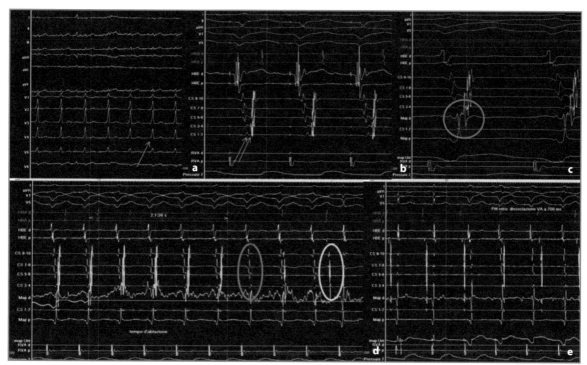

Fig. 12.2 SEE in tennista, 22 anni, affetto da sindrome di Wolff-Parkinson-White da via accessoria laterale sinistra. (**a**) ECG base. Si noti la presenza di onda delta, PR corto e slargamento iniziale del QRS (*freccia*). (**b**) Durante stimolazione ventricolare evidenza di retroconduzione ventricolo-atriale eccentrica (*doppia freccia*), più precoce a livello di CS 1-2, in corrispondenza dell'atrio sinistro anterolaterale. (**c**) Durante pacing ventricolare destro si identifica (*map D, cerchio*) fusione dei potenziali ventricolari e atriali. Il catetere ablatore si trova a contatto quindi con la via accessoria. (**d**) Dopo circa 2 secondi di applicazione della radiofrequenza, sempre durante *pacing*, si ottiene dissociazione ventricolo-atriale (scomparsa della via accessoria), che persiste (**e**) a distanza di 30 minuti dall'erogazione

stimolazione è il proposito dello studio. Comunemente però può essere indotta una fibrillazione atriale da pacing atriale rapido (più facilmente dall'atrio destro), aritmia che spesso può autolimitarsi ma può richiedere anche cardioversione elettrica. È possibile anche l'induzione di fibrillazione ventricolare. È per questo importante che durante l'esame il paziente sia collegato a un defibrillatore esterno;

- ramponamento (perforazioni delle camere cardiache, con o senza tamponamento, sono più frequenti nelle procedure che prevedono anche ablazioni).

Le indicazioni allo studio elettrofisiologico negli atleti sono discusse dettagliatamente nel Capitolo 16.

12.4.1 Considerazioni sull'impiego del SEE

Lo SEE negli atleti genericamente non presenta particolari problematiche tecniche o diagnostiche per le aritmie sopraventricolari o le bradiaritmie, mentre il cor-

retto inquadramento degli atleti che presentano aritmie ventricolari, semplici o complesse, può presentare notevoli difficoltà. Lo studio elettrofisiologico rimane

Tabella 12.2 La sensiblità e specificità dello SEE sull'induzione di aritmie è variabile in relazione alla condizione di base. Si notino l'elevata affidabilità in caso di cardiopatia ischemica e la scarsa affidabilità in caso di anomala origine delle coronarie o sindrome del QT lungo

Condizione	Sensibilità	Specificità
Cuore normale	1	3
Cardiopatia ipertrofica	1	1
Cardiopatia ischemica	4	4
Coronaria anomala	0	0
ARVD	3	3
LQTS	0	0
Cardiopatia dilatativa idiopatica	1	1
TV idiopatiche	3	3

ARVD, displasia aritmogena ventricolo destro; *LQTS*, sindrome del QT lungo; *TV*, tachicardia ventricolare.

un'indagine diagnostica invasiva, non scevra di rischi, seppur in percentuali minime; la sua indicazione deve essere valutata attentamente nel singolo caso, anche in relazione al tipo di patologia sospettata o documentata (Tabella 12.2). Non è sempre facile proporre un'indagine invasiva a un paziente che può essere del tutto asintomatico e d'altra parte l'applicazione indiscriminata di tale metodica può generare tensioni e stress negli atleti e nel loro entourage. L'identificazione di un elevato rischio di morte improvvisa è tuttavia fondamentale per la tutela della loro salute mediante l'esclusione dall'agonismo sportivo, nonché argomento dagli importanti risvolti medico-legali e dal forte impatto mediatico.

12.5 Mappaggio non convenzionale

La straordinaria evoluzione tecnologica dell'ultimo ventennio ha consentito agli elettrofisiologi di integrare e sostituire le metodiche di "mappaggio convenzionale" con sistemi di navigazione non fluoroscopica, che consentono di ottenere una "ricostruzione elettrofisiologica tridimensionale", creando una geometria fedele delle camere cardiache integrata con vari dati funzionali.

Queste metodiche sono attualmente disponibili per particolari applicazioni di ricerca oltre a essere ormai integrate per lo studio e il trattamento delle aritmie sopraventricolari e ventricolari complesse, mostrando una straordinaria potenzialità nella definizione di substrati patologici cardiaci, poiché in grado di rilevare anomalie del substrato elettrico in casi di cardiopatia non ancora conclamata o estremamente localizzata. Una delle applicazioni emergenti, infatti, è rappresentata dalla possibilità di guidare la biopsia endomiocardica (BEM), indirizzando il biotomo su aree di alterato segnale elettrico.

I "sistemi contact" più utilizzati nei centri italiani sono rappresentati dal sistema di mappaggio elettroanatomico CARTO e dal sistema Ensite-NaVx, mentre il sistema "non contact" Ensite-Array utilizza un razionale profondamente diverso. Pochi centri al mondo sono oggi in grado di integrare le metodiche descritte con sistemi robotici a controllo elettromagnetico (stereotassi), in cui i cateteri vengono guidati all'interno delle camere cardiache da una console a distanza.

Il sistema elettroanatomico CARTO consente la ricostruzione di una o più camere cardiache, effettuando, in tempo reale, una precisa localizzazione dell'elettrodo

distale (sensore) di un catetere mappante grazie a un campo magnetico non omogeneo, a bassa densità (tra 5×10^{-6} e 5×10^{-5} T), generato attorno al torace del paziente. Il mappaggio consiste generalmente nella sistematica acquisizione dei punti di contatto tra la punta del catetere e l'endocardio (o epicardio), con la definizione delle coordinate spaziali e dell'elettrogramma locale di ogni punto (Figg. 12.3 e 12.4).

Sulla geometria è possibile codificare vari dati elettrofisiologici, ricavando così una serie di mappe, particolarmente utili nell'analisi dei meccanismi dell'aritmia in studio:

- *mappa di voltaggio*: costruita sulla base dell'ampiezza dell'elettrogramma locale (unipolare o bipolare), consente di visualizzare le aree con normali potenziali e quelle di "basso voltaggio" (potenziale bipolare <1,5 mV), suggestive di un'alterazione strutturale (fibrosi ecc.);
- *mappa di attivazione*: il mappaggio durante ritmi regolari può avvalersi del LAT (tempo di attivazione locale), ovvero l'intervallo tra l'inizio dell'elettrogramma locale e un segnale di riferimento prescelto; questa mappa consente la definizione della sequenza e velocità di attivazione;
- *mappa isocrona*: in questa mappa le linee isocrone ottenute sono strette nelle zone a elevata conduzione e ampie in quelle a lenta conduzione;
- *mappa di propagazione*: animata, mediante la quale viene mostrato l'avanzamento del fronte d'onda di attivazione.

Il sistema Ensite-NaVx presenta numerose analogie con il CARTO, ma utilizza un campo elettrico creato da patch adesivi sulla cute del paziente. Esso è in grado di visualizzare nella camera di interesse tutti i cateteri

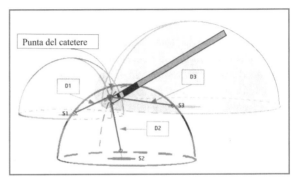

Fig. 12.3 Campo magnetico generato attraverso tre magneti nel sistema CARTO, che funge da volume di riferimento per la localizzazione del catetere. Le tre distanze calcolate (D1, D2 e D3) ne determinano posizione, orientamento e rotazione

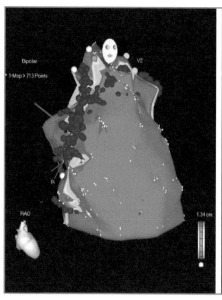
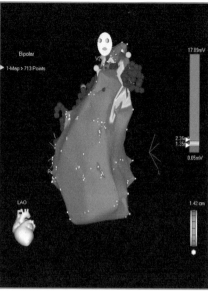

Fig. 12.4 Atleta amatoriale, 26 anni. Esegue accertamenti per un episodio sincopale con riscontro di tachicardia ventricolare. Mappa elettroanatomica con sistema CARTO del ventricolo destro in proiezione obliqua anteriore destra (*a sinistra*) e obliqua sinistra (*a destra*). Si nota una zona di bassi voltaggi (*fascia rossa*) peri-tricuspidalica con estensione al tratto di efflusso destro. I cerchi rossi rappresentano i siti di ablazione. La RM cardiaca confermerà la diagnosi di displasia aritmogena del ventricolo destro

impiegati nella procedura, e di fornire mappe di substrato, di attivazione e propagazione.

Mediante software dedicati (rispettivamente CARTOMERGE e NaVx-Fusion) è possibile integrare i dati ottenuti nel laboratorio di elettrofisiologia con metodiche di imaging radiologico, quali la risonanza magnetica (RM) e la tomografia computerizzata (TC). L'operatore può così "navigare" in una geometria assolutamente fedele, con sensibile riduzione dei tempi di scopìa, auspicabile in soggetti giovani. Durante la procedura, tuttavia, le geometrie rimangono affidabili finché la posizione del torace del paziente rimane fissa ai riferimenti magnetici o elettrici; in caso contrario, la mappa non è più utilizzabile come guida.

Concettualmente diverso si presenta il sistema di mappaggio "non-contact" EnSite-Array, che è in grado di "sentire" il *far-field* del potenziale endocardico grazie a un particolare catetere (Array) a 64 elettrodi unipolari, capace di registrare più di 3000 elettrogrammi unipolari endocardici ogni millisecondo (Fig. 12.5). Posizionato l'Array nella camera di interesse, tramite un processo simile alla triangolazione, che utilizza come riferimento l'Array stesso, il sistema è in grado di localizzare con precisione il catetere mappante, che ricostruisce una camera cardiaca virtuale durante il suo movimento. Attraverso la processazione del segnale, il sistema genera delle mappe di isopotenziali a elevata densità, codificate in colori, che proiettano

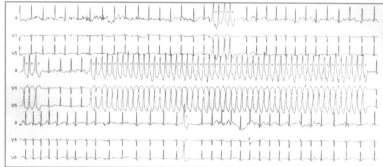
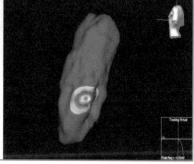

Fig. 12.5 *A sinistra*: riscontro di extrasistolia ventricolare ripetitiva ed episodi di tachicardia ventricolare in atleta agonista di 21 anni (basket). La morfologia suggerisce un'origine dell'aritmia dal tratto di efflusso ventricolare destro (RVOT). *A destra*: catetere multi elettrodo Array (in trasparenza) posizionato in RVOT settale, che viene ricostruito virtualmente. Sulla geometria si proiettano le linee di isopotenziale, a colori, che identificano (bianco) il punto di più precoce attivazione durante l'aritmia. Erogazioni di radiofrequenza nella zona ottengono la completa abolizione delle aritmie, che non risultano ulteriormente inducibili

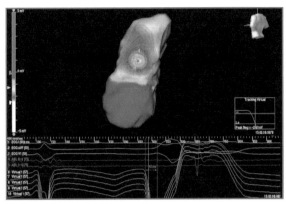

Fig. 12.6 Calciatore professionista con frequenti extrasistoli ventricolari. L'analisi dei potenziali unipolari (in giallo, in basso) e l'andamento delle linee di isopotenziale identificano l'origine dell'extrasistolia ventricolare (cerchio bianco) a livello del RVOT porzione settale-posteriore sull'endocardio virtualmente ricostruito con catetere multielettrodo Array

sull'endocardio virtuale il fronte di attivazione dell'intero ciclo, consentendo l'analisi del ritmo cardiaco per singolo battito (Fig. 12.6).

Lo studio elettrofisiologico endocavitario rappresenta un tassello importante nella valutazione del rischio dell'atleta, anche se il suo limite è rappresentato dal basso potere predittivo negativo, e dalla bassa sensibilità e specificità nella valutazione di bradiaritmie, viste le caratteristiche peculiari degli atleti. Esso rappresenta il preludio al trattamento percutaneo delle aritmie, che negli atleti sono per lo più rappresentate da WPW e

aritmie da rientro nel NAV (generalmente inducibili al SEE), da extrasistolie o tachicardie ventricolari, per lo più da tratto di efflusso VDx (Fig. 12.7); il suo crescente utilizzo, in ragione di competenze così specifiche e supporti tecnologici avanzati, ha reso possibile infine lo studio e il trattamento di aritmie fino a pochi anni fa appannaggio esclusivo della cardiochirurgia, grazie alla possibilità di mappare e ablare aritmie sulla superficie epicardica mediante puntura epicardica percutanea.

Letture consigliate

Avella A, d'Amati G et al (2008) Diagnostic value of endomyocardial biopsy guided by electroanatomic voltage mapping in arrhythmogenic right ventricular cardiomyopathy/dysplasia. J Cardiovasc Electrophysiol 19:1127-1134

Biffi A, Ansalone G, Verdile L et al (1996) Ventricular arrhythmias and athlete's heart. Role of signal-averaged electrocardiography, Eur Heart J 17:557-563

Biffi A, Pelliccia A, Verdile L et al (2002) Long-term clinical significance of frequent and complex ventricular tachyarrhythmias in trained athletes. J Am Coll Cardiol 40:446-452

Bonso A, Corò L, Delise P et al (1996) Bradicardia sinusale e turbe della conduzione. Atti del Convegno Nazionale di Cardiologia della Sport

Delise P (2004) Aritmie: diagnosi, prognosi e terapia. Casa Editrice Scientifica Internazionale, Roma

Delise P, Bonso A, Corò L et al (1991) The endocavitary and transesophageal electrophysiological findings in idiopathic atrial fibrillation. G Ital Cardiol 21:1093-1099

Estes III NA, Link MS, Cannom D et al (2001) Report of the NASPE policy conference on arrhythmias and the athlete. J Cardiovasc Electrophysiol 12:1208-1219

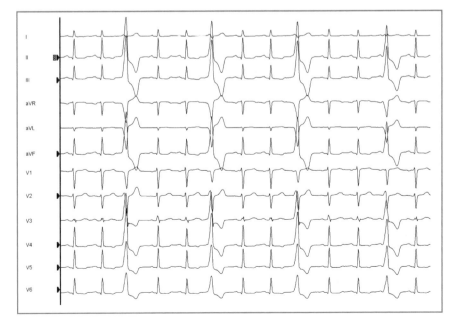

Fig. 12.7 Atleta amatoriale, 30 anni. Esegue ECG per palpitazioni. Riscontro di frequente extrasistolia ventricolare (spesso in ritmo trigemino). L'origine dell'aritmia sarà identificata nella cuspide aortica sinistra, dove sarà ablata con successo

Furlanello F, Galanti G, Manetti P et al (2004) Microvolt T wave alternans as a predictor of electrophysiological testing results in professional competitive athletes. Ann Noninvasive Electrocardiol 9:201-206

Giada F, Barold SS, Biffi A, De Piccoli B et al (2007) Sport and arrhythmias: summary of an international symposium. Eur J Cardiovasc Prev Rehabil 14:707-714

Giustetto C, Gaita F (2008) Sudden cardiac death in athletes with an apparently normal heart: the channelopathies. G Ital Cardiol 9:78S-82S

Heidbüchel H, Corrado D, Biffi A et al (2006) Study Group on Sports Cardiology of the European Association for Cardiovascular Prevention and Rehabilitation. Recommendations for participation in leisure-time physical activity and competitive sports of patients with arrhyttmias and potentially arrhythmogenic conditions. Part II: ventricular arrhrythimas, channelopathies and iplantable defibrillators. Eur J Cardiovasc Prev Rehabil 13:676-86

Heidbüchel H, Hoogsteen J, Fagard R et al (2003) High prevalence of right ventricular involvement in endurance athletes with ventricular arrhythimias. Role of an electrophiologic study in risk stratification. Eur Heart J 24:1473-1480

Inama G, Pedrinazzi C, Durin O et al (2008). Microvolt T wavealternans for risk stratification in athletes with ventricular arrhythmias:correlation with programmed ventricular stimulation Ann Noninvasive Electrocardiol 13:14-21

Josephson ME (2002) Clinical cardiac electrophysiology, techiques and interpretations. Lippincott Williams & Wilkins, Philadelphia

Langdeau JB, Blier L, Turcotte H et al (2001) Electrocardiographic findings in athletes: the prevalence of left ventricular hypertrophy and conduction defects. Can J Cardiol. 17:655-659

Link MS, Wang PJ, Estes III NA (2001) Ventricular arrhythmias in the athlete. Curr Opin Cardiol 16:30-39

Madias JE (2008) Athletes, ventricular arrhythmias, electrophysiologica testing, microvolt T-wave alternans, and a follow-up of 30+/-21 months: a need for follow-up updates. Ann Noninvasive Electrocardiol 13:319-20

Paterick TE, Petrick TJ, Fletcher GF et al (2005) Medical and legal issues in the cardiovascular evaluation of competitive athletes. JAMA 294:3011-3018

Sarubbi B (2006) The Wolff-Parkinson-White electrocardiogram pattern in athletes: how and when to evaluate the risk for dangerous arrhythmias. The opinion of the pediatric cardiologist. J Cardiovasc Med 7:271-278

Stein R, Moraes RS, Cavalcanti AV et al (2000) Atrial automaticity and atrioventricular conduction in athletes: contribution of autonomic regulation. Eur J Appl Physiol 82:155

Thiene G, Carturan E, Corrado D, Basso C (2010) Prevention of sudden cardiac death in the young and in athletes: dream or reality? Cardiovasc Pathol 19:210-217

Zeppilli P (2004) Cardiologia dello sport. Casa Editrice Scientifica Internazionale, Roma

Zeppilli P, Fenici R, Sassara M et al (1980) Wenckebach second-degree A-V block in top ranking athletes: an old problem revisited. Am Heart J 100:281-294

Parte II
La cardiologia clinica dell'atleta

La sincope

13

Caterina Bisceglia, Maddalena Piro

Abstract

La sincope è definita come una transitoria perdita di coscienza dovuta ad una ipoperfusione cerebrale globale in genere associata a pieno recupero. L'incidenza di questo sintomo nella popolazione degli atleti è difficile da valutare. La più comune forma di sincope è quella vaso-vagale, ad andamento benigno, mentre le sincopi da sforzo e quelle associate a cardiopatia hanno prognosi meno favorevole e possono identificare una categoria di atleti ad elevato rischio di morte improvvisa. Il corretto inquadramento diagnostico di un atleta con sincope deve prevedere sempre gli esami di primo livello; le ulteriori valutazioni strumentali o le indagini invasive devono essere indirizzate dalla valutazione clinica. La terapia dipende strettamente dalla eziopatogenesi dell'episodio sincopale. Nei casi di sincope da cardiopatia strutturale particolare attenzione deve essere prestata all'idoneità sportiva, poichè solo in casi selezionati è possibile il ritorno all'attività sportiva.

13.1 Introduzione

La sincope è definita come una transitoria perdita di coscienza dovuta a una ipoperfusione cerebrale globale; essa si caratterizza per un esordio improvviso, una breve durata ed un rapido e completo recupero [1].

Si tratta di un sintomo estremamente frequente, responsabile in Italia dell'1% degli accessi nei Dipartimenti di Emergenza-Accettazione (DEA) [2] il 40% dei quali si conclude con un ricovero [30]; si configura quindi come un problema medico di grande impatto sociale ed economico, che impegna a fondo le strutture sanitarie.

La sua incidenza viene stimata intorno al 19% nella popolazione generale adulta di oltre 45 anni [3], ma la stratificazione per fasce d'età mostra come circa l'1% dei bambini presenti un primo episodio sincopale in età inferiore ai 5 anni [4], e la prevalenza sia decisamente più elevata nei giovani di età compresa tra i 10 e i 30 anni, con picchi di incidenza del primo episodio sincopale del 47% nelle donne e 31% negli uomini intorno ai 15 anni [5].

I dati sull'incidenza di tale fenomeno negli atleti sono meno consistenti, poiché gli studi sono rari, se non isolati. Negli atleti di elevato livello la prevalenza di sincope può sembrare alta (10% circa), ma se si considerano anche atleti di livello più basso, la prevalenza non differisce da quella della popolazione generale [40].

Dal programma italiano di screening preagonistico è emersa una prevalenza globale della sincope a 5 anni del 6,2% (474 atleti) su un campione di oltre 7500 partecipanti; la sincope era indipendente dall'esercizio nella maggior parte dei casi (86,7%), si era presentata durante l'esercizio fisico nell'1,3% o dopo nel 12% dei casi.

C. Bisceglia (✉)
Dipartimento di Elettrofisiologia
Policlinico Universitario "San Raffaele", Milano

M. Fioranelli, G. Frajese (a cura di), *Cardiologia dello sport*
© Springer-Verlag Italia 2011

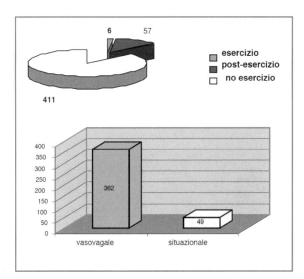

Fig. 13.1 Epidemiologia delle sincopi nell'atleta

Come illustrato nella Figura 13.1, la principale causa di sincope è rappresentata dalle sincopi vasovagali [6].

Sebbene nella popolazione dei giovani adulti la sincope sia nella maggior parte dei casi un fenomeno be-

nigno, anche se spesso ripetitivo, tanto da non essere sottoposto in alcuni casi all'attenzione del medico [27, 28], la cosiddetta sincope cardiaca, o maligna, è associata a una prognosi peggiore rispetto alle altre cause, indipendentemente dall'età di presentazione o dal meccanismo della sincope, con una mortalità del 18-33% a un anno [7]. Una patologia cardiaca strutturale è, infatti, il più importante fattore predittivo di mortalità totale e morte improvvisa nei pazienti con sincope.

Parallelamente, una sincope negli atleti rappresenta spesso un vero e proprio "dilemma diagnostico" [32, 34]. La maggior parte delle sincopi/presincopi negli sportivi è benigna, con pattern eziologici sovrapponibili alla popolazione generale, ma la sincope durante esercizio [35-37] può rappresentare la prima e pericolosa manifestazione di cardiopatie associate a elevato rischio di aritmie ventricolari maligne negli atleti, tra cui la miocardiopatia ipertrofica, la displasia aritmogena del ventricolo destro, la sindrome del QT lungo, l'origine anomala delle arterie coronarie e le miocarditi [8, 9].

Una sincope da sforzo viene definita come un episo-

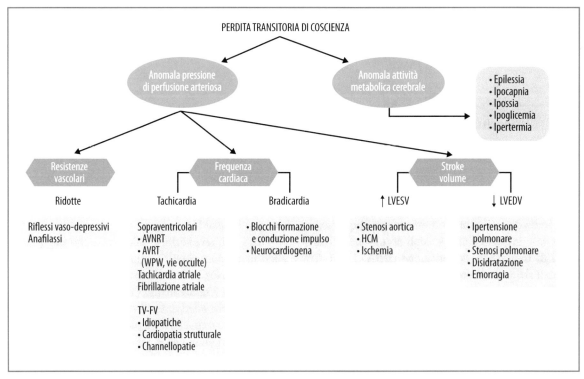

Fig. 13.2 Meccanismi fisiopatologici della perdita di coscienza durante esercizio. Da notare che gli episodi da anomala attività metabolica cerebrale non rientrano nella definizione di sincope [10]. *AVNRT*, AV Nodal Reentrant Tachycardia; *AVRT*, AV Reetrant Tachycardia; *WPW*, Wolf-Parkinson-White; *TV-FV*, tachicardia ventricolare, fibrillazione ventricolare; *LVESV*, Left Ventricular End-Systolic Volume; *LVEDV*, Left Ventricular End-Diastolic Volume; *HCM*, Hypertrophic Cardiomyopathy

dio sincopale che insorge durante o nell'immediato post-esercizio. Tra queste ultime rientrano molte sincopi benigne da ipotensione ortostatica o da affaticamento estremo. L'improvvisa perdita, infatti, della spinta garantita dalla pompa muscolare sul ritorno venoso non riesce a bilanciare l'estrema vasodilatazione, tipica degli sport di resistenza, determinando la risoluzione del tono posturale. Questo stesso meccanismo è il responsabile di fenomeni presincopali post-esercizio, e sottende quindi una serie di manifestazioni, definite genericamente in ambito sportivo "collasso da esercizio".

In aggiunta alle resistenze periferiche, una sincope da sforzo può essere dovuta ad anomalie della frequenza cardiaca (tachiaritmie o bradiaritmie) o a una significativa compromissione del volume di eiezione cardiaca, più spesso conseguenza di cardiopatie strutturali (Fig. 13.2) [10]. A questi due meccanismi sono principalmente legate le "sincopi maligne".

Le sincopi durante esercizio fisico sono relativamente meno frequenti (3-20% dei casi) [38], ma impongono una serie di considerazioni e approfondimenti diagnostici, in quanto prognosticamente avverse [11, 12]. Dal punto di vista fisiopatologico, i meccanismi della morte improvvisa includono [13, 14]:
- rottura di placche coronariche, a causa dello stress di parete, da cui consegue trombosi coronarica;
- aritmie ventricolari da aumentato carico di lavoro e aumento delle catecolamine circolanti;
- rottura dei grossi vasi.

Nella già citata serie italiana, il 12% degli atleti con sincope post-esercizio non presentava alcun segno di cardiopatia né eventi aritmici durante il follow-up. Al contrario, 2 dei 6 atleti con sincope vera durante sforzo presentavano una cardiopatia organica, per cui venivano definitivamente esclusi dall'agonismo sportivo.

13.2 Percorsi diagnostici nell'atleta con sincope

Un atleta con sincope dovrebbe essere escluso temporaneamente dall'attività agonistica, fino al corretto inquadramento diagnostico della stessa [15]. L'anamnesi e l'esame obiettivo devono essere condotti in maniera esaustiva, al fine di evidenziare qualsiasi segno o sintomo suggestivo di sincope "maligna" [16]. Devono essere pertanto indagate:
- le circostanze della sincope, poiché la sincope durante sforzo più spesso è associata a condizioni po-

tenzialmente fatali [17, 18], i sintomi premonitori e gli eventuali reliquati (la sincope aritmica in genere insorge senza prodromi), traumi, storia di allergie, somministrazione di farmaci ecc. [19];
- sintomi suggestivi di patologia cardiovascolare, quali dolore toracico, dispnea, o fattori scatenanti della sincope (in alcuni casi di sindrome del QT lungo le aritmie sono scatenate da stimoli uditivi, quali il suono della sveglia, mentre emozioni, paura e simili spesso inducono sincopi neurocardiogeniche) [20];
- la storia familiare, identificando eventuali parenti con malattie associate a rischio di morte improvvisa, o casi documentati di morte improvvisa, particolarmente in giovane età.

L'esame obiettivo deve comprendere [21, 39]:
- ispezione generale dell'habitus fisico;
- misurazione della pressione arteriosa, in clino- e ortostatismo, agli arti superiori (bilateralmente) e arti inferiori, in più determinazioni;
- auscultazione cardiaca, anche con manovre di squatting e Valsalva (auscultazione dinamica), per evidenziare variazioni dei reperti alla riduzione del precarico (per esempio, cardiopatia ipertrofica);
- valutazione dei principali polsi arteriosi, con particolare attenzione all'auscultazione carotidea;
- esame neurologico completo.

Le successive indagini strumentali possono essere indirizzate dalla valutazione clinica, ma in genere comprendono comunque un ECG standard a 12 derivazioni ed esami ematochimici di routine. Se appare evidente un'origine benigna della sincope, non sono necessarie ulteriori indagini (Tabella 13.1). Esistono inoltre alcuni elementi clinici, individuati e sintetizzati dalla Società Europea di Cardiologia nelle sue linee guida che, quando presenti, devono far mantenere un elevato indice di sospetto, poiché frequentemente associati a sincopi su base cardiogena (Tabella 13.2). L'analisi dell'ECG

Tabella 13.1 Sincopi benigne

Elementi suggestivi di sincope benigna
Singolo episodio
Nessuna storia familiare
Normale obiettività
Normale ECG
Post-esercizio
Sintomi ortostatici
Sintomi premonitori
Esordio graduale

Tabella 13.2 Sincope cardiogena

Elementi clinici suggestivi di sincope cardiogena
Familiarità per morte improvvisa
Sincope supina o durante sforzo
Prodromi: dolore retrosternale, dispnea o palpitazioni
Doloreretrosternale, dispnea o palpitazioni alla ripresa
Assenza di prodromi
Sincope traumatica
Presenza di cardiopatia
Precedenti episodi sincopali
ECG patologico di base
Assunzione di antiaritmici

Tabella 13.3 Elementi elettrocardiografici suggestivi di patologia cardiaca

Cardiopatia	Anomalie ECG
ARVD	BBdx (anche incompleto), T neg in sede anteriore, onda ε
MCI	Criteri IVS, pseudo-Q anteriori o laterali
MCD	BBsin, anomalie diffuse, ripolarizzazione
CI	Spesso normale o anomalie regionali ST-T, onda Q
Anomala origine coronarie	Anomalie regionali, ripolarizzazione
S. del QT lungo	QT lungo, spesso anomalie ST e T
S. del QT corto	QT <320 msec, tratto ST virtuale
S. di Brugada	BBdx (anche completo), ST V1-V2 "coved" o "saddle-back", Pattern dinamico
S. di WPW	Onda delta, PR corto; QRS slargato, Pseudo-Q

ARVD, displasia aritmogena del ventricolo destro; *BBdx*, blocco di branca destro; *BBsin*, blocco di branca sinistro; *CI*, cardiopatia ischemica; *IVS*, ipertrofia ventricolare sinistra; *MCD*, miocardiopatia dilatativa; *MCI*, miocardiopatia ipertrofica; *WPW*, Wolf-Parkinson-White.

di superficie consente di ottenere utili indizi di cardiopatia strutturale o canalopatia, indirizzando eventuali ulteriori indagini verso la ricerca di specifiche condizioni patologiche (Tabella 13.3).

Tra le indagini di secondo livello vengono eseguite l'ecocardiogramma color-Doppler, l'ECG dinamico sec. Holter, il test ergometrico, il tilt test. La RM cardiaca e la TC rappresentano le metodiche di imaging radiologico di elezione; la RM si è rivelata particolarmente sensibile e accurata nella definizione delle alterazioni strutturali e funzionali delle camere cardiache, anche in fase subclinica, mentre la TC sta vivendo un rinnovato interesse nello studio della patologia coro-

narica grazie alle metodiche di acquisizione multistrato.

Nel sospetto di una sincope aritmica, esiste indicazione allo studio elettrofisiologico (vedi Capitolo 12). In caso di ablazione transcatetere dell'aritmia causa della sincope, può essere previsto anche il ritorno all'attività agonistica [29].

È opportuno riferire il soggetto all'attenzione di un cardiologo nel caso in cui vengano diagnosticate condizioni associate a "sincopi maligne", nel caso in cui rimanga oscura la causa della sincope o la presenza di cardiopatia (nonostante indagini di secondo livello), o quando sia necessario impostare un trattamento e valutare l'eventuale ritorno all'agonismo sportivo. In questo senso, l'approccio alla diagnosi della sincope dell'atleta rimane multidisciplinare.

13.3 Sincopi neuro-mediate

La più comune delle sincopi neuro-mediate è la sincope vasovagale (o neurocardiogenica). Le sindromi "situazionali" (vedi Fig. 13.1) e quelle da sindrome del seno carotideo sono più rare. La sincope vasovagale è caratterizzata dall'improvviso deficit del sistema nervoso autonomo nel sostenere una pressione di perfusione e talora una frequenza cardiaca adeguate al mantenimento della perfusione cerebrale e dello stato di coscienza.

La sincope è spesso preceduta da debolezza, sensazione di testa vuota, diaforesi, palpitazioni, nausea, o alterata percezione della temperatura; i soggetti mostrano pallore facciale, dilatazione delle pupille, comparsa di sbadigli e nervosismo. I prodromi, ove presenti, hanno esordio anche alcuni minuti prima dell'episodio; il recupero della coscienza si risolve genericamente entro 30 secondi, ma può residuare una sensazione di debolezza per qualche ora [24].

In assenza di cause identificabili dell'evento, una storia clinica compatibile è spesso sufficiente per porre diagnosi di sincope vasovagale; in casi dubbi può essere eseguito un tilt test. Esiste tuttavia una certa controversia sull'utilizzo di questa metodica, a causa dell'alta sensibilità ma bassa specificità negli atleti; probabilmente gli atleti sono più predisposti a sviluppare una sincope neuro-mediata durante tilt test, anche in assenza di una storia di sincopi, a causa di un'alterata reattività neurovegetativa [42]. L'elevato numero di falsi positivi potrebbe indurre nell'errore di interpretare frettolosamente la sincope come neurogena, trascurando altre eziologie potenzialmente pericolose [25,

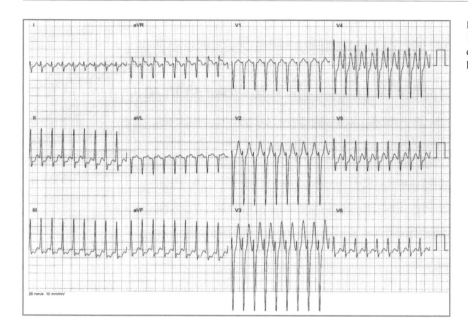

Fig. 13.3 ECG 12-derivazioni di TPSV ortodromica da rientro lungo fascio accessorio

26]. In caso di sincopi ricorrenti inspiegate, può essere eseguito l'impianto di un dispositivo sottocutaneo (*loop-recorder*), in grado di registrare, in maniera automatica o attivabile dal soggetto, una traccia elettrocardiografica, con la possibilità di immagazzinare circa 45 minuti di registrazione.

La terapia di queste forme sincopali è inizialmente psicologica e comportamentale. Si raccomanda un elevato introito di sali, evitare lunghi stazionamenti al sole e qualsiasi condizione che favorisca la disidratazione. Il tilt training (20-40 minuti al giorno in posizione eretta fino alla presincope) si è dimostrato efficace in alcuni studi [31]. Se viene posta indicazione alla terapia farmacologica, è da ricordare che la maggior parte dei farmaci beta-bloccanti sono "banditi" dai comitati sportivi e inseriti nella lista delle sostanze dopanti, per cui i farmaci di elezione sono rappresentati dagli inibitori della ricaptazione serotoninergica e dalla midodrina.

Non presentando carattere di malignità clinica, le sincopi neuro-mediate non controindicano in genere l'attività sportiva (COCIS).

13.4 Sincopi da causa cardiaca

La presenza di una cardiopatia strutturale o "elettrica" negli atleti sembra un paradosso, che contrasta con l'immaginario comune di soggetti "sani per definizione"; negli atleti con sincope, in maniera sovrapponibile alla popolazione generale, essa è associata a un aumentato rischio di morte cardiaca improvvisa.

Le bradiaritmie (bradicardia sinusale, BAV I grado o II grado tipo Mobitz 1) sono frequenti negli atleti ma raramente causano episodi sincopali; *la semplice valutazione della competenza cronotropa durante esercizio fisico (risoluzione dei blocchi all'incremento della frequenza cardiaca) aiuta a identificare i soggetti che possono proseguire l'attività agonistica.* Se il blocco è avanzato, è necessario l'impianto di pacemaker definitivi, con conseguente esclusione dagli sport di contatto (lo stesso dicasi per i soggetti con blocchi congeniti sottoposti a impianto) [29].

Anche le aritmie sopraventricolari – per lo più AVNRT (*AV Nodal Reentrant Tachycardia*) e AVRT (*AV Reetrant Tachycardia*) – sono raramente associate a sincope, ma sono in genere curabili in via definitiva attraverso l'ablazione transcatetere (RFCA, *Radiofrequency Catheter Ablation*) del substrato che le sostiene. In relazione all'elevata efficacia procedurale e alla bassa percentuale di rischio, l'RFCA dovrebbe essere proposta come terapia elettiva di tali aritmie, il cui trattamento consente il ritorno all'attività sportiva dopo circa 3 mesi dalla procedura (COCIS).

Le aritmie ventricolari associate a sincope rappresentano il capitolo più complesso della cardiologia sportiva. In assenza di cardiopatia documentabile a una indagine estesa, le tachicardie ventricolari "idiopatiche" trattate con ablazione transcatetere con successo possono consentire il ritorno all'attività sportiva, generi-

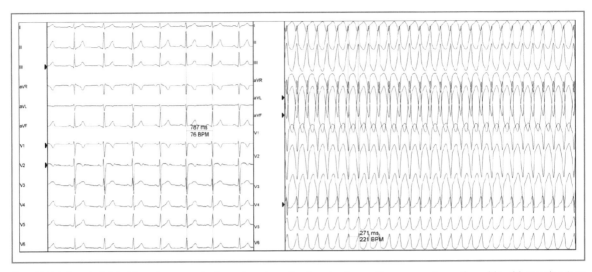

Fig. 13.4 Atleta (calcio), 23 anni, con storia di presincopi, anche durante sforzo. Esegue accertamenti per idoneità sportiva (non evidenza di cardiopatia strutturale). Allo studio elettrofisiologico endocavitario, durante infusione di isoprenalina, induzione di tachicardia ventricolare monomorfa, FC=220 bpm, all'origine dal tratto di efflusso ventricolare destro, ablata con successo

camente dopo 3 mesi di riposo (COCIS).

Nelle cardiopatie in cui l'alterazione morfofunzionale presenta carattere evolutivo, i farmaci non offrono adeguata protezione dagli eventi aritmici, e la terapia ablativa, per quanto efficace in acuto, non previene di fatto l'evoluzione del substrato aritmogeno. A questi atleti viene consentita, indipendentemente dal trattamento delle aritmie, solo l'attività fisica a bassi carichi di lavoro, poiché nella maggioranza dei casi lo sforzo fisico intenso rappresenta il trigger degli eventi aritmici che hanno provocato l'episodio sincopale [29].

13.5 Conclusioni

La sincope negli atleti presenta peculiarità diagnostiche e terapeutiche e impone al medico sportivo e al cardiologo una serie di considerazioni: da un lato vi è la necessità di individuare gli atleti con sincopi potenzialmente maligne al fine di evitare morti improvvise prevedibili, dall'altro quella di garantire a questi pazienti "particolari" non solo la normale quotidianità, ma anche la possibilità di proseguire in sicurezza l'attività sportiva anche quando eseguita ai più alti livelli. Vi è inoltre la necessità di indirizzare gli atleti alle terapie più idonee, tenendo in considerazione problematiche specifiche come quella del doping. La comunità scientifica raccomanda un approccio critico e razionale a questo sintomo, e concorda su un aspetto:

in assenza di una cardiopatia anche la sincope da sforzo è un sintomo "benigno", che non condiziona la prognosi degli atleti [41].

Bibliografia

1. Guidelines for the diagnosis and management of syncope (2009). The Task Force for the Diagnosis and Management of Syncope of the European Society of Cardiology (ESC). Eur H Journal (Epub ahead of print)
2. Brignole M, Menozzi C, Bartoletti A et al (2006) A new management of syncope: prospective systematic guideline-based evaluation of patients referred urgently to general hospitals. Studio EGSYS-2 (Evaluation of Guidelines in Syncope Study) Studio di popolazione svolto nei Dipartimenti di Emergenza-Accettazione in Italia sull'impatto di una valutazione diagnostica del paziente strettamente aderente alle linee guida della Società Europea di Cardiologia. Eur Heart J 27:76-82
3. Chen LY, Shen WK et al (2006) Prevalence of syncope in a population aged more than 45 years. Am J Med 119:1088
4. Lombroso CT, Lerman P (1967) Breathholding spells (cyanotic and pallid infantile syncope). Pediatrics 39:563-581
5. Ganzeboom KS, Colman N et al (2003) Prevalence and triggers of syncope in medical students. Am J Cardiol 91:1006-1008
6. Colivicchi F, Ammirati F, Santini M (2004) Epidemiology and prognostic implications of syncope in young competing athletes. Eur H Journal 25:1749-1753
7. Soteriades ES, Evans JC et al (2002) Incidence and prognosis of syncope. N Engl J Med 347:878-85.
8. Maron BJ, Roberts WC, McAllister HA et al (1980) Sudden death in young athletes. Circulation 62:218-229
9. Corrado D, Thiene G, Nava A et al (1990) Sudden death in young competitive athletes: clinicopathologic correlations in 22 cases. Am J Med 89:588-596

10. Levine BD, Buckley JC et al (1991) Physical fitness and cardiovascular regulation: mechanism of orthostatic intolerance. J Appl Physiol 70:112-122

11. Kramer MR, Drori Y, Lev B (1988) Sudden death in young soldiers: high incidence of syncope prior to death. Chest 93:345-347

12. Maron BJ, Roberts WC, McAllister HA et al (1980) Sudden death in young athletes. Circulation 62:218-229

13. Corrado D, Migliore F, Basso C et al (2006) Exercise and the risk of sudden cardiac death. Herz 31:553-558

14. Tofler GH (1998) Triggers of sudden cardiac death in the athlete. In: Estes NAM, Salem DN, Wang PJ (eds). Sudden cardiac death in the athlete, pp 221-234. Futura, New York

15. O'Connor F, Levine BD et al (2009) Practical management: a systematic approach to the evaluation of the exercise-related syncope in athletes. Clin J Sport Med 19:429-434

16. Link MS, Eates NA (2007) How to manage athletes with syncope. Cardol Clin 25:457-466

17. Pelliccia A, Di Paolo FM, Corrado D et al (2006) Evidence for efficacy of the Italian national pre-participation screening programme for identification of hypertrophic cardiomyopathy in competitive athletes. Eur Heart J 27:2196-2000

18. Maron BJ, Estes NA III, Link MS (2005) 36th Bethesda Conference: Eligibility recommendations for competitive athletes with cardiovascular abnormalities. J Am Coll Cardiol 45:1371-1373

19. Hosey RG, Carek PJ, Goo A (2001) Exercise-induced anaphylaxis and urticaria. Am Fam Physician 64:1367-1372

20. Sauer AJ, Moss AJ, McNitt S et al (2007) Long QT syndrome in adults. J Am Coll Cardiol 49:329-337

21. Kapoor WN (2002) Current evaluation of and management of syncope. Circulation 1606-1609

22. Link MS, Wang PJ, Estes NA III. (2001) Ventricular arrhythmias in the athlete. Curr Opin Cardiol 16:35

23. Marcus FI (2000) Electrocardiographic features of inherited diseases that predispose to the development of cardiac arrhythmias, long QT syndrome, arrhythmogenic right ventricular cardiomyopathy/dysplasia, and Brugada syndrome. J Electrocardiol 33(Suppl):1-10

24. Grubb BP (2005) Neurocardiogenic Syncope. N Engl J Med 352:1004-1010

25. Benditt DG, Ferguson DW, Grubb BP et al (1996) ACC Expert Consensus Document: Tilt table testing for assessing syncope. J Am Coll Cardiol 28:263-275

26. Grubb BP, Temesy-Armos PN, Samoil D et al (1993) Tilt table testing in the evaluation and management of athletes with recurrent exercise-induced syncope. Med Sci Sports Exerc 25:24-28

27. Driscoll DJ, Jacobsen SJ, Porter CJ, Wollan PC (1997) Syncope in children and adolescents. J Am Coll Cardiol

29:1039-1045

28. Maron BJ, Shirani, Poliac LC et al (1996) Sudden death in young competitive athletes. Clinical, demographic, and pathological profiles. JAMA 276:199-204

29. Maron BJ, Zipes DP (2005) 36th Bethesda Conference: eligibility recommendations for competitive athletes with cardiovascular abnormalities. J Am Coll Card 45:1312-1375

30. Brignole M, Menozzi C et al for the Evaluation of Guidelines in Syncope Study 2 (EGSYS-2) group (2006) A new management of syncope: prospective systematic guideline-based evaluation of patients referred urgently to general hospitals. Eur H Journal 27:76-82

31. Di Girolamo E, Di Iorio C, Leonzio L et al (1999) Usefulness of a tilt training program for the prevention of refractory neurocardiogenic syncope in adolescents: a controlled study. Circulation 100:1798-1801

32. Driscoll DJ, Jacobsen SJ, Porter CJ, Wollan PC (1997) Syncope in children and adolescents. J Am Coll Cardiol 29:1039-1045

33. Maron BJ, Shirani J, Poliac LCet al (1996) Sudden death in young competitive athletes. Clinical, demographic, and pathological profiles. JAMA 276:199-204

34. Kapoor WN (1998) Approach to the patient with syncope. In: Goldman L, Braunwald E (eds). Primary cardiology, pp 144-153. Saunders, Philadelphia

35. Corrado D, Basso C, Schiavon M, Thiene G (1998) Screening for hypertrophic cardiomyopathy in young athletes. N Engl J Med 339:364-369

36. Corrado D, Basso C, Thiene G. (1998) Sudden arrhythmic death in young people: warning symptoms and pathologic substrates. Presented at the 19th Annual Scientific Sessions of NASPE. San Diego, May 6-9, 1998

37. AAVV (1997) When does fainting represent a deadly condition? Exertional syncope: benign hypotension or life-threatening abnormality? Part 1. Sports Med Dig 19:118-120

38. Kapoor WN (1990) Evaluation and outcome of patients with syncope. Medicine 69:160-175

39. Alboni P, Brignole M, Menozzi C et al (2001) The diagnostic value of history in patients with syncope with or without heart disease. J Am Coll Cardiol 37:1921-1928

40. Manari A, Menozzi C, Roti S et al (1996) Syncope in trained athletes: occurrence and clinical significance. New Trends in Arrhythmias 11:13-15

41. Colivicchi F, Ammirati F, Biffi A et al (2002) Exercise-related syncope in young competitive athletes without evidence of structural heart disease: clinical presentation and long-term outcome. Eur Heart J 23:1127-1132

42. Biffi A, Verdile L, Ammirati F et al (2000) Syncope in athletes: how much is neuromodulation involved? In: Santini M (ed). Progress in clinical pacing, pp 84-86. Futura, New York

Epidemiologia, classificazione, descrizione

14

Francesco Perna

Abstract

Le aritmie sono alterazioni della normale frequenza o regolarità del battito cardiaco, ovvero della sequenza fisiologica di conduzione dell'impulso elettrico cardiaco, e sono suddivise in bradiaritmie (riduzione della frequenza cardiaca) e tachiaritmie (aumento della frequenza cardiaca). Diversi meccanismi sono alla base delle varie aritmie, ma la necessità di un trattamento dipende in larga misura dal tipo di sintomatologia e dalla presenza di cardiopatie sottostanti. Gran parte delle aritmie non richiede un trattamento specifico. In alcuni casi può essere importante la ricerca della causa clinica che sottende lo sviluppo e il mantenimento dell'aritmia. Le principali opzioni terapeutiche delle aritmie cardiache sono la terapia farmacologica (farmaci antiaritmici), l'ablazione transcatetere, l'impianto di pacemaker permanenti o di defibrillatori impiantabili.

14.1 Introduzione

Con il termine "aritmia" si intende un'alterazione della normale frequenza o regolarità del battito cardiaco, ovvero della sequenza fisiologica di conduzione dell'impulso elettrico dal nodo del seno sino al sistema di His-Purkinje e ai ventricoli.

Con il termine *bradicardia* si intende una frequenza cardiaca (FC) inferiore a 60 battiti al minuto (bpm); il termine *tachicardia* identifica, invece, una sequenza di 3 o più battiti con FC superiore a 100 bpm.

Una prima classificazione delle aritmie prevede la loro suddivisione in due grandi gruppi:

- le *bradiaritmie* (o *aritmie ipocinetiche*), caratterizzate da una riduzione della frequenza cardiaca;
- le *tachiaritmie* (o *aritmie ipercinetiche*), caratteriz-

zate da un aumento della frequenza cardiaca.

Ulteriori sottoclassificazioni derivano, invece, dal sito di insorgenza dell'aritmia (vari livelli del sistema di conduzione, atri, ventricoli ec.). Nella Tabella 14.1 è fornita una classificazione delle aritmie.

14.2 Bradiaritmie

14.2.1. Bradicardia sinusale e aritmia sinusale

La *bradicardia sinusale* è provocata da un ridotto automatismo del nodo del seno. Essa è definita come una FC inferiore ai 60 bpm con un'onda P di normale morfologia all'ECG (Fig. 14.1). Essa è spesso un fenomeno di tipo fisiologico, ad esempio in giovani atleti con un buon livello di allenamento di tipo aerobico l'aumentato tono vagale e il ridotto tono simpatico possono provocare un notevole rallentamento della FC; la sua prevalenza si riduce, invece, con l'aumentare

F. Perna (✉)
Centro Cuore
Casa di Cura "Mater Dei", Roma

Tabella 14.1 Classificazione delle aritmie

Bradiaritmie	Tachiaritmie
Bradicardia sinusale	Tachicardia sinusale
Aritmia sinusale	Tachicardia da rientro senoatriale
Pausa e arresto sinusale	Parasistolia
Sindrome bradicardia-tachicardia	• atriale
Pacemaker migrante	• giunzionale
Blocco senoatriale in uscita	• ventricolare
• I grado	Battiti prematuri sopraventricolari
• II grado, Mobitz 1	Tachicardia atriale
• II grado, Mobitz 2	Flutter atriale
• II grado, 2:1	• tipico (comune e non comune)
• III grado	• atipico
Blocco atrioventricolare	Fibrillazione atriale
• I grado	Tachicardia automatica giunzionale
• II grado, Mobitz 1	Tachicardia da rientro nel nodo atrioventricolare
• II grado, Mobitz 2	Tachicardia da rientro atrioventricolare
• II grado, 2:1	Battiti prematuri ventricolari
• III grado	Ritmo giunzionale accelerato
	Ritmo idioventricolare accelerato
	Tachicardia ventricolare
	Fibrillazione ventricolare

dell'età. Altre cause di bradicardia sinusale possono essere l'utilizzo di farmaci bradicardizzanti (beta-bloccanti, calcio-antagonisti, antiaritmici, litio e altri), svariate condizioni cliniche (depressione, ipotiroidismo, infarto miocardico inferiore, ipotermia ecc.) o disfunzioni primitive a livello del nodo del seno.

Durante il sonno, la FC può scendere fino a 35-40 bpm; inoltre, questo tipo di bradicardia è spesso associata, particolarmente nei giovani, ad aritmia sinusale con la presenza di pause a volte superiori anche a 3 secondi.

Essendo un fenomeno solitamente benigno, il trattamento dei soggetti asintomatici non è necessario; in rari casi la bradicardia sinusale sintomatica (astenia,

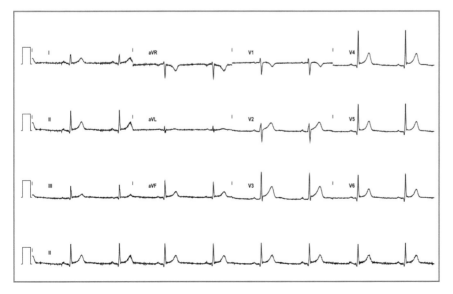

Fig. 14.1 Bradicardia sinusale (50 bpm) in soggetto sportivo di 25 anni

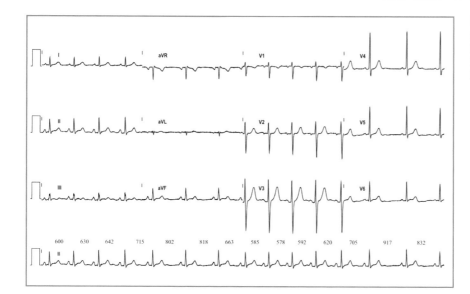

Fig. 14.2 Aritmia sinusale in atleta di 21 anni. I numeri indicano la durata degli intervalli RR in millisecondi

vertigini, sincope) può richiedere il trattamento con pacemaker definitivo, dal momento che non vi sono farmaci in grado di aumentare in maniera efficace e duratura la frequenza cardiaca.

L'*aritmia sinusale* (Fig. 14.2) è un'oscillazione del ciclo sinusale superiore a 160 ms o al 10% (differenza o rapporto tra ciclo più lungo e ciclo più breve); è di solito un fenomeno fisiologico presente nei giovani, specie quando correlata alle fasi del respiro (aritmia sinusale *respiratoria*: tachicardizzazione durante la fase inspiratoria, rallentamento della FC durante espirazione), e anch'essa tende a ridursi per frequenza con l'età. L'aritmia sinusale *non respiratoria* può a volte essere la spia di processi patologici a livello del nodo del seno. L'insorgenza di sintomi è rarissima, tranne alcuni casi in cui le pause sono sufficientemente lunghe da provocare una sincope. Il trattamento si rende raramente necessario, e spesso è sufficiente la somministrazione di sedativi, ansiolitici, atropina, efedrina o isoproterenolo per la gestione delle palpitazioni associate.

14.2.2 Pausa sinusale e arresto sinusale

La *pausa sinusale* e l'*arresto sinusale* sono disordini dell'automatismo in cui rispettivamente alcuni impulsi non sono generati o nessun impulso è generato dal nodo del seno. Si manifestano elettrocardiograficamente come pause delimitate da intervalli PP che non sono multipli dell'intervallo PP di base. L'assenza di depolarizzazione atriale può risultare in una asistolia

se non si verifica un battito/ritmo di scappamento. L'arresto sinusale può essere provocato da infarto miocardico acuto, degenerazione fibrotica del nodo del seno, tossicità da digitale, stroke, o ipertonia vagale; esso è molto frequente in pazienti con apnee nel sonno. Il trattamento è fondamentalmente lo stesso della bradicardia sinusale: nei rari casi in cui si rende necessario (in genere, pazienti sintomatici o con pause superiori ai 3 secondi), è rappresentato dalla stimolazione artificiale per mezzo di un pacemaker.

14.2.3 Blocco senoatriale in uscita

Il *blocco senoatriale (SA) in uscita* è un disturbo di conduzione in cui gli impulsi generati nel nodo del seno raggiungono in maniera intermittente, o non raggiungono affatto, il miocardio atriale. Tale disturbo andrebbe suddiviso a seconda della gravità in I, II e III grado. Tuttavia il *blocco SA di I grado*, che consiste in un rallentamento dell'impulso tra il nodo del seno e l'atrio circostante, non è riconoscibile all'ECG di superficie e non ha significato clinico.

Il *blocco SA di II grado*, contraddistinto dall'assenza occasionale di un battito sinusale, si divide a sua volta nel tipo *Mobitz 1* (Wenckebach) da una parte, in cui la pausa provocata dall'impulso bloccato è inferiore al doppio del ciclo PP sinusale (il quale tende a essere irregolare e ad accorciarsi progressivamente prima della pausa), e nei tipi *Mobitz 2* e *2:1* (Fig. 14.3), nei quali invece la pausa sinusale è esattamente il doppio del

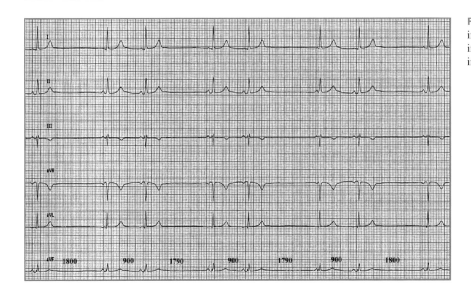

Fig. 14.3 Blocco senoatriale in uscita 2:1. I numeri indicano la durata degli intervalli PP in millisecondi

ciclo PP di base. Il motivo di questo comportamento sta nel meccanismo elettrofisiologico alla base del disturbo di conduzione, che è di tipo decrementale (progressivo allungamento del tempo di conduzione) nel tipo Mobitz 1 e del tipo "tutto o nulla" negli altri due.

Il *blocco SA di III grado*, in cui nessun impulso sinusale raggiunge gli atri, si manifesta come assenza totale di onde P sinusali (può essere tuttavia presente attività atriale a partenza da pacemaker sussidiari), e non può essere distinto, in base all'ECG di superficie, dall'arresto sinusale (Fig. 14.4).

Le cause principali di blocco SA sono l'ipertonia vagale, le miocarditi, l'infarto miocardico, la degene-

razione fibrotica degli atri o la tossicità farmacologica; esso può inoltre verificarsi con una certa frequenza in atleti allenati. Il blocco SA è generalmente transitorio e asintomatico, raramente possono verificarsi episodi sincopali legati all'assenza di un ritmo di scappamento efficace. Per la gestione di questo tipo di aritmia vale quanto detto a proposito della bradicardia sinusale.

14.2.4 Sindrome bradicardia-tachicardia

Questa sindrome è caratterizzata dalla presenza di frequenti fasi bradiaritmiche e pause, dovute a bradicardia

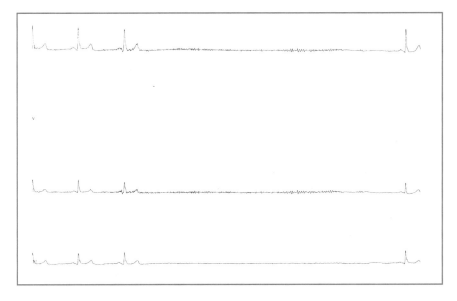

Fig. 14.4 Asistolia provocata da arresto sinusale o blocco senoatriale in uscita. Tracciato ottenuto da registrazione telemetrica

sinusale marcata, arresto sinusale o blocco senoatriale, che si alternano a tachiaritmie atriali, quali tachicardia atriale parossistica, flutter e fibrillazione atriale. Essa è verosimilmente dovuta a una condizione patologica diffusa del miocardio atriale, che costituisce sia il substrato delle tachiaritmie che la base della disfunzione sinusale. Il trattamento di questa condizione richiede, spesso, l'impianto di pacemaker definitivo e, in aggiunta, la somministrazione di farmaci antiaritmici per il trattamento delle tachiaritmie.

14.2.5 Malattia del nodo del seno

Con il termine *malattia del nodo del seno* si comprende una serie di anomalie a livello del nodo senoatriale, tra cui:
1. bradicardia sinusale spontanea e persistente, inappropriata per le circostanze fisiologiche;
2. arresto sinusale o blocco SA in uscita;
3. associazione di disturbi a livello del nodo SA e del nodo atrioventricolare (AV);
4. sindrome bradicardia-tachicardia.

I meccanismi patogenetici di questa sindrome sono eterogenei e comprendono processi ischemici, infiammatori e, più frequentemente, degenerativi. Le alterazioni patologiche possono essere circoscritte al nodo del seno o possono essere più estese, coinvolgendo talora, oltre al tessuto atriale, anche il nodo AV, con evidenza di relative turbe di conduzione AV associate. I sintomi della malattia del nodo del seno si manifestano quando la frequenza cardiaca è molto bassa o se si verificano pause molto prolungate. In caso di bradiaritmie sinusali marcate, in effetti, spesso l'attività cardiaca è garantita dall'emergenza di ritmi di scappamento a partenza da pacemaker secondari, atriali o giunzionali. In assenza di tali ritmi di scappamento, possono verificarsi periodi di asistolia anche prolungati con insorgenza di sintomi secondari all'ipoperfusione cerebrale che consegue alla marcata riduzione della gittata cardiaca: episodi lipotimici o vera e propria sincope, a cui possono associarsi scosse tonico-cloniche e incontinenza degli sfinteri in caso di asistolia protratta (*sindrome di Morgagni-Adam-Stokes*). In caso di ulteriore prolungamento del suddetto quadro clinico, è presente il rischio di arresto cardio-respiratorio con conseguente morte del paziente o, in caso di manovre rianimatorie efficaci, possibili deficit neurologici residui irreversibili (fino allo stato vegetativo). In caso di sindrome bradi-

cardia-tachicardia, in aggiunta alla presenza dei sintomi legati alle bradiaritmie, il paziente presenta sintomi dovuti alla presenza di tachiaritmie sopraventricolari (in genere palpitazioni). La gestione della malattia del nodo del seno consiste nel trattamento delle sue specifiche manifestazioni, come riportato in precedenza.

14.2.6 Pacemaker migrante

Il termine "pacemaker migrante" (*wandering pacemaker*) indica un passaggio del pacemaker dominante dal nodo del seno ad altri pacemaker latenti localizzati in diverse aree del miocardio atriale o della giunzione atrioventricolare. Il cambiamento avviene in maniera graduale durante diversi battiti, per cui in ogni battito il ritmo è determinato da un solo pacemaker. All'ECG sono presenti onde P di morfologie differenti tra loro con leggere variazioni degli intervalli PR e RR. Questo fenomeno è da considerarsi fisiologico e si verifica molto spesso in giovani atleti a causa di un aumentato tono vagale. Il trattamento non è quasi mai necessario ma, quando indicato, è identico a quello della bradicardia sinusale.

14.2.7 Blocchi atrioventricolari

Si tratta di disturbi della propagazione dell'impulso elettrico dagli atri ai ventricoli, a livello del nodo AV e del sistema di His-Purkinje. Come per i blocchi SA, anche in questo caso esistono tre gradi di blocco atrioventricolare (AV) a seconda della gravità del disturbo di conduzione.

Il termine *blocco AV di I grado* è considerato da alcuni autori un termine improprio in quanto, consistendo semplicemente in un prolungamento dell'intervallo PR oltre i 200 ms, ogni onda P è condotta ai ventricoli, e non vi sono, di fatto, onde P bloccate (Fig. 14.5).

Nel *blocco AV di II grado* alcuni impulsi atriali non sono condotti ai ventricoli. Esso si divide, a sua volta, nel tipo 1 (Wenckebach o Mobitz 1), nel tipo 2 (Mobitz propriamente detto o Mobitz 2) e nel blocco AV con rapporto di conduzione 2:1. Nel blocco AV tipo *Mobitz 1* si verifica un progressivo allungamento dell'intervallo PR prima dell'onda P non condotta; l'entità dell'allungamento è massima nel battito che segue la prima P condotta e si riduce man mano che ci si avvicina alla P bloccata, e per effetto di ciò si assiste a un progressivo

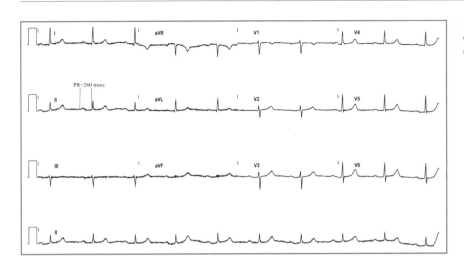

Fig. 14.5 Ritmo sinusale con blocco atrioventricolare di I grado

accorciamento degli intervalli RR prima del blocco. Il blocco Mobitz 1 ha sede solitamente nel nodo AV, e pertanto può migliorare con l'atropina e con l'esercizio fisico e peggiorare durante massaggio del seno carotideo. Questo tipo di blocco è molto comune negli atleti allenati, specie durante il riposo notturno, a causa dell'aumentato tono vagale e del ridotto tono simpatico, e ha pertanto in questo caso una natura benigna. Tuttavia, esso è comune nei pazienti con infarto miocardico inferiore (12-20%), anche nell'era della riperfusione, ed è in questo caso associato a un'aumentata mortalità in quanto segno indiretto di occlusione del tratto prossimale dell'arteria coronarica destra con coinvolgimento del ventricolo destro. In questo caso, il trattamento principale è costituito dalla rivascolarizzazione miocardica precoce, che è solitamente seguita dalla risoluzione del blocco (segno di riperfusione). Tuttavia, quando esso progredisce verso il blocco AV completo associato a segni avversi (scompenso cardiaco, aritmie ventricolari bradicardia-dipendente, shock cardiogeno) o irreversibile, può esserci la necessità di pacing temporaneo o permanente; quest'ultimo è raramente necessario dopo infarto miocardico inferiore, ed è richiesto solo quando il blocco AV di secondo o terzo grado persiste a distanza dall'infarto.

Nel *blocco AV di II grado tipo Mobitz 2* si osserva un improvviso blocco dell'onda P con intervallo PR costante nei battiti condotti. Vi possono essere vari gradi di rapporto AV (3:2, 4:3, 3:1 ecc.). Il blocco di tipo 2 ha in genere origine a livello intrahisiano o sottohisiano; di conseguenza, la somministrazione di atropina può apparentemente peggiorare il rapporto di conduzione a causa dell'aumento della frequenza

sinusale, mentre il massaggio del seno carotideo può paradossalmente migliorarlo per il motivo opposto. Il blocco AV di tipo Mobitz 2 è di solito associato a sincope e a verosimile progressione verso il blocco completo, pertanto richiede il trattamento con pacemaker. La causa più frequente è la degenerazione fibrotica del tessuto di conduzione miocardico legata all'età avanzata. Non è praticamente mai un riscontro fisiologico nei giovani atleti. Quando osservato nell'ambito dell'infarto miocardico anteriore, indica un'occlusione dell'arteria discendente anteriore in un tratto molto prossimale, identificando pazienti con un'elevata mortalità post-infarto.

Il *blocco AV di II grado con rapporto di conduzione 2:1* (Fig. 14.6) non può essere classificato, per definizione, né come Mobitz 1 né come Mobitz 2, a causa dell'impossibilità di valutare la presenza o assenza di allungamento dell'intervallo PR nei battiti condotti. Esso può avere sede nodale, intrahisiana o sottohisiana. Il trattamento dipende dalla presenza di sintomi e dalla sede del blocco, che può essere determinata con metodi non invasivi (risposta ad atropina, esercizio fisico, massaggio del seno carotideo) o invasivi (studio elettrofisiologico endocavitario). Con il termine blocco AV avanzato si indica la presenza di due o più impulsi atriali (onde P) consecutivi non condotti ai ventricoli.

Nel *blocco AV di III grado o completo* nessuna onda P è condotta ai ventricoli. Esso è una delle cause di dissociazione AV: non vi è alcuna relazione tra onde P e complessi QRS, e l'attivazione ventricolare (quando presente) avviene a opera di un ritmo di scappamento giunzionale o idioventricolare solitamente inferiore a 50 bpm (Fig. 14.7). Questa patologia costituisce nella

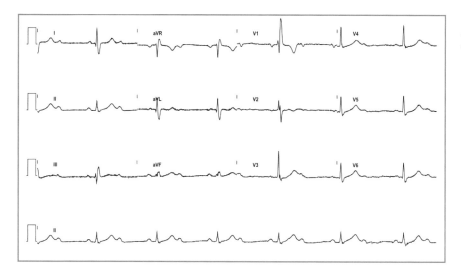

Fig. 14.6 Blocco atrio-ventricolare di II grado 2:1

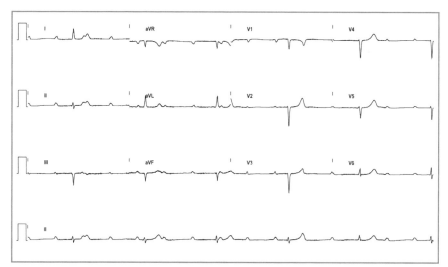

Fig. 14.7 Blocco atrioventricolare di III grado con ritmo di scappamento giunzionale

maggior parte dei casi una situazione di urgenza/emergenza, e richiede quasi sempre il posizionamento di un pacemaker temporaneo seguito da quello permanente, in particolare se il ritmo di scappamento è di origine ventricolare. In caso di ritmo di scappamento a complessi stretti, non è necessario un trattamento immediato, ma bisognerà determinare la causa del blocco e valutare caso per caso o, a volte, seguirne l'evoluzione nel tempo (per esempio, nel blocco AV congenito). Nel caso del blocco AV completo durante infarto miocardico si richiede spesso il posizionamento di un pacemaker temporaneo. Se il paziente sopravvive alla fase acuta dell'infarto, il pacemaker definitivo potrebbe anche non essere necessario.

Il *blocco AV parossistico* è un particolare tipo di blocco AV, in cui una conduzione AV 1:1 cambia im-provvisamente in blocco AV completo. Esso si verifica generalmente a seguito di un *allungamento critico dell'intervallo PP*, ad esempio la pausa seguente un battito prematuro atriale, la quale provoca un *blocco in fase 4* nelle cellule del sistema di conduzione (solitamente al di sotto del nodo AV); il blocco in fase 4 non è un meccanismo fisiologico, ma è spesso associato a una patologia organica sottostante. Questo tipo di disturbo di conduzione è potenzialmente pericoloso a causa dell'incostanza del sottostante ritmo di scappamento, potendo portare anche a morte improvvisa, e la diagnosi è molto difficile a causa del suo carattere parossistico e dell'assenza di disturbi di conduzione al di fuori degli episodi di blocco. I pazienti con questo tipo di blocco AV dovrebbero ricevere un pacemaker definitivo [1].

14.3   Tachiaritmie

14.3.1   Tachicardia sinusale

La tachicardia sinusale (Fig. 14.8) è caratterizzata da una accelerazione del ritmo sinusale al di sopra di 100 bpm. Essa rappresenta in genere una risposta normale a condizioni fisiologiche (esercizio fisico, stress emotivo) o patologiche (febbre, anemia, ipotensione, ipertiroidismo, scompenso cardiaco) che aumentano, in modo diretto o indiretto, l'attività adrenergica. All'ECG la tachicardia sinusale si presenta come una successione regolare di onde P di normale morfologia, seguite regolarmente dal QRS dopo un intervallo PR normale. Le manovre vagali possono determinare solo una lieve e transitoria riduzione della frequenza cardiaca. La tachicardia sinusale insorge e termina solitamente in modo graduale. Essa non ha alcun significato clinico se non quello di ricercarne un'eventuale causa patologica, e pertanto non è quasi mai necessaria una terapia specifica. In rari casi può essere presente una tachicardia sinusale persistente, esacerbata dallo sforzo ma presente anche a riposo, in assenza di qualsiasi causa, che prende il nome di *tachicardia sinusale inappropriata*. Le cause di questa tachicardia non sono chiare. Si riscontra spesso in giovani donne e, quando sintomatica, può essere trattata con farmaci beta-bloccanti, calcio-antagonisti o con ivabradina (anche se sono stati riportati casi di modulazione dell'attività del nodo del seno mediante erogazione di radiofrequenza per via percutanea) [2].

14.3.2   Tachicardia da rientro senoatriale

È una forma molto rara di tachicardia, dovuta a un rientro nei tessuti perinodali sinusali. Presenta all'ECG onde P identiche a quelle sinusali, con una frequenza di solito non elevata (120-130 bpm). La sua insorgenza è improvvisa ed è innescata da extrasistoli. È in genere ben tollerata ed è trattata con antiaritmici di classe II e IV (beta-bloccanti e calcio-antagonisti).

14.3.3   Battiti prematuri sopraventricolari

I battiti prematuri (o extrasistoli) sopraventricolari sono determinati da depolarizzazioni premature (rispetto al ciclo sinusale atteso) di cellule atriali o della giunzione AV (Fig. 14.9). I *battiti prematuri atriali* (BPA) possono insorgere in qualsiasi parte degli atri o nelle strutture venose adiacenti, come ad esempio le vene cave e le vene polmonari, le cui pareti possono contenere propaggini di tessuto muscolare capaci di attività automatica. Nonostante i complessi prematuri insorgano comunemente in cuori strutturalmente normali, essi sono più spesso associati a cardiopatie strutturali e sono più frequenti con l'avanzare dell'età. All'ECG di superficie essi appaiono come onde P anticipate seguite oppure no dal complesso QRS (nel secondo caso si parla di extrasistoli atriali bloccate) (Fig. 14.10). La morfologia dell'onda P è in genere diversa da quella della P sinusale a causa del diverso vettore dell'attivazione elettrica degli atri, e varia a seconda del sito di insorgenza del battito; l'attivazione atriale è in genere

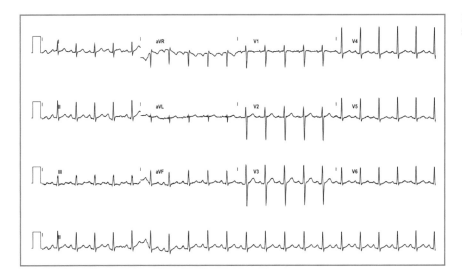

Fig. 14.8 Tachicardia sinusale

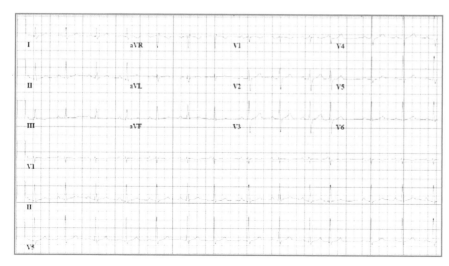

Fig. 14.9 Battiti prematuri sopraventricolari (7° e 11° complesso QRS)

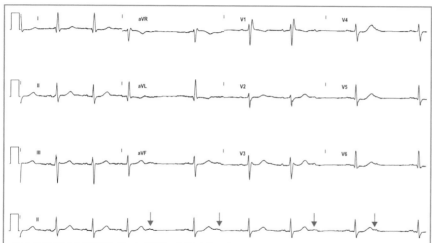

Fig. 14.10 Extrasistoli atriali bloccate (*frecce*)

eccentrica, cioè diversa da quella che si ha durante propagazione retrograda di un impulso attraverso la normale via di conduzione nodo-hisiana. L'attivazione ventricolare avviene invece lungo il normale sistema di conduzione (a meno che non vi sia pre-eccitazione ventricolare), e il QRS può essere simile a quello di base o aberrante, con morfologia a blocco di branca o blocco fascicolare. La pausa che segue la P prematura può essere *compensatoria* (pari a due volte l'intervallo PP di base; più comune in caso di BPA molto precoci) o, più spesso, *non compensatoria*. In casi più rari il BPA può essere interpolato (compreso tra due onde P che delimitano un intervallo PP uguale a quello di base) oppure presentare una pausa *sovracompensatoria* (maggiore del doppio dell'intervallo PP di base; tale condizione si verifica più spesso in presenza di malattia del nodo del seno).

I *battiti prematuri giunzionali* originano nella giunzione AV e nel fascio di His. Si manifestano, in assenza di aberranza, come un complesso QRS anticipato di morfologia identica a quello di base; l'onda P, quando presente, ha di solito le caratteristiche di un'attivazione atriale retrograda concentrica (invertita nelle derivazioni inferiori, positiva e stretta in V1) e può precedere o seguire il complesso QRS, oppure non essere visibile perché sincrona con quest'ultimo.

Le extrasistoli sopraventricolari frequentemente si presentano isolate, ma in molti casi sono presenti in forma ripetitiva, cioè in successione di due (*coppie*) o di tre o più battiti (salve o *run*). A volte esse possono presentarsi con una cadenza ritmica dopo un certo numero di battiti sinusali, e in questi casi sono dette bigemine (se intervengono dopo ogni battito sinusale), trigemine (se intervengono dopo ogni 2 battiti sinusali), e così via.

L'intervallo tra un battito prematuro e il battito sinusale precedente è definito *intervallo di copula* (o di accoppiamento), ed è in molti casi costante.

I battiti prematuri sopraventricolari insorgono in diverse situazioni cliniche, come infiammazione, ischemia miocardica, infezioni, o possono essere provocati da farmaci, stress emotivi, tabacco, caffeina. Non richiedono un trattamento specifico a meno che non siano fortemente sintomatici o non provochino l'innesco di tachicardie con maggiore grado di complessità; in questi casi i farmaci più utilizzati sono i beta-bloccanti e i calcio-antagonisti.

14.3.4 Parasistolia

La parasistolia è un'aritmia determinata da un focus automatico, con una propria frequenza di scarica, protetto da un blocco in entrata [3]. Tale focus, che può essere atriale, giunzionale o ventricolare, compete con il ritmo dominante per la depolarizzazione della camera di interesse, riesce a eccitare il miocardio ogni qualvolta questo non sia refrattario; di solito gli intervalli interectopici sono multipli del ciclo di base del focus. È stato dimostrato che il ritmo dominante, pur non riuscendo a penetrare nel focus, può influenzarlo, accelerandolo o rallentandolo. La parasistolia è diagnosticata in base a tre criteri:

1. la copula dei battiti ectopici è variabile;
2. gli intervalli tra i battiti ectopici sono multipli di un comune denominatore (che rappresenta il ciclo intrinseco di scarica del focus);
3. presenza di *battiti di fusione* (atriali o ventricolari;

i primi sono molto difficili da riconoscere in base alla morfologia dell'onda P).

Questo particolare tipo di aritmia non ha in genere rilevanza clinica e non richiede trattamento, fatta eccezione per i rarissimi casi in cui la sua frequenza di scarica è molto elevata e dà origine a una tachicardia (*tachicardia parasistolica*).

14.3.5 Tachicardia atriale

La successione di tre o più battiti ectopici di origine atriale con frequenza compresa tra 100 e 240 bpm è definita tachicardia atriale (Fig. 14.11). Come i battiti prematuri, la tachicardia atriale può insorgere in qualsiasi parte degli atri – nonostante esistano dei siti preferenziali, quali la cresta terminale, l'imbocco delle vene polmonari o la base dell'auricola sinistra – e avere alla base diversi meccanismi: esaltato automatismo, attività triggerata o rientro [4]. Il meccanismo alla base dell'aritmia non può essere determinato dall'ECG di superficie, mentre la morfologia dell'onda P può essere d'aiuto nell'identificazione del sito di insorgenza dell'aritmia. Nelle forme da aumentato automatismo, di solito la prima onda P è uguale alle successive ed è presente una graduale accelerazione della FC all'inizio della tachicardia (fenomeno del "warm-up"), mentre nelle forme da rientro l'onda P che innesca l'aritmia è diversa dalle successive e non si verifica il fenomeno del "warm-up". Durante tachicardia, le onde P possono essere condotte ai ventricoli con vari gradi di blocco (*tachicardia atriale bloccata*); quest'ultima condizione è piuttosto comune

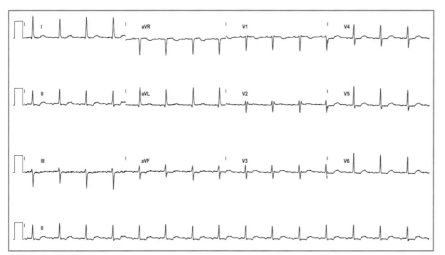

Fig. 14.11 Tachicardia atriale 2:1

nell'ambito della sindrome delle apnee notturne e dell'intossicazione digitalica. La forma parossistica è il tipo più comune di tachicardia atriale, è caratterizzata da insorgenza e cessazione rapide ed è provocata da meccanismi di rientro o attività triggerata. La forma *incessante o permanente*, in cui l'aritmia è presente per più del 50% del tempo, è molto più rara ma potenzialmente dannosa, in quanto può portare a una miocardiopatia tachicardia-indotta (*tachicardiomiopatia*) dovuta all'incapacità di controllare la risposta ventricolare, che è costantemente elevata. In questi casi, l'individuazione del sito di origine della tachicardia (che è spesso dovuta ad aumentato automatismo) e la sua eliminazione mediante ablazione transcatctcrc potranno portare ad una regressione della disfunzione ventricolare sinistra.

Un particolare tipo di tachicardia atriale è la *tachicardia atriale caotica* o *polifocale*, provocata da foci multipli atriali che scaricano indipendentemente l'uno dall'altro depolarizzando gli atri in maniera irregolare; il quadro ECG risultante è caratterizzato da onde P di diversa morfologia e FC irregolare. Questa aritmia prelude spesso all'insorgenza di fibrillazione atriale.

14.3.6 Flutter atriale

Il flutter atriale (Fig. 14.12) è una forma rapida (> 240 bpm) di tachicardia atriale sostenuta da un circuito di macrorientro a livello di uno dei due atri (solitamente il destro). Il circuito di rientro è delimitato quasi sempre da barriere anatomiche o da cicatrici chirurgiche o post-ablazione transcatetere. A causa della variegata e confondente terminologia utilizzata nel corso degli anni per descrivere i diversi tipi di flutter atriale, nel 2001 è stato pubblicato un documento di consenso nel tentativo di ottenere una terminologia universalmente accettata per la classificazione di questa aritmia [5].

Il termine *flutter tipico* descrive una tachicardia atriale destra da macrorientro, che utilizza l'istmo cavo-tricuspidale come zona di conduzione obbligata e di rallentamento critico della conduzione. Esso si divide, a sua volta, nel *tipo comune* (*counterclockwise* per gli autori anglosassoni), in cui il circuito viene percorso dal fronte d'onda in senso antiorario (se valutato da una proiezione obliqua anteriore sinistra), e nel *tipo non comune* (*clockwise*; 10% dei casi di flutter tipico), in cui lo stesso circuito è percorso in senso orario.

Il *flutter atipico* utilizza un circuito di macrorientro diverso che non comprende l'istmo cavo-tricuspidale, e che può essere localizzato nell'atrio destro o sinistro; questi circuiti sono spesso generati da cicatrici chirurgiche o postablative (un esempio molto comune è il flutter sinistro che si verifica dopo tentativo di isolamento delle vene polmonari mediante ablazione transcatetere a radiofrequenza per il trattamento della fibrillazione atriale).

Un tipo particolare di flutter è il cosiddetto flutter atriale *lower loop*, il cui circuito di rientro è situato intorno all'imbocco della vena cava inferiore, e pertanto comprende l'istmo cavo tricuspidale.

Il flutter atriale può insorgere nell'ambito di patologie che provochino dilatazione atriale, come embolia polmonare, difetti interatriali, valvulopatie mitraliche o tricuspidali, scompenso cardiaco, ma anche, seppur raramente, in assenza di cardiopatie strutturali. Anche condizioni quali tireotossicosi, intossicazione alcolica

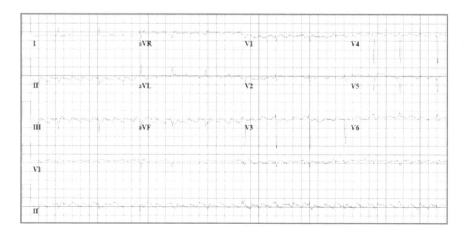

Fig. 14.12 Flutter atriale tipico comune a moderata (74 bpm) risposta ventricolare

e pericardite possono causare il flutter atriale.

All'ECG, il flutter atriale comune presenta nelle derivazioni inferiori (II, III, aVF) delle caratteristiche onde atriali (*onde F*) a dente di sega, senza linea isoelettrica interposta, con branche asimmetriche: la branca che va dal punto più negativo a quello più positivo è ripida, quella che va dal punto più positivo a quello più negativo è più lenta e "spezzata". È a volte possibile individuare la linea isoelettrica in V1 La frequenza atriale, in genere intorno ai 300 bpm, può essere rallentata dalla somministrazione di farmaci antiaritmici di classe IC. La risposta ventricolare può essere di tre tipi:
- regolare, con rapporto di conduzione fisso (1:1, 2:1, 4:1 ecc.);
- irregolare, con raggruppamento dei complessi QRS (*group beating*), dovuta a una conduzione di tipo Wenckebach (decrementale);
- irregolare, in assenza di un pattern fisso (conduzione AV variabile).

Le onde del flutter non comune all'ECG si manifestano con aspetto a dente di sega senza linea isoelettrica, ma con branche simmetriche e prevalente positività nelle derivazioni inferiori.

La conduzione 1:1 nel flutter atriale è abbastanza rara, ma può essere osservata durante somministrazione di farmaci antiaritmici di classe IC, nel caso essi provochino una riduzione della frequenza atriale a un livello tale da permettere una "sincronizzazione" AV con aumento della frequenza ventricolare e deterioramento clinico del paziente.

Il flutter atipico non presenta delle caratteristiche elettrocardiografiche peculiari, e la morfologia delle onde atriali è variabile a seconda della sede del circuito;

la frequenza atriale è compresa tra 240 e 350 bpm.

La terapia del flutter atriale è rappresentata fondamentalmente dall'ablazione transcatetere, che consisterà nell'interruzione elettrica dell'istmo cavo-tricuspidale nel caso del flutter tipico (e *lower loop*) e nell'eliminazione di altri target nel caso dei flutter atipici. In alcuni casi, può essere utile un trattamento farmacologico per la prevenzione delle recidive (antiaritmici di classe IC, ibutilide, dofetilide, amiodarone, dronedarone) o per il rallentamento della frequenza ventricolare (beta-bloccanti, calcio-antagonisti, digossina). Il trattamento dell'episodio acuto è rappresentato dalla cardioversione farmacologica (l'ibutilide è il farmaco con più elevato tasso di riconversione a ritmo sinusale: 60-90%) o elettrica; un'alternativa è rappresentata dall'*overdrive pacing* per via transesofagea.

14.3.7 Fibrillazione atriale

La fibrillazione atriale (FA) (Fig. 14.13) è definita come attività elettrica atriale totalmente caotica, disorganizzata, con frequenza di attivazione degli atri superiore a 350 e fino a 600 bpm in assenza di contrazione meccanica.

La classificazione attualmente utilizzata riconosce i seguenti tipi di FA [6]:
- *di nuova insorgenza*: primo episodio di FA;
- *parossistica*: caratterizzata da terminazione spontanea dell'aritmia entro 7 giorni (di solito entro 24 ore);
- *persistente*: l'aritmia non si arresta spontaneamente entro 7 giorni, oppure deve essere interrotta me-

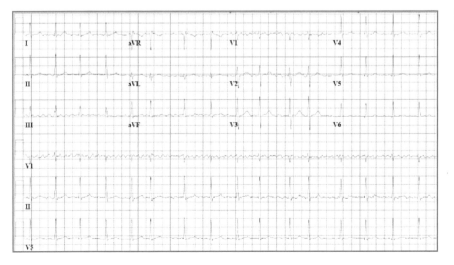

Fig. 14.13 Fibrillazione atriale

diante un intervento esterno (cardioversione farmacologica o elettrica);

- *persistente di lunga durata*: l'aritmia è durata per più di un anno quando si è deciso di intraprendere una strategia di controllo del ritmo;
- *permanente*: i tentativi di interrompere l'aritmia sono stati inefficaci o non sono stati intrapresi.

Molteplici meccanismi sottendono l'innesco e il mantenimento della FA. Per spiegare l'eterogeneità dell'aritmia, Allessie e il suo gruppo hanno teorizzato il fatto che la FA sia il risultato finale di meccanismi elettrofisiologici complessi in cui vanno individuati tre elementi principali: i *trigger*, gli *initiator* e i *perpetuator* [7]. I *trigger* possono essere variabili, potendo essere rappresentati da vari tipi di tachicardia o da foci automatici localizzati nelle vene polmonari. Per poter dare inizio alla FA, i trigger hanno bisogno di un substrato elettrofisiologico (*initiator*) in grado di favorire il rientro. L'initiator può essere rappresentato dalla dispersione della refrattarietà o dalla conduzione depressa. Alcuni studi sperimentali indicano come possibili initiator il fascio di Bachmann (che connette i due atri a livello del tetto) e il setto interatriale. Affinché, infine, la FA possa avere un rilievo clinico sono necessari i *perpetuator*. Diversamente, dopo pochi secondi o al massimo qualche minuto, l'aritmia si estinguerebbe spontaneamente. Una serie di fattori possono fungere da perpetuator, quali la dilatazione atriale, i danni anatomici della muscolatura atriale e il rimodellamento elettrico e strutturale che consegue alle continue recidive. Nelle diverse forme di FA il peso dei tre fattori appare diverso. Nella forma parossistica (generalmente appannaggio di cuori poco alterati o addirittura sani) assume un ruolo preponderante il trigger, mentre gli initiator e i perpetuator sono meno importanti. Nella forma persistente, accanto al trigger cresce la rilevanza dei perpetuator, che diventa massima nella FA permanente.

La FA è l'aritmia cardiaca più frequente, con una incidenza che aumenta con l'età. Il Framingham Heart Study ha dimostrato che il rischio di sviluppo di FA nel corso della vita è pari al 26% dopo i 40 anni di età. Come il flutter, la FA è più frequente in presenza di patologie cardiache strutturali (cardiopatia dilatativa di diverse eziologie, valvulopatie mitraliche ecc.) o di altre patologie come la tireotossicosi. Tuttavia, può verificarsi anche in assenza di patologie cardiache o extracardiache, condizione questa più frequente in soggetti meno anziani, nota come FA solitaria (*lone atrial fibrillation*). Essa provoca un aumento di morbidità e mortalità, aumentando il rischio di scompenso cardiaco, morte e fenomeni embolici tra cui lo stroke.

Elettrocardiograficamente, la FA si presenta come assenza di onde P (a volte è presente una oscillazione ad alta frequenza della linea isoelettrica, determinante deflessioni chiamate "onde f") e attività ventricolare irregolarmente irregolare, solitamente a elevata frequenza. Il numero di impulsi atriali che raggiunge il nodo AV è elevato, ma tali impulsi vengono variamente bloccati nel nodo AV stesso, limitando la frequenza ventricolare.

La sintomatologia della FA è molto varia, e i casi totalmente asintomatici non sono rari (*FA silente*); quando presenti, i sintomi più comuni sono rappresentati da palpitazioni irregolari (soprattutto al momento dell'insorgenza dell'aritmia), dispnea, aggravamento dello scompenso cardiaco dovuto alla perdita del contributo atriale al riempimento ventricolare e/o alla ridotta durata della diastole (scompenso diastolico), o più raramente dolore toracico (spesso in caso di coronaropatia preesistente).

Gli obiettivi del trattamento della FA, oltre alla prevenzione dei fenomeni trombo-embolici, sono sostanzialmente due:

1. ripristino e mantenimento del ritmo sinusale;
2. controllo della frequenza cardiaca.

Lo sblocco dell'aritmia può essere ottenuto con l'uso di farmaci antiaritmici, in particolare quelli di classe IC (propafenone, flecainide), IA (chinidina, disopiramide), e l'amiodarone, o mediante cardioversione elettrica. La cardioversione (farmacologica o elettrica) non è tuttavia indicata quando l'aritmia è insorta da oltre 48 ore, a causa dell'aumento del rischio di fenomeni tromboembolici, a meno che essa non provochi uno scompenso cardiaco acuto o non sia stata esclusa la presenza di trombi in atrio mediante ecocardiogramma transesofageo. Durante la fibrillazione, infatti, la stasi ematica nelle camere atriali favorisce la formazione di trombi, e il momento del ripristino della contrattilità atriale (passaggio da FA a ritmo sinusale) è quello maggiormente a rischio per l'embolizzazione sistemica, particolarmente nelle regioni encefaliche.

Negli altri casi è possibile solo controllare la frequenza ventricolare (mantenendola preferibilmente al di sotto di 100 bpm) ed effettuare, per almeno 4 settimane, un'anticoagulazione efficace (INR pari a 2-3) con antagonisti della vitamina K, prima di procedere al ripristino del ritmo sinusale mediante cardioversione elettrica; le probabilità di successo di una cardioversione farmacologica, infatti, si riducono drammaticamente man mano che la durata dell'aritmia si protrae nel tempo. A volte non è possibile o non è ritenuto utile tentare il ripristino del ritmo sinusale; in questi casi si opterà per una strategia di controllo della FC e di anticoagulazione a tempo indeterminato.

Gli stessi farmaci utilizzati per la cardioversione possono essere impiegati per prevenire le recidive dell'aritmia. L'amiodarone ha dimostrato un'efficacia leggermente maggiore rispetto agli altri farmaci, ma presenta un significativo numero di effetti collaterali a lungo termine; alcuni di questi effetti potrebbero essere evitati con l'utilizzo di un nuovo farmaco, il dronedarone, il quale ha però mostrato un eccesso di mortalità in pazienti con scompenso cardiaco severo.

Qualora sia indicato solo un controllo della frequenza cardiaca (sia in attesa della cardioversione che a tempo indeterminato), i farmaci di elezione sono i beta-bloccanti, i calcio-antagonisti non diidropiridinici (diltiazem e verapamil) e, nei pazienti con insufficienza cardiaca, la digossina.

Diversi studi clinici hanno concluso che non c'è differenza tra il mantenimento del ritmo sinusale con i farmaci antiaritmici e la strategia di controllo della frequenza cardiaca in termini di mortalità, morbilità (in particolare, rischio di stroke) e qualità di vita [8, 9]. Tuttavia, il limite maggiore di questi studi è dato dal mezzo terapeutico utilizzato per mantenere il ritmo sinusale, cioè dall'impiego di farmaci antiaritmici. In effetti, come evidenziato dall'analisi post-hoc dell'AF-FIRM [10], la persistenza del ritmo sinusale di per sé, se ottenuta in assenza di farmaci antiaritmici, aumenta la sopravvivenza, mentre il loro impiego la riduce; la terapia farmacologica antiaritmica è dunque un'opzione terapeutica poco valida, per la sua scarsa efficacia nel mantenere il ritmo sinusale e per la presenza di numerosi effetti collaterali cardiaci ed extracardiaci, che spesso vanificano i potenziali benefici legati alla persistenza del ritmo sinusale.

Altre strategie per il trattamento della FA sono:
1. l'ablazione transcatetere a radiofrequenza, che consiste nell'isolamento elettrico delle vene polmonari dal resto dell'atrio sinistro con o senza il confezionamento di ulteriori lesioni che comprendano una porzione più o meno estesa di entrambi gli atri;
2. ablazione chirurgica, solitamente (ma non esclusivamente) effettuata durante interventi cardiochirurgici per altre indicazioni [11];
3. terapia con pacemaker: effettuata quando la terapia

farmacologica antiaritmica provoca episodi di bradicardia marcata e/o pause patologiche (per esempio, pazienti con FA parossistica che hanno di base un ritmo sinusale bradicardico) oppure quando si renda necessaria l'ablazione del nodo AV;
4. ablazione del nodo AV, utilizzata come "ultima spiaggia" quando non sia altrimenti possibile ottenere un adeguato controllo della FC.

Nei pazienti con un rischio significativo di fenomeni tromboembolici, il trattamento con anticoagulanti orali è irrinunciabile. Questi pazienti comprendono innanzitutto quelli con FA su base valvolare. In altri pazienti bisognerà prendere in considerazione ulteriori fattori di rischio trombotico, come un pregresso episodio ischemico cerebrale, lo scompenso cardiaco, l'ipertensione arteriosa, il diabete mellito e l'età avanzata (>75 anni).

14.3.8 Tachicardia da rientro nel nodo atrioventricolare (TRNAV)

La tachicardia da rientro nel nodo AV (TRNAV) costituisce la forma più comune (oltre il 50% dei casi) di tachicardia parossistica sopraventricolare (TPSV) negli adulti. È più comune nelle donne e meno nei bambini e negli adolescenti. Nei soggetti affetti da questo tipo di aritmia, il nodo AV possiede due connessioni con l'atrio circostante: una via con conduzione veloce (*via rapida*), localizzata a monte del fascio di His, e una *via lenta* situata in corrispondenza dell'ostio del seno coronarico [12]. Esistono numerose evidenze che supportano la presenza di una doppia via di conduzione tra atri e ventricoli in soggetti con episodi di TRNAV (*fisiologia da doppia via nodale*), in quanto le due vie differiscono tra loro per velocità di conduzione e refrattarietà, e la loro presenza può pertanto essere dimostrata durante lo studio elettrofisiologico. Tuttavia, non è mai stato possibile dimostrare un substrato anatomico delle due vie.

Il meccanismo alla base della tachicardia è un circuito di rientro che coinvolge il nodo AV e le sue connessioni con l'atrio in maniera leggermente differente a seconda delle diverse varianti di TRNAV. Nella *TRNAV tipica* (forma *slow-fast*), il circuito di rientro utilizza come branca anterograda la via lenta e come branca retrograda la via veloce e il tessuto atriale periodale. Nella *TRNAV atipica* di tipo *fast-slow*, il circuito di rientro è utilizzato in senso opposto. Esiste inoltre una terza forma di TRNAV atipica (tipo *slow-*

slow) in cui entrambe le branche del circuito sono costituite da vie lente, percorsa l'una in direzione anterograda e l'altra retrograda. Infine, in alcuni soggetti
le forme slow-fast e slow-slow possono coesistere in
momenti diversi, suggerendo la possibilità di molteplici
connessioni tra il nodo AV e l'atrio circostante [13].

L'elettrocardiogramma in ritmo sinusale non presenta alterazioni caratteristiche; a volte, quando la via
rapida è in grado di condurre solo in senso anterogrado,
può essere presente un intervallo PR molto prolungato
(oltre 300 ms). Durante tachicardia (Fig. 14.14), nella
TRNAV comune si assiste alla presenza di un ritmo
regolare con QRS stretti (salvo la presenza di aberranza
di conduzione), con FC anche molto elevate (a volte
oltre 200 bpm), in cui l'onda P non è visibile perché
inscritta nel QRS o è rappresentata da una piccola incisura alla fine di questo (indice di depolarizzazione
pressoché contemporanea degli atri e dei ventricoli);
l'onda P retrograda è stretta (attivazione contemporanea dei due atri a partenza da una regione settale), negativa nelle derivazioni inferiori (II, III, aVF) e positiva
in V1, dove può simulare un aspetto a blocco di branca
destra posizionandosi alla fine del complesso QRS
(aspetto a *pseudo-r'*). Caratteristicamente, nella
TRNAV comune l'intervallo RP è breve, minore del-
l'intervallo PR. Esattamente l'opposto (PR < RP) si
verifica nella forma non comune fast-slow, in quanto
il tempo di conduzione anterograda è significativamente maggiore di quello di conduzione retrograda
lungo la via rapida. Nella forma slow-slow, l'onda P è
posizionata circa a metà strada tra il QRS precedente
e quello successivo.

La tachicardia è frequentemente innescata da battiti
prematuri atriali (raramente ventricolari), che nella
forma comune hanno un intervallo PR tipicamente più
lungo rispetto a quello di base a causa del passaggio
("salto") della conduzione anterograda dalla via rapida
a quella lenta.

Per il tipo di circuito coinvolto, il rapporto di conduzione AV è quasi sempre 1:1; tuttavia, in rari casi
esiste la possibilità di un blocco di conduzione al di
sotto del circuito di rientro con un rapporto di conduzione diverso (quasi sempre 2:1). Questa evenienza,
come già affermato, è molto rara, pertanto in presenza
di rapporti di conduzione diversi da 1:1 bisognerà
escludere una tachicardia atriale.

La TRNAV è un'aritmia a carattere parossistico,
di solito auto-limitantesi e non pericolosa per la vita,
e tende a manifestarsi in soggetti senza cardiopatie
strutturali. I sintomi sono costituiti nella stragrande
maggioranza dei casi da cardiopalmo ritmico a insorgenza improvvisa. Le manovre vagali, quali il massaggio del seno carotideo o la manovra di Valsalva, e
la somministrazione per via endovenosa di adenosina,
possono in alcuni casi interrompere l'aritmia. Per la
profilassi delle recidive aritmiche è possibile tentare
un approccio terapeutico farmacologico con beta-bloccanti, calcio-antagonisti o altri antiaritmici (flecainide,
propafenone), ma la terapia definitiva è rappresentata
dall'ablazione transcatetere di una delle due vie di
conduzione (quasi sempre la via lenta); questa tecnica
presenta una percentuale di successo molto elevata,
oltre il 90%, e un tasso di complicanze piuttosto basso,
ma che comprende l'insorgenza di blocco AV completo con necessità di impiantare un pacemaker permanente [14].

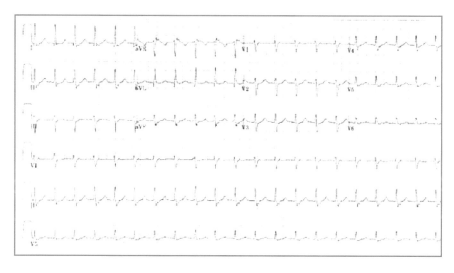

Fig. 14.14 Tachicardia
parossistica
sopraventricolare
con intervallo RP corto,
suggestiva per TRNAV

14.3.9 Tachicardia da rientro atrioventricolare dovuta a una via accessoria e sindrome da pre-eccitazione ventricolare (Wolff-Parkinson-White)

Per la descrizione della sindrome di Wolff-Parkinson-White (pre-eccitazione ventricolare da via accessoria del tipo tutto o nulla con aritmie da rientro atrioventricolare) si rimanda al capitolo 15.

14.3.10 Tachicardie sopraventricolari da vie accessorie decrementali

Si tratta di due tipi di tachicardia che utilizzano delle vie accessorie con proprietà di conduzione di tipo decrementale (la velocità di conduzione rallenta con l'aumento della frequenza degli impulsi).

Un tipo molto raro di via accessoria di conduzione è rappresentata dalle *fibre di Mahaim*, le quali comprendono *fasci atrio-fascicolari* o *nodo-fascicolari*, che connettono quasi sempre l'atrio destro alla porzione terminale della branca destra. Questi fasci sono costituiti da cellule con proprietà elettrofisiologiche simili al nodo AV (tempo di conduzione non molto breve; conduzione decrementale), sono in genere localizzati lungo la zona laterale o postero-laterale dell'anello tricuspidale, e possiedono capacità di conduzione dell'impulso esclusivamente in senso anterogrado. Essi formano il substrato per una forma di tachicardia da rientro atrioventricolare (TRAV) di tipo antidromico, che utilizza i fasci accessori come branca anterograda e il normale sistema di conduzione nodo-hisiano come branca retrograda. L'elettrocardiogramma in ritmo sinusale non presenta in genere anomalie; sono state descritte alcune caratteristiche peculiari, tra cui una pre-eccitazione con morfologia a blocco di branca sinistra, ma esse non sono presenti in maniera costante. La tachicardia invece è tipicamente pre-eccitata, con morfologia a blocco di branca sinistra [15].

Una seconda forma, anch'essa rara, di tachicardia da via accessoria decrementale con conduzione quasi esclusivamente retrograda (si ritiene che sia in grado di condurre in senso anterogrado con velocità molto bassa), è nota come *tachicardia giunzionale permanente* o *tachicardia tipo Coumel*. Durante ritmo sinusale non vi è evidenza di preeccitazione. La tachicardia è caratteristicamente di tipo incessante (> 12 ore al giorno), con lunghi periodi di tachicardia separati tra loro a volte da pochi battiti sinusali. Le onde P presentano una morfologia tipica da retroconduzione atriale dal nodo AV; l'intervallo PR (uguale a quello in ritmo sinusale) è minore dell'intervallo RP. Si ritiene che il circuito di rientro di questa TPSV coinvolga un fascio accessorio postero-settale a conduzione lenta, che costituisce la via retrograda, e il sistema nodo-hisiano, che costituisce la branca anterograda.

14.3.11 Ritmo giunzionale accelerato e tachicardia giunzionale automatica

Il ritmo giunzionale accelerato e la tachicardia giunzionale automatica sono provocati da un esaltato automatismo di pacemaker situati nel nodo AV che aumentano la loro frequenza di scarica prendendo il sopravvento sull'attivazione fisiologica da parte del nodo del seno. Se la frequenza è inferiore a 100 bpm si parla di *ritmo giunzionale accelerato*, se superiore o uguale a questo limite di *tachicardia giunzionale automatica*.

La manifestazione elettrocardiografica di questi ritmi è costituita da una successione regolare di complessi QRS di morfologia identica al QRS durante ritmo sinusale non preceduti da onde P sinusali. Gli atri possono essere attivati per via retrograda, con onde P tipiche della retroconduzione di tipo *concentrico* (dal nodo AV), oppure essere normalmente attivati dal nodo del seno. In quest'ultimo caso, le onde P hanno aspetto normale, ma sono dissociate dall'attività ventricolare. A volte l'attività atriale e quella giunzionale presentano una frequenza simile ma non identica, dando la falsa impressione di un rapporto AV pari ad 1:1, nonostante le due attività siano in realtà totalmente scollegate l'una dall'altra (*dissociazione AV isoritmica*; Fig. 14.15). Queste aritmie sono relativamente comuni in presenza di tossicità digitalica o di infarto miocardico inferiore, ma possono verificarsi anche in soggetti con cuore sano. La frequenza di attivazione aumenta con l'esercizio fisico e può essere rallentata dal massaggio del seno carotideo. Il ritmo giunzionale accelerato di solito non dà sintomi e raramente richiede una terapia specifica; la tachicardia giunzionale si avvale principalmente del trattamento con calcio-antagonisti e beta-bloccanti.

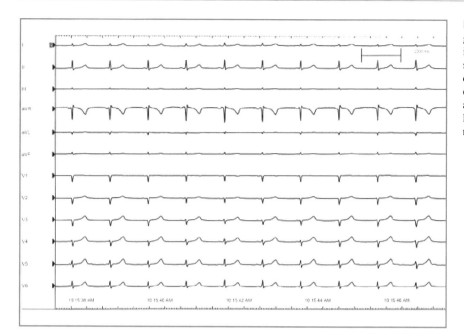

Fig. 14.15 Ritmo
giunzionale accelerato
in presenza di attivazione
sinusale degli atri,
determinante un quadro
di dissociazione
atrio-ventricolare isoritmica.
Le onde P sono ben visibili
nella derivazione D II

14.3.12 Battiti prematuri ventricolari

I battiti prematuri ventricolari (BPV) o extrasistoli ventricolari sono delle depolarizzazioni anticipate a partenza da qualsiasi zona dei ventricoli (Fig. 14.16). Più frequentemente si presentano isolate, ma sono possibili forme ripetitive (coppie e salve). Come per le extrasistoli sopraventricolari, è possibile l'organizzazione in sequenza bigemina, trigemina e così via. In uno stesso paziente possono essere presenti una o più morfologie (extrasistoli *monomorfe* e *polimorfe*, rispettivamente), a seconda che la loro origine sia unifocale o polifocale.

All'ECG, un BPV è caratterizzato dalla presenza di un complesso QRS anticipato di morfologia abnorme e durata prolungata (generalmente maggiore di 120 ms), maggiore del QRS dominante; la polarità dell'onda T è di solito opposta a quella del QRS. L'onda P, qualora presente, è in genere di origine sinusale e dissociata dal BPV; in altre occasioni può essere retrograda e seguire il QRS. Quando alla retroattivazione degli atri si associa il reset del nodo del seno, la pausa che segue le extrasistoli ventricolari *non è compensatoria*; tuttavia, nel caso dei BPV è molto più frequente assistere alla presenza di pause completamente *compensatorie*, in quanto l'impulso

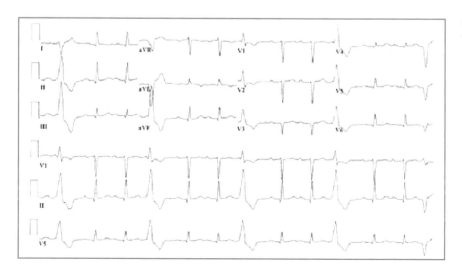

Fig. 14.16 Battiti prematuri
ventricolari

prematuro di regola non riesce a penetrare il nodo del seno con una precocità tale da resettarlo. Anche i BPV possono essere *interpolati* (non produrre alcuna pausa). Altre volte, possono produrre una *pausa compensatoria secondaria*, che occorre cioè dopo il battito sinusale che segue immediatamente il BPV, quando il BPV interpolato prolunga il PR del primo battito post-extrasistolico in misura tale che la P successiva è bloccata perché trova il nodo AV ancora refrattario. Una sicura distinzione tra BPV e BPSV con aberranza di conduzione non è sempre possibile all'ECG scalare.

Le extrasistoli ventricolari costituiscono una forma di aritmia molto frequente. Si possono manifestare sia in presenza che in assenza di cardiopatia strutturale. In assenza di cardiopatia riconoscono gli stessi fattori favorenti descritti per le extrasistoli atriali. In presenza di cardiopatia si manifestano molto frequentemente in corso di cardiopatia ischemica e di scompenso cardiaco.

La rilevanza clinica dei BPV dipende soprattutto dal contesto in cui essi si manifestano. Esistono tuttavia alcuni criteri elettrocardiografici che suggeriscono un potenziale incremento del rischio:
1. una frequenza dei BPV superiore a 10 per ora;
2. l'organizzazione in forme più complesse (coppie, salve di tachicardia ventricolare non sostenuta);
3. presenza di diverse morfologie;
4. precocità marcata, indicata dall'occorrenza delle extrasistoli all'apice o nella branca discendente dell'onda T del battito sinusale precedente (*fenomeno "R su T"*), cioè durante il periodo in cui i ventricoli sono maggiormente vulnerabili e predisposti allo sviluppo di aritmie ventricolari sostenute.

La soppressione delle extrasistoli da parte dell'esercizio fisico non può essere considerato un sicuro marker di benignità, in quanto essa è stata osservata anche in alcuni casi di extrasistolia ventricolare legata a cardiopatia ischemica.

In presenza di un cuore strutturalmente e funzionalmente sano, il rischio di eventi aritmici maggiori è sostanzialmente nullo. D'altro canto, in alcune forme di cardiopatia i BPV indicano un aumento significativo del rischio di eventi aritmici potenzialmente fatali. Ad esempio, durante infarto miocardico acuto le extrasistoli ventricolari possono innescare aritmie potenzialmente pericolose per la vita.

Come le sopraventricolari, anche le extrasistoli ventricolari sono nella maggior parte dei casi asintomatiche. I sintomi più frequenti sono costituiti dalla sensazione di un battito cardiaco più forte del normale, come un "colpo nel petto", dovuta alla maggiore gittata sistolica del battito post-extrasistolico, o come una sensazione di "cuore in gola", oppure da una sensazione di "battito mancante", dovuta alla presenza della pausa post-extrasistolica. Quando frequenti, i BPV possono essere percepiti come una irregolarità del ritmo cardiaco.

I BPV non richiedono in genere un trattamento specifico se non la rimozione di eventuali cause secondarie (ischemia miocardica, squilibri elettrolitici, abuso di caffeina ecc.), specie in cuori strutturalmente e funzionalmente sani. Il trattamento è di solito basato sulla presenza e sull'entità di sintomi ad essi correlati.

I farmaci di scelta sono quasi sempre i beta-bloccanti. I farmaci di classe IC sono abbastanza efficaci nel ridurre i BPV, ma il loro utilizzo è controindicato in presenza di cardiopatia ischemica; in questo caso può essere utilizzato l'amiodarone. In casi eccezionali, ad esempio quando extrasistoli ventricolari molto frequenti refrattarie alla terapia farmacologica provochino o peggiorino una disfunzione contrattile, è possibile tentare il trattamento mediante ablazione transcatetere.

14.3.13 Ritmo idioventricolare accelerato (RIVA)

Il RIVA è un ritmo provocato da esaltato automatismo di un pacemaker situato nel tessuto di conduzione distalmente al fascio di His, con una frequenza compresa tra 60 e 110 bpm. I complessi QRS, essendo di origine ventricolare, hanno una durata superiore a 120 ms, e sono spesso identificabili onde P dissociate dall'attività ventricolare e battiti di fusione. A volte si può assistere a una sorta di "competizione" tra il RIVA e il ritmo sinusale, con l'alternarsi di questi due ritmi durante la registrazione elettrocardiografica. È frequentemente osservato in seguito a trombolisi o rivascolarizzazione percutanea nel contesto di un infarto miocardico acuto o durante ipopotassiemia o intossicazione digitalica. Il RIVA è di solito asintomatico, ha prognosi favorevole e non richiede trattamento, se non la rimozione dell'eventuale causa sottostante. L'accelerazione del ritmo sinusale mediante somministrazione di atropina o il pacing atriale possono essere di aiuto quando il RIVA provoca una dissociazione AV sintomatica.

14.3.14 Tachicardie ventricolari

Le tachicardie ventricolari (TV) sono aritmie composte da tre o più battiti prematuri, con frequenza superiore a 110 bpm, insorgenti nei ventricoli o nella parte del sistema di conduzione distale alla biforcazione del fascio di His. Possono essere provocate da meccanismi di rientro (specialmente nel contesto di cardiopatie strutturali, come la cardiopatia ischemica), da aumentato automatismo oppure da attività triggerata. Una tachicardia ventricolare di durata inferiore ai 30 secondi è definita *non sostenuta;* una TV di durata superiore ai 30 secondi, o che determini un deterioramento emodinamico tale da provocare sintomi (ad esempio sincope) o da richiedere un intervento dall'esterno è definita *sostenuta.*

Le TV si manifestano frequentemente in presenza di cardiopatie strutturali (cardiopatia ischemica, miocardiopatia dilatativa o ipertrofica, malattia aritmogena del ventricolo destro). Esistono inoltre alcune malattie ereditarie, provocate da difetti genetici che comportano l'alterazione di canali ionici transmembrana, che possono portare a una predisposizione allo sviluppo di TV: sindrome di Brugada, sindrome del QT lungo congenito, sindrome del QT corto, TV polimorfa catecolaminergica.

All'ECG (Fig. 14.17) la TV si presenta come una tachicardia a complessi larghi (> 120 ms), con morfologia abnorme, generalmente (ma non sempre) regolare, con una frequenza compresa tra 110 e 250 bpm.

Il segmento ST-T ha polarità opposta a quella del QRS. I complessi QRS possono essere tutti identici (*TV monomorfa*), variare in maniera casuale (*TV polimorfa*) o cambiare polarità in battiti alterni (*TV bidirezionale*). L'attivazione degli atri può avvenire in vario modo: attivazione retrograda con rapporto di conduzione VA 1:1 o con diversi gradi di blocco retrogrado (2:1, 3:1, o con periodismo di Wenckebach), oppure attivazione sinusale con dissociazione AV (o VA). La distinzione elettrocardiografica tra TV e tachicardia sopraventricolare con aberranza di conduzione può essere particolarmente difficoltosa e a volte una diagnosi certa non può essere posta in base al solo ECG di superficie. Alcune caratteristiche possono orientare verso una diagnosi di TV:

1. pregresso infarto miocardico o storia di cardiopatia ischemica;
2. durata del QRS > 140 ms;
3. morfologia abnorme dei complessi QRS, molto diversa da quella di un tipico blocco di branca;
4. concordanza negativa dei complessi QRS nelle derivazioni precordiali;
5. dissociazione AV o rapporto AV < 1:1;
6. battiti di fusione o di cattura.

Come regola generale, la gestione, la prognosi e il trattamento della TV dipendono dalla presenza o meno di una cardiopatia strutturale sottostante; fatta eccezione per le sindromi aritmiche ereditarie (Brugada, QT lungo ecc.), in assenza di anomalie strutturali la prognosi è in genere benigna.

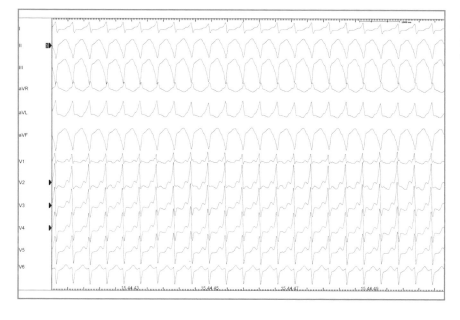

Fig. 14.17 Tachicardia ventricolare in soggetto affetto da cardiopatia ischemica

I sintomi insorgenti durante TV sono legati principalmente alla bassa gittata cardiaca (dispnea, sincope, vertigini) o alla riduzione del flusso coronarico (angina); a volte, specie se la frequenza cardiaca non è elevata, il paziente può avvertire esclusivamente palpitazioni o addirittura essere del tutto asintomatico. Ciononostante, una diagnosi di tachicardia ventricolare pone sempre indicazione a un trattamento d'urgenza, in quanto tale aritmia può portare sia a un rapido deterioramento emodinamico che a una degenerazione in fibrillazione ventricolare con conseguente arresto cardiaco. Il trattamento generale dell'episodio acuto di TV è rappresentato dalla rimozione delle cause scatenanti (ischemia, squilibri elettrolitici), dalla somministrazione per via endovenosa di farmaci antiaritmici o di altro tipo (amiodarone, lidocaina, procainamide, solfato di magnesio, propofol) o, nei casi refrattari o con deterioramento emodinamico, dalla cardioversione elettrica sincronizzata (defibrillazione in caso di arresto cardiaco). L'*overdrive pacing* può rappresentare in alcuni casi una valida alterativa all'approccio farmacologico. Le strategie di prevenzione primaria o secondaria della TV in pazienti a rischio sono costituite fondamentalmente dall'impianto di defibrillatore automatico e, in casi selezionati, dall'ablazione transcatetere (più spesso in soggetti portatori di defibrillatore impiantabile che presentano scariche ripetute del dispositivo). I farmaci (beta-bloccanti, amiodarone, mexiletina, sotalolo, flecainide) non si sono rivelati efficaci nella prevenzione della morte improvvisa, ma possono ridurre il numero di scariche del defibrillatore. Tuttavia, la gestione di questa aritmia può variare a seconda dei diversi tipi di TV, i quali possiedono caratteristiche e prognosi differenti tra loro.

14.3.14.1 Tachicardia ventricolare idiopatica

Può essere parossistica o ripetitiva. È monomorfa, spesso accompagnata dalla presenza di numerosi BPV della stessa morfologia. È probabilmente di tipo focale e causata da attività triggerata dovuta a post-depolarizzazioni tardive.

Si manifesta in soggetti giovani e con cuore strutturalmente sano e ha prognosi favorevole. I sintomi sono costituiti nella maggior parte dei casi da palpitazioni; la sincope è rara. L'aritmia può essere scatenata dall'esercizio fisico, dagli stress emotivi e dall'infusione di isoproterenolo e interrotta da manovre vagali e somministrazione di adenosina. I beta-bloccanti e il verapamil possono rivelarsi efficaci nel trattamento di questa tachicardia. È spesso trattata in maniera efficace mediante ablazione transcatetere. I siti di origine più comuni sono:

- *tratto di efflusso del ventricolo destro*: morfologia a tipo blocco di branca sinistro e asse inferiore, assenza di onda R in V1-V2 (Fig. 14.18) [16];
- *tratto di efflusso del ventricolo sinistro*: morfologia a blocco di branca sinistra, ma transizione precoce dell'onda R nelle derivazioni precordiali, onda S nella derivazione I;
- *cuspidi aortiche, continuità mitro-aortica, annulus mitralico* [17].

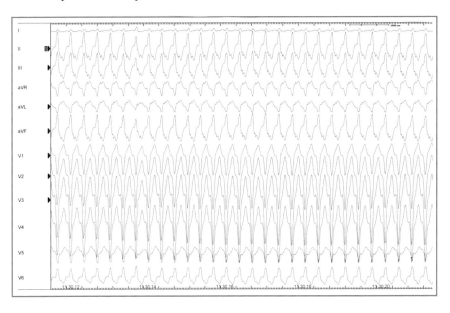

Fig. 14.18 Tachicardia ventricolare idiopatica originante nel tratto di efflusso del ventricolo destro.

14.3.14.2 Tachicardia fascicolare

È un'aritmia che origina in uno dei fascicoli della branca sinistra, generalmente il fascicolo posteriore, ed ha pertanto morfologia a blocco di branca destra ed emiblocco anteriore sinistro, con QRS non molto slargato (Fig. 14.19). Anche questa tachicardia si verifica in soggetti giovani con cuore sano e ha una buona prognosi, ma a differenza della precedente è probabilmente sostenuta da un meccanismo di rientro nel sistema di His-Purkinje a ridosso del versante sinistro del setto interventricolare posteriore (anche se altri autori hanno proposto l'ipotesi dell'attività triggerata). È tipicamente sensibile al verapamil (o al diltiazem), più raramente all'adenosina, e può essere trattata mediante ablazione transcatetere in soggetti sintomatici, quando la terapia farmacologica non sia efficace o desiderabile [18].

14.3.14.3 Tachicardia ventricolare da rientro nelle branche

Questo tipo di TV monomorfa utilizza come circuito di rientro la branca destra, il setto interventricolare, la branca sinistra e il fascio di His. Si verifica in genere in soggetti con miocardiopatia dilatativa o disordini neuromuscolari (per esempio, distrofia miotonica di tipo 1) e QRS molto slargato. La morfologia del QRS durante tachicardia è più comunemente a tipo blocco di branca sinistra, in quanto questa branca viene utilizzata più spesso come porzione retrograda del circuito di rientro; è tuttavia possibile il verificarsi della situazione opposta o di un rientro attraverso i fascicoli anteriore e posteriore della branca sinistra. Durante la fase acuta, la stimolazione ventricolare a elevata frequenza riesce spesso a interrompere l'aritmia. L'ablazione transcatetere può prevenire le recidive, ma in

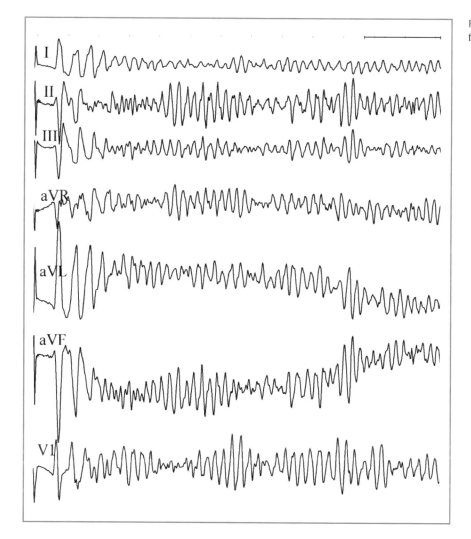

Fig. 14.19 Tachicardia fascicolare

molti casi è necessario anche l'impianto di defibrillatore, in particolare a causa della cardiopatia strutturale di base.

14.3.14.4 Torsione delle punte (TdP)

Questo termine si riferisce a una tachicardia ventricolare polimorfa con frequenza solitamente intorno a 200-250 bpm, in cui si verifica un graduale e costante cambiamento dell'asse elettrico del QRS intorno alla linea di base, con il passaggio, nella stessa derivazione, da una polarità a quella opposta. Essa si verifica in soggetti con significativo prolungamento dell'intervallo QT durante ritmo sinusale; in assenza di tale condizione (la quale deve essere presente almeno nel battito immediatamente precedente l'insorgenza della tachicardia), non è appropriato parlare di torsione delle punte (TdP), e l'aritmia osservata dovrà essere definita come TV polimorfa. La TdP si verifica spesso durante episodi di bradicardia estrema, squilibri idroelettrolitici (in particolare ipopotassiemia e ipomagnesemia) o intossicazioni farmacologiche, ed è sovente innescata da BPV che determinano sequenze ciclo lungo-ciclo breve. Il meccanismo alla base della TdP non è del tutto chiarito, e sono stati ipotizzati il rientro transmurale (attualmente l'ipotesi più accreditata), l'attività triggerata e l'esaltato automatismo. La TdP può terminare spontaneamente, a volte previo rallentamento del ciclo dell'aritmia, o al contrario provocare sincope o portare a fibrillazione ventricolare e arresto cardiaco se non trattata efficacemente. Il trattamento della TdP comprende, nella fase acuta, la correzione degli squilibri elettrolitici (somministrazione di potassio e magnesio per via endovenosa), il pacing temporaneo o l'infusione di isoproterenolo (per prevenire recidive bradicardia-indotte). È necessario identificare e correggere cause secondarie di prolungamento dell'intervallo QT ed evitare l'utilizzo di farmaci antiaritmici di classe IA,

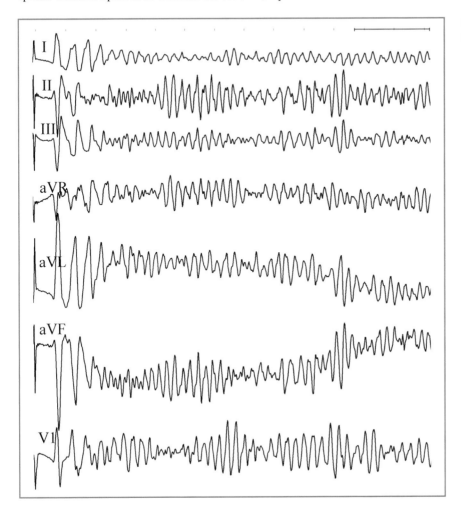

Fig. 14.20 Fibrillazione ventricolare

IC e III, i quali potrebbero peggiorare questa situazione. È possibile tentare la somministrazione di lidocaina, mexiletina o fenitoina. In presenza di un intervallo QT normale, il trattamento in acuto non differisce da quello delle altre forme di TV. Per la prevenzione delle recidive è possibile utilizzare beta bloccanti, simpatectomia chirurgica ed impianto di defibrillatore.

14.3.14.5 Flutter ventricolare

Si tratta di una TV regolare con una frequenza molto elevata (> 200 e fino a 300 bpm), che rende difficoltosa l'identificazione, all'ECG, del tratto ST e dell'onda T; la rapida successione di complessi QRS fa spesso assumere all'aritmia un aspetto sinusoidale. Questo tipo di aritmia determina un rapido deterioramento emodinamico e provoca quasi sempre sincope e, se non trattata immediatamente, può provocare arresto cardiaco di per sé o mediante degenerazione in fibrillazione ventricolare. Il trattamento è costituito dalla cardioversione elettrica sincronizzata o, in caso di arresto cardiaco, dalla defibrillazione.

14.3.15 Fibrillazione ventricolare (FV)

La fibrillazione ventricolare è una condizione di attività elettrica caotica e disorganizzata dei ventricoli, che sono simultaneamente percorsi in maniera scoordinata da multipli fronti d'onda che si modificano in continuazione; all'ECG è impossibile distinguere una qualsiasi periodicità e non sono riconoscibili complessi QRS, segmenti ST o onde T (Fig. 14.20). La FV si verifica in svariate situazioni, come ad esempio durante infarto miocardico acuto o in soggetti affetti da malattie aritmogene, e la sua clinica è costituita immancabilmente dall'arresto cardiocircolatorio [19]. Una causa meno comune di FV, ma che coinvolge persone giovani, è l'insorgenza di fibrillazione atriale a elevata risposta ventricolare attraverso una via accessoria in soggetti affetti da sindrome di Wolff-Parkinson-White. Esiste anche una forma di *FV idiopatica*, di cui si tratterà in un'altra sezione [20]. L'unico trattamento possibile è rappresentato dalla rianimazione cardiopolmonare e dalla defibrillazione precoce, tenendo presente che le probabilità di ripristinare un ritmo emodinamicamente valido si riducono in maniera drammatica dopo pochi minuti di FV e che la prognosi, specie quando l'aritmia si verifica in ambiente extra-ospedaliero, resta tuttora infausta nella maggior parte dei casi. Tutti i soggetti sopravvissuti a FV nei quali non sia stata identificata una causa secondaria potenzialmente reversibile dovrebbero ricevere un defibrillatore impiantabile.

Bibliografia

1. Lee S, Wellens HJJ, Josephson ME (2009) Paroxysmal atrioventricular block. Heart Rhythm 6:1229-1234
2. Yusuf S, Camm AJ (2005) The sinus tachycardias. Nat Clin Pract Cardiovasc Med 2:44-52
3. Chung EK (1968) Parasystole. Prog Cardiovasc Dis 11:64-81
4. Patel A, Markowitz SM (2008) Atrial tachycardia: mechanisms and management. Expert Rev Cardiovasc Ther 6:811-22
5. Saoudi N, Cosio F, Waldo A et al (2001) Classification of atrial flutter and regular atrial tachycardia according to electrophysiologic mechanism and anatomic bases: a statement from a joint expert group from the Working Group of Arrhythmias of the European Society of Cardiology and the North American Society of Pacing and Electrophysiology. J Cardiovasc Electrophysiol 12:852-866
6. Camm AJ, Kirchhof P, Lip GY et al (2010) Guidelines for the management of atrial fibrillation: the Task Force for the Management of Atrial Fibrillation of the European Society of Cardiology (ESC). Europace 12:1360-1420
7. Allessie MA, Konings K, Kirchhof C, Wijffels M (1996) Electrophysiologic mechanisms of perpetuation of atrial fibrillation. Am J Cardiol 77:10A-23A
8. Wyse DG, Waldo AL, DiMarco JP et al (2002) The Atrial Fibrillation Follow-up Investigation of Rhythm Management (AFFIRM) Investigators. A comparison of rate control and rhythm control in patients with atrial fibrillation. N Engl J Med 347:1825-1833
9. Hohnloser SH, Kuck KH, Lilienthal J (2000) Rhythm or rate control in atrial fibrillation -Pharmacological Intervention in Atrial Fibrillation (PIAF): a randomised trial. Lancet 356:1789-1794
10. The AFFIRM Investigators (2004) Relationship between sinus rhythm, treatment and survival in the atrial fibrillation follow-up investigation of rhythm management (AFFIRM) study. Circulation 109:1509-1513
11. Calkins H, Brugada J, Packer D et al (2007) HRS/EHRA/ECAS Expert consensus statement on catheter and surgical ablation of atrial fibrillation: recommendations for personnel, policy, procedures and follow-up. Heart Rhythm 4:816-861
12. Lee PC, Chen SA, Hwang B (2009) Atrioventricular node anatomy and physiology: implications for ablation of atrioventricular nodal reentrant tachycardia. Curr Opin Cardiol 24:105-112
13. Pasquié JL, Gervasoni R, Macia JC et al (2003) Atypical forms of atrioventricular nodal reentrant tachycardia. Arch Mal Coeur Vaiss 96(Spec):54-60
14. Blomström-Lundqvist C, Scheinman MM, Aliot EM et al (2003) ACC/AHA/ESC guidelines for the management of patients with supraventricular arrhythmias - executive summary. A report of the American college of cardiology/American heart association task force on practice guidelines and

the European society of cardiology committee for practice guidelines (writing committee to develop guidelines for the management of patients with supraventricular arrhythmias) developed in collaboration with NASPE-Heart Rhythm Society. J Am Coll Cardiol 42:1493-531

15. Aliot E, de Chillou C, Revault d'Allones G et al (1998) Mahaim tachycardias. Eur Heart J 19(Suppl E):E25-31, E52-53

16. Cole CR, Marrouche NF, Natale A (2002) Evaluation and management of ventricular outflow tract tachycardias. Card Electrophysiol Rev 6:442-447

17. Storey J, Iwasa A, Feld GK (2002) Left ventricular outflow tract tachycardia originating from the right coronary cusp: Identification of location of origin by endocardial noncontact activation mapping from the right ventricular outflow tract. J Cardiovasc Electrophysiol 13:1050

18. Chiarandà G, Di Guardo G, Gulizia M et al (2001) Fascicular ventricular tachycardia. Ital Heart J Suppl 2:1181-1186

19. Srivathsan K, Ng DW, Mookadam F (2009) Ventricular tachycardia and ventricular fibrillation. Expert Rev Cardiovasc Ther 7:801-809

20. Tilz RR, Fedele L, Satomi K et al (2007) Idiopathic ventricular fibrillation. Herz 32:233-239

La pre-eccitazione ventricolare

15

Caterina Bisceglia, Augusto Mazzetti

Abstract

La pre-eccitazione rappresenta un'anomalia elettrocardiografica dovuta alla presenza di una via accessoria, che riesce ad attivare una parte di miocardio in maniera anticipata rispetto alle normali vie di conduzione dell'impulso elettrico cardiaco. L'aritmia più frequente è rappresentata dalla tachicardia da rientro lungo la via accessoria. La condizione temibile di questi pazienti è rappresentata dalla fibrillazione atriale con conduzione ai ventricoli lungo la via accessoria ad elevate frequenze, a causa del rischio di degenerazione in fibrillazione ventricolare. È necessaria un'attenta valutazione degli atleti con pre-eccitazione ventricolare, al fine di stratificare il rischio di morte improvvisa. In assenza di cardiopatia e dopo ablazione transcatetere efficace è possibile il ritorno all'agonismo sportivo.

15.1 Introduzione

La pre-eccitazione rappresenta un'anomalia elettrocardiografica dovuta alla presenza di una via accessoria, che riesce ad attivare una parte di tessuto muscolare cardiaco in maniera anticipata rispetto alle normali vie di conduzione dell'impulso elettrico cardiaco. Nella maggioranza dei casi si realizza tramite il fascio di Kent, che connette direttamente gli atri ai ventricoli [1].

La via accessoria, con le sue peculiari caratteristiche anatomiche ed elettrofisiologiche, è l'elemento fondamentale delle aritmie che definiscono la Sindrome di Wolff-Parkinson-White (WPW) [2], caratterizzata da tachicardia da rientro atrio-ventricolare o, più raramente, da fibrillazione atriale. Le fibre che compongono la connessione sono sodio-dipendenti e sono dotate di un'elevata velocità di conduzione dell'impulso elettrico, a differenza del nodo AV le cui fibre lente calcio-dipendenti sono responsabili del rallentamento dello stesso [3]. Il fascio elettrico può essere in grado di condurre l'impulso sia in senso anterogrado (dagli atri ai ventricoli) che retrogrado (dai ventricoli agli atri, per lo più durante tachicardia), oppure solo in senso retrogrado, e in questo caso non si manifesta all'ECG di superficie. Infine, è possibile che un soggetto presenti più vie accessorie.

L'origine delle vie accessorie si comprende dalle fasi dell'embriogenesi, quando lo sviluppo dello scheletro fibroso del cuore elimina le connessioni muscolari

Tab. 15.1 Localizzazioni più frequenti di vie accessorie nella popolazione

Sede	Frequenza
Laterale sinistra	46%
Infero-parasettale	26%
Laterale destra	18%
Supero-parasettale	10%

C. Bisceglia (✉)
Dipartimento di Elettrofisiologia
Policlinico Universitario "San Raffaele", Milano

che nelle prime fasi uniscono atri e ventricoli. Se i fasci persistono dopo la formazione degli anelli atrioventricolari, questi rappresentano le vie accessorie [4].

15.2 Diagnosi

La diagnosi di pre-eccitazione ventricolare è elettrocardiografica. I segni fondamentali comuni a tutte le vie accessorie sono rappresentati da (Fig. 15.1):
- PR breve (<120 msec);
- Onda δ (slargamento della parte iniziale del QRS);
- Alterazioni secondarie del tratto ST e onda T.

Il caratteristico accorciamento dell'intervallo PR si deve alla velocità di conduzione delle vie, che eccitano una parte del miocardio "in anticipo" rispetto alla via nodale. Proprio questa zona "preeccitata" determina la deflessione iniziale del QRS, che poi prosegue normalmente, allorchè arriva l'impulso dalla via nodale. Le alterazioni della ripolarizzazione sono dovute alla anomala depolarizzazione, che modifica anche le caratteristiche del processo di ripolarizzazione. Compaiono infatti alterazioni del tratto ST e la polarità dell'onda T è spesso opposta a quella dell'onda delta.

Sono stati pubblicati vari algoritmi per la localizzazione della via accessoria dall'ECG di superficie. La loro trattazione sistematica esula degli scopi del

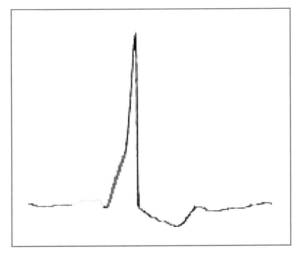

Fig. 15.1 La pre-eccitazione ventricolare all'ECG di superficie. In verde l'onda P: da notare il brevissimo intervallo PR per l'inizio dell'onda δ (in rosso) e le marcate alterazioni della ripolarizzazione (sottoslivellamento ST e onda T difasica)

testo. In breve, i più utilizzati prendono in considerazione la polarità del QRS nelle derivazioni inferiori e in V1 oppure la morfologia e la durata dell'onda delta all'ECG di superficie [5,6].

Le localizzazioni più frequenti di vie accessorie nella popolazione sono riportate nella Tabella 15.1. In via teorica i fasci possono essere localizzati ovunque lungo il solco atrio-ventricolare, a eccezione della continuità mitro-aortica (Fig. 15.2).

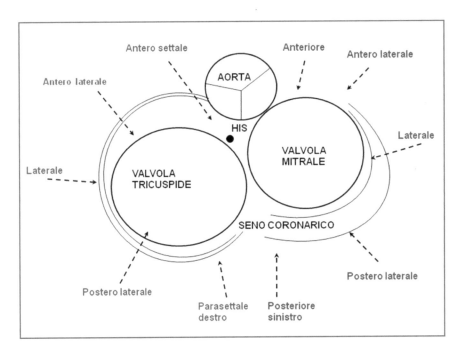

Fig. 15.2 Rappresentazione schematica delle possibili localizzazioni delle vie accessorie. In rosso le vie sinistre, in violetto quelle destre

Le vie a localizzazione settale sono state tradizionalmente distinte in antero-settali e postero-settali. Le prime sono identificate a livello dell'apice del triangolo di Koch, nella regione del fascio di His, le seconde nella regione del seno coronarico. In realtà le prime sono più correttamente denominate supero-parasettali, poiché non vi è setto interatriale anteriormente al fascio di His, mentre le seconde sono definite postero-parasettali, poiché l'ostio del seno coronarico identifica la porzione posteriore dell'atrio destro [7].

I segni elettrocardiografici non si rilevano in caso di via accessoria occulta. In pazienti con tachicardia parossistica da rientro AV la diagnosi di meccanismo e sede viene effettuata sulla base di alcuni criteri ECG durante tachicardia c confermata durante lo studio elettrofisiologico endocavitario, che in genere precede l'ablazione transcatetere del fascio accessorio.

15.3   Aspetti clinici

Alcune anomalie ECG di un paziente affetto da Sindrome WPW possono erroneamente indurre alla diagnosi di infarto o blocco di branca. La rilevanza clinica della sindrome, come detto, è l'elevata incidenza di tachicardie parossistiche sopraventricolari. Fino all'80% dei pazienti con via accessoria presenta TPSV; le più frequenti sono quelle ortodromiche, nelle quali l'impulso scende lungo le normali vie di conduzione e rientra agli atri attraverso la via anomala. Il contrario si realizza nelle tachicardie antidromiche, nelle quali il braccio anterogrado del circuito di rientro è proprio rappresentato dalla via accessoria (Fig. 15.3).

Fibrillazione atriale/flutter atriali parossistici si presentano in oltre il 20% dei pazienti, e spesso è la TPSV

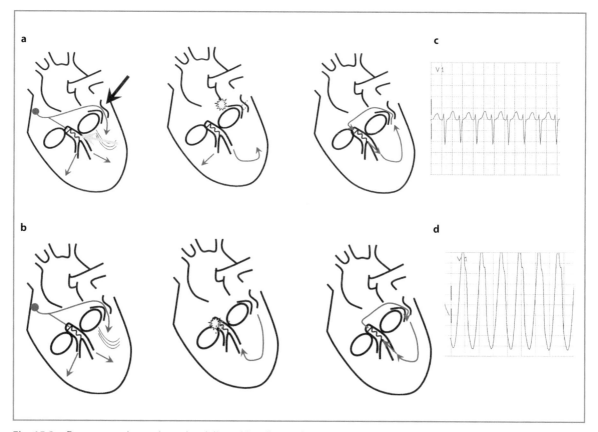

Fig. 15.3 a Rappresentazione schematica della tachicardia ortodromica da via accessoria. A sinistra, l'impulso in condizioni di base percorre sia la normale via nodale (*freccia rosa*) che quella accessoria (*freccia nera*). Al centro, un battito precoce viene bloccato lungo la via accessoria e percorre solo quella nodale ma è in grado di risalire lungo la via accessoria in via retrograda (*destra*), dando origine alla tachicardia reciprocante. b Rappresentazione della tachicardia antidromica. Al centro, l'impulso percorre la via accessoria perché quella nodale è bloccata e penetra le normali vie di conduzione in via retrograda dando origine al circuito di rientro che viene percorso in senso opposto. c Una traccia ECG di tachicardia a QRS stretto (ortodromica). d Una tachicardia a QRS largo (antidromica)

ortodromica che degenera in fibrillazione atriale.

La fibrillazione atriale rappresenta la condizione temibile associata alla sindrome di WPW, poiché la via accessoria ha un'esaltata capacità di condurre l'impulso ai ventricoli e può far degenerare l'aritmia atriale in fibrillazione ventricolare, con arresto cardiaco.

I pazienti generalmente riferiscono crisi di cardio-palmo, a esordio e termine improvvisi, con frequenze cardiache che possono raggiungere i 250 battiti per minuto e oltre durante tachicardia. Proprio a causa dell'elevata frequenza, i pazienti possono presentare crisi lipotimiche o, più raramente, episodi sincopali.

15.4   Prognosi e terapia

La storia naturale dei pazienti affetti da sindrome di WPW è difficilmente valutabile da quando l'ampia diffusione dell'ablazione transcatetere ha sostanzialmente "curato" i pazienti affetti. Data l'elevata efficacia della terapia invasiva, a fronte di minimi rischi procedurali nei pazienti sintomatici, in particolar modo giovani, l'ablazione transcatetere viene consigliata quale *gold standard* terapeutico, poiché risolutiva (Fig. 15.4).

L'ablazione di vie accessorie a localizzazione sinistra (in particolar modo quelle della parete libera) presenta un più alto tasso di successo (>90%), ma richiede un maggior numero di accorgimenti procedurali

e l'accesso alle sezioni sinistre del cuore (mediante puntura arteriosa o approccio transsettale), mentre le vie a localizzazione destra, raggiungibili mediante semplice accesso venoso, presentano una più alta percentuale di recidive nel follow-up (Fig. 15.5).

Il bilancio rischi-benefici deve essere riconsiderato in caso di vie accessorie a localizzazione medio-settale o antero-settale (in prossimità della porzione compatta del nodo AV e del fascio di His) laddove il rischio di un blocco completo iatrogeno, con necessità di impianto di un pacemaker, è significativo. In questi casi alcuni autori propongono la crioablazione, più maneggevole e sicura di quella mediante radiofrequenza.

La terapia farmacologica è limitata generalmente ai farmaci antiaritmici di classe I o di classe III. I farmaci, modificando le proprietà elettriche dei fasci accessori, riducono la possibilità di fenomeni di rientro, nonché la conduzione ai ventricoli durante la fibrillazione atriale, ma la loro efficacia nel tempo è limitata.

La prognosi dei pazienti affetti dalla sindrome è di solito benigna, poiché di rado questa patologia si associa a cardiopatia strutturale. È stata descritta una variabile associazione tra vie accessorie a localizzazione destra e l'anomalia di Ebstein a carico della valvola tricuspide.

Anche in assenza di cardiopatia esiste un rischio, seppur minimo, che la fibrillazione atriale possa degenerare in un'aritmia ventricolare mortale [12,13] e questo è strettamente correlato alla refrattarietà ante-

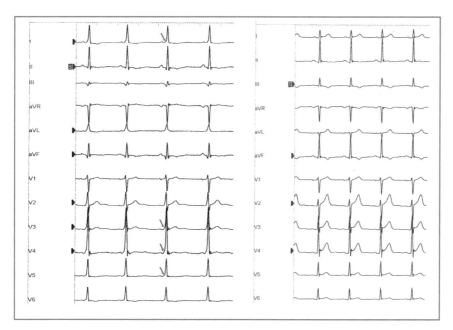

Fig. 15.4 a ECG 12 derivazioni di atleta amatoriale con pre-eccitazione da via accessoria postero-settale sinistra (le frecce in rosso indicano l'onda delta). **b** ECG dello stesso paziente dopo ablazione della via accessoria

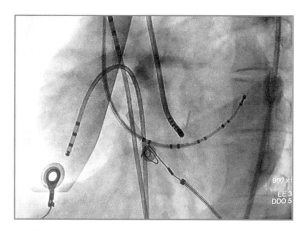

Fig. 15.5 Immagine fluoroscopica (proiezione obliqua anteriore sinistra) dell'ablazione di via accessoria postero-settale sinistra. La freccia rossa identifica la punta del catetere ablatore, l'ombra gialla il catetere decapolare in seno coronarico, quella azzurra il catetere diagnostico quadripolare in ventricolo destro

rograda della via durante fibrillazione atriale. In molti casi la FA viene indotta dalla stessa tachicardia reciprocante. La valutazione non invasiva viene effettuata mediante test ergometrico: l'improvvisa scomparsa durante esercizio della via accessoria è indice di una elevata refrattarietà della stessa [14]. Una pre-eccitazione intermittente o il blocco di conduzione lungo la via accessoria durante somministrazione di farmaci (ajmalina, procainamide) sono anch'essi indici di elevata refrattarietà. A tale scopo lo studio elettrofisiologico endocavitario (vedi capitolo 12) è opportuno per verificare la refrattarietà della via accessoria, parametro direttamente correlato alla sua capacità di condurre l'impulso ai ventricoli a frequenze cardiache crescenti. Se la refrattarietà anterograda (durante stimolazione atriale) è inferiore ai 230 ms, la via è considerata a elevato rischio e si pone indicazione all'ablazione anche in pazienti che non abbiano mai presentato tachicardie parossistiche. Durante lo SEF è possibile valutare accuratamente questo parametro anche mediante il calcolo dell'intervallo R-R minimo durante FA pre-eccitata: un intervallo minore o uguale a 200 ms identifica i pazienti "a rischio" [9-11]. La morte improvvisa da fibrillazione ventricolare rimane comunque un evento raro, persino tra i pazienti a rischio, anche se la può rappresentare la prima manifestazione clinica della sindrome [15].

La grande incidenza nella popolazione giovane e il suo potenziale rischio di morte improvvisa giustificano l'attenzione della cardiologia in generale e della medicina sportiva verso la sindrome di WPW. La va-

lutazione di un atleta con pre-eccitazione ventricolare richiede considerazioni aggiuntive, poiché l'esercizio fisico esalta la capacità di conduzione delle vie accessorie [8]. Secondo la normativa COCIS l'idoneità sportiva viene concessa nei seguenti casi:
- assenza di cardiopatia strutturale, pazienti asintomatici, se:
- inducibilità di FA preeccitata con R-R minimo >240 msec di base e >200 msec durante sforzo;
- non inducibilità a riposo e durante sforzo di FA e/o di tachicardia da rientro AV e periodo refrattario effettivo (PRE) anterogrado della via anomala >240 msec a riposo e >200 msec sotto sforzo.

Data l'ampia diffusione dell'ablazione transcatetere, sono state redatte anche precise indicazioni per il rientro all'agonismo sportivo dopo il trattamento invasivo; questo è concesso in pazienti senza documentazione di cardiopatia strutturale, asintomatici e senza recidive documentate, con segni ECG di pre-eccitazione ventricolare, dopo almeno un mese dall'ablazione transcatetere [16].

Bibliografia

1. Yee R, Klein GJ, Guiraudon GM (1995) The Wolff-Parkinson-White syndrome. In Zipes DP, Jalife J (eds) Cardiac Electrophysiology: From Cell to Bedside. WB Saunders, Philadelphia, pp 1199-1214
2. Wolff L, Parkinson J, White PD (1930) Bundle-branch block with short PR interval in healthy people prone to paroxysmal tachycardia. Am Heart J 5:685-704
3. Leitch J, Klein GJ, Yee R, Murdoch C (1990) New concepts on nodoventricular accessory pathways. J Cardiovasc Electrophysiol 1:220-230
4. Anderson RH, Becker AE (1990) Anathomy of the conduction tissues and accessory atrioventricular connections. In Zipes DP, Jalife J (eds) Cardiac Electrophysiology: From Cell to Bedside. WB Saunders, Philadelphia, pp. 240-248
5. Arruda MS, McClelland JH et al (1998) Development and validation of an ECG algorithm for identifying accessory pathway ablation site in Wolff-Parkinson-White syndrome. J Cardiovasc Electrophysiol 9:2-12
6. Fitzpatrick AP, Gonzales RP et al (1994) New algorithm for the localization of accessory atrioventricular connections using a baseline electrocardiogram. Am Coll Cardiol 23:107-16
7. Davis LM, Byth K et al (1991) Dimensions of the human posterior septal space and coronary sinus. Am J Cardiol 68:621-625
8. Jonathan CP, Dwyn D et al (1995) Effect of exercise on ventricular response to atrial fibrillation in Wolff-Parkinson-White syndrome. Br Heart J 54:80-85
9. Levy S, Broustet JP (1979) Syndrome de Wolff Parkinson White. Correlation entre l'exploration electrophysiologique

et l'effet de l'epreuve d'effort sur l'aspect electrocardio-graphique de pre-excitation. Arch Mal Coeur 72:634-640

10. Bricker JT, Porter CBJ et al (1985) Exercise testing in children with Wolff-Parkinson-White syndrome. Am J Cardiol 55:1001-1004

11. Strasberg B, Ashley WW et al (1980) Treadmill exercise testing in the Wolff-Parkinson-White syndrome. Am J Cardiol 45:742-748

12. Dreyfus LS, Haiat R, Watanabe Y (1971) Ventricular fibrillation: a possible mechanism of sudden death in patients with Wolff-Parkinson-White syndrome. Circulation. 43:520-527

13. Klein GJ, Bashore TM et al (1979) Ventricular fibrillation in the Wolff-Parkinson-White syndrome. N Engl J Med 15:1080-1085

14. Fukatani M, Tanigawa M et al (1990) Prediction of a fatal atrial fibrillation in patients with asymptomatic Wolff-Parkinson-White pattern. Jpn Circ J 54:1331-1339

15. Timmermans C, Smeets JLRM et al (1995) Aborted sudden death in the Wolff-Parkinson-White syndrome. Am J Cardiol 76:492-494

16. Protocolli cardiologici per il giudizio di idoneità allo sport agonistico 2009 (2010) Med Sport Vol 1

Lo studio elettrofisiologico negli atleti

16

Luigi Sciarra, Antonella Sette, Annamaria Martino,
Alessandro Fagagnini, Lucia De Luca, Ermenegildo De Ruvo,
Marco Rebecchi, Fabio Sperandii, Gennaro Alfano,
Fabrizio Guarracini, Ernesto Lioy, Leonardo Calò

Abstract

Lo studio elettrofisiologico è una metodica strumentale che permette la registrazione dei segnali elettrici endocavitari cardiaci relativi alle varie fasi del ciclo cardiaco. La valutazione elettrofisiologica può essere effettuata per via transesofagea o endocavitaria. La prima presenta dei limiti che consistono nella esiguità di informazioni elettriche (registrazione solo di segnali atriali) rispetto a uno studio endocavitario completo durante il quale è possibile stimolare sia le camere ventricolari che atriali ed eseguire contestualmente una procedura ablativa.

Lo studio elettrofisiologico appartiene al terzo livello della valutazione di un atleta. L'indicazione alla sua esecuzione può essere basata sia sulla sintomatologia riportata dall'atleta che sulle aritmie riscontrate durante gli esami appartenenti al secondo livello di valutazione, in particolare ECG di superficie, ECG Holter e test da sforzo massimale. Il suo utilizzo è possibile sia nelle bradiaritmie, che nelle aritmie sopraventricolari e ventricolari. Di particolare valore è la valutazione elettrofisiologica nella sindrome da pre-eccitazione ventricolare e più precisamente nella sindrome di Wolff-Parkinson-White nella quale esiste un rischio teorico, anche se molto basso, di morte improvvisa direttamente connesso alla presenza di una fibrillazione atriale. Durante lo studio endocavitario è possibile valutare il rischio aritmico collegato alla sindrome ed eventualmente eseguire la procedura ablativa della via accessoria.

16.1 Introduzione

Lo studio elettrofisiologico è una metodica strumentale che permette la registrazione dei segnali elettrici endocavitari cardiaci relativi alle varie fasi del ciclo cardiaco. La registrazione viene effettutata mediante degli elettrocateteri unipolari o bipolari, attraverso i quali è inoltre possibile stimolare elettricamente il cuore. La stimola-zione delle camere cardiache è una metodica estremamente utile per eseguire delle accurate misurazioni di intervalli e/o pause e per riprodurre in laboratorio delle aritmie che il paziente può manifestare clinicamente (test di inducibilità aritmica). La valutazione elettrofisiologica può essere effettuata per via transesofagea o endocavitaria. Tutto il materiale impiegato sia per lo studio elettrofisiologico transesofageo che endocavitario è sterile e monouso.

Lo *studio elettrofisiologico transesofageo* si esegue mediante l'inserimento, attraverso la cavità nasale, di un elettrocatetere che viene fatto avanzare fino all'esofago. La parete posteriore dell'atrio sinistro è in stretta prossimità con l'esofago e pertanto attraverso l'elet-

L. Calò (✉)
Dipartimento di Elettrofisiologia
Policlinico Casilino, Roma

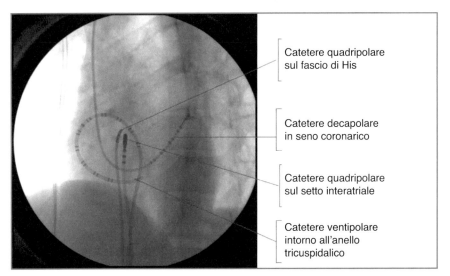

Catetere quadripolare
sul fascio di His

Catetere decapolare
in seno coronarico

Catetere quadripolare
sul setto interatriale

Catetere ventipolare
intorno all'anello
tricuspidalico

Fig. 16.1 Esempio di visualizzazione fluoroscopica in proiezione obliqua anteriore sinistra di elettrocateteri nel cuore durante studio elettrofisiologico endocavitario

trocatetere è possibile registrare i segnali provenienti dall'atrio sinistro, così come è possibile eseguire delle stimolazioni programmate atriali. I vantaggi teorici di questa metodica consistono in una ridotta invasività rispetto allo studio endocavitario e alla possibilità di eseguire delle registrazioni e/o stimolazioni anche durante sforzo fisico (letto-ergometro) [1]. I limiti consistono nella esiguità di informazioni elettriche (registrazione solo di segnali atriali) rispetto a uno studio endocavitario completo, nella possibilità di stimolare solo la cavità atriale e non quella ventricolare, nella tollerabilità del paziente che talora non è elevata (stimolazioni dolorose), nella necessità di procrastinare ad altro contesto un eventuale intervento ablativo che invece, in caso di studio endocavitario, può essere eseguito contestualmente.

Lo *studio elettrofisiologico endocavitario* viene eseguito mediante l'inserimento di elettrocateteri (generalmente da uno a quattro) direttamente all'interno delle cavità cardiache. La procedura viene eseguita in anestesia locale e i cateteri vengono inseriti tramite accessi vascolari venosi e/o più raramente arteriosi. L'avanzamento dei cateteri nel sistema vascolare fino al cuore e, successivamente, il loro posizionamento nelle varie sedi anatomiche del cuore, è indolore e si esegue sotto guida fluoroscopica (Fig. 16.1). Gli elettrocateteri (vedi anche Capitolo 17) vengono posizionati in alcune zone del cuore anatomicamente determinate (per esempio, parete laterale dell'atrio destro, fascio di His, seno coronarico, apice del ventricolo destro). La registrazione dei segnali elettrici in queste aree permette l'accurata ricostruzione della sequenza di attivazione endocavitaria

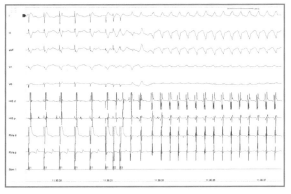

Fig. 16.2 Esempio di induzione di tachicardia ventricolare mediante stimolazione programmata dall'apice del ventricolo destro. Il catetere corrispondente alla traccia RVad è collocato in apice del ventricolo destro. Da tale sito viene effettuata una stimolazione consistente in un treno di impulsi a intervallo fisso (S1-S1) e due impulsi prematuri (S2 ed S3) che causano l'innesco di una tachicardia ventricolare monomorfa, rapida, con iniziale compromissione emodinamica, che verrà prontamente e successivamente interrotta con stimolazione ventricolare in *overdrive*, cioè a frequenza più elevata del ciclo della tachicardia stessa

di un dato ritmo cardiaco. Viene pertanto ricostruito un preciso elettrogramma endocavitario del battito cardiaco che consente diagnosi accurate sulla genesi elettrofisiologica delle aritmie cardiache. Tramite gli elettrocateteri, come accennato in precedenza, si possono altresì eseguire delle stimolazioni programmate delle cavità cardiache che consentono di effettuare ulteriori misurazioni di intervalli e/o pause, o di innescare artificialmente delle aritmie cardiache (Fig. 16.2) riproducendo eventuali episodi aritmici clinici del paziente.

16.2 Valutazione clinica aritmologica dell'atleta: principi generali

Aritmie sporadiche di significato prognostico benigno possono essere presenti anche in soggetti del tutto normali. L'atleta, inoltre, può manifestare turbe del ritmo connesse all'esaltato tono vagale causato dall'allenamento fisico o all'ipertono adrenergico durante intensa attività fisica. Stabilire un confine fra la normalità e la patologia non è sempre facile. Per tale ragione la valutazione clinico-aritmologica di un atleta deve essere necessariamente accurata e avvalersi di opportuni presidi diagnostici strumentali, da quelli più semplici a quelli più complessi, che talora si rendono necessari.

Come specificato nel protocollo COCIS (Comitato Organizzativo Cardiologico per l'Idoneità allo Sport) del 2009 [2] la concessione dell'idoneità alla attività sportiva agonistica deve riguardare:
- aritmie sospette o dimostrate;
- cardiopatie predisponenti ad aritmie maligne;
- aritmie trattate con ablazione transcatetere, impianto di pacemaker o defibrillatore.

La valutazione clinico-aritmologica di un atleta si deve basare su tre livelli per un'adeguata identificazione dell'idoneità agonistica. La raccolta anamnestica accurata, l'esame obiettivo, l'elettrocardiogramma a 12 derivazioni a riposo e dopo step test, costituiscono il *primo livello* di valutazione durante una visita medico sportiva per l'idoneità agonistica. A un *secondo livello* di valutazione vanno aggiunti accertamenti, di regola non invasivi, quali lo studio ecocardiografico mono-bidimensionale e color Doppler, il test ergometrico massimale e il monitoraggio Holter delle 24 ore. Quest'ultimo deve comprendere nell'arco della registrazione una seduta di allenamento, in assenza di controindicazioni assolute, e un ciclo nictemerale. Qualora fosse necessario a tale livello possono essere aggiunti esami biumorali (esame emocromocitometrico, ormoni tiroidei, eventuali esami infettivologici, e altri esami eventualmente indicati).

In base al tipo di aritmia documentata e alla sintomatologia riportata dall'atleta, è talora necessario passare a una valutazione di *terzo livello* che comprende indagini non invasive e invasive. Esami di terzo livello sono: il tilt test, i test farmacologici (atropina, isoproterenolo, flecainide ecc.), la ricerca dei potenziali tardivi ventricolari con la metodica del *signal averaging*, lo studio della variabilità della frequenza cardiaca, lo stu-dio dell'alternanza dell'onda T, lo studio elettrofisiologico transesofageo a riposo e da sforzo, lo studio elettrofisiologico endocavitario.

16.3 Indicazioni allo studio elettrofisiologico nell'atleta

Lo studio elettrofisiologico appartiene al terzo livello della valutazione di un atleta. L'indicazione alla sua esecuzione può essere basata sia sulla sintomatologia riportata dal soggetto che sulle aritmie riscontrate durante gli esami appartenenti al secondo livello di valutazione, in particolare ECG di superficie, ECG Holter e test da sforzo massimale. La sintomatologia più frequentemente riportata da un atleta comprende episodi di cardiopalmo a riposo o da sforzo, ma non sono rari anche gli episodi presincopali e/o sincopali. Tutti i sintomi necessitano, comunque, di un elevato grado di attenzione e accuratezza diagnostica.

Per ciò che concerne i criteri di selezione per porre indicazione allo studio elettrofisiologico endocavitario, bisogna innanzitutto premettere che le consuete indicazioni ad eseguire tale esame restano valide negli sportivi come nei sedentari. Tuttavia, negli atleti altre indicazioni allo studio elettrofisiologico endocavitario riguardano più strettamente valutazioni di rischio aritmico connesso allo sport, come ad esempio nella sindrome di Wolff-Parkinson-White (WPW). Altra premessa riguarda i possibili risvolti terapeutici, oltre che diagnostici della procedura. Ossia, la valutazione invasiva elettrofisiologica è certamente indicata in un atleta quando vi sia anche indicazione al trattamento ablativo di una data aritmia (vedi Capitolo 17).

Sulla base dei sintomi del soggetto è possibile proporre una valutazione elettrofisiologica invasiva in presenza di: episodi sincopali recidivanti associati a cardiopalmo [3] (sospetta presenza di tachiaritmie); episodi sincopali in presenza di cardiopatia che non sarebbe causa di non idoneità o familiarità per morte improvvisa, dopo esecuzione di accertamenti di secondo livello; cardiopalmo di tipo parossitico e/o associato a compromissione emodinamica; episodi di cardiopalmo con forte sospetto di una tachicardia sopraventricolare; episodi di cardiopalmo in soggetto con cardiopatia o se si sospetta una tachicardia ventricolare.

D'altro canto, lo studio elettrofisiologico può essere indicato anche nel caso in cui durante gli accertamenti di primo e/o secondo livello vengano riscontrate determinate aritmie o condizioni aritmogene. Ovviamente, anche in tale circostanza, un'eventuale indicazione a un approfondimento elettrofisiologico invasivo non può non comprendere elementi clinico-anamnestici che forniscano un inquadramento clinico della problematica aritmica del soggetto, escludendo o confermando, ad esempio, la presenza di una eventuale cardiopatia strutturale sottostante.

Per quanto riguarda le bradiaritmie, lo studio elettrofisiologico può essere preso in considerazione con l'obiettivo di studiare la conduzione atrioventricolare sopra-hissiana, intra-hissiana e sotto-hissiana, soltanto in presenza di blocchi atrioventricolari di qualsiasi grado, qualora questi siano associati anche a dei ritardi della conduzione intraventricolare, e nei rari casi in cui un blocco atrioventricolare di secondo grado a QRS stretto sia stato riscontrato durante lo sforzo fisico [4, 5].

Nella *tachicardie sopraventricolari* lo studio elettrofisiologico può essere giudicato indicato in caso di: forme parossistiche in cui si sospetti una tachicardia da rientro (tachicardia nodale, tachicardia da rientro atrioventricolare); tachicardie parossistiche sopraventricolari in assenza di sindrome WPW all'ECG di superficie per valutare che le aritmie indotte durante studio elettrofisiologico non abbiano una frequenza elevata; tachicardie sopraventricolari iterative e persistenti (per esempio, tachicardia sinusale inappropriata, tachicardia da rientro attraverso una via anomala lenta decrementale "tipo Coumel" e tachicardia atriale focale da aumentato automatismo); identificazione di possibili trigger nella fibrillazione atriale parossistica, quali tachicardia da rientro nodale o coinvolgente una via anomala, foci delle vene polmonari con conseguente possibilità di ablazione; soggetti affetti da sindrome WPW asintomatici e in assenza di cardiopatia sottostante (fanno eccezione i bambini di età inferiore ai 12 anni, nei quali, secondo il COCIS, la stratificazione del rischio può essere procrastinata oltre tale età).

Una considerazione a parte e più approfondita merita il valore dello studio elettrofisiologico nella *sindrome da pre-eccitazione ventricolare* e più precisamente nella sindrome di WPW. L'attività fisica, come noto, ha un ruolo favorente l'innesco di alcune aritmie cardiache, e ciò è vero anche nella pre-eccitazione ventricolare. Nella sindrome di WPW esiste un rischio teorico, anche se molto basso, di morte improvvisa. Tale rischio è direttamente connesso alla presenza di una fibrillazione atriale (generalmente, anche se non esclusivamente, innescata da una tachicardia da rientro atrioventricolare)

e da una via accessoria con elevata capacità conduttiva anterograda dagli atri ai ventricoli. Il rischio aritmico non è desumibile da parametri clinico-strumentali non invasivi e può occorrere anche nel soggetto completamente asintomatico. Tutti i parametri di rischio aritmico connessi alla sindrome sono, al contrario, facilmente identificabili nel corso dello studio elettrofisiologico. Pertanto, tale indagine è generalmente indicata nei soggetti agonisti con pre-eccitazione ventricolare e può essere eseguita sia per via transesofagea che per via endocavitaria (vedi sopra). Secondo il giudizio degli esperti del COCIS, la valutazione elettrofisiologica invasiva può essere rimandata nei soggetti al di sotto dei 12 anni asintomatici, essendo il rischio di fibrillazione atriale e di morte improvvisa pressoché virtuale. Sulla base dei parametri dello studio elettrofisiologico, l'idoneità all'attività agonistica può essere concessa nei soggetti asintomatici non cardiopatici con: inducibilità di fibrillazione atriale pre-eccitata con intervallo R-R minimo > 240 ms di base e > 200 ms durante sforzo; non inducibiltà a riposo e durante sforzo di fibrillazione atriale e/o tachicardia da rientro atrioventricolare e periodo refrattario effettivo anterogrado della via anomala > 240 ms a riposo e > 200 ms sotto sforzo [6, 7].

Le tachicardie ventricolari in presenza di cardiopatia organica accertata non costituiscono oggetto della presente trattazione essendo aritmie che si verificano in soggetti per i quali non può essere presa in considerazione la problematica dell'idoneità agonistica. Di converso, lo studio elettrofisiologico endocavitario può essere utile in alcune forme di tachicardie ventricolari cosiddette "benigne", ossia in soggetti senza significativa cardiopatia strutturale. Tali forme aritmiche comprendono sostanzialmente: la tachicardia ventricolare fascicolare, la tachicardia ventricolare ectopica idiopatica a origine dal cono di efflusso ventricolare destro e, più raramente, sinistro. Anche per queste aritmie vale la premessa che lo studio elettrofisiologico è comunque indicato quando sussista altresì anche un'indicazione ablativa. Inoltre, in alcuni casi, può essere complesso porre una diagnosi differenziale sulla base di accertamenti di primo e secondo livello, tra tachicardia ventricolare del tratto di efflusso del ventricolo destro e tachicardie ventricolari del tratto di efflusso nel contesto della miocardiopatia aritmogena del ventricolo destro. Lo studio elettrofisiologico endocavitario può fornire dati utili alla diagnosi differenziale. Nella cardiopatia aritmogena, infatti, la stimolazione ventricolare tende facilmente a indurre tachicardia ventricolare sostenuta

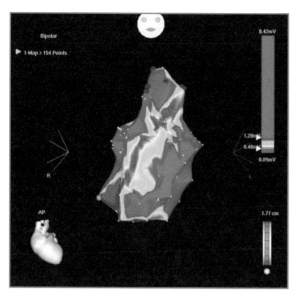

Fig. 16.3 Esempio di mappa di voltaggio del ventricolo destro ricostruita mediante sistema di mappaggio elettroanatomico tridimensionale CARTO. La proiezione antero-posteriore mostra la presenza di estese aree cicatriziali in rosso, visibili in corrispondenza della parete libera del ventricolo destro, dalla porzione peritricuspidalica in basso al cono di efflusso superiormente. Le zone cicatriziali in rosso sono caratteristicamente circondate da zone a basso voltaggio riconoscibili per il colore dal giallo al blu. Le zone viola sono costituite da miocardio sano con voltaggi normali. Il quadro si riferisce a un atleta con quadro ECG risultato compatibile con una sindrome di Brugada, che come è noto è per definizione una patologia a cuore sano. Il mappaggio in questo caso ha mostrato estese anomalie strutturali del ventricolo destro. Il soggetto, ovviamente, non è stato giudicato idoneo all'attività agonistica

dato il meccanismo da rientro (presenza di fenomeno del *concealed entrainment*). Invece, nelle tachicardie ventricolari idiopatiche, spesso solo la stimolazione eseguita dopo infusione di isoproterenolo è in grado di riprodurre tali aritmie (tachicardie mediate dalle catecolamine da esaltato automatismo). La tachicardia ventricolare fascicolare, talvolta, può essere confusa con le tachicardie parossistiche sopraventricolari condotte con aberranza. In questi casi, lo studio elettrofisiologico risulta estremamente utile per una certa diagnosi differenziale [8, 9, 10].

16.4 Possibili nuovi campi di applicazione

Lo studio elettrofisiologico endocavitario può essere eseguito anche con particolari cateteri che permettono una mappatura tridimensionale delle cavità cardiache fornendo informazioni sia di tipo elettrico sia di tipo anatomico (mappe elettroanatomiche). Ciò è reso possibile da sempre più raffinati sistemi di mappaggio e navigazione tridimensionali non fluoroscopici. Tali sistemi consentono la localizzazione dell'elettrocatetere mediante l'emissione di campi magnetici e/o mediante l'impiego dell'impedenza elettrica. Mappe di tal genere sono certamente molto utili per supportare interventi ablativi di aritmie complesse. Inoltre, alcune di queste mappe tridimensionali, possono permettere anche un'adeguata misurazione dei voltaggi dei segnali endocavitari registrati dall'elettrocatetere [11, 12]. È intuitivo comprendere come, nel caso in un'eventuale area di muscolo ventricolare a evoluzione cicatriziale, o comunque sostituito da tessuto fibroso o fibroadiposo, il catetere ivi posizionato possa registrare dei segnali molto bassi o completamente assenti (Fig. 16.3). Questo tipo di ricostruzione si è rivelato molto utile, ad esempio, come pubblicato dal gruppo italiano di Corrado, nella diagnostica della cardiopatia aritmogena del ventricolo destro [13]. È inoltre possibile prevedere che tale metodica possa trovare spazio anche nel percorso diagnostico di atleti con aritmie ventricolari minacciose, aiutando a identificare o escludere la presenza di una eventuale cardiopatia strutturale sottostante.

Bibliografia

1. Vergara G, Furlanello F, Disertori M et al (1988) Induction of supraventricular tachyarrhythmia at rest and during exercise with transoesophageal atrial pacing in the electrophysiological evaluation of asymptomatic athletes with Wolff-Parkinson-White syndrome. Eur Heart J 9:1119-1125
2. Comitato Organizzativo Cardiologico per l'Idoneità allo Sport ANCE-ANMCO-FMSI-SIC-SIC SPORT (2009) Protocolli cardiologici per il giudizio di idoneità allo sport agonistico 2009. Cesi Casa Editrice Scientifica Internazionale, Roma
3. Lawless CE, Briner W et al (2008) Palpitations in athletes. Sports Med 38:687-702
4. Zeppilli P, Fenici R, Sassara M et al (1980) Wenckebach second-degree A-V block in top-ranking athletes: an old problem revisited. Am Heart J 100:281-294
5. Alboni P, Pirani R, Paparella N et al (1985) Electrophysiology of normal anterograde atrio-ventricular conduction with and without autonomic blockade. Eur Heart J 6:602-698
6. Delise P, Sciarra L. et al (2007) Asymptomatic Wolff-Parkinson-White: what to do. Extensive ablation or not? J Cardiovasc Med 8:668
7. Brembilla-Perrot B, Ghawi R et al (1993) Electrophysiological characteristics of asymptomatic Wolff-Parkinson-White syndrome. Eur Heart J 14:511-515

8. Heidbüchel H, Hoogsteen J, Fagard R et al (2003) High pre-
    valence of right ventricular involvement in endurance athletes
    with ventricular arrhythmias. Role of an electrophysiologic
    study in risk stratification. Eur Heart J 24:1473-1480

9. Biffi A, Ansalone G, Verdile L et al (1996) Ventricular ar-
    rhythmias and athletes heart Role of signal-averaged elec-
    trocardiography. Eur Heart J 17:557-563

10. Furlanello F, Bettini R, Bertoldi A et al (1989) Arrhythmia
    patterns in athletes with arrhythmogenic right ventricular
    dysplasia. Eur Heart J 10 Suppl D:16-19

11. L. Sciarra, E. Marras, E. De Ruvo et al (2008) Right ventri-
    cular voltage mapping. In Brugada Syndrome: always an
    electrical disease in structurally normal hearts? Heart
    Rhythm:S74

12. Corrado D, Basso C, Leoni L et al (2005) Three-dimensional
    electroanatomic voltage mapping increases accuracy of dia-
    gnosing arrhythmogenic right ventricular cardiomyopathy/di-
    splasia. Circulation 111:3042-3050

13. Corrado D, Basso C, Leoni L et al (2008) Three-dimensional
    electroanatomical voltage mapping and histologic evaluation
    of myocardial substrate in right ventricular outflow tract ta-
    chycardia. J Am Coll Cardiol 51:731-739

L'ablazione transcatetere negli atleti

17

Luigi Sciarra, Marco Rebecchi, Annamaria Martino,
Ermenegildo De Ruvo, Lucia De Luca, Lorenzo Zuccaro,
Fabio Sperandii, Fabrizio Guarracini, Ernesto Lioy, Leonardo Calò

Abstract

L'ablazione transcatetere è una procedura che si esegue in anestesia locale, minimamente invasiva e che permette di eliminare i circuiti elettrici accessori o i foci responsabili delle aritmie sopraventricolari e ventricolari.

Oltre alla radiofrequenza è possibile utilizzare altre forme di energia per indurre un danno ablativo permanente. La crioenergia è particolarmente impiegata in alcune ablazioni ove il substrato aritmico si trova in zone particolarmente delicate, come per esempio in stretta prossimità del normale tessuto di conduzione. I sistemi di mappaggio elettroanatomico tridimensionali consentono oggi di effettuare con maggior sicurezza e precisione ablazioni anche delle aritmie cardiache più complesse, riducendo tra l'altro anche i tempi di esposizione radiologica per il paziente, per i medici, per i tecnici e per il personale infermieristico della sala.

La tecnica ablativa delle aritmie cardiache focali o da rientro consente oggi in genere percentuali di successo molto elevate.

L'ablazione della fibrillazione atriale di contro non presenta percentuali di successo elevate come in altre forme aritmiche e l'incidenza di complicanze non è così trascurabile. È possibile inoltre che nel soggetto sportivo con cuore sano sia presente un meccanismo aritmico ben preciso, come una sottostante tachicardia sopraventricolare o un isolato focolaio ectopico aritmogeno che innesca la fibrillazione atriale. In questi casi l'ablazione del solo "focus aritmogeno" può spegnere l'innesco della fibrillazione atriale.

17.1 Introduzione

La storia naturale delle aritmie ha subìto un cambiamento epocale dopo l'avvento dell'ablazione transcatetere. È una procedura minimamente invasiva che permette di eliminare i circuiti elettrici accessori o i foci responsabili delle aritmie sopraventricolari e ventricolari. Nella maggior parte dei casi si esegue in anestesia locale, per cui il paziente, perfettamente cosciente, eventualmente blandamente sedato, segue le operazioni in sala, collabora attivamente alla procedura e può in ogni momento comunicare con l'équipe medico-infermieristica. I cateteri vengono inseriti attraverso accessi vascolari venosi e/o più raramente arteriosi e fatti avanzare, in modo del tutto indolore e sotto guida radioscopica, fino al cuore. Tutto il materiale utilizzato è completamente sterile e monouso (Fig.17.1). Gli elettrocateteri vengono posizionati in alcune zone del cuore

L. Calò (✉)
Dipartimento di Elettrofisiologia
Policlinico Casilino, Roma

M. Fioranelli, G. Frajese (a cura di), *Cardiologia dello sport*
© Springer-Verlag Italia 2011

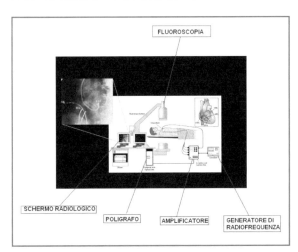

Fig. 17.1 Strumentazione essenziale necessaria per l'ablazione transcatetere a radiofrequenza

anatomicamente definite e vengono registrati i segnali elettrici relativi all'attività cardiaca. Viene pertanto effettuato un elettrocardiogramma intracardiaco vero e proprio che permette l'analisi e la precisa ricostruzione di un dato ritmo cardiaco. Tramite gli elettrocateteri è inoltre possibile effettuare delle stimolazioni programmate sia atriali che ventricolari provocando l'innesco di fenomeni aritmici. Una volta innescata una data aritmia è possibile studiarne accuratamente le caratteristiche analizzando particolari parametri quali la modalità di induzione, il comportamento dell'aritmia in risposta a particolari manovre di *pacing* o a stimolazione vagale, le modalità di interruzione, la sequenza di attivazione intramiocardica e molti altri parametri. Tutto ciò consente un'accurata ricostruzione dei precisi meccanismi elettrofisiologici che sottendono a una data aritmia. Uno dei cateteri impiegati, oltre a garantire funzioni diagnostiche come tutti gli altri, è anche in grado di erogare radiofrequenza. L'effetto che ne consegue è un danno tissutale localizzato con eliminazione del substrato aritmico che sottende a una data aritmia. Il catetere ablatore, inoltre, è dotato anche di un termistore che monitorizza la temperatura della punta del catetere durante l'ablazione, evitando con sistemi di controllo possibili danni tissutali eccessivi.

Oltre alla radiofrequenza è possibile utilizzare molte altre forme di energia per indurre un danno ablativo permanente. Certamente la radiofrequenza è di gran lunga la forma di energia di più diffuso impiego, seguita dall'applicazione del freddo. La crioenergia è particolarmente impiegata in alcune ablazioni ove il

substrato aritmico si trovi in zone particolarmente delicate, come per esempio in stretta prossimità del normale tessuto di conduzione. In tal caso un danno tissutale troppo esteso potrebbe distruggere sia il tessuto responsabile dell'aritmia sia quello del normale tessuto di conduzione. Il freddo offre la possibilità di creare un danno tissutale reversibile, e pertanto di osservare se la nostra erogazione ha creato dei danni eventuali che sarebbero recuperabili. Una volta esclusi tali danni è poi possibile abbassare ulteriormente la temperatura di applicazione del freddo creando un danno permanente. In ablazioni transcatetere di substrati aritmici, per esempio in prossimità del fascio di His, si preferisce l'utilizzo della crioenergia. Ciò acquisisce ancora maggiore rilevanza in soggetti di giovane età, e magari praticanti attività sportiva.

Alcune forme aritmiche più complesse e che richiedono una maggiore accuratezza anatomica nel posizionamento del catetere si giovano oggi di avveniristici sistemi di mappaggio che consentono una navigazione dei cateteri senza ausilio della fluoroscopia, e la ricostruzione precisa della mappa anatomica, o meglio,

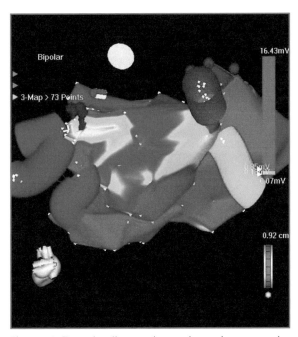

Fig. 17.2 Esempio di una ricostruzione elettroanatomica tridimensionale di una cavità cardiaca con il sistema CARTO (Biosense Webster). I tubi corrispondono ai rami venosi polmonari. In rosso viene identificato il sito di origine di un'aritmia, che in questo caso proviene dall'ostio della vena polmonare sinistra (*tubo blu*). L'applicazione di radiofrequenza in tale sede (*punti rosso amaranto*) determina la scomparsa dell'aritmia

elettroanatomica (Fig. 17.2) del cuore. I sistemi di mappaggio tridimensionali consentono oggi di effettuare con maggior sicurezza e precisione ablazioni anche delle aritmie cardiache più complesse, riducendo tra l'altro anche i tempi di esposizione radiologica per il paziente, per i medici, per i tecnici e per il personale infermieristico della sala [1].

17.2 Risultati dell'ablazione transcatetere

La tecnica ablativa delle aritmie cardiache focali o da rientro consente oggi in genere percentuali di successo molto elevate. In particolare, in aritmie cardiache quali la tachicardia da rientro nodale atrioventricolare comune e non comune, le tachicardie atriali ectopiche focali, le tachicardie da rientro attraverso vie accessorie atrioventricolari occulte o manifeste (Fig. 17.3), l'ablazione transcatetere è da considerarsi metodica terapeutica elettiva dato il favorevolissimo rapporto rischio/beneficio [2-6]. Le percentuali di successo dell'abla-

zione sono molto elevate anche in aritmie quali il flutter atriale comune e non comune, con incidenza di complicanze molto bassa. Nella fibrillazione atriale il discorso è un po' diverso. Le tecniche ablative non garantiscono oggi percentuali di successo elevate come nelle altre forme aritmiche sopraelencate, e l'incidenza di complicanze non è così trascurabile come negli altri casi [7, 8]. Ciò è dovuto al fatto che il grado di complessità dell'intervento ablativo per la fibrillazione atriale non è insignificante, dovendo per esempio praticare una puntura transettale nel cuore per poter accedere alla cavità atriale sinistra ed effettuare delle lesioni circolari intorno alle vene polmonari causandone l'isolamento elettrico [9-11] (Fig. 17.4). I rischi di complicanze importanti secondo le statistiche internazionali si aggirano intorno al 3%. Bisogna altresì affermare che la crescente esperienza dei centri di elettrofisiologia invasiva e il continuo e costante progresso tecnologico con materiali sempre di migliore qualità stanno garantendo risultati sempre più favorevoli e incidenza di complicanze sempre minori e anche in aritmie quali la fibrillazione atriale.

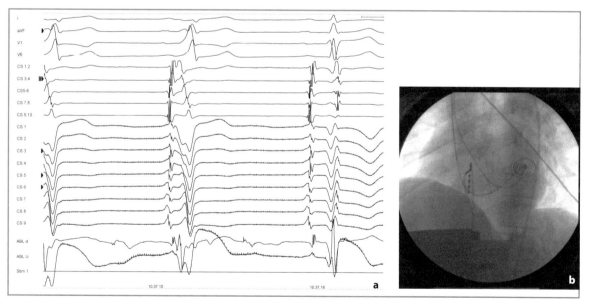

Fig. 17.3 Esempio di ablazione transcatetere di via accessoria manifesta laterale sinistra. In **a** sono riportati i tracciati di alcune derivazioni dell'ECG di superficie e i segnali registrati dai cateteri intracavitari, mentre **b** mostra una proiezione obliqua anteriore sinistra. Le prime quattro tracce in **a** corrispondono all'ECG di superficie e i primi due battiti mostrano la presenza di una pre-eccitazione ventricolare come confermato dal PR corto e dall'onda delta. Analizzando la traccia CS1-2 registrata dal bipolo distale del catetere multipolare collocato nel seno coronarico (*circolo rosso* in **b**) si osserva una fusione del complesso atriale e ventricolare che invece negli altri bipoli del seno coronarico sono separati. Il posizionamento del catetere ablatore in tal sede (*circolo rosso* in **b**) per via transaortica retrograda permette l'erogazione di radiofrequenza con scomparsa della pre-eccitazione ventricolare: infatti in **a** è possibile osservare che l'ultimo complesso all'ECG di superficie è caratterizzato da allungamento del PR e scomparsa di onda delta, con separazione dei segnali atriali e ventricolari ai tracciati endocavitari a conferma dell'avvenuta ablazione efficace della via accessoria

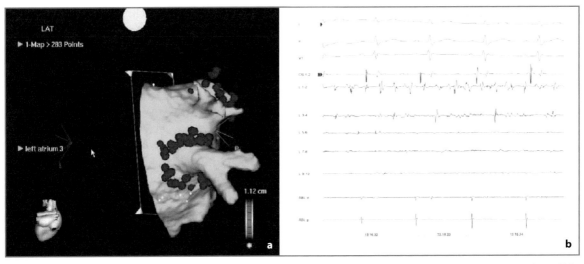

Fig. 17.4 Esempio di ablazione transcatetere di fibrillazione atriale con deconnessione elettrica delle vene polmonari. In **a** è possibile apprezzare una ricostruzione elettroanatomica tridimensionale dell'atrio sinistro sulla base di un'immagine direttamente importata dalla TC cardiaca multistrato. L'immagine dell'atrio sinistro è stata sezionata per permettere una visione endoscopica. I punti rossi costituiscono i siti ove è stata applicata radiofrequenza e, in particolare, in basso a destra è visibile una lesione circolare intorno all'ostio della vena polmonare inferiore sinistra in visione postero-anteriore. In **b** è invece possibile osservare nell'ECG di superficie (prime tre tracce) la presenza di uno stabile ritmo sinusale. Il tracciato della linea L1-2, invece, corrisponde alla registrazione bipolare effettuata da un catetere posto all'interno della vena polmonare inferiore sinistra. È interessante osservare come all'interno della vena sia presente aritmia da fibrillazione atriale, mentre il resto dell'atrio sia in ritmo sinusale, a testimonianza dell'avvenuta deconnessione elettrica della vena dal resto dell'atrio

Certamente, un elemento fondamentale da tenere presente, soprattutto in soggetti giovani sportivi, è l'opportunità di pianificare approcci ablativi più selettivi possibile [12-14]. Per poter operare in questa linea è necessario ricostruire il preciso meccanismo elettrofisiologico dell'aritmia nel singolo paziente cercando di eliminare solo il substrato patologico, evitando così lesioni eccessivamente estese. Ciò assume particolare rilevanza nel soggetto sportivo con cuore sano: in tal caso è molto probabile che ci sia un meccanismo aritmico ben preciso, come una sottostante tachicardia sopraventricolare o un isolato focolaio ectopico aritmogeno che innesca la fibrillazione [15-19]. In tali casi l'eliminazione di un picco di substrato

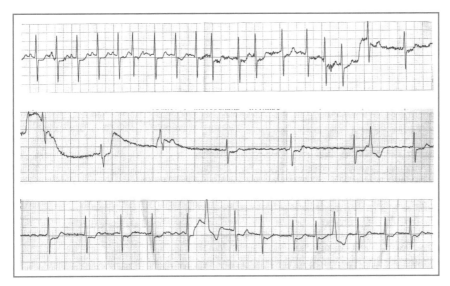

Fig. 17.5 Esempio di fibrillazione atriale con innesco vagale. Il tracciato è stato registrato durante massaggio del seno carotideo in un giovane atleta agonista con recidive frequenti di fibrillazione atriale parossistica notturne e dopo pasti abbondanti. Lo stimolo vagale determina innesco di fibrillazione atriale. Un approccio ablativo con denervazione vagale ha determinato scomparsa degli episodi di fibrillazione atriale

aritmogeno, con rischi molto bassi, può garantire elevate percentuali di successo anche in termini di recidive della fibrillazione atriale. Peraltro, gli spunti di ricerca in questo campo sono molteplici. Ad esempio, è noto che i soggetti sportivi possono avere una forma di fibrillazione atriale particolarmente legata all'ipertono vagale. Molti gruppi, tra cui anche il nostro, stanno valutando protocolli di studio con l'intento di effettuare lesioni ablative in corrispondenza di aree di miocardio atriale sede di riflessi gangliari parasimpatici sia in atrio destro che in atrio sinistro. È possibile ipotizzare che in casi di fibrillazione atriale a particolare componente di innesco parasimpatico-mimetica (Fig. 17.5) un approccio ablativo di tal genere potrebbe essere indicato. Ulteriori studi in corso e a venire potranno dare in futuro più precise risposte a questi quesiti.

Anche alcune aritmie ventricolari possono essere efficacemente eliminate con l'ablazione transcatetere. I migliori risultati si ottengono in soggetti con forme

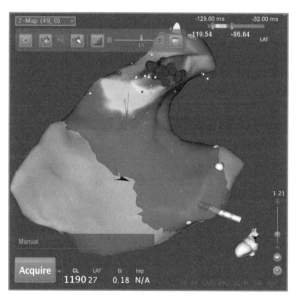

Fig. 17.6 Esempio di ablazione transcatetere di extrasistolia frequente e fortemente sintomatica, a provenienza dal cono di efflusso ventricolare destro. L'immagine si riferisce a un mappaggio elettroanatomico della cavità ventricolare destra visualizzata in proiezione laterale sinistra con il nuovo sistema di mappaggio CARTO3 (Biosense Webster). La mappa dell'extrasistolia mostra un'area di maggiore precocità, riconoscibile dal colore rosso, in corrispondenza della porzione settale del cono di efflusso ventricolare destro, al di sotto della valvola polmonare. L'erogazione di radiofrequenza in tale sede, riconoscibile dai punti rosso amaranto, ha determinato dapprima un'irritazione dell'attività focale ectopica e poi la sua definitiva scomparsa

aritmiche ventricolari in cuori strutturalmente sani. Le aritmie di tal genere che si incontrano più frequentemente nella pratica clinica, soprattutto negli sportivi, sono la tachicardia o l'extrasistolia ventricolare frequente a provenienza dal cono di efflusso ventricolare destro (Fig. 17.6) e più raramente sinistro e la tachicardia fascicolare.

Altre tachicardie ventricolari, per esempio le forme postinfartuali, sono un capitolo a parte, richiedendo interventi ablativi molto più complessi e che riguardano generalmente popolazioni non praticanti sport agonistico.

17.3 Indicazioni all'ablazione nello sportivo

Nel presente paragrafo vengono riportate le indicazioni all'ablazione transcatetere delle aritmie cardiache nello sportivo secondo le linee guida del protocollo COCIS (Comitato Organizzativo Cardiologico per l'Idoneità allo Sport) del 2009 [20]. Innanzitutto è necessario sottolineare che le indicazioni alla terapia ablativa in un soggetto sportivo con aritmie in parte differiscono da quelle previste per la popolazione generale. Infatti, gli obicttivi dell'ablazione transcatetere comprendono: l'abbattimento del rischio di morte improvvisa, l'eliminazione di sintomi invalidanti e la possibilità di riammettere alle competizioni agonistiche atleti con patologie aritmogene solo potenzialmente minacciose. Sulla base di questa doverosa premessa l'ablazione viene indicata come terapia a favorevole rapporto costo/beneficio in queste condizioni:

- tachicardia parossistica da rientro (in assenza di sindrome di Wolf-Parkinson-Wright), eccetto i casi con crisi rare e non sostenute e quelli in cui la frequenza cardiaca è simile o inferiore alla frequenza sinusale massima per l'età;
- tachicardia atriale incessante o iterativa, eccetto i casi con crisi a bassa frequenza;
- WPW sintomatico;
- WPW asintomatico con aspetti elettrofisiologici "a rischio" o "borderline";
- flutter atriale destro istmo-dipendente;
- tachicardia fascicolare e tachicardia ventricolare del cono d'efflusso sintomatiche;
- battiti ectopici ventricolari frequenti e fortemente sintomatici o causa di depressione della funzione di pompa.

17.4 Ripresa dell'attività sportiva dopo ablazione transcatetere

Dopo la procedura ablativa l'attività fisica intensa è sconsigliata per alcuni giorni per evitare eventuali complicanze emorragiche in sede di accesso vascolare, in particolare per gli accessi arteriosi. Gli sportivi sottoposti a trattamento ablativo nella maggior parte dei casi possono essere considerati idonei all'attività agonistica dopo aver eseguito accertamenti semplici quali ecocardiogramma ed ECG Holter per le 24 ore a condizione che:
- non vi sia una cardiopatia causa di per sé di non idoneità;
- sia trascorso almeno un mese dall'intervento di ablazione;
- l'ECG non mostri segni di pre-eccitazione ventricolare nel caso del WPW;
- il soggetto sia asintomatico, senza evidenza di recidive aritmiche.

Nei casi in cui vi sia un dubbio sull'esito dell'intervento ablativo il protocollo del COCIS suggerisce la pratica di uno studio elettrofisiologico, che altrimenti non viene ritenuto obbligatorio.

Diverso è il caso dell'ablazione della fibrillazione atriale, procedura per cui viene suggerita la ripresa dell'attività sportiva dopo un periodo di 3-6 mesi durante i quali venga esclusa la presenza di recidive aritmiche. La ripresa dell'attività agonistica resta comunque determinata dalla sospensione della terapia antiaritmica e anticoagulante orale.

Bibliografia

1. Sciarra L, Allocca G, Calò L (2008) Use of electroanatomic mapping in the assessment of atrial tachycardia aetiology. J Cardiovasc Med 9:1280-1281
2. Sauer WH, Alonso C, Zado E et al (2006) Atrioventricular nodal reentrant tachycardia in patients referred for AF ablation. Response to ablation that incorporates slow-pathway modification. Circulation 114:191-195
3. Jackman WM, Beckman KJ, McClelland JH et al (1992) Treatment of supraventricular tachycardia due to atrioventricular nodal re-entry by radiofrequency catheter ablation of slow pathway conduction. N Eng J Med 327:313-318
4. Haissaguerre M, Gaita F, Fischer B et al (1992) Elimination of atrioventricular nodal re-entrant tachycardia using discrete slow potentials to guide application of radiofrequency energy. Circulation 85:2162-2175
5. Chen X, Borggrefe M, Shenasa M et al (1992) Characteristics of local electrogram predicting successful transcatheter radiofrequency ablation of left sided accessory pathways. J Am Coll Cardiol 20:656-665
6. Kistler PM, Roberts-Thomson KC, Haqqani HM et al (2006) P-wave morphology in focal atrial tachycardia: development of an algorithm to predict the anatomic site of origin. J Am Coll Cardiol 48:1010-1017
7. Haissaguerre M, Gencel L, Fischer B et al (1994) Successful catheter ablation of atrial fibrillation. J Cardiov Electrophysiol J Cardiovasc Electrophysiol 5:1045-1052
8. Cappato R, Calkins H, Chen SA et al (2005) Worldwide survey on the methods, efficacy and safety of catheter ablation for human atrial fibrillation. Circulation 111:1100-1105
9. Haissaguerre M, Jais P, Shah DC et al (1996) Right and left atrial radiofrequency catheter therapy of paroxysmal AF. J Cardiovasc Electrophysiol 7:1132-1144
10. Pappone C, Rosanio S, Oreto G et al (2000) Circumferential radiofrequency ablation of pulmonary vein ostia. A new anatomic approach for curing atrial fibrillation. Circulation 102:2619-2628
11. Calò L, Lamberti F, Loricchio ML et al (2006) Left atrial ablation versus biatrial ablation for persistent and permanent atrial fibrillation: a prospective and randomized study. J Am Coll Cardiol 47:2504-2512
12. Link MS, Homoud MK, Wang PJ (2001) Cardiac arrhythmias in the athlete. Cardiol Rev 9:21-30
13. Link MS, Homoud MK, Wang PJ et al (2002) Cardiac arrhythmias in the athlete: the evolving role of electrophysiology. Curr Sports Med Rep 1:75-85
14. Furlanello F, Bertoldi A, Inama G et al (1995) Catheter ablation in competitive athletes: indication. J Interv Cardiol 8:837-840
15. Gerstenfeld EP, Callans DJ, Dixit S et al (2003) Incidence and location of focal atrial fibrillation triggers in patients undergoing repeat pulmonary vein isolation: implication for ablation strategies. J Cardiovasc Electrophysiol 13:685-690
16. Calvo N, Mont L, Tamborero D et al (2010) Efficacy of circumferential pulmonary vein ablation of atrial fibrillation in endurance athletes. Europace 12:30-36
17. Furlanello F, Lupo P, Pittalis M et al (2008) Radiofrequency catheter ablation of atrial fibrillation in athletes referred for disabling symptoms preventing usual training schedule and sport competition. J Cardiovasc Electrophysiol 19:457-462
18. Lampert R et al (2008) Atrial fibrillation in athletes: toward more effective therapy and better understanding. J Cardiovasc Electrophysiol 19:463-465
19. Heidbüchel H, Anné W, Willems R et al (2006) Endurance sports is a risk factor for atrial fibrillation after ablation for atrial flutter. Int J Cardiol 107:67-72
20. Comitato Organizzativo Cardiologico per l'Idoneità allo Sport (2009) ANCE-ANMCO-FMSI-SIC-SIC SPORT. Protocolli cardiologici per il giudizio di idoneità allo sport agonistico 2009. Cesi Casa Editrice Scientifica Internazionale, Roma

Cardiopatie valvolari nell'atleta

18

Enrica Mariano, Massimo Fioranelli

Abstract

La pratica sportiva comporta indubbiamente molti benefici fisiologici in ogni età della vita: essa aumenta la capacità fisica e la forza muscolare dell'individuo, aiuta a mantenere il peso corporeo sotto controllo e rende gli apparati osteoarticolare e muscolare più flessibili ed efficienti.

Tuttavia una componente non trascurabile di questi benefici è rappresentata dal miglioramento delle condizioni psicologiche, in altri termini della qualità della vita. In questo contesto appaiono del tutto giustificate le istanze rivolte a consentire l'attività sportiva anche a soggetti affetti da cardiopatie valvolari, istanze divenute più pressanti da quando negli ultimi anni i progressi diagnostici e terapeutici, soprattutto cardiochirurgici, hanno consentito il recupero alla vita attiva di un numero non trascurabile di bambini e giovani precedentemente destinati all'inattività fisica.

Nel nostro Paese, tuttavia, l'attuale legislazione vincola medici e cittadini all'obbligo della visita preventiva per la certificazione dell'idoneità sportiva agonistica e non agonistica. Questa procedura comporta responsabilità medico-legali specifiche da parte del medico certificatore e ovviamente si traduce nella necessità, specie in presenza di cardiopatie, di espletare tutte le indagini cliniche e strumentali indispensabili a stabilire la gravità della malattia e la capacità funzionale del soggetto.

18.1 Introduzione

La sempre maggiore attenzione da parte dei mass media per i tragici eventi che coinvolgono giovani impegnati in attività fisica ha accentuato l'attenzione della pubblica opinione nei confronti delle patologie cardiovascolari come causa di morte [1]. La rilevanza della problematica solleva un problema non solo di ordine medico-legale, ma in ultima analisi anche di etica, della professione medica. Al contrario di quanto accade negli Stati Uniti, dove non sussiste l'obbligo della certificazione medica di idoneità alla pratica sportiva [2] e dove l'atleta si assume le responsabilità di partecipare a una competizione potenzialmente a rischio, in Italia l'obbligo della certificazione di idoneità spetta al medico e, in mancanza di questa, il giovane non può prendere parte a un'attività sportiva. Nel caso in cui il soggetto stesso riporti delle conseguenze in seguito all'autorizzazione accordata, il medico viene ritenuto responsabile.

La valutazione dello stato di salute o di idoneità fisica di quanti praticano o intendono praticare una determinata attività sportiva è responsabilità del medico sportivo per l'attività agonistica e del medico pediatra per l'attività non agonistica.

E. Mariano (✉)
Unità di Cardiologia Interventistica
Università "Tor Vergata", Roma

M. Fioranelli, G. Frajese (a cura di), *Cardiologia dello sport*
© Springer-Verlag Italia 2011

18.1.1 Classificazione delle attività sportive

L'attività sportiva comporta un sovraccarico cardiocircolatorio che nei soggetti con patologia cardiovascolare può indurre un peggioramento della malattia di base e aumentare il rischio di morte improvvisa.

Le attività fisiche possono essere classificate in funzione del tipo (dinamiche o statiche) e dell'intensità (bassa, moderata, alta) dell'esercizio. L'esercizio di tipo dinamico comporta variazioni nella lunghezza del muscolo e nei movimenti delle articolazioni, con contrazioni ritmiche che sviluppano una forza muscolare relativamente piccola.

L'esercizio statico sviluppa una forza muscolare alta con variazioni nella lunghezza del muscolo e nel movimento articolare ridotte (Tabella 18.1). Questi due tipi di esercizio sono da considerare come gli estremi di una serie continua di sforzi misti poiché, in realtà, la maggior parte delle attività sportive presenta, in misura variabile, entrambe le componenti. Esempi tipici sono la maratona, in cui è presente un'elevata componente dinamica e una bassa componente statica, e il sollevamento pesi, in cui accade il contrario. Entrambi i tipi di esercizio, sia quello di tipo statico che quello di tipo dinamico, producono la variazione di diversi parametri: consumo di ossigeno, frequenza cardiaca, tensione di parete e contrattilità.

18.1.2 Effetti dei vari tipi di esercizio sull'emodinamica cardiovascolare

L'esercizio di tipo dinamico produce un marcato incremento del consumo di ossigeno, della portata cardiaca, della gittata sistolica e della pressione arteriosa sistolica, con aumento lieve della pressione media e diminuzione della diastolica e delle resistenze periferiche.

Al contrario, l'esercizio di tipo statico induce un modesto aumento del consumo di ossigeno, della portata e della frequenza cardiaca senza alterazione della gittata sistolica. In questa situazione, si realizza un aumento della pressione sistolica, diastolica e media senza variazioni significative delle resistenze periferiche (Fig. 18.1).

18.1.3 Effetti sull'ipertrofia cardiaca

Ogni tipo di esercizio produce effetti peculiari sul muscolo cardiaco. Gli sport a spiccata componente dinamica inducono una ipertrofia con dilatazione del ventricolo sinistro (ipertrofia eccentrica): questo tipo di ipertrofia si sviluppa con gradualità e si correla con il massimo consumo di ossigeno [3].

Gli sport con accentuata componente statica producono invece una ipertrofia ma non una dilatazione

Tabella 18.1 Tipo e intensità di esercizio di alcuni sport

	A. Dinamico a bassa intensità	B. Dinamico a moderata intensità	C. Dinamico a elevata intensità
I. Statico a bassa intensità	Biliardo Bowling Bocce Golf Tiro con il fucile	Baseball Softball Tennis tavolo Tennis (doppio) Pallavolo	Sci di fondo Hockey su prato Marcia Pallanuoto Corsa di fondo Calcio Tennis (singolo)
II. Statico a bassa intensità	Tiro con l'arco Automobilismo Tuffi Sport equestri Motociclismo	Scherma Salto Pattinaggio Corsa veloce Nuoto sincronizzato	Basket Hockey sul ghiaccio Corsa (media distanza) Nuoto Pallamano
III. Statico ad alta intensità	Lanci (peso, martello, ecc.) Karate/judo Alpinismo Sci d'acqua Sollevamento pesi Windsurf	Culturismo Sci (discesa libera) Corpo libero	Pugilato Canoa/kajak Ciclismo Decathlon Canottaggio Pattinaggio (velocità)

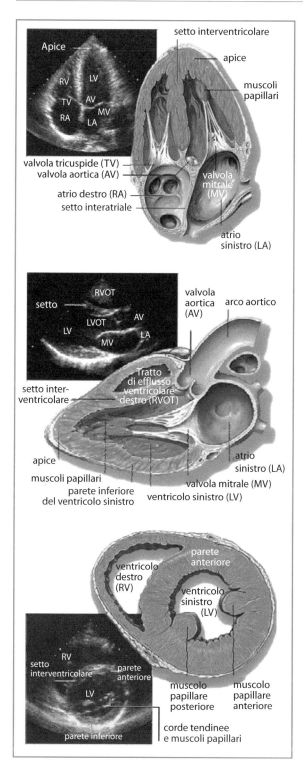

Fig. 18.1 Gli adattamenti cardiaci nel "cuore d'atleta" sono propri di atleti di elevato livello agonistico nei quali prolungati allenamenti provocano dei cambiamenti morfologici cardiaci tra cui l'incremento delle dimensioni delle camere cardiache sinistre, del setto interventricolare, della massa e degli apparati valvolari

del ventricolo sinistro (ipertrofia concentrica): tale ipertrofia non è correlata con il massimo consumo di ossigeno. Gli sport con entrambe le componenti rappresentate, come il ciclismo, producono entrambi i tipi di ipertrofia.

18.1.4 Linee guida

Esistono linee guida che indicano i criteri di valutazione per l'idoneità fisica e sportiva non agonistica nel cardiopatico congenito operato e nelle cardiopatie valvolari [4].

18.1.5 Attitudine all'attività fisica

Per idoneità all'attività sportiva agonistica si intende la possibilità di partecipare ad attività agonistiche ufficiali [5, 6] organizzate da enti e istituzioni sportive per le quali esiste l'obbligo di certificato all'idoneità agonistica specifica rilasciato dallo specialista in Medicina dello Sport, secondo le raccomandazioni espresse nei Protocolli Cardiologici per il Giudizio di Idoneità allo Sport Agonistico (COCIS).

Per idoneità all'attività ludico-addestrativa si intende la possibilità di partecipare ad attività fisico-sportive che non abbiano carattere agonistico ufficiale, per le quali è richiesto un certificato di idoneità generica, abitualmente rilasciato dal pediatra o dal medico di libera scelta.

Le indicazioni relative al giudizio di idoneità o non idoneità nelle diverse patologie cardiache rappresentano necessariamente indicazioni di massima. Nella pratica clinica tali indicazioni dovranno essere adattate alle caratteristiche specifiche della patologia cardiaca e a i suoi effetti sul singolo paziente. Il giudizio di idoneità alla pratica sportiva rappresenta il risultato di una valutazione critica ed equilibrata che deve tenere conto delle richieste del paziente di godere del piacere, nonché dei benefici fisici, psicologici e sociali connessi alla pratica dell'attività sportiva, ma deve anche considerare il possibile effetto di deterioramento sulla storia naturale della cardiopatia esercitato dalla pratica regolare della disciplina sportiva. Per tale motivo le indicazioni alla pratica sportiva rappresentano la ricerca di un giusto equilibrio tra i benefici immediati della pratica sportiva e il rischio, a lungo termine, di peggiorare la patologia di base.

18.2 Anomalie delle valvole atrioventricolari

18.2.1 Stenosi mitralica

La stenosi mitralica riconosce, nella quasi totalità dei casi, un'eziologia reumatica e come tale appare in forte diminuzione. L'ostruzione all'afflusso ventricolare sinistro si traduce in un aumento della pressione atriale sinistra e della pressione capillare polmonare in condizioni di riposo e, più marcatamente, durante esercizio fisico in relazione all'incremento della frequenza cardiaca (con riduzione del tempo di riempimento diastolico e della portata cardiaca). Un fattore di rischio indipendente è rappresentato dall'embolizzazione periferica.

La gravità emodinamica della stenosi mitralica può essere valutata con attendibilità, in modo non invasivo, in base ai dati clinici, ECGgrafici e soprattutto ecocardiografici [7, 8]. Nei casi dubbi, quando si vogliano valutare con maggior precisione le condizioni anatomiche della valvola, si può ricorrere all'esame ecocardiografico transesofageo.

A scopo esemplificativo una stenosi mitralica può essere considerata lieve in presenza di un'area valvolare stimata >1,5 cm^2; moderata con un'area valvolare tra 1 e 1,5 cm^2, severa con un'area <1 cm^2 (Tabella 18.2).

18.2.1.1 Idoneità sportiva

Nelle forme da moderate a severe e comunque in presenza di fibrillazione atriale stabile è controindicata qualsiasi attività agonistica.

Tabella 18.2 Classificazione della gravità delle valvulopatie

Parametro	Lieve	Moderata	Severa
Stenosi mitralica			
Gradiente medio (mmHg)	<5	5-10	>10
Pressione arteriosa polmonare sistolica (mmHg)	<30	30-50	>50
Area valvolare (cm^2)	>1,5	1,0-1,5	<1,0
Insufficienza mitralica			
Area del jet al color-Doppler (cm^2)	<4	4-8	>8
Area atrio sinistro	<20%	20-40%	40%
Vena contracta (mm)	<3	3-6,9	≥7
Area dell'orifizio regurgitante (cm^2)	<0,2	0.2-0.39	≥0,4
Diametro atriale sinistro	Normale	Lievemente aumentato	Moderatamente aumentato
Volumi ventricolari sinistri	Normali	Lievemente aumentati	Moderatamente aumentati
Funzione contrattile ventricolare sinistra	Normale	Normale	Ridotta
Stenosi aortica			
Velocità Doppler di picco (m/s)	<3,0	3,0-4,0	>4
Gradiente medio (mmHg)	<25	25-40	>40
Area valvolare (cm^2)	>1,5	1,0-1,5	<1,0
Area valvolare indicizzata per BSA (cm^2/m^2)			<0,6
Insufficienza aortica			
Area del jet al Color-doppler (diametro del tratto di efflusso ventricolare sinistro)	<25%	25-65%	>65%
Vena contracta (mm)	<3	3-6	>6
Pressure half time (m/s)	<400	>400	
Area dell'orifizio regurgitante (cm^2)	<0,1	0,1-0,29	≥0,3
Volumi ventricolari sinistri	Normali	Lievemente aumentati	Moderatamente aumentati
Funzione contrattile ventricolare sinistra	Normale	Normale	Ridotta

BSA, Body Surface Area.

Nelle forme lievi e in casi selezionati di stenosi moderata in ritmo sinusale, potrà essere presa in considerazione l'idoneità per sport del gruppo A, quando sia documentata una normale tolleranza allo sforzo, un lieve incremento del gradiente medio transvalvolare mitralico (<15 mmHg) e della pressione arteriosa polmonare sistolica (< 60 mmHg) durante ecostress fisico, e l'assenza di aritmie significative al test ergometrico (TE) e Holter comprendente una seduta di allenamento specifico.

Ai soggetti con stenosi mitralica corretta mediante commissurotomia o valvuloplastica, trascorsi 6 mesi dall'intervento, potrà essere concessa l'idoneità per sport a impegno cardiovascolare del gruppo A e B selezionati, in assenza di ipertensione polmonare (pressione arteriosa polmonare sistolica stimata < 30 mmHg), con area valvolare uguale o maggiore di 1,5 cm^2 e in assenza di rigurgito valvolare significativo.

18.2.2 Insufficienza mitralica

Mentre l'elevata prevalenza (fino al 90%) di insufficienze "fisiologiche" delle valvole del cuore destro nell'atleta può essere interpretata come diretta conseguenza del fisiologico sovraccarico di volume delle sezioni destre, il riscontro di insufficienze delle valvole del cuore sinistro in un soggetto giovane deve sempre richiamare l'attenzione su eventuali alterazioni morfologiche magari anche minime.

In linea generale, perché un'insufficienza valvolare sinistra possa essere accettata come "fisiologica" deve essere di lieve entità (jet centrale, pochi centimetri sotto la valvola), in assenza di alterazioni strutturali a carico dei lembi valvolari delle camere cardiache [9]. L'insufficienza mitralica può riconoscere un'eziologia multipla: reumatica (sempre più rara), congenita da cleft del lembo anteriore (vedi canale atrioventricolare), degenerativa da prolasso della valvola mitrale, da calcificazione dell'anulus e del lembo posteriore infettiva (endocardite).

Nella definizione della gravità dell'insufficienza mitralica ai fini dell'idoneità sportiva il primo elemento di giudizio è rappresentato dall'eziologia essendo ovvio che:
- nelle forme secondarie (per esempio, nella sindrome di Marfan), il giudizio è condizionato dalla malattia di base;
- nelle forme primitive (reumatica o da prolasso dei lembi) il giudizio deve essere formulato in relazione all'entità dell'impegno emodinamico, valutato in base alle dimensioni della cavità atriale e ventricolare sinistra (ECG ed ecocardiografia), al comportamento della funzione ventricolare sinistra a riposo e sotto sforzo (indagini con eco-Doppler da sforzo e/o ventricolografia radioisotopica) e infine alla eventuale presenza di aritmie al TE e all'Holter comprendente una seduta di allenamento.

Ai fini pratici, si considera:
- lieve una insufficienza caratterizzata dal solo reperto stetoacustico, confermato da un piccolo jet di rigurgito all'ecocardiografia (Tabella 18.2), con normalità dell'ECG e delle dimensioni atriali e ventricolari sinistre all'ecocardiografia;
- moderata quando a un jet di rigurgito intermedio corrisponde un lieve ingrandimento ventricolare sinistro (volume indicizzato per la superficie corporea), con funzione ventricolare a riposo e da sforzo conservata (normale incremento della frazione di eiezione durante sforzo di tipo dinamico);
- severa negli altri casi.

18.2.2.1 Idoneità sportiva

I soggetti con insufficienza mitralica lieve potranno praticare sport dei gruppi A e B. In casi selezionati, potrà essere presa in considerazione l'idoneità per tutti gli altri gruppi di sport a impegno più elevato, ma solo assicurando un accurato monitoraggio nel tempo delle dimensioni e della funzione contrattile del ventricolo sinistro (con idoneità semestrale). Nei casi con insufficienza moderata non sarà consentita alcuna attività sportiva agonistica ad eccezione delle attività appartenenti ai gruppi A e B.

Nei casi con insufficienza severa non sarà consentita alcuna attività sportiva agonistica.

Nei soggetti corretti chirurgicamente mediante plastica valvolare, il giudizio potrà essere riconsiderato sulla base della potenziale evolutività della patologia responsabile dell'alterazione valvolare, della funzionalità della valvola dopo l'intervento, delle dimensioni e della funzione del ventricolo sinistro a riposo e durante sforzo, della presenza o meno di aritmie significative al TE e Holter comprendente una seduta di allenamento. Il COCIS ritiene che anche in questo caso, come per altre patologie descritte in precedenza, la valutazione debba essere effettuata caso per caso e affidata a sanitari particolarmente esperti.

18.2.3 Stenosi aortica

Per la stenosi aortica acquisita valgono in linea generale le considerazioni valide per la forma congenita (vedi Capitolo 24. È importante ricordare che, a eccezione delle forme a eziologia reumatica, la stenosi aortica dell'adulto è spesso espressione di un processo degenerativo-calcifico a carico di una valvola aortica congenitamente malformata, più spesso una valvola bicuspide.

18.2.4 Insufficienza aortica

Anche nell'insufficienza aortica, come nell'insufficienza mitralica, possono essere riconosciute eziologie diverse: congenita (bicuspidia aortica), reumatica, da endocardite infettiva, secondaria a Marfan ecc. Le considerazioni di ordine generale fatte per l'insufficienza mitralica valgono anche per quella aortica, ricordando tuttavia che nelle forme emodinamicamente significative, solitamente sintomatiche, può realizzarsi durante sforzo una insufficienza coronarica relativa. Ciononostante, la situazione emodinamica durante sforzo nell'insufficienza aortica può apparire, almeno in teoria, più favorevole poiché l'accorciamento della diastole e la riduzione delle resistenze periferiche (sforzo dinamico) tendono a ridurre il volume di sangue rigurgitante.

Un'insufficienza aortica può essere definita:
- *lieve* in presenza di piccolo jet di rigurgito, normali dimensioni del ventricolo sinistro, normale funzione ventricolare a riposo e da sforzo (indagini con ecocardiografia da sforzo o ventricolografia radioisotopica), e assenza di segni periferici di rigurgito aortico (elevata pressione differenziale, polso celere ecc.);
- *moderata* quando il jet di rigurgito è di dimensioni intermedie, sono apprezzabili i segni periferici dell'insufficienza aortica, ma le dimensioni ventricolari sinistre sono solo lievemente aumentate e la funzione ventricolare a riposo e da sforzo nella norma;
- *severa* negli altri casi (Tabella 18.2).

18.2.4.1 Idoneità sportiva
I soggetti con insufficienza lieve potranno praticare sport dei gruppi A e B. In casi selezionati, potrà essere presa in considerazione l'idoneità per tutti gli altri gruppi di sport a impegno più elevato, ma solo assicurando un accurato monitoraggio nel tempo delle dimensioni e della funzione contrattile del ventricolo sinistro (con idoneità semestrale). Nei casi con insufficienza moderata non sarà consentita alcuna attività sportiva agonistica ad eccezione delle attività appartenenti ai gruppi A e B [10]. Nei casi con insufficienza severa non sarà consentita alcuna attività sportiva agonistica.

18.2.5 Protesi valvolari

In linea generale, gli esperti concordano nel non concedere l'idoneità sportiva agonistica a pazienti portatori di protesi meccaniche in terapia anticoagulante cronica.

Appare tuttavia ragionevole ipotizzare che in casi selezionati di portatori di protesi meccaniche e nei portatori di protesi biologiche possa essere concessa un'idoneità per sport a impegno cardiovascolare del gruppo A, laddove sia dimostrata una normale funzione della protesi a riposo e durante sforzo (ecostress fisico), degli indici di funzione ventricolare e l'assenza di aritmie significative al TE e Holter comprendente una seduta di allenamento specifico.

18.2.6 Prolasso valvolare mitralico

Si definisce prolasso della valvola mitrale (PVM) la protrusione di uno o entrambi i lembi al di sopra dell'anulus verso l'atrio sinistro, in sistole. Nella maggior parte dei casi esso è dovuto a una degenerazione mixomatosa dell'apparato valvolare e/o sottovalvolare. Elementi auscultatori rilevanti sono il reperto acustico di click mesotelesistolico variabile e/o il soffio da rigurgito sistolico puntale.

L'ecocardiogramma rappresenta l'esame cardine per la valutazione dell'entità del PVM, della sua natura e della sua eventuale associazione con altre anomalie (prolasso di altre valvole, dilatazione aortica ecc.). I criteri morfologici essenziali di un PVM "vero" nella diagnosi della sindrome all'ecocardiografia sono (in sezione parasternale asse lungo):
1. la ridondanza (*billowing*) dei lembi, sproporzionatamente grandi rispetto alle camere ospitanti;
2. l'ispessimento valvolare, quando almeno uno dei lembi ha uno spessore > 5 mm (spessore massimo della porzione media dei lembi;
3. lo spostamento sistolico posteriore > 2 mm rispetto al piano valvolare di almeno un lembo mitralico;
4. l'eventuale jet di rigurgito valvolare al color-Doppler

secondario alla perdita del punto di coaptazione dei lembi.

Altri elementi suggestivi, ma non specifici, della patologia sono il fenotipo (marfanoide), la familiarità, la presenza di dolori precordiali atipici, l'ipotensione costituzionale e ortostatica, il cardiopalmo. Il PVM si associa, infatti, con relativa frequenza a bradiaritmie e/o tachiaritmie.

Per una corretta valutazione dell'atleta con PVM, quindi, è necessario eseguire oltre a un'accurata valutazione anamnestica personale e familiare, un eco-color-Doppler, un TE massimale (TEM) e uno studio elettrofisiologico con mappaggio endocavitario (MH). Lo spettro di gravità del PVM è quanto mai variabile, oscillando da forme severe a forme minime, senza rilevanza clinica e/o emodinamica (assenza di rigurgito mitralico o rigurgito minimo e incostante).

Debbono essere considerati portatori di PVM "a rischio", e quindi esclusi dall'attività agonistica, i soggetti con:
- sincopi non spiegate, familiarità per morte improvvisa giovanile, QT lungo;
- insufficienza mitralica di grado da moderato a severo;
- tachiaritmie sopraventricolari recidivanti o aritmie ventricolari complesse a riposo e/o da sforzo.

18.2.6.1 Idoneità sportiva

Nei soggetti che presentano un aspetto dei lembi francamente mixomatosi, ma con rigurgito mitralico lieve, potrà essere attribuita l'idoneità agonistica per sport a impegno cardiovascolare minimo-moderato del gruppo B2 e del gruppo B1 (sport equestri, vela), e non agonistica a quelli del gruppo A. Sono necessari controlli cardiologici almeno annuali, considerato che il PVM può subire col tempo un deterioramento anatomico e funzionale, in rapporto all'aggravarsi della degenerazione mucoide, alla possibilità di alterazioni e rottura delle corde o, più raramente, all'insorgenza di complicanza endocarditica (in questi soggetti va comunque raccomandata la profilassi, come nel caso di bicuspidia aortica).

La contemporanea presenza di prolasso della valvola tricuspide non modifica in maniera significativa i criteri sopra enunciati [11], mentre maggiore cautela andrà riservata alla eventuale associazione col prolasso di una o più cuspidi valvolari aortiche e/o con dilatazione della radice aortica, anche se non associata a sindrome di Marfan.

18.2.7 Ostruzioni all'afflusso ventricolare sinistro

Le patologie congenite dell'afflusso ventricolare sinistro sono rare e possono essere suddivise in tre grandi categorie: le ostruzioni isolate delle vene polmonari, le ostruzioni sopravalvolari (cor triatriatum e membrana sopravalvolare mitralica) e la stenosi mitralica congenita in tutte le sue varianti.

Le *ostruzioni isolate delle vene polmonari* sono molto rare e la loro prognosi è in genere sfavorevole. Il cor triatriatum e la membrana sopravalvolare mitralica sono anomalie molto simili tra loro, caratterizzate da una membrana che sepimenta l'atrio sinistro in modo da separare la porzione di atrio che raccoglie le vene polmonari da quella in comunicazione con la mitrale. La membrana sopramitralica è praticamente adesa alla valvola mitrale, mentre nel cor triatriatum la membrana che sepimenta l'atrio è posta più lontano dal piano valvolare. In quest'ultimo caso, spesso coesiste un difetto interatriale e la membrana può essere situata a monte oppure a valle del difetto. La membrana è necessariamente perforata e dalle dimensioni della sua perforazione dipende l'entità dell'ostacolo al ritorno venoso polmonare che a sua volta si traduce in un aumento della pressione nei capillari polmonari, in arteria polmonare e in ventricolo destro.

Le *patologie congenite della valvola mitrale* sono varie e possono coinvolgere l'anello valvolare, i lembi valvolari, l'apparato tensore e infine i muscoli papillari. Generalmente si tratta di valvole displasiche, nelle quali tutti gli elementi che le compongono vengono a essere interessati. Dal punto di vista funzionale si tratta solitamente di valvole stenoinsufficienti. L'inquadramento anatomico e funzionale delle ostruzioni all'afflusso ventricolare sinistro può essere ottenuto con elevata affidabilità in modo non invasivo in base ai dati clinici, ECGgrafici e soprattutto ecocardiografici, usualmente con approccio transtoracico e più raramente transesofageo, mediante i quali è possibile non solo una precisa definizione anatomica ma anche una stima incruenta attendibile sia dei gradienti che dell'entità dell'ipertensione polmonare.

18.2.8 Cardiopatie con ostruzione all'efflusso

La *stenosi polmonare valvolare* e la *stenosi polmonare sottovalvolare* sono trattate nel Capitolo 24, al quale si rimanda per un approfondimento.

18.2.9 Stenosi dell'arteria polmonare e dei suoi rami

La stenosi delle arterie polmonari su base congenita, isolata o in associazione con altri difetti cardiaci, rappresenta il 2-3% di tutte le cardiopatie congenite. Tali lesioni anatomiche sono di solito associate ad altre malformazioni, le più frequenti delle quali sono la stenosi valvolare polmonare, i difetti settali e la tetralogia di Fallot. In un terzo dei casi esse sono isolate e fanno parte sovente di un contesto malformativo extracardiaco, quali displasie vascolari sistemiche (sindrome di Marfan, sindrome di Ehler-Danlos), embriopatie (rosolia) e sindromi genetiche costituzionali complesse (sindrome di Williams Beuren, sindrome di Alagille).

Le stenosi su base acquisita rappresentano le complicanze postchirurgiche di malformazioni intracardiache semplici o complesse. Quale che sia l'eziologia, la fisiologia è dominata da un'elevazione della pressione sistolica nel ventricolo destro e nell'arteria polmonare prossimale alla stenosi, la cui entità dipende dalla distribuzione e severità delle stenosi.

La valutazione ecocardiografica documenta una dilatazione e un aumento della pressione sistolica del ventricolo destro, mentre può rilevare, nei casi in cui è presente una buona finestra acustica, la presenza di più zone di "turbolenza" a livello dei tratti distali delle arterie polmonari.

In considerazione della rarità della patologia, della complessità dei quadri clinici (cardiopatie complesse, sindromi ecc.) e della diagnostica pre- e posttrattamento terapeutico, il giudizio sulla idoneità allo sport va rimandato a centri di alta qualificazione.

18.2.10 Stenosi aortica congenita

La stenosi valvolare aortica (SA) congenita è causata, per lo più, da malformazione/assenza di uno dei lembi valvolari. La malformazione più frequentemente riscontrata è la *valvola aortica bicuspide* (VAB).

La diagnosi di tale condizione può essere sospettata quando presente, in un soggetto giovane, un click elettivo accompagnato a un soffio sistolico in area aortica e/o al giugulo [12]. L'ecocardiogramma color-Doppler consente oggi di confermare con relativa facilità la diagnosi e di effettuare una stima attendibile, non invasiva, dell'entità dell'ostruzione e del rigurgito aor-

tico spesso associato. Dal punto di vista pratico, una SA si definisce emodinamicamente non significativa quando il gradiente medio, a riposo, è < 25 mmHg a riposo.

Il riscontro di VAB è aumentato negli anni con il diffondersi dell'ecocardiografia bidimensionale e attualmente è l'anomalia cardiaca congenita più frequentemente riscontrata con una prevalenza nella popolazione generale dall'1 al 2%. Un alterato sviluppo dei bottoni aortici porta alla formazione di una valvola con soli due lembi e un orifizio sistolico ovalare più o meno eccentrico. La rima di chiusura della valvola appare in diastole trasversale e può essere presente su una delle due cuspidi un rafe (residuo della divisione non avvenuta tra le cuspidi) che può indurre a un'errata diagnosi di valvola tricuspide.

Frequentemente la VAB si associa ad altre anomalie dell'aorta come la coartazione aortica e la progressiva dilatazione del bulbo e dell'aorta ascendente con possibile presenza di insufficienza aortica e di un aumentato rischio di dissezione. Sia la stenosi che l'insufficienza aortica possono essere progressive nel tempo a causa del flusso più turbolento attraverso la valvola malformata con possibili depositi di calcio e aumentato rischio di endocardite. Ciò impone che questi pazienti vadano seguiti nel tempo. Per aorta bicuspide non complicata si intende quella che non determina un'ostruzione significativa all'efflusso, non provoca insufficienza aortica significativa (rigurgito assente o minimo) e si associa a normali dimensioni del bulbo e dell'aorta ascendente (in valore assoluto e indicizzato per la superficie corporea).

18.2.10.1 Idoneità sportiva

I soggetti con SA lieve, o VAB non complicata [13], possono partecipare a tutti gli sport quando siano rispettati i seguenti criteri:
- assenza di ipertrofia ventricolare sinistra all'ECG e all'ecocardiografia;
- normale funzione biventricolare;
- normali dimensioni della radice aortica [14] e dell'aorta toracica (quest'ultimo aspetto è particolarmente importante in caso di VAB e deve essere indagato con esame ecocardiografico mirato, ed eventualmente con risonanza magnetica, per il rischio maggiore, che tale patologia comporta, di provocare ectasia/aneurisma dell'aorta ascendente e/o toracica);
- normalità del TEM definita come normale incre-

mento della pressione arteriosa sistolica e assenza di alterazioni del tratto ST-T;

- assenza di aritmie significative a riposo e durante sforzo (TEM e MH).

I soggetti con SA emodinamicamente significativa (gradiente medio >20 mmHg) non possono partecipare ad attività sportive agonistiche e debbono essere avviati all'intervento correttivo laddove i parametri clinici e strumentali lo consiglino.

Dopo correzione mediante valvuloplastica, con esito favorevole (gradiente medio residuo < 20 mmHg, insufficienza aortica non significativa, assenza di alterazioni elettrocardiografiche e/o aritmie al TEM e al MH), potrà essere concessa l'idoneità per attività sportive agonistiche a impegno cardiovascolare minimo moderato, quali quelle del gruppo B2, alcune del gruppo B1 (sport equestri, vela) oltre a quelle non agonistiche del gruppo A, con obbligo, tuttavia, di un controllo cardiologico completo semestrale. Gli stessi criteri possono essere adottati per i portatori di homograft o protesi biologica correttamente funzionante.

I soggetti sottoposti a intervento di Ross (sostituzione della valvola aortica con autograft polmonare, reimpianto delle arterie coronarie, posizionamento di homograft in sede polmonare) mostrano con relativa frequenza la presenza di difetti residui, di solito trascurabili. Per questi soggetti potrà essere presa in considerazione l'idoneità per sport del gruppo B2, alcuni del gruppi B1 (sport equestri, vela) e del gruppo A non agonistici nelle seguenti condizioni:

- in presenza di normali dimensioni e cinetica delle cavità ventricolari;
- in presenza di gradiente medio ventricolo destro-arteria polmonare < 20 mmHg;
- in assenza di insufficienza valvolare aortica significativa;
- in assenza di alterazioni elettrocardiografiche e/o aritmie al TEM e al MH.

Anche in questi soggetti il giudizio deve essere aggiornato semestralmente.

Nella *stenosi sottovalvolare aortica a membrana* [15], ai fini dell'idoneità sportiva possono essere utilizzati in linea di massima gli stessi criteri usati per la forma valvolare. Nella stenosi sottovalvolare aortica a membrana operata, trascorsi 6 mesi dall'intervento, può essere concessa l'idoneità agonistica per tutti gli sport se alla valutazione postoperatoria non vi sono turbe maggiori della conduzione atrioventricolare e dell'attivazione ventricolare, se il gradiente residuo medio è < 20 mmHg e non vi è insufficienza valvolare aortica più che lieve e se le dimensioni e la funzione del ventricolo sinistro sono normali.

Inoltre, devono osservarsi un normale incremento della PA sistolica, assenza di alterazioni del tratto ST al TE, assenza di aritmie significative a riposo, al TE e Holter. Maggiore cautela deve essere invece osservata per la stenosi sopravalvolare in relazione alla documentata possibilità di alterazione della circolazione coronarica e periferica, di patologia associata dell'arco aortico o l'associazione a sindromi plurimalformative (sindrome Williams) ecc.

18.2.11 Coartazione aortica

Questa condizione è trattata nel Capitolo 24, al quale si rimanda per un approfondimento.

18.2.12 Rigurgiti fisiologici

Un altro aspetto importante è il riscontro relativamente frequente negli atleti di rigurgiti valvolari "fisiologici" possibili in corrispondenza di tutte e quattro le valvole cardiache, ma con frequenza estremamente variabile e in assenza di alterazioni strutturali. La prevalenza di questi rigurgiti [19, 20] sembra legata all'aumentare del tempo di allenamento e associata al fisiologico ingrandimento delle camere cardiache; generalmente sono senza alcun significato emodinamico. Raramente un ecocardiografista esperto non è in grado di effettuare una diagnosi differenziale tra un'insufficienza valvolare fisiologica e patologica.

Nelle insufficienze "fisiologiche":
- è assente qualsiasi alterazione strutturale valvolare;
- non si osservano fenomeni di turbolenza e aliasing al Doppler;
- l'area di rigurgito è limitata alla zona mediana immediatamente sottovalvolare, con rilievo del segnale Doppler fino e non oltre 1-2 cm da essa.

All'esame fisico, un soffio mesosistolico od olosistolico, di intensità 1-2/6 può essere ascoltato fin nel 50% degli atleti e probabilmente riflette il flusso non laminare attraverso le valvole aortica e polmonare, secondario all'aumento della gittata sistolica e spesso diminuisce d'intensità al passaggio dalla posizione supina a quella ortostatica.

Bibliografia

1. Maron BJ (2003) Sudden death in young athletes. N Engl J Med 349:1064-1075
2. Mitchell JH, Maron BJ, Epstein SE (1985) 16th Bethesda conference: cardiovascular abnormalities in the athlete: recommendations regarding eligibility for competition. October 3-5, 1984. J Am Coll Cardiol 6:1186-1232
3. Toraa M, Pouillard F, Merlet P, Friemel F (1999) Cardiac hypertrophy and coronary reserve in endurance athletes. Cam J Appl Physio 24:87-95
4. Cheitlin MD, Douglas PS, Parmley WW (1994) 26th Bethesda conference: recommendations for determining eligibility for competition in athletes with cardiovascular abnormalities. Task Force 2: acquired valvular heart disease. Med Sci Sports Exerc 26:S254-260
5. Maron BJ, Chaitman BR, Ackerman MJ, Bayés de Luna A for the Working Groups of the American Heart Association Committee on Exercise, Cardiac Rehabilitation, and Prevention; Councils on Clinical Cardiology and Cardiovascular Disease in the Young (2004) Recommendations for physical activity and recreational sports participation for young patients with genetic cardiovascular diseases. Circulation 8:2807-2816
6. Lawless CE (2009) Return-to-play decisions in athletes with cardiac conditions. Phys Sportsmed 37:80-91
7. Abergel E, Oblak A (2006) Echocardiography in athletes. Arch Mal Coeur Vaiss 99:969-974
8. Vasconcelos DF, Junqueira Júnior LF, Sanchez Osella OF (1993) Doppler echocardiographic comparison of valvular dynamics in bicycling, running, and football athletes, and sedentary subjects. Arq Bras Cardiol 61:161-164
9. Stout M (2008) Athletes heart and echocardiography: athletes' heart. Echocardiography 25:749-754
10. Mellwig KP, van Buuren F, Gohlke-Baerwolf C, Bjørnstad HH (2008) Recommendations for the management of individuals with acquired valvular heart diseases who are involved in leisure-time physical activities or competitive sports. Eur J Cardiovasc Prev Rehabil 15:95-103
11. Thompson PD (1999) Evaluating and managing athletes with valvular heart disease. Conn Med 63:665-675
12. Doyle EF, Arumugham P, Lara E et al (1974) Sudden death in young patients with congenital aortic stenosis. Pediatrics 53:481-489
13. Spataro A, Pelliccia A, Rizzo M et al (2008) The natural course of bicuspid aortic valve in athletes. In J Sports Med 29:81-85
14. D'Andrea A, Cocchia R, Riegler L et al (2010) Aortic root dimensions in elite athletes. Am J Cardiol 105:1629-1634
15. Thompson PD (2002) Aortic valvular disease in active patients: overcoming diagnostic and management challenges. Phys Sportsmed 30:19-35
16. Pelech AN, Kartodihardjo W, Balfe JA et al (1986) Exercise in children before and after coarctectomy: hemodynamic, echocardiographic, and biochemical assessment. Am Heart J 112:1263-1270
17. Gojanovic B, Feihl F, Gremion G, Waeber B (2007) Sudden death in young athletes. Praxis (Bern 1994) 96:189-198
18. Fishbein MC (2010) Cardiac disease and risk of sudden death in the young: the burden of the phenomenon. Cardiovasc Pathol 19:326-328
19. Douglas PS, Berman GO, O'Toole ML (1989) Prevalence of multivalvular regurgitation in athletes. Am J Cardiol 64:209-212
20. Assanelli D, Marconi M, Corsini C et al (1992) Noninvasive evaluation of asymptomatic athletes with cardiac murmur. Acta Cardiol 47:71-75

Miocardiopatie dell'atleta

19

Caterina Bisceglia, Maddalena Piro

Abstract

La cardiomiopatia ipertrofica e la displasia aritmogena del ventricolo destro rappresentano due importanti cause della morte improvvisa nei giovani atleti.

Il forte impatto mediatico e la drammaticità di tale manifestazione clinica, che rappresenta spesso l'esordio di queste patologie, hanno dato vita a numerose considerazioni in ambito di medicina sportiva: tra queste la necessità di adeguati screening preagonistici coi quali identificare in maniera precoce gli atleti affetti e potenzialmente a rischio di aritmie fatali. L'introduzione da oltre vent'anni di un elettrocardiogramma a riposo a 12 derivazioni nel programma di screening preagonistico italiano ha modificato la prevalenza relativa delle varie patologie, comportando una significativa rivoluzione nello scenario epidemiologico.

Una volta formulata una puntuale diagnosi clinica, strumentale e genetica, in un atleta, emergono i seguenti interrogativi: a quale livello di rischio viene esposto l'atleta nel caso in cui continui l'attività sportiva; qual è la probabilità di riduzione del rischio in caso di interruzione dell'attività sportiva; quali sono i criteri che permettono di scegliere per un'appropriata eligibilità o per un'opportuna squalifica.

19.1 Miocardiopatia ipertrofica

La miocardiopatia ipertrofica (MCI) rappresenta negli Stati Uniti la prima causa di morte improvvisa nei giovani atleti (36% dei casi totali). È una miocardiopatia primitiva familiare, caratterizzata da grande eterogeneità di espressione clinica e morfologica, da una complessa fisiopatologia e da prognosi variabile [1]. È la più comune miocardiopatia geneticamente determinata con un'incidenza di 1:500 nella popolazione generale. Diverse mutazioni geniche dei sarcomeri sono state asso-

Tabella 19.1 Genetica della cardiopatia ipertrofica

Gene	Abbr.	Locus
β-Myosin heavy chain	MYH7	14q12
α-Myosin heavy chain	MYH6	14q12
Regulatory myosin light chain	MYL2	12q23-q24
Essential myosin light chain	MYL3	3p21
Myosin binding protein C	MYBPC3	11p11.2
Troponin T	TNNT2	1q32
Troponin I	TNNI3	19q13.4
α-Tropomyosin	TPM1	15q22.1
Protein-kinase 2	PRKAG2	7q36
Muscle LIM proteins	CSRP3	11p15.1
Titin (connectin)	TTN	2q24.3
Actin	ACTC1	15q14
Troponin C	TNNC1	3p21-p14
Troponin C	TNNC1	3p21-p14

M. Piro (✉)
Centro Cuore
Casa di Cura "Mater Dei", Roma

ciate alla MCI; per lo più esse coinvolgono la catena pesante della β-miosina e la proteina C associata alla miosina. Altri nove geni sono associati alla malattia e riguardano la troponina I e T, l'α-tropomiosina, le catene leggere della miosina, la titina, la catena pesante α-miosina e la proteina muscolare LIM (MLP) [2] (Tabella 19.1).

19.1.1 Diagnosi

La diagnosi clinica viene fatta di solito in base alla definizione ecocardiografica della maggior parte delle caratteristiche cliniche della malattia:
- ispessimento asimmetrico della parete del ventricolo sinistro (Vsx) in associazione a normali dimensioni endocavitarie;
- assenza di altre malattie cardiache o sistemiche responsabili di ipertrofia Vsx (quali ipertensione arteriosa o stenosi aortica).

Poiché l'ostruzione al tratto di efflusso del Vsx non è comune in condizioni di riposo, le alterazioni suggestive di un'ostruzione dinamica del tratto di efflusso del Vsx, come il soffio di eiezione sistolica, un marcato movimento anteriore sistolico della valvola mitrale (SAM, *Systolic Anterior Motion*) o una chiusura parziale e prematura della valvola aortica, non rappresentano criteri diagnostici. Tuttavia è attualmente chiaro che soggetti senza ostruzione a riposo sviluppano gradienti in efflusso causati dal SAM in condizioni di esercizio.

L'ipertrofia ventricolare sinistra, che rappresenta un fattore di rischio indipendente per la morte improvvisa

Tabella 19.2 Elementi suggestivi di miocardiopatia ipertrofica (MCI)

- IVS atipica
- EDD Vsx <45 mm
- Familiarità per MCI
- Alterato rilasciamento Vsx
- Sesso femminile

EDD, End Diastolic Diameter; *IVS*, Ipertrofia Ventricolare Sinistra

nei pazienti giovani affetti da MCI, è variabile in distribuzione ed entità [1, 2]. Molti pazienti, infatti, mostrano un'ipertrofia parietale diffusa, ma il 30% dei soggetti affetti presenta ipertrofia regionale solo in corrispondenza di uno dei segmenti parietali del Vsx (setto interventricolare anteriore, posteriore, apice, parete anterolaterale o parete posteriore). Inoltre, se in media lo spessore parietale varia da 21 a 22 mm, ci sono casi di ipertrofia estrema fino a 60 mm e di ipertrofia lieve tra 13 e 15 mm. Infine, in parenti asintomatici di soggetti affetti, lo spessore miocardico può risultare normale (< 12 mm). La notevole variabilità di presentazione dell'ipertrofia parietale e la possibilità di pattern "pseudonormali" giustifica la difficoltà di fare diagnosi differenziale tra una MCI e il fisiologico adattamento all'esercizio fisico ("cuore d'atleta"), caratterizzato da una moderata ipertrofia ventricolare sinistra confinata alla parete anteriore (13-15 mm) e senza ostruzione dinamica del tratto di efflusso. Proprio in questa "zona grigia" alcuni criteri ecocardiografici e clinici (Tabella 19.2) fanno propendere per la diagnosi di malattia. Invece un diametro telediastolico endocavitario > 55 mm,

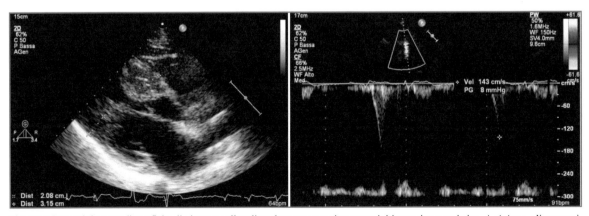

Fig. 19.1 Immagini ecocardiografiche di giovane pallavolista durante screening per attività sportiva agonistica. *A sinistra*, gli spessori, in modalità M-mode, del SIV e della parete posteriore (rispettivamente 31 e 20 mm). *A destra*, la dimostrazione dell'assenza di un gradiente di pressione intraventricolare. La diagnosi di MCI è stata successivamente confermata da analisi genetiche

una riduzione degli spessori parietali Vsx entro i limiti normali (< 13 mm) con il *detraining* (almeno tre mesi) sono tipici del cuore d'atleta [3].

Particolare attenzione deve essere riservata a bambini e adolescenti, poiché lo sviluppo della ipertrofia (nella maggior parte delle anomalie genetiche responsabili della MCI) si realizza nel periodo puberale, per cui nei soggetti con familiarità positiva si raccomandano studi di imaging seriati almeno sino a sviluppo somatico ultimato.

Oltre all'ecocardiogramma (Fig. 19.1) risulta molto utile ai fini diagnostici la *risonanza magnetica nucleare*, che permette di migliorare la diagnosi differenziale identificando meglio l'ipertrofia segmentale a livello della parete anterolaterale o dell'apice del Vsx. Inoltre l'iniezione del mezzo di contrasto (gadolinio) permette di evidenziare aree ove la sua eliminazione è più lenta, che risultano spesso associate alla presenza di fibrosi intramiocardica [4].

Utile alla diagnosi risulta il *test cardiorespiratorio*: negli atleti di endurance allenati i valori di VO_2 massimo risultano elevati (superiori a 50 ml/kg/min), mentre nei soggetti con MCI solitamente risultano inferiori o nei limiti della norma [4].

Attualmente per effettuare una diagnosi differenziale tra cuore d'atleta e MCI esistono in commercio *test di laboratorio* per la MCI che che consentono di effettuare l'analisi genetica basata sul DNA utile. Se un probando è positivo per una delle 10 mutazioni genetiche note responsabili della malattia, il test conferma la diagnosi; se invece il risultato è negativo, la malattia non può essere esclusa a causa dell'alta percentuale di falsi negativi. Tuttavia, se nell'ambito di una famiglia viene evidenziato il gene responsabile della malattia, la diagnosi nei familiari del soggetto malato risulta facile e poco costosa [2].

19.1.2 Stratificazione del rischio e idoneità sportiva

La necessità di una corretta stratificazione del rischio e l'eventuale interdizione dall'attività sportiva si basano sull'evidenza che la morte improvvisa, secondaria a una tachicardia ventricolare (TV) e fibrillazione ventricolare (FV) primaria, spesso rappresenta la prima manifestazione clinica della MCI, in particolare in soggetti giovani (< 30 anni), di solito precedentemente asintomatici o paucisintomatici [1]. Solo in una minoranza di casi (< 30%) la storia clinica risulta positiva per lipotimia, sincope,

palpitazioni e dolore toracico, anche atipico e a riposo. Inoltre, benché la maggior parte di questi soggetti muoiano in condizioni di riposo o lieve esercizio, una larga parte di questi pazienti collassa proprio durante attività fisica intensa, in particolare nel tardo pomeriggio o in prima serata (che corrispondono ai periodi di picco di competizione e training), e nell'ambito di sport di squadra, come il calcio o il basket [5].

La maggior parte delle morti improvvise riguarda atleti maschi (circa il 90%), ma questo può riflettere semplicemente una minore partecipazione delle donne a sport ad alto rischio come il calcio e un livello di attività fisica meno intensa [5]. Negli Stati Uniti si è inoltre osservato che la maggior parte delle morti improvvise negli atleti che praticano attività fisica agonistica riguarda soggetti di razza bianca, mentre i neri afro-americani sono coinvolti per il 40% [5]. Il consistente numero di morti improvvise negli atleti neri affetti da MCI stride con il dato epidemiologico di una bassa ospedalizzazione degli afroamericani; proprio questo aspetto rende meno probabile la diagnosi di MCI negli atleti neri che, non essendo sottoposti ad adeguati screening secondo le raccomandazioni di Bethesda [6], continuano l'attività sportiva, aumentando il loro rischio di morte improvvisa.

In Italia, l'introduzione negli ultimi 25 anni dell'ECG a 12 derivazioni nel programma di screening per la partecipazione all'attività sportiva [7] ha permesso di ridurre drasticamente il tasso di morte improvvisa negli atleti affetti da MCI, dal momento che il semplice ECG a riposo evidenzia anomalie fino al 95% dei casi nei soggetti affetti da questa malattia, che possono quindi essere prontamente esclusi dalle competizioni e interdetti dall'attività fisica strenua (Fig. 19.2). Infatti, alla riduzione di circa il 90% nell'incidenza annuale di morte improvvisa negli atleti (registrata in Veneto) è corrisposto un incremento significativo di atleti esclusi dall'attività agonistica.

In realtà lo spettro delle alterazioni elettrocardiografiche è molto vasto e include turbe di conduzione intraventricolare sinistra, elevati voltaggi del QRS, deviazione assiale sinistra marcata, onde Q patologiche (> 2 mm in profondità), anomalie significative della ripolarizzazione ventricolare (ST depresso, onda T negativa profonda nelle derivazioni precordiali e/o periferiche), nonché turbe di conduzione intra-atriale compatibili con ingrandimento atriale sinistro. Tuttavia queste anomalie, alcune delle quali si possono osservare in atleti ben allenati, in assenza di alterazioni strutturali

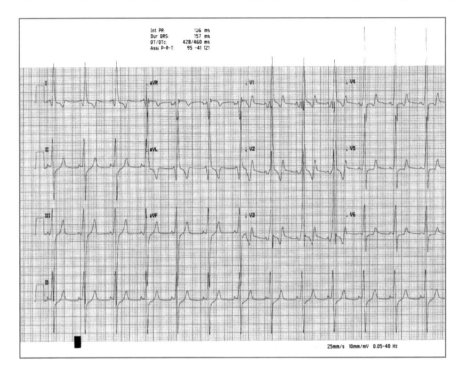

Fig. 19.2 ECG di base
di uno sportivo non agonista.
L'atleta viene riferito
per sospetta sindrome
di Wolf-Parkinson-White
(esclusa alle indagini
invasive).
L'ECG suggerisce
la presenza
di una cardiopatia ipetrofica,
successivamente confermata
all'imaging

cardiache ben evidenti da sole non autorizzano la dia-gnosi di MCI, ma impongono ulteriori accertamenti per confermare o meno la presenza della malattia.

Una volta posta diagnosi di MCI in un atleta, emer-gono i seguenti interrogativi:
- il livello di rischio cui l'atleta viene esposto in caso continui l'attività sportiva;
- la probabilità di riduzione del rischio in caso di in-terruzione dell'attività sportiva;
- i criteri per formulare i criteri di un'appropriata eli-gibilità o un'opportuna squalifica.

Se una stratificazione del rischio su base individuale è estremamente difficile, è relativamente più facile in-dividuare i pazienti a "basso rischio".

Ai fini della concessione dell'idoneità sportiva ap-pare ragionevole definire a basso rischio di morte im-provvisa i soggetti affetti da MCI caratterizzati da:
1. assenza di sintomi, soprattutto sincope o palpitazioni, prolungate, ricorrenti e da sforzo;
2. assenza di morte improvvisa giovanile tra i familiari di I grado;
3. ipertrofia lieve (massimo spessore pareti ventricolari < 18 mm);
4. assenza di dilatazione atriale (diametro sistolico < 45 mm);
5. assenza di ostruzione all'efflusso o insufficienza mi-tralica basale o durante sforzo;

6. assenza di ipotensione da sforzo (mancato incre-mento pressorio o riduzione della PA sistolica > 20 mmHg durante test da sforzo);
7. normale profilo Doppler del flusso transmitralico e normale profilo TDI del rilasciamento del ventricolo sinistro;
8. assenza di aritmie significative sopraventricolari (salve di TPSV o fibrillazione atriale) e ventricolare (tachicardia ventricolare non sostenuta) al monito-raggio Holter o comunque documentate;
9. assenza di *late enhancement* alla RM cuore.

Partendo dal presupposto che l'attività fisica intensa rappresenta un trigger per la morte improvvisa, tutti gli atleti affetti da MCI vengono squalificati dall'attività sportiva agonistica, con l'eccezione di sport come il golf o il bowling.

Per i pazienti definiti a "basso rischio", è possibile concedere un'idoneità, con controllo periodico, per al-cune discipline sportive a basso impegno cardiovasco-lare (come la vela, l'equitazione e il golf).

L'impianto di un defibrillatore automatico (ICD, *Im-plantable Cardioverter Defibrillator*) in prevenzione primaria negli atleti ad alto rischio non rappresenta un criterio di eligibilità allo sport. Infatti i soggetti con MCI sottoposti a impianto di ICD vanno esclusi dalla pratica agonistica.

È importante ricordare che, a differenza che in Italia

[8], negli Stati Uniti gli accertamenti per effettuare un programma di screening e di stratificazione del rischio non rientrano attualmente nel sistema sanitario nazionale [6, 9].

19.2 Displasia aritmogena del ventricolo destro

19.2.1 Definizione

La displasia/cardiopatia aritmogena del ventricolo destro (ARVD/C, *Arrhytmogenic Right Ventricular Dysplasia/ Cardiomiopathy*) è una malattia del muscolo cardiaco a carattere ereditario, associata a disfunzione sia elettrica che meccanica dei miocardiociti [10]. La caratteristica patologica risiede nella progressiva perdita di miociti e sostituzione fibroadiposa del tessuto muscolare, soprattutto a carico del ventricolo destro, che clinicamente può manifestarsi con tachicardia ventricolare (ad origine dal ventricolo destro) o, in maniera più drammatica, con arresto cardiaco da fibrillazione ventricolare, in particolar modo durante l'esercizio fisico. Non di rado si assiste a notevole dilatazione e disfunzione del ventricolo destro, o a disfunzione di entrambe le camere nei casi di coinvolgimento bi-ventricolare.

19.2.2 Epidemiologia negli atleti

La prevalenza di ARVD/C nella popolazione generale è stata variabilmente stimata da 1:2500 a 1:5000. La preziosa esperienza della Scuola italiana ha mostrato come questa patologia rappresenti una frequente causa di morte improvvisa nei giovani e negli atleti, responsabile di circa un quarto dei decessi che avvengono sui campi sportivi [11, 12]. L'incidenza di morte improvvisa da ARVD/C negli atleti è di circa 0,5%/100 000 per anno. Gli adolescenti e i giovani adulti che praticano attività sportiva hanno un rischio di 2,8 volte maggiore di morte improvvisa cardiaca rispetto alla loro controparte non atletica [13]. In particolare il rischio di morte improvvisa nella ARVD/C risulta 5,4 volte maggiore durante sport competitivi rispetto alla vita sedentaria. Il forte impatto mediatico e la drammaticità delle manifestazioni cliniche, poiché spesso l'esordio della malattia è rappresentato proprio dalla morte improvvisa, hanno imposto un nuovo approccio alla medicina sportiva, tra cui la necessità di adeguati screening preago-

nistici per identificare in maniera precoce gli atleti affetti, potenzialmente a rischio di aritmie fatali.

Lo scenario epidemiologico negli Stati Uniti è diverso rispetto a quello italiano; la cardiopatia ipertrofica è negli atleti americani il principale riscontro autoptico causa di morte improvvisa. Il programma di screening preagonistico italiano, introdotto da oltre 20 anni, ha modificato la prevalenza relativa delle varie patologie: la cardiopatia ipertrofica può infatti essere in molti casi sospettata dall'ECG di base (punto fondamentale del programma italiano) il che consente di escludere gli atleti affetti dalla competizione agonistica.

19.2.3 Cenni storici

La malattia è stata descritta per la prima volta nel 1736 da Giovanni Maria Lancisi, che nel libro "De motu Cordis et Aneurysmatibus" riportava la storia di quattro generazioni con palpitazioni, scompenso cardiaco, dilatazione e aneurismi del ventricolo destro, e morte improvvisa.

Dopo la descrizione di Osler nel 1905, che lo definì "cuore pergamenaceo" (*parchment heart*), solo nel 1982 si ebbe la prima interpretazione fisiopatologica della malattia, con la presentazione di una serie di 24 pazienti adulti affetti da aritmie ventricolari destre (tachicardie ventricolari tipo blocco di branca sinistra). Gli autori individuarono nel ventricolo destro l'origine del disturbo elettrico, mettendo in evidenza la disfunzione elettrica in assenza di ischemia miocardica, e adottarono il termine "displasia" sia per descrivere la natura, a loro avviso congenita, del processo patologico sia per sottolineare la diversa composizione citologica del miocardio (fibroadiposa).

Dagli anni '90 sono stati condotti numerosi studi, che hanno da un lato studiato le basi genetiche della malattia, dall'altro svelato la sua importanza quale causa di morte improvvisa nei giovani, mediante valutazioni autoptiche su giovani (< 35 anni) deceduti improvvisamente, soprattutto durante sforzo. L'ARVD/C risultava infatti la causa principale di morte improvvisa nei giovani (20%) che avveniva quasi costantemente sotto sforzo [10].

19.2.4 Genetica

Studi genetici hanno evidenziato la notevole eterogeneità genetica (geni multipli, stessa espressione fenotipica) della malattia. Correlazioni genotipo-fenotipo con esemplari anatomici hanno evidenziato il coinvolgimento frequente e prevalente del ventricolo sinistro in soggetti portatori di mutazioni nel gene di desmoplakina, tanto che oggi è preferibile parlare di ARVD/C.

Individuati i geni malattia (attualmente solo nel 50% dei casi eredo-familiari clinicamente affetti) si sono aperti due filoni di ricerca. Il primo è rappresentato dalla potenzialità di screening genetico delle famiglie dei pazienti con gene malato, per la diagnosi precoce e per l'identificazione dei cosiddetti portatori sani; il secondo invece è rappresentato dalla generazione di topi transgenici, con il gene malattia, per una più profonda comprensione degli eventi patogenetici e per l'individuazione di possibili interventi terapeutici non puramente sintomatici [10].

19.2.5 Caratteristiche cliniche e storia naturale

L'esordio clinico spesso avviene dopo l'infanzia, con palpitazioni e sincope. Sono stati osservati i seguenti quadri clinici:

- fase subclinica: i pazienti affetti possono essere asintomatici e la prima manifestazione della malattia è un arresto cardiaco;
- disturbi elettrici, genericamente con palpitazioni e sincope: la più tipica presentazione clinica della malattia è caratterizzata da aritmie ventricolari sintomatiche, con origine nel ventricolo destro, di solito indotte dallo sforzo. Le aritmie variano da battiti ectopici isolati a tachicardia ventricolare sostenuta fino a fibrillazione ventricolare con arresto cardiaco;
- scompenso cardiaco destro: la progressiva perdita di tessuto miocardico ventricolare destro può danneggiare la funzionalità del ventricolo destro e condurre a severa disfunzione di pompa;
- scompenso biventricolare: quando coinvolge il setto e il ventricolo sinistro, la malattia mima una miocardiopatia dilatativa e i sintomi sono quelli dello scompenso cardiaco congestizio. In questi casi sono frequenti casi di trombosi intramurale endocavitaria, soprattutto a livello di aneurismi o all'interno dell'auricola atriale, che predispongono a eventi tromboembolici (polmonari e sistemici); inoltre la disfunzione ventricolare può essere così marcata da richiedere un trapianto cardiaco.

Chiaramente il coinvolgimento del ventricolo sinistro

predispone ad aritmie polimorfe. L'incidenza di una prognosi fatale, per lo più aritmica, varia dallo 0,1-3% all'anno negli adulti con diagnosi di displasia aritmogena e in terapia, mentre rimane sconosciuta (potrebbe essere più alta) in casi di adolescenti e giovani in cui la malattia è silente e la prima manifestazione clinica può essere la morte improvvisa.

Inoltre, dalla caratterizzazione clinico-genetica familiare sono stati individuati tre distinti pattern di ARVD/C: un fenotipo ventricolare destro (sia isolato sia associato a coinvolgimento ventricolare sinistro), un fenotipo dominante sinistro, con manifestazioni cliniche precoci di scompenso sinistro, e un fenotipo biventricolare, con uguale coinvolgimento di entrambi i ventricoli. Negli ultimi due pattern aritmie ventricolari destre e sinistre e anomalie dell'ECG di superficie in sede inferolaterale possono indurre in errori diagnostici con la miocardiopatia dilatativa. Inoltre correlazioni fenotipo-genotipo hanno dimostrato una più alta incidenza di coinvolgimento ventricolare sinistro nei portatori dei mutazioni per la desmoplakina. Pertanto sarebbe più corretto parlare di miocardiopatia aritmogena (ARVD/C)

19.2.6 Patogenesi e patologia

La malattia consiste in una sostituzione fibroadiposa del miocardio del ventricolo destro, che si estende nel tempo progressivamente dall'epicardio all'endocardio fino a diventare transmurale. Questo implica un indebolimento di parete libera con conseguente dilatazione del ventricolo destro e formazione di aneurismi a livello della parete inferiore, apicale e infundibolare (il cosiddetto "triangolo" della displasia) [1].

19.2.6.1 Triangolo della displasia

Queste tipiche caratteristiche morfologiche del ventricolo destro aiutano nella diagnosi differenziale con il cosiddetto "cuore d'atleta", in cui la dilatazione del ventricolo destro, secondaria al training, è diffusa all'intero miocardio e non si accompagna ad alterazioni morfologiche e/o funzionali regionali. Inoltre il coinvolgimento del ventricolo sinistro, di solito confinato al subepicardio posterolaterale, è contemplato in circa la metà dei casi.

La sostituzione fibroadiposa, che sul piano istologico si accompagna ad aree focali di necrosi (e apoptosi) miocardica e di infiltrato infiammatorio, crea il substrato anatomico essenziale dei complessi meccanismi di rientro, alla base delle aritmie fatali. All'aritmogenesi potrebbero concorrere anche l'anomalo remodeling elettrico delle *gap juctions* o le post-depolarizzazioni tardive [1].

La correlazione tra eventi aritmici acuti ed esercizio fisico non ha una interpretazione univoca:

- l'esercizio fisico provoca un incremento acuto di carico e quindi una dilatazione del ventricolo destro, in particolare nelle aree più vulnerabili allo stress meccanico, con conseguente morte cellulare e aritmie ventricolari, in presenza di anomalie genetiche.
- ipersensibilità da denervazione, in base a cui la sostituzione fibroadiposa progressiva del ventricolo destro può danneggiare le terminazioni nervose che diventerebbero ipersensibili alle catecolamine liberate durante lo stress fisico, responsabili quindi di meccanismi di rientro e di aritmie;
- l'incremento della frequenza cardiaca e lo stress meccanico di parete, come quello indotto dal sovraccarico di volume ventricolare destro durante l'esercizio fisico possono contribuire alla disfunzione del canale cardiaco della rianodina.

Infine, un altro potenziale meccanismo aritmogeno dell'arresto cardiaco indotto dallo sport è rappresentato dalle post-depolarizzazioni tardive, provocate dal sovraccarico di calcio intracellulare.

19.2.7 Diagnosi

Particolare attenzione deve essere prestata dal clinico in caso di giovani o adolescenti che lamentano palpitazioni, sincope o che siano stati resuscitati da una morte improvvisa. In soggetti giovani sintomatici un forte elemento di sospetto sono le onde T invertite in V1-V3 oppure complessi ventricolari prematuri con morfologia a BBsx (Fig. 19.3).

Una tachicardia ventricolare con morfologia a BBsx deve sempre far sospettare una ARVD/C e quindi far escludere una tachicardia idiopatica a partenza dal tratto di efflusso del ventricolo destro. In giovani adulti e in particolare negli atleti, presentazioni cliniche meno comuni sono rappresentate dallo scompenso destro o biventricolare.

Non esiste un esame unico, *gold standard*, per effettuare la diagnosi, che di solito viene fatta sulla base della presenza di criteri maggiori e minori standardizzati dalla Task Force Criteria [14] che includono anomalie ECG, aritmie ventricolari, morfologia e funzione del ventricolo destro, istopatologia e storia familiare (Tabella 19.3). Si fa diagnosi di ARVD/C se sono rappresentati due criteri maggiori, uno maggiore e due minori, o quattro criteri minori.

Tali criteri, in base ai quali si è fatta diagnosi di ARVD/C negli ultimi 15 anni, sono altamente specifici ma poco sensibili per la diagnosi precoce. Aiutano nella diagnosi differenziale con la miocardiopatia dilatativa e con la tachicardia idiopatica del tratto di efflusso del ventricolo destro.

Dal momento che una larga proporzione di pazienti sono asintomatici o lievemente sintomatici e vengono identificati soltanto durante uno screening familiare di soggetti affetti o di giovani pazienti deceduti improvvisamente o durante test di valutazione di idoneità sportiva, è stata effettuata una modifica dei criteri diagnostici della Task Force che, pur non essendo in grado di quan-

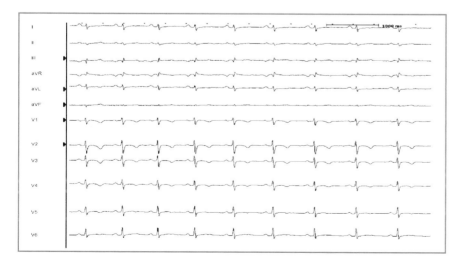

Fig. 19.3 Uomo di 32 anni con occasionali palpitazioni. Alla visita di idoneità sportiva alterazioni T in V1-V4. Le successive indagini porteranno alla diagnosi di ARVD

Tabella 19.3 Task Force Criteria [14]

Disfunzione globale e alterazioni strutturali	Maggiori	2D Eco	Acinesie, discinesie regionali o aneurismi del Vdx o regionale e uno dei seguenti parametri (telediastole): - PLAX RVOT >32 mm (PLAX/BSA >19 mm/m²) - PSAX RVOT >36 mm (PSAX/BSA >21 mm/m²) - fractional area change <33%
		RM	Acinesia o discinesia regionale Vdx o contrazione dissincrona e uno dei seguenti parametri: - ratio EDV/BSA >110 m/m² (uomo) o >100 mL/ m² (donna) - EF Vdx <40%
		Angiografia Vdx	Acinesie, discinesie regionali o aneurismi del Vdx
	Minori	2D Eco	Acinesie o discinesie regionali del Vdx e uno dei seguenti parametri (telediastole): - PLAX RVOT >29 e <32 mm (PLAX/BSA >16 e <19 mm/m²) - PSAX RVOT >32 e <36 mm (PLAX/BSA >18 e <21 mm/m²) - fractional area change >33% e <40%
		RM	Acinesia o discinesia regionale Vdx o contrazione dissincrona e uno dei seguenti parametri: - ratio EDV/BSA >100 e <110 ml/m² (uomo) o >90 ml/ m² e <100 (donna) - EF VDx >40% e <45%
Caratterizzazione tissutale	Maggiori		Miociti residui <60% all'analisi morfometrica (o <50% se stimata), con sostituzione fibrosa del miocardio della parete libera Vdx in >1 campione, con o senza sostituzione adiposa tissutale alla biopsia endomiocardica
	Minori		Miociti residui >60% e <75% all'analisi morfometrica (o 50-75% stimata), con sostituzione fibrosa del miocardio della parete libera Vdx in >1 campione, con o senza sostituzione adiposa tissutale alla biopsia endomiocardica
Anomalie della ripolarizzazione	Maggiori		T negative nelle derivazioni precordiali destre e oltre nei soggetti >14 anni (in assenza di BBdx completo)
	Minori		T negative in V1-V2 nei soggetti >14 anni (in assenza di BBdx completo) o in V4-V6 T negative in V1-V3 e V4 nei soggetti >14 anni in presenza di BBdx completo
Anomalie della depolarizzazione/ conduzione	Maggiori		Onda ε nelle derivazioni precordiali destre (V1-V3)
	Minori		Potenziali tardivi (SA-ECG) in >1 dei 3 parametri in assenza di QRS >110 ms all'ECG di base QRS filtrato >114 ms Durata del QRS terminale <40 mV che sia >38 ms Media della radice quadrata dei 40 ms finali <20 mV Durata del QRS terminale >55 ms in assenza di BBdx
Aritmie	Maggiori		TV sostenute o non sostenute a morfologia BBsx con asse superiore (QRS negativo o indeterminato in DII-DIII e aVF e positivo in aVL)
	Minori		NSVT o SVT morfologia BBsx con asse inferiore o indeterminabile BEV >500 in 24 ore

(cont. →)

Tabella 19.3 Task Force Criteria [14] (continua)

Storia familiare	Maggiori	Un caso di ARVD (sec. indicazioni correnti) nei parenti I grado Un caso di ARVD (sec. indicazioni correnti) diagnosticata autopticamente nei parenti I grado Riscontro di una mutazione genetica associata ad ARVD
	Minori	Storia di ARVC/D in un parente di I grado Morte improvvisa (<35 anni) in un parente di I grado sospetta per ARVC/D ARVC/D confermata in un parente di II grado

ARVD/C, Arrhytmogenic Right Ventricular Dysplasia/Cardiomiopathy; *BBdx*, Blocco di branca destra; *BEV*, Battito Ectopico Ventricolare; *BSA*, Bodysurface area; *EDV*, End Diastolic Volume; *EF*, Ejection Fraction; *NSVT*, Not Sustained Ventricular Tachicardia; *SVT*, Sustained Ventricular Tachicardia; *PLAX*, Parasternal Long Axis; *PSAX*, Parasternal Short Axis; *SAECG*, Signal Averaging ECG; *RVOT*, Right Ventricle Output Tract.

tificare i vari gradi di anomalie morfofunzionali ventricolari destre, è utile soprattutto per la diagnosi della malattia nei parenti di primo grado di pazienti affetti [15] (Tabella 19.4). La presenza di onde T invertite in V1-V3 in soggetti >14 anni, di potenziali tardivi, di oltre 2000 BEV nelle 24 ore, di TV a BBsx, o di lievi anomalie strutturali e funzionali del Vdx possono essere sufficienti per la diagnosi, anche in assenza degli altri tradizionali criteri della Task Force.

Oltre all'*ECG a 12 derivazioni*, i test di imaging sono dirimenti nella diagnosi. L'*ecocardiografia* riveste un ruolo principe, non solo nella diagnosi, ma anche per il follow-up, grazie all'individuazione delle tipiche anomalie morfofunzionali del ventricolo destro (anomalie della cinetica di parete, trabecolature e sacculazioni del ventricolo destro). Recentemente, inoltre, sono stati proposti criteri quantitativi come la dilatazione diastolica del tratto di efflusso del ventricolo destro (nel 100% dei probandi, > 30 mm nell'89% dei casi).

Anche la *risonanza magnetica cardiaca* offre valide informazioni, essendo in grado di fornire la caratterizzazione tissutale. Tuttavia, poiché l'infiltrato adiposo non è altamente specifico dell'ARVD/C, essendo comune in cuori normali di anziani e soggetti obesi, la cine-RM è più utile nell'individuare le anomalie di cinetica di parete in associazione alle anomalie della struttura e del volume del ventricolo destro. Inoltre la RM con gadolinio permette di individuare aree di sostituzione fibrosa negli stadi precoci della malattia, ancor prima che si instaurino le anomalie funzionali.

L'*angiografia* ha una specificità > 90% del discriminare *buldging* acinetici e discinetici a livello infundibolare, apicale e nella regione sottotricuspidale (triangolo della displasia).

Il *mappaggio elettroanatomico*, in genere eseguito durante studio elettrofisiologico, individua le aree di basso voltaggio che corrispondono alla sostituzione fibroadiposa ed è utile nella diagnosi differenziale con la tachicardia idiopatica del tratto di efflusso del ventricolo destro (che spesso presenta anche morfologia peculiare all'ECG di superficie) e con la miocardiopatia infiammatoria.

La *biopsia endomiocardica* viene eseguita in casi selezionati, in regione standard apicale destra o sotto guida elettroanatomica. I campioni bioptici permettono di fare diagnosi con la dimostrazione della sostituzione fibroadiposa, utile per la diagnosi differenziale con miocarditi o sarcoidosi. Attualmente all'analisi morfometrica del campione bioptico, una sostituzione fibroadiposa con conseguente atrofia miocardica che comporti un'area di miocardio residua < 60% rappresenta un criterio diagnostico maggiore, mentre un'area miocardica residua > 60-75% è un criterio minore. È intuitivo un potenziale ruolo della biopsia per la diagnosi precoce della malattia, dal momento che i campioni bioptici sono un valido supporto per le analisi di immunoistochimica.

Il follow-up dei pazienti affetti da ARVD si esegue con test non invasivi seriati, come l'ECG a riposo e da sforzo, l'ECG Holter nelle 24 ore e l'ecocardiogramma color-Doppler. Se emergono aritmie ventricolari complesse, anche in assenza di sintomi, è opportuno programmare un'indagine elettrofisiologica invasiva.

19.2.8 Diagnosi differenziale con il cuore d'atleta

La diagnosi di ARVD/C in un giovane atleta può essere difficile soprattutto per la presenza di adattamenti strut-

Tabella 19.4 Criteri ECG per la diagnosi di ARVD (in corsivo i criteri introdotti successivamente alla Task Force)

Anomalie depolarizzazione	QRS >110 ms in V1-V3
	Onde ε
	TAD >55 msec in V1-V3
Anomalie ripolarizzazione	Onde T neg. in V1-V3
	SA-ECG patologici
TV	LBBB TV
	LBBB TV ed asse sup
	TV plemorfe

TAD, delay di attivazione terminale del QRS; *TV*, tachicardia ventricolare; *LBBB*, blocco di branca sinistra, *SA-ECG*, signal-averaged ECG.

turali ed elettrici, fisiologici e reversibili, del sistema cardiovascolare in risposta all'allenamento prolungato. Tale condizione, nota come "cuore d'atleta", è caratterizzata da un incremento delle dimensioni endocavitarie e alterazione degli spessori parietali del miocardio ventricolare, con tratti che richiamano l'ARVD/C. I criteri morfologici a favore di una dilatazione ventricolare fisiologica in risposta al training consistono in una preservata funzione ventricolare globale e regionale, in assenza di anomalie della cinetica regionale, come aree di discinesia o buldging diastolici. In mancanza delle note anomalie strutturali del ventricolo destro, frequenti battiti ectopici ventricolari o l'inversione delle onde T nelle precordiali destre possono non rappresentare una ARVD. Un'accurata diagnosi differenziale in questi casi è di fondamentale importanza, in considerazione delle implicazioni etiche, medico-legali e psicologiche. Alla luce dei progressi effettuati dalla genetica molecolare negli ultimi 20 anni, è auspicabile che nel prossimo futuro siano a disposizione test genetici in grado di supportare una definitiva diagnosi [16].

19.2.9 Screening per partecipazione ad attività sportiva

Uno screening sistematico pre-partecipazione ad attività sportiva è stato sviluppato dal Centro di Medicina dello Sport dell'Università di Padova [6,17]. In confronto al periodo pre-screening (1979-1981), il rischio relativo di morte improvvisa cardiovascolare è risultato più basso del 44% nella prima fase post-screening (1982-1992) e del 79% nel periodo tardivo post-screening (1993-2004). Il maggior contributo a tale riduzione è dovuto alla precoce identificazione di ARVD/C. Un'analisi *time trend* ha infatti rivelato che l'incidenza della morte improvvisa secondaria ad ARVD/C si è ridotta di circa l'84% negli ultimi 24 anni (dal 3,8 per 100 000 persone all'anno a 0,4 per 100 000 persone all'anno). Inoltre questo declino nella mortalità risulta parallelo con l'incremento del numero di miocardiopatie (sia ipertrofica sia ARVD/C) diagnosticate negli atleti.

Pertanto l'identificazione precoce degli atleti affetti da ARVD/C ha un ruolo cruciale nella prevenzione della morte improvvisa. La maggior parte dei giovani atleti con morte improvvisa mostra anomalie della depolarizzazione e ripolarizzazione all'ECG di superficie a riposo, che dovrebbero spingere il medico a ulteriori indagini per una diagnosi definitiva. Per esempio, l'inversione delle onde T in V1-V3, che di solito ricorre in meno dell'1% dei maschi sani tra i 19 e i 45 anni, dovrebbe rappresentare un elemento di sospetto di presenza di ARVD/C potenzialmente fatale in giovani atleti apparentemente sani [18]. Nel Veneto, più dell'80% degli atleti deceduti per morte improvvisa cardiaca presentava storia di sincope, anomalie elettrocardiografiche e tachicardie ventricolari [12].

In un'analisi retrospettiva di Turrini et al. [19], una dispersione del QRS >40 ms rappresenta il più forte indicatore prognostico di morte improvvisa, con una sensibilità del 90% e una specificità del 77%.

Lo screening *life saving* degli atleti deve iniziare con un'accurata anamnesi personale e familiare, una valutazione clinica appropriata e un ECG a 12 derivazioni a riposo, che rappresenta un mezzo sensibile e potente non solo per l'identificazione ma anche per la stratificazione del rischio e per il trattamento degli atleti affetti da CMP miocardiopatia e ARVD [20]. Infatti, anche in soggetti asintomatici le anomalie della depolarizzazione e ripolarizzazione nelle derivazioni precordiali destre vanno considerate con cautela. Infine la visualizzazione delle anomalie morfofunzionali del ventricolo destro con una metodica di imaging (ecocardiografia, angiografia e RM) e, in casi selezionati, la dimostrazione della sostituzione fibroadiposa con la biopsia endomiocardica permettono di confermare la diagnosi.

Lo screening genetico riveste un ruolo di primaria importanza e permette di individuare anomalie genetiche nel 40-50% dei probandi [1]. I candidati sono sia i pazienti con diagnosi incerta sia i familiari dei probandi con deficit genetici. In questi ultimi soggetti, lo screening genetico risulta determinante per l'individuazione precoce di portatori apparentemente sani della malattia (*healthy carriers*) che, pur essendo asintomatici, dovrebbero essere sottoposti a una valutazione clinica seriata durante la loro vita. Infatti, in considerazione della progressività della malattia (che potrebbe esordire anche in età più avanzata), questi soggetti sono a rischio e vanno scoraggiati da un'attività fisica di tipo agonistico, mentre può essere praticata un'attività sportiva di tipo non agonistico ma sempre in seguito a regolari controlli di follow-up. Circa il 50% dei familiari di pazienti affetti dalla malattia risultano non portatori dei deficit genetici (non carriers) e sono quindi da considerarsi individui sani, che non necessitano di controlli seriati, possono svolgere attività sportiva e condurre una vita normale senza il rischio di trasmettere la malattia ai propri figli.

Tra i familiari con deficit genetici solo un terzo risponde ai criteri diagnostici di malattia, mentre un 15% mostra alcune anomalie elettrocardiografiche come i battiti ectopici ventricolari e i potenziali tardivi.

19.2.10 Raccomandazioni per l'attività sportiva in atleti affetti da ARVD

La prevenzione della morte improvvisa rappresenta la più importante strategia di trattamento della ARVD/C [6, 7, 20]. Analisi retrospettive hanno individuato diversi fattori di rischio (storia di sincope, precedente arresto cardiaco, giovane età, storia familiare maligna, partecipazione a sport competitivi, tachicardie ventricolari, severa disfunzione ventricolare destra, coinvolgimento ventricolare sinistro, una dispersione del QRS >40 ms), il cui valore prognostico non è stato prospetticamente analizzato. Pertanto:

1. i *pazienti asintomatici e i portatori sani*, per i quali non si richiede un trattamento profilattico, devono essere sottoposti a follow-up cardiologici seriati (che devono includere: ECG a riposo a 12 derivazioni, ECG Holter 24 ore, test da sforzo, ecocardiogramma color-Doppler) per una precoce individuazione dei sintomi, del peggioramento degli stessi, di una nuova comparsa di aritmie ventricolari e/o di anomalie morfofunzionali del ventricolo destro. In questi soggetti non è raccomandato l'impianto profilattico di un ICD sia per la prognosi favorevole sia per le potenziali complicanze legate all'impianto;
2. in *pazienti affetti da ARVD/C* con TV emodinamicamente stabili possono essere impiegati sia i beta-

bloccanti sia l'amiodarone, da soli o in combinazione. L'ablazione della TV ha una percentuale di successo in acuto del 60-90%, ma l'incidenza delle recidive non è trascurabile, proprio a causa della natura progressiva della malattia.

Nei pazienti con pregresso arresto cardiaco e storia di sincope e di TV emodinamicamente instabili nonostante la terapia antiaritmica è appropriato l'impianto di ICD, che rimane invece controverso in prevenzione primaria in pazienti con multipli fattori di rischio, sincope, storia familiare di morte improvvisa.

In atleti con diagnosi di ARVD/C, le strategie di prevenzione della morte improvvisa, in accordo con le raccomandazioni europee e statunitensi per l'eligibilità allo sport, prevedono l'esclusione da tutti gli sport competitivi, indipendentemente dall'età, dal sesso, dalle caratteristiche fenotipiche della malattia e dal trattamento. La presenza di defibrillatori automatici esterni in corso di eventi sportivi non può essere presa in considerazione come eventuale presidio per la prevenzione della morte improvvisa, tale da giustificare la partecipazione di atleti affetti da ARVD ad attività sportive agonistiche.

In realtà le misure preventive sono palliative, non esistendo ad oggi una terapia eziologica, e come tale curativa, dell'ARVD/C. In alcuni casi di scompenso cardiaco terminale, con instabilità elettrica refrattaria, è necessario il trapianto cardiaco.

Bibliografia

1. Maron BJ (2002) Hypertrophic cardiomyopathy: a systematic review. JAMA 287:1308-1320
2. Maron BJ, McKenna WJ, Danielson GK et al (2003) American College of Cardiology/European Society of Cardiology clinical expert consensus document on hypertrophic cardiomyopathy. A report of the American College of Cardiology Task Force on clinical expert society of cardiology committee for practice guidelines committee to develop an expert consensus document on hypertrophic cardiomyopathy. J Am Coll Cardiol 42:1687-1713
3. Maron BJ (2009) Distinguishing hypertrophic cardiomyopathy from athletes heart physiological remodelling: clinical significance, diagnostic strategies and implications for preparticipation screening. Br J Sports Med 43:649-656
4. Medicina dello Sport (2010) Rivista trimestrale della Federazione Medico-Sportiva Italiana. Protocolli cardiologici per il giudizio di idoneità allo sport agonistico 2009. Marzo 2010, vol 63
5. Maron BJ (2007) Hypertrophic cardiomyopathy and other causes of sudden cardiac death in young competitive athletes, with considerations for preparticipation screening and criteria for disqualification. Cardiol Clin 25:399-414

6. Maron BJ, Zipes DP (2005) 36th Bethesda Conference: eligibility recommendations for competitive athletes with cardiovascular abnormalities. J Am Coll Cardiol 45:1312-1375

7. Corrado D, Pelliccia A, Bjørnstad HH et al (2005) Cardiovascular preparticipation screening of young competitive athletes for prevention of sudden death: proposal for a common European protocol Consensus Statement of the Study Group of Sport Cardiology of the Working Group of Cardiac Rehabilitation and Exercise Physiology and the Working Group of Myocardial and Pericardial Diseases of the European Society of Cardiology. Eur Heart J 26:516-524

8. Pelliccia A, Maron BJ (1995) Preparticipation cardiovascular evaluation of the competitive athlete: Perspectives from the 30-year Italian experience. Am J Cardiol 75:827-828

9. Maron BJ, Thompson PD, Ackerman MJ et al (2007) Recommendations and considerations related to preparticipation screening for cardiovascular abnormalities in competitive athletes. 2007 Update: A scientific statement from the American Heart Association Council on Nutrition, Physical Activity, and Metabolism: Endorsed by the American College of Cardiology Foundation. Circulation 115;1643-1655

10. Basso C, Corrado D, Marcus FI et al (2009) Arrhythmogenic right ventricular cardiomyopathy. Lancet 373:1289-1300

11. Corrado D, Thiene G, Nava A et al (1990) Sudden death in young competitive athletes: clinico-pathologic correlations in 22 cases. Am J Med 89:588-596

12. Corrado D, Basso C, Schiavon M et al (1998) Screening for hypertrophic cardiomyopathy in young athletes. N Engl J Med 339:364-369

13. Corrado D, Basso C, Rizzoli G et al (2003) Does sports activity enhance the risk of sudden death in adolescents and young adults? J Am Coll Cardiol 42:1959-1963

14. McKenna WJ, Thiene G, Nava A et al (1994) Diagnosis of arrhythmogenic right ventricular dysplasia/cardiomyopathy. Task Force of the Working Group Myocardial and Pericardial Disease of the European Society of Cardiology and of the Scientific Council on Cardiomyopathies of the International Society and Federation of Cardiology. Br Heart J 71:215-218

15. Hamid MS, Norman M, Quraishi A et al (2002) Prospective evaluation of relatives for familial arrhythmogenic right ventricular cardiomyopathy/dysplasia reveals a need to broaden diagnostic criteria. J Am Coll Cardiol 40:1445-1450

16. Maron BJ, Pelliccia A, Spirito P (1995) Cardiac disease in young trained athletes: insights into methods for distinguishing athletès heart from structural heart disease, with particular emphasis on hypertrophic cardiomyopathy. Circulation 91:1596-1601

17. Corrado D, Basso C, Pavei A et al (2006) Trends in sudden cardiovascular death in young competitive athletes after implementation of a preparticipation screening program. JAMA 296:1593-1601

18. Marcus FI (2005) Prevalence of T-wave inversion beyond V1 in young normal individuals and usefulness for the diagnosis of arrhythmogenic right ventricular cardiomyopathy/dysplasia. Am J Cardiol 95:1070-1071

19. Turrini P, Corrado D, Basso C et al (2001) Dispersion of ventricular depolarization-repolarization: a noninvasive marker for risk stratification in arrhythmogenic right ventricular cardiomyopathy. Circulation 103:3075-3080

20. Basso C, Corrado D, Thiene G et al (2007) Arrhythmogenic right ventricular cardiomyopathy in athletes: diagnosis, management, and recommendations for sport activity. Cardiol Clin 25:415-422

Miocarditi e pericarditi nei giovani atleti

20

Enrica Mariano

Abstract

Si definisce miocardite un processo infiammatorio del tessuto cardiaco. Particolare interesse hanno in ambito medico-sportivo le forme infettive, nella maggior parte dei casi di origine virale. La sintomatologia soggettiva, nelle forme acute, clinicamente conclamate, è caratterizzata da dolore toracico, cardiopalmo, dispnea da sforzo e si accompagna generalmente ad alterazione degli indici ematochimici di flogosi. Non raramente, però, il decorso clinico può essere paucisintomatico.

La pericardite è un processo infiammatorio del pericardio, che di solito coinvolge anche gli strati subepicardici del tessuto cardiaco; nella maggior parte dei casi essa è dovuta a un'infezione di natura virale. Il decorso è abitualmente rapido e la guarigione clinica avviene entro una o due settimane, anche se la completa risoluzione biologica può richiedere un periodo più lungo. Non sono rare le recidive, particolarmente nei primi 6-12 mesi dopo l'episodio.

I soggetti con diagnosi accertata di miocardite o di pericardite non devono partecipare ad alcuna attività sportiva finché il processo morboso non sia clinicamente guarito e comunque per un periodo non inferiore a sei mesi dall'esordio della malattia.

20.1 Introduzione

Le alterazioni elettrocardiografiche ed ecocardiografiche nel giovane atleta sono di solito ritenute espressione del fisiologico adattamento del cuore all'esercizio fisico ("cuore d'atleta") [1, 2]. Questo assunto potrebbe teoricamente generare confusione e spingere, talora, il medico dello sport a interpretare tutte le anomalie riscontrate nei tracciati elettrocardiografici degli atleti, comprese le aritmie e le alterazioni della ripolarizzazione ventricolare, come benigne e legate all'allenamento.

D'altro canto, un'alta percentuale di alterazioni istologiche riscontrate su campioni prelevati mediante biopsia endomiocardica, quali fibrosi, aumento del tessuto adiposo interstiziale e segni di miocardite acuta o subacuta, è stata riscontrata in soggetti che si presentavano all'esordio clinico con aritmie in assenza di cardiopatie documentate, peraltro identificati in precedenza come affetti da una malattia primitiva del circuito elettrico cardiaco [3].

La miocardite è stata in effetti suggerita, in passato come causa delle alterazioni della ripolarizzazione ventricolare [4] e di aritmie clinicamente documentate [5, 6] in giovani sportivi con cuori apparentemente sani, anche se l'esistenza di una diretta correlazione in vivo è difficile da dimostrare [7]. D'altro canto, la miocardite è stata anche invocata come substrato fisiopatologico di alcuni casi di morte improvvisa cor-

E. Mariano (✉)
Unità di Cardiologia Interventistica
Università "Tor Vergata", Roma

relati allo sport, verosimilmente agendo da trigger per lo sviluppo di un episodio di fibrillazione ventricolare fatale [8-10].

Zeppilli et al. [11] nel 1994 hanno documentato la diagnosi inequivocabile di miocardite in quattro giovani atleti (due con fibrosi e due senza fibrosi) su sei sottoposti a biopsia endomiocardica per disturbi minori del ritmo cardiaco e anomalie ecocardiografiche aspecifiche (Fig. 20.1); negli altri due atleti le anomalie morfologiche e funzionali cardiache si associavano a quadri di fibrosi aspecifica al pezzo istologico, in presenza, tuttavia, di una storia clinica fortemente suggestiva di pregresso episodio miocarditico.

L'esperienza di questi autori sottolinea che la valutazione delle anomalie ecocardiografiche minori nei giovani atleti deve essere rigorosa e tenere nel giusto conto il contributo della storia clinica del paziente, il livello di performance atletica e le indicazioni derivanti da precedenti controlli clinici, soprattutto qualora si ri-

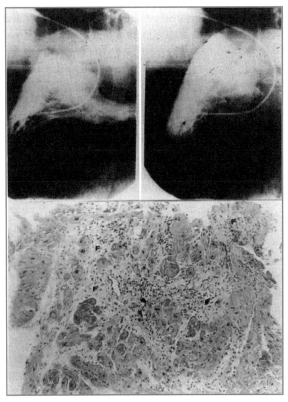

Fig. 20.1 a Ventricolografia destra (*sinistra* diastole, *destra* sistole) che documenta una moderata dilatazione del ventricolo destro e un'ipocinesia dell'apice. **b** Reperti di biopsia endomiocardica suggestivi per un quadro di miocardite con fibrosi (*F*) e alcuni foci di necrosi cellulare (colorazione ematossilina-eosina, ingrandimento per 1000)

scontrino alterazioni ai limiti della significatività quali una lieve depressione della funzione contrattile cardiaca e la presenza di dissinergie segmentali minori della parete ventricolare. Qualora si ritenga necessario, il soggetto viene sottoposto a rivalutazione clinica dopo adeguato periodo di *detraining* fisico, allo scopo di eliminare il fattore confondente delle anomalie tipiche del "cuore d'atleta". Basti pensare che la miocardiopatia dilatativa all'esordio, quando la funzione contrattile è ancora preservata, può mimare tutto il continuum di alterazioni ecocardiografiche contemplate nel pattern ecocardiografico tipico del "cuore d'atleta".

Inoltre l'ecocardiografia da stress riveste un ruolo cruciale nella diagnostica di quei soggetti che mostrano alterazioni della funzione di pompa cardiaca solo dopo esercizio strenuo.

La displasia aritmogena del ventricolo destro (ARVD) è stata riconosciuta per lungo tempo come il killer più indagato dei giovani atleti italiani, conducendo talora a eccesso di diagnosi erronee, in quanto le aritmie ventricolari a morfologia tipo blocco di branca sinistra non riconoscono necessariamente un singolo specifico substrato. A volte possono infatti essere correlate a una *noxa* patogena che, nella fase di acuzie del processo di miocardite, genera transitorie alterazioni quali dilatazione e ipocinesia apicale a carico della camera ventricolare destra che regrediscono progressivamente nel follow-up [12].

La diagnosi precoce di miocardite nei giovani atleti trova la sua rilevanza nella prescrizione di un periodo di astensione dall'attività fisica, in quanto l'esercizio intenso potrebbe influenzare negativamente il processo immunologico che accompagna l'infiammazione miocardica [13].

20.2 Miocardite nei giovani atleti

20.2.1 Inquadramento diagnostico

Si definisce miocardite un processo infiammatorio del tessuto cardiaco. Particolare interesse hanno in ambito medico-sportivo le forme infettive, nella maggior parte dei casi di origine virale.

La sintomatologia soggettiva, nelle forme acute, clinicamente conclamate, è caratterizzata da dolore toracico, cardiopalmo, dispnea da sforzo e si accompagna generalmente ad alterazione degli indici ematochimici di flogosi. Non raramente, però, il decorso clinico può essere paucisintomatico (astenia, febbricola transitoria, faticabilità, tachicardia, cardiopalmo episodico) e per tale motivo facilmente sottovalutato dall'atleta. L'esame obiettivo nelle forme acute può presentare un 3° o 4° tono e talora un soffio puntale da rigurgito mitralico.

L'ECG può mostrare una serie di anomalie morfologiche, quali voltaggi ridotti del QRS nelle derivazioni precordiali, anomalie della ripolarizzazione ventricolare, oltre ad aritmie e turbe della conduzione atrio-ventricolare e dell'attivazione ventricolare.

L'ecocardiografia Doppler documenta, soprattutto nei casi conclamati, una compromissione globale della funzione sistolica del ventricolo sinistro associata a dilatazione ventricolare. L'entità della disfunzione e della dilatazione può essere modesta e/o a carattere segmentario (coinvolto più spesso l'apice), e può scomparire dopo risoluzione del processo miocarditico. In alcuni casi il medico sportivo può consigliare l'integrazione diagnostica con indagine RM ai fini di identificare il *delayed enhancement* tipico del processo miocarditico.

Il ruolo della biopsia endomiocardica è cruciale e viene considerato nei casi in cui, in presenza di un fondato sospetto clinico, la certezza diagnostica sia indispensabile per motivi terapeutici. I giovani atleti con diagnosi certa di miocardite non devono partecipare ad alcuna attività sportiva finché il processo morboso non sia totalmente guarito e comunque per un periodo non inferiore a sei mesi dall'esordio della malattia. Al termine di tale periodo, in assenza di segni clinici e bioumorali della malattia, si procederà a una rivalutazione del caso, diretta a verificare l'eventuale presenza di esiti morfologici e funzionali cardiaci e/o di aritmie. Si potrà prendere in considerazione la ripresa dell'attività sportiva agonistica qualora la valutazione clinica e gli esami non invasivi mostrino l'assenza di alterazioni significative della funzione contrattile e di aritmie significative. L'atleta dovrà comunque essere rivalutato periodicamente.

20.2.2 Miocardite come causa di morte improvvisa

La miocardite, nelle forme acuta, subacuta e talvolta anche cronica, è di relativo frequente riscontro in giovani praticanti [14], configurandosi come una causa di morte improvvisa (MI) da sport. Infatti, è stato da tempo segnalato in letteratura che la miocardite è responsabile dell'11-20% delle MI da sport [15]. Un recente statement scientifico formulato dalle comunità cardiologiche

definisce "morte cardiaca improvvisa" ogni morte che avvenga fuori dall'ospedale causata da qualsiasi causa cardiaca e che avvenga entro un'ora dall'insorgenza dei sintomi [16]. Il fatto che la morte improvvisa sia spesso la prima manifestazione della malattia cardiovascolare che la sottende la rende difficile da prevenire. Inoltre, la maggior parte di questi decessi avviene in soggetti considerati "a basso rischio" per l'evenienza di questo evento drammatico.

Fortunatamente, la morte cardiaca improvvisa nel giovane (meno di 35 anni) è un evento raro, intervenendo in solo l'1-2% di tutte le morti cardiache. Uno studio australiano evidenzia che nel 29% dei casi il cuore è strutturalmente normale, suggerendo che l'eziologia sia una sindrome genetica; l'infarto del miocardio (25%) e la miocardite (12%) seguono come cause più comuni, mentre la miocardiopatia ipertrofica sembra essere responsabile di solo il 6% di tutte le morti cardiache improvvise nel giovane. D'altro canto, negli Stati Uniti la miocardiopatia ipertrofica sembra essere la causa più nota di morte cardiaca improvvisa, mentre nel Nord Italia la displasia aritmogena del ventricolo destro risulta la causa più acclarata di *sudden death*. Il ruolo controverso del livello di attività fisica nella morte cardiaca improvvisa, che sembra essere più frequente nelle attività sportive agonistiche rispetto a quelle non competitive, rende cruciale il ruolo della diagnosi precoce anche della miocardite nei giovani atleti.

20.2.3 Diagnosi

La diagnosi clinica di miocardite è spesso difficile. Criteri clinici ed elettrocardiografici sono stati definiti per una corretta diagnosi in numerosi protocolli internazionali e nazionali [17], mentre la diagnosi laboratoristica è spesso incentrata su parametri generali di flogosi e sull'identificazione delle cause eziologiche della miocardite, utilizzando in particolare la sierologia anticorpale contro specifici virus o batteri e la sua evoluzione nel tempo.

La miocardite è un processo infiammatorio del miocardio spesso secondario a infezione acuta, subacuta o cronica delle prime vie respiratorie o del tratto gastroenterico e si caratterizza, istologicamente, per la presenza di infiltrato linfomonocitario con necrosi e degenerazione dei miociti a genesi non ischemica, come riportato in molti studi in cui è presente documentazione anatomoistopatologica [18].

L'incidenza di miocardite negli atleti è verosimilmente maggiore di quanto precedentemente sospettato, a causa della variabilità del quadro semeiologico e dell'incertezza dei criteri diagnostici non invasivi.

Gli agenti più comuni sono: adenovirus, citomegalovirus, enterovirus, herpes virus e parvovirus B 19. Le forme batteriche includono: *Chlamydia, Pneumoniae, Borrelia* e *Bartonella*. La diagnosi di miocardite su base virale richiede la conferma genomica su biopsie endomiocardiche o epicardiche. La virulenza dell'infezione virale murina viene esacerbata dall'esercizio fisico [48], malnutrizione, ormoni sessuali ed età. I topi infettati con virus cardiotropici mostrano tre stadi di malattia, che si applicano verosimilmente anche al modello umano.

La fase acuta (giorni 0-3) è caratterizzata da tossicità diretta dei cardiomiociti in assenza di cellule infiammatorie associata all'espressione di citochine quali $TNF\alpha$, $IFN\gamma$ e IL-1b. La fase subacuta (giorni 4-14) è caratterizzata da infiltrato infiammatorio associato alla secrezione di numerose citochine quali IL-1, IL-2, IL-6, IL-8 e molecole di adesione stimolate dal fattore di trascrizione NF-κB. Il terzo stadio (giorni 15-90) può portare a miocardiopatia dilatativa con aumento della fibrosi e della replicazione virale.

È noto che la terapia di prevenzione dello scompenso cardiaco fondata sull'utilizzo di farmaci quali betabloccanti, ACE-inibitori e antagonisti dell'aldosterone, associata alla sospensione dell'attività fisica per almeno sei mesi, riduce la mortalità, in accordo con le osservazioni di Burch e McDonald e Burch e Giles che dimostrarono come, dopo una anno di riposo a letto, la silhouette cardiaca alla radiografia del torace apparisse normale nel 60% dei soggetti affetti [49, 50].

20.2.4 Norme di comportamento

Per quanto riguarda il comportamento che il medico deve seguire per la diagnosi, il trattamento e il follow-up dei soggetti eventualmente affetti, sono state proposte linee guida internazionali e nazionali [1-10]. Esse sottolineano che i soggetti con diagnosi certa, o molto probabile, di miocardite non devono partecipare ad alcuna attività sportiva finché il processo morboso non sia totalmente guarito, e comunque per un periodo non inferiore ai 6 mesi dall'esordio della malattia [8, 11]. Al termine di tale periodo, in assenza di segni clinici o biomorali della malattia, si procederà a una rivaluta-

zione del caso, diretta a verificare l'eventuale presenza di esiti morfologici e funzionali, cardiaci o di aritmia persistente.

Si potrà riconsiderare la ripresa dell'attività sportiva agonistica, qualora la valutazione clinica e gli esami non invasivi mostrino l'assenza di alterazioni significative della funzione contrattile ventricolare e di aritmie significative, nel corso di monitoraggi elettrocardiografici dinamici o ECG da sforzo massimale da eseguire prima della ripresa dell'attività sportiva agonistica. L'atleta dovrà comunque essere rivalutato periodicamente presso centri cardiologici esperti nel settore.

A tale proposito sono stati approntati alcuni *protocolli di screening*, come quello descritto da Felicani et al. [18] in un articolo che riporta l'esperienza complessiva del Dott. Franco Naccarella presso la divisione di Cardiologia dell'Ospedale Maggiore di Bologna e che viene qui riassunto. Lo studio raccoglie due casistiche, entrambe prospettiche: la prima, dal 1990 al 2005, con 119 atleti o giovani praticanti attività sportiva, e la seconda, dal 2006 in poi, che allo stato attuale ha documentato 11 casi consecutivi di miocardite in giovani atleti. I soggetti per cui viene proposto lo screening presentano segni modesti di infezione sistemica, con comparsa o peggioramento di aritmie ventricolari e/o alterazioni del tratto ST-T [18]. Nel corso di questa esperienza, su 119 atleti sottoposti a screening per le caratteristiche sopra riportate, 56 (47%) hanno presentato una sierologia positiva ed evolutiva per miocardite virale o batterica, come riportato nella Tabella 20.1. Le indagini sierologiche sono state eseguite al primo controllo e nei giorni successivi, a 3 e 6 mesi, prima della ripresa dell'attività sportiva. Di questi 56 soggetti, solo 28 (50%) presentavano segni clinici di miocardite associata a un'infezione sistemica. La totalità di questi aveva presentato o presentava febbre o febbricola, segni di infezione recente (settimane o mesi precedenti) delle alte vie respiratorie o del tratto gastroenterico. In 5 casi, erano presenti segni clinici di cardiomegalia e di insufficienza cardiaca (IC). In 2 casi ulteriori, furono riscontrati segni di insufficienza cardiaca congestizia, con associato versamento pericardico e/o pleurico. In un caso, la miocardite simulava un infarto miocardico acuto, con blocco atrioventricolare e fascicolare di vario grado, aspetti tipo miocardiopatia dilatativa (MCI) e IC acuta. Le complicanze aritmiche erano, in gran parte, di tipo ipercinetico ventricolare (27 su 28, 96%), e in 6 casi anche di blocco intraventricolare o di blocco atrioventricolare temporaneo o permanente. In 26 casi su

28 è stata interrotta l'attività sportiva per 6-12 mesi, come consigliato dai protocolli COCIS [19].

Per quanto riguarda l'*eziologia*, nei 56 soggetti positivi sono stati analizzati in particolare i 28 portatori di segni clinici di miocardite, documentando la prevalenza degli agenti eziologici (Tabella 20.1). Nelle Figure 20.2 e 20.3 vengono graficamente riportate le correlazioni tra aritmie ventricolari e l'evoluzione della sierologia in soggetti affetti rispettivamente da infezione da enterovirus, toxoplasmosi e legionellosi.

Il trattamento, nella maggior parte dei casi in regime di degenza ospedaliera, è stato quello previsto in letteratura e riportato per protocolli di infezione batterica o virale in alcuni testi. A completamento dell'iter diagnostico è stata eseguita, solo in 2 casi, una biopsia endomiocardica del ventricolo destro, che è risultata positiva, secondo i criteri riportati in letteratura [17].

In 7 casi, dopo la guarigione clinica, è stato ritenuto utile eseguire uno studio elettrofisiologico endocavitario per verificare l'inducibilità di aritmie maggiori, con un protocollo simile a quello utilizzato per altre sindromi aritmiche [14].

Il protocollo è stato integrato con altre metodiche diagnostiche invasive o non invasive, in casi in cui fosse importante escludere altre patologie associate alla miocardite, causa di MI, come la sindrome di Brugada [14] o la displasia ventricolare destra [18].

La tipizzazione linfocitaria prevista nel protocollo ha permesso di documentare due casi: uno di immunodeficienza congenita, con associate infezioni recidivanti includenti pericardiomiocardite, e uno di immunodeficienza acquisita in sindrome da AIDS, diagnosticata tardivamente in un soggetto giovane con infezioni recidivanti polmonari, pleuropericardiche ed endocardiche con embolie settiche [17]. L'esecuzione e il dosaggio di autoantigeni e autoanticorpi ha permesso di diagnosticare un caso di pericardiomiocardite in corso di connettivite sistemica tipo LES.

Tabella 20.1 Cause eziologiche di miocardite-IVS atipica

- 12 casi da echo-coksackie B, enterovirus, di cui uno mortale da miocardite virale a cellule giganti
- 4 casi di toxoplasmosi, di cui uno mortale
- 4 casi di mononucleosi infettiva
- 2 casi di *Mycoplasma pneumoniae*, 2 casi in associazione a infezioni da *herpes virus* ed *herpes zoster*
- 1 caso di borreliosi o sindrome di Lyme
- 1 caso di legionellosi

In questa coorte di pazienti, l'evoluzione è stata generalmente benigna, la prognosi buona con terapia specifica, astensione dall'attività sportiva e riposo fisico per 6-12 mesi. L'attività sportiva è stata ripresa in 18 casi su 28 (64%), ai tempi previsti e con le modalità precedentemente segnalate. In questo primo gruppo, non sono state osservate conseguenze serie o mortali a distanza, oltre i tre decessi segnalati. Va menzionata, però, la recidiva di miocardite in 4 casi su 18 (22%), che ha richiesto ulteriori approfondimenti diagnostici e terapie specifiche.

In 6 casi su 28 (21%) sono stati eseguiti anche procedimenti ablativi per aritmie ventricolari o sopraventricolari, conseguenze probabili degli esiti di miocardite. Solo in 3 casi su 6 (50%) è stato possibile concedere l'idoneità cardiologica all'attività sportiva agonistica, dopo la procedura ablativa.

In 10 casi su 28 (35,7%) è stata negata la ripresa dell'attività sportiva per sequele importanti sulla contrattilità miocardica o per la presenza di aritmie ventricolari frequenti e complesse persistenti.

20.2.5 Incidenza e prevalenza

La miocardite è stata frequentemente riconosciuta in soggetti giovani praticanti attività sportiva. È probabile che l'incidenza nella popolazione generale, e nella popolazione giovanile in particolare, sia decisamente più bassa, come riportato in alcune casistiche internazionali di screening di giovani militari o di studenti di college [5, 8, 9]

Per quanto riguarda la prevalenza, essa è strettamente legata al tipo di casistica di cui ogni centro dispone e alle modalità con cui viene selezionata [14, 20].

Particolare rilevanza ha la documentazione seriata dei movimenti anticorpali contro specifici virus e batteri, trascurata in altre sedi. Si tratta di anticorpi che, nella fase acuta, sono soprattutto IgM e IgA, e nella fase cronica IgG, che rappresenta la memoria immunologica della pregressa infezione.

Talvolta la sierologia anticorpale è modificata per pochi giorni in fase acuta, pertanto può essere di difficile documentazione. In fase cronica, quasi sempre è documentabile la persistenza di elevati livelli di IgG contro specifiche infezioni batteriche. Meno persistenti nel tempo, e quindi più difficilmente documentabili, sono gli anticorpi contro le infezioni virali, più comunemente causa di questa patologia.

20.2.6 Infezione sistemica e/o miocardica?

Da quanto detto, è chiaro che gli aspetti fin qui discussi sono indicativi di un'infezione sistemica con tropismo per il tessuto miocardico.

L'unico esame idoneo a confermare la diagnosi di miocardite è certamente la biopsia endomiocardica, eseguita mediante cateterismo cardiaco. La biopsia endomiocardica è una procedura invasiva che prevede un cateterismo cardiaco e il prelievo di tessuto miocardico dal setto interventricolare. Spesso la biopsia è negativa e ha un valore diagnostico limitato se la malattia non è ampiamente diffusa in tutto il miocardio.

In alternativa, viene eseguita una biopsia della parete libera del ventricolo destro. Essa è più specifica e più sensibile per la diagnosi di miocardite, ma è gravata da un certo rischio di emopericardio e di tamponamento cardiaco. In alternativa, può essere eseguita una biopsia endomiocardica del ventricolo sinistro [15-17].

20.2.7 Quadro clinico

Tra gli aspetti clinici più significativi occorre sottolineare la tipica evoluzione degli indici di flogosi sistemica e delle sierologie antivirali o antibatteriche specifiche (vedi Figg. 20.1-20.2), la cui normalizzazione in genere si associa a regressione delle aritmie ventricolari maggiori.

Un altro aspetto molto utile è la valutazione ecocardiografica seriata delle anomalie cinetiche regionali e dell'evoluzione nel tempo di un'eventuale quota di versamento pericardico, nonché la valutazione degli aspetti della giunzione epipericardica e di eventuali zone di fibrosi e/o di ispessimento.

20.2.8 Prognosi

L'evoluzione è in genere benigna e la prognosi buona con terapia specifica [17, 18]. Sicuramente importanti sono l'astensione dall'attività sportiva e dagli allenamenti per 6-12 mesi e il riposo fisico stretto in fase acuta e per il primo mese. Nell'esperienza del gruppo di Bologna, l'attività sportiva è stata ripresa in un'alta percentuale di casi (18 su 28, 64%) ai tempi previsti e con le modalità precedentemente segnalate.

È importante invece ricordare che la pericardiomiocardite, un tempo definita erroneamente "benigna", ha la tendenza a recidivare.

Nella casistica citata, 4 casi su 18 (22%) hanno recidivato più volte, a distanza anche di anni, richiedendo ulteriori approfondimenti diagnostici e terapie specifiche. In 6 casi su 28 (21%) sono stati eseguiti anche procedimenti ablativi per aritmie ventricolari o sopraventricolari, conseguenze probabili degli esiti di miocardite. Solo in 3 casi su 6 (50%) è stato possibile concedere l'idoneità cardiologica all'attività sportiva

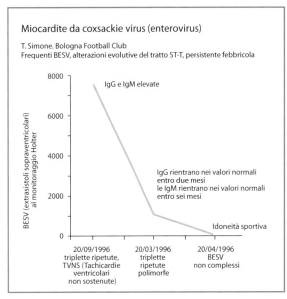

Fig. 20.2 Correlazione tra aritmie ed evoluzione della sierologia in un soggetto affetto da infezione da enterovirus

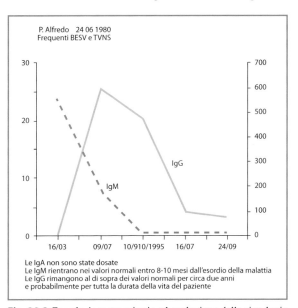

Fig. 20.3 Correlazione tra aritmie ed evoluzione della sierologia in paziente affetto da toxoplasmosi

agonistica. In un gruppo consistente (10 su 28) è stata negata la ripresa dell'attività sportiva, per sequele importanti sulla contrattilità miocardica o per la presenza di aritmie ventricolari frequenti e complesse persistenti. Sono stati osservati due decessi in fase acuta e un decesso al follow-up. In 2 soggetti si è osservata l'evoluzione in miocardiopatia dilatativa, in un solo caso di grado severo.

Per quanto riguarda il follow-up di soggetti sottoposti ad ablazione per aritmie sopraventricolari o ventricolari in un possibile contesto di miocardite subacuta o cronica, sono stati descritti rari casi di decesso per ablazione di aritmie ventricolari. Tale complicanza è rarissima, invece, in soggetti sottoposti ad ablazione per aritmie sopraventricolari [9].

I giovani atleti con esiti di miocardite sottoposti ad ablazione transcatetere efficace di aritmia ventricolare maggiore possono essere considerati idonei all'attività sportiva agonistica dopo aver eseguito un ecocardiogramma, un monitoraggio Holter e talvolta uno studio elettrofisiologico, purché:

1. non presentino una cardiopatia causa di per sé di non idoneità;
2. siano trascorsi almeno 3-6 mesi dall'intervento;
3. l'ECG non mostri segni di pre-eccitazione ventricolare nel caso di WPW o di aritmia ventricolare o sopraventricolare precedentemente documentata;
4. siano asintomatici, senza recidive cliniche di tachicardia sopraventricolare o fibrillazione atriale.

20.3   Pericardite nei giovani atleti

La pericardite è un processo infiammatorio del pericardio che di solito coinvolge anche gli strati subepicardici del tessuto cardiaco; nella maggior parte dei casi è dovuta a un'infezione di natura virale. Il decorso è abitualmente rapido e la guarigione clinica avviene entro una o due settimane, anche se la completa risoluzione biologica può richiedere un periodo più lungo. Non sono rare le recidive, particolarmente nei primi 6-12 mesi dopo l'episodio.

In alcune forme di pericardite, quale quella tubercolare, l'evoluzione biologica del processo infiammatorio può indurre fibrosclerosi dei foglietti pericardici, dando origine a forme croniche costrittive, ma tale forma è di raro riscontro nel giovane atleta.

La sintomatologia soggettiva è caratterizzata da dolore toracico acuto, febbre e si accompagna general-

mente ad alterazione degli indici ematochimici di flogosi quali VES e PCR; talvolta, il decorso può essere subdolo, con dolore toracico di tipo puntorio, astenia, febbricola transitoria; l'esame obiettivo nelle forme tipiche rivela la presenza di sfregamenti pericardici o pleuro-pericardici, in associazione a toni parafonici, di solito in presenza di un versamento significativo; l'ECG, può evidenziare anomalie della ripolarizzazione ventricolare (sopraslivellamento diffuso del tratto ST seguito da inversione dell'onda T); l'ecocardiogramma mostra, nel periodo di acuzie, la presenza di una falda liquida nel pericardio, talora minima, associata a un'aumentata reflettività e ispessimento dei foglietti pericardici.

La diagnosi di pericardite acuta è clinica piuttosto che ecocardiografica; l'associazione tra pericardite acuta e versamento o ispessimento pericardico non è costante [20]. Un versamento pericardico, generalmente lieve, è presente in circa il 20-30% dei casi, a seconda delle casistiche; l'entità del versamento, se presente, secondo alcuni autori sarebbe inversamente correlata alla prognosi. I soggetti con diagnosi accertata di pericardite non devono partecipare ad alcuna attività sportiva finché il processo morboso non sia clinicamente guarito e comunque per un periodo non inferiore a 6 mesi dall'esordio della malattia.

Il medico dello sport deve prescrivere un'attenta ripresa dell'attività sportiva agonistica solo nei casi in cui un'attenta valutazione clinico-strumentale mostri reperti nei limiti della norma. In caso di importante coinvolgimento del miocardio (miocardio-pericardite) vanno seguite le indicazioni terapeutiche proprie della miocardite.

Bibliografia

1. Maron BJ (1986) Structural features of the atlete's heart as defined by echocardiography. J Am Coll Cardiol 7:190-203
2. Zeppilli P (1988) The athlete's heart. Practical Cardiol 14:61-84
3. Pelliccia A, Maron BJ, Spataro A et al (1991) The upper limit of physiologic cardiac hypertrophy in highly trained elite atlete. N Engl J Med 324:295-301
4. Hosenpud JD, McAnulty JH, Niles NR (1986) Unexpected myocardial disease in patients with life threatening arrhythmias. Br Heart J 56:55-61
5. Strauzemberg Se, Olsen G (1980) The occurrence of electrocardiographical abnormalities in athletes: an expression of cardiovascular adaptation or a sign of a myocardial lesion? In: Lubich T, Venerando A (eds) Sports Cardiology. Bologna: Aulo Gaggi, pp 415-432
6. Palileo EV, Ashley WW, Swirin S et al (1982) Exercise pro-

vocable right ventricular out flow tract tachicardia. Am Heart J 104:185-193

7. Arbustini E, Grasso M, Diegli ML et al (1989) Utilità della biopsia endomiocardica nell'individuare i substrati aritmogeni nelle aritmie ventricolari dell'atleta apparentemente sano. Atti IV Congresso della Società Italiana dello Sport, Venezia, pp 332-336

8. Maron JB, Roberts WC, Mc Allister MA et al (1980) Sudden death in young atlete. Circulation 62: 218-229

9. Corrado D, Thiene G, Nava A et al. Sudden death in young competitive atlete: clinicopathologic correlation in 22 cases. Am J Med 89:588-596

10. Burke AP, Farb A, Virmani R et al (1991) Sports-related and non-sport-related sudden cardiac death in young adults. Am Heart J 121:568-575

11. Zeppilli P, Santini C, Palmieri V et al (1994) Role of myocarditis in atlete with minor arrhythmias and/or echocardiographic abnormalities. Chest 196:373-380

12. Scognamiglio R, Fasoli G, Nava A et al (1987) Two dimensional echocardiographic features in patients with spontaneous right ventricular tachicardia without apparent heart disease. J Cardiovasc Ultrasonography 6:113-118

13. Hosenpud JD, Campbell SM, Niles RN et al (1987) Exercise induced augmentation of cellular and humoral autoimmunity associated with increased cardia dilatation in experimental autoimmune myocarditis. Cardiovasc Res 21:217-22

14. Naccarella F, Bracchetti D, Quadrelli S et al (1996) Un protocollo per la diagnosi e il follow-up della sospetta miocardite in atleti. Int J Sport Cardiol 5:2-12

15. Maron BJ, Zipes DP (2005) 36th Bethesda Conference: eligibility recommendations for competitive athletes with cardiovascular abnormalities. J Am Coll Cardiol 45:1313-1375

16. Goldberger JJ, Cain ME, Hohnloser SH et al (2008) AHA/ACC scientific statement on noninvasive risk stratification techniques for identifying patients at risk for sudden cardiac death. A scientific statement from the American Heart Association council on clinical cardiology committee on eletrocardiography and arrhythmias and council on epidemiology and prevention . Circulation 118:1497-1518

17. Bowles NE, Ni J, Kearney DL et al (2003) Detection of viruses in myocardial tissues by polimerase chain reaction. Evidence of adenovirus as a common cause of myocarditis in children and adults. J Am Coll Cardiol 42:466-472

18. Rampazzo A, Nava A, Danieli GA et al (1994) The gene for arrhythmogenic right ventricular cardiomiopathy maps to chromosome 14q23-q24. Hum Mol Genet 3:959-962

19. Bachl N, Benazzo F, Biffi A et al (2010) Protocolli cardiologici per il giudizio di idoneità allo sport agonistico. Medicina dello Sport 63:1

20. Luft FC, Gilman JK, Weyman AE (1980). Pericarditis in the patient with uremia: clinical and echocardiographic evaluation. Nephron 25:160

Cause non strutturali di morte improvvisa

21

Roberto Biddau

Abstract

Gli atleti agonisti, per definizione, dovrebbero rappresentare la popolazione più sana e controllata; tuttavia anche tra di loro continuano a verificarsi casi di morte improvvisa. Questa rappresenta sempre un'evenienza drammatica e, oltre a sollevare un gran numero di implicazioni e interrogativi, pone il dubbio se sia possibile prevederla in qualche modo. Nella maggior parte dei casi queste morti sono provocate da una malattia strutturale, spesso su base genetica, non precedentemente identificata, come la miocardiopatia ipertrofica o la miocardiopatia aritmogena del ventricolo destro. Esistono però alcune patologie responsabili di morte improvvisa aritmica ma che non portano con sé evidenti alterazioni cardiache macroscopiche o istopatologiche: la sindrome del QT lungo (LQTS), la sindrome di Brugada (BrS), la sindrome del QT corto (SQTS) e la tachicardia ventricolare polimorfa catecolaminergica (CPVT). L'attuale classificazione le colloca fra le "miocardiopatie primitive su base genetica" sotto il nome di "malattie dei canali ionici". Tratto comune è infatti la presenza di mutazioni che alterano le caratteristiche dei canali ionici di membrana e di conseguenza il potenziale d'azione delle miocellule. L'instabilità elettrica che ne deriva può provocare aritmie ventricolari maligne e quindi la morte cardiaca improvvisa. In molti casi il sospetto di queste patologie può sorgere a seguito di un semplice elettrocardiogramma (ECG) a 12 derivazioni o, al massimo, di una prova da sforzo (CPTV), così che il soggetto possa poi essere avviato a ulteriori accertamenti per la conferma diagnostica.

21.1 Introduzione

La morte improvvisa è sempre un'evenienza drammatica che ha molteplici implicazioni e che solleva numerosi interrogativi circa l'eventuale prevedibilità della stessa; il suo impatto è ancora maggiore quando questa si verifica in atleti agonisti che, per definizione, dovrebbero rappresentare la popolazione più sana. Alla base di queste morti vi è, nella maggior parte dei casi, una malattia strutturale, spesso su base genetica, non precedentemente identificata come la miocardiopatia ipertrofica o la miocardiomatia aritmogena del ventricolo destro [1, 2]. Esiste tuttavia una serie di affezioni che possono condurre a morte improvvisa aritmica nelle quali non vi sono evidenti alterazioni cardiache macroscopiche o istopatologiche; queste patologie sono attualmente classificate tra le "miocardiopatie primitive su base genetica" e denominate "malattie dei canali ionici" [3]: la sindrome del QT lungo (LQTS), la sindrome di Brugada (BrS),

R. Biddau (✉)
Unità Operativa di Cardiologia
Ospedale Guglielmo da Saliceto, Piacenza

la sindrome del QT corto (SQTS) e la tachicardia ventricolare polimorfa catecolaminergica (CPVT). Caratteristica comune è la presenza di mutazioni che, a vario livello, modificano le caratteristiche dei canali ionici di membrana e di conseguenza del potenziale d'azione delle miocellule, generando una instabilità elettrica che può portare all'innesco di aritmie ventricolari maligne e di conseguenza a morte cardiaca improvvisa. Seppure la diagnosi postmortem non sia semplice e possa essere fatta esclusivamente attraverso analisi molecolari, la diagnosi "preevento" può essere posta sulla base di un semplice elettrocardiogramma (ECG) a 12 derivazioni o al massimo di una prova da sforzo (CPTV); da qui l'importanza di conoscerne le caratteristiche cliniche ed elettrocardiografiche al fine di poterle sospettare, avviando così i pazienti a ulteriori accertamenti per la conferma diagnostica.

21.2   Sindrome del QT lungo

La sindrome del QT lungo (LQTS) è costituita da un gruppo di malattie su base genetica che condividono come manifestazioni fenotipiche l'allungamento dell'intervallo QT, la sincope e il rischio di morte improvvisa per fibrillazione ventricolare. Le prime varianti ereditarie descritte furono la sindrome di Jervell e Lange-Nielsen e quella di Romano-Ward. Negli anni si sono comprese la basi molecolari di queste due varianti e si sono scoperte progressivamente numerose nuove mutazioni responsabili di LQTS a carico di circa 10 geni (Tabella 21.1). Le mutazioni sono principalmente a carico dei canali del potassio (LQT1-2-5-6-7), dei canali del sodio (LQT3-10) o di proteine come l'anchirina (LQT4) o la caveolina (LQT9), in grado di mo-

Tabella 21.1 Basi genetiche delle LQTS

Forma	Gene	Funzione	Frequenza
LQT1	KCN	$\downarrow I_{ks}$	30-35%
LQT2	KCN	$\downarrow I_{kr}$	25-30%
LQT3	SCN5A	$\uparrow I_{Na}$	5-10%
LQT4	ANK2	$\downarrow I_{Na,K}$	1-2%
LQT5	KCN	$\downarrow I_{ks}$	1%
LQT6	KCN	$\downarrow I_{kr}$	Rara
LQT7	KCN	$\downarrow I_{k1}$	Rara
LQT8	CACNA1C	$\uparrow I_{Ca,L}$	Rara
LQT9	CAV3	$\uparrow I_{Na}$	Rara
LQT10	SCN4B	$\uparrow I_{Na}$	Rara

dificare indirettamente la conduttanza ionica di membrana. Sebbene il numero di forme di LQTS proposte o confermate sia in crescente aumento è importante tenere presente che allo stato attuale è possibile identificare la mutazione in circa il 70% dei soggetti affetti e che nel 90% di questi essa è a carico dei geni responsabili delle prime tre varianti (LQT1, LQT2, LQT3).

Nella LQTS l'alterazione dei canali ionici comporta un'alterazione delle correnti ioniche transmembrana con conseguente prolungamento della fase di ripolarizzazione, dispersione dei periodi refrattari e genesi di postdepolarizzazioni precoci (EAD) che possono a loro volta innescare le torsioni di punte (TdP) [4], aritmie caratteristiche della sindrome; le TdP possono autolimitarsi, causando sintomi di breve durata come palpitazioni e/o sincope, o degenerare in fibrillazione ventricolare con conseguente morte improvvisa del soggetto.

21.2.1   Caratteristiche elettrocardiografiche e quadro clinico

La caratteristica elettrocardiografica principale è l'*allungamento dell'intervallo QT* corretto per la frequenza cardiaca (QTc). La correzione può essere eseguita facilmente e in maniera sufficientemente accurata mediante la formula di Bazett, che divide l'intervallo QT misurato per la radice quadrata dell'intervallo RR precedente:

$$QTc = \frac{QT}{\sqrt{RR}}$$

L'intervallo QT dovrebbe essere misurato nella derivazione in cui questo è più lungo; tuttavia talvolta può essere presente un'onda U che rende più difficile la misura: in questi casi è bene scegliere la derivazione in cui l'onda U sia assente o minore, o assumere come fine dell'onda T il punto di incontro tra la retta tangente la branca discendente dell'onda T e la retta che virtualmente prosegue sul piano dell'intervallo TP, che rappresenta l'isoelettrica [5]. Sono considerati anormali valori di QTc > 440 ms nell'uomo e > 460 ms nella donna, tenendo presente che maggiore è l'intervallo QTc, maggiore è il rischio aritmico, e che questo diventa decisamente elevato per valori di QTc > 500 ms. Esistono pazienti affetti da LQTS che presentano un intervallo QTc nei limiti della norma per la possibile bassa penetranza della mutazione. Sono state descritte caratteristiche genespecifiche del *tratto ST-T*: nei pazienti con LQT1 l'onda T presenta una morfologia normale e una base larga; nella LQT2 è di basso voltaggio e presenta un "notch"; nella LQT3 l'inizio dell'onda T è molto tardivo [6]. Può presentarsi per brevi momenti un'alternanza battito-battito dell'onda T, spesso prima dell'innesco delle TdP: essa rappresenta un importante marker di instabilità elettrica. È stata, infine, descritta la presenza di basse frequenze sinusali o di pause sinusali non correlate ad aritmia sinusale respiratoria: queste ultime possono giocare un ruolo nell'innesco delle TdP, in particolare nei pazienti portatori di LQT3.

Le *manifestazioni cliniche* della LQTS sono rappresentate dalla sincope e dalla morte cardiaca improvvisa. Sia l'esercizio che gli stress emozionali possono essere alla base degli eventi clinici, principalmente attraverso un aumento del livello di catecolamine circolanti; in normali condizioni queste hanno tra le varie azioni quella di accorciare l'intervallo QT agendo sulla componente lenta della corrente al potassio (I_{ks}); negli affetti da LQTS, in particolare LQT1, questa corrente è alterata e ne consegue un mancato accorciamento del QT con conseguente alterazione della ripolarizzazione, comparsa di EAD e maggiore probabilità di eventi aritmici; questa corrente è invece normale nei pazienti con LQT2 ed LQT3, nei quali gli eventi sono più raramente correlati all'esercizio fisico (LQT2) o addirittura avvengono durante il sonno (LQT3). Esistono, infatti, trigger aritmici specifici per le diverse varianti di LQTS: nella LQT1 gli eventi sono principalmente scatenati dall'esercizio (nuoto), nella LQT2 dagli stress emotivi (improvvisi suoni di elevata intensità come telefono, sveglia), seppure possano insorgere anche con l'esercizio e raramente a riposo, e dal periodo postpartum; nella LQT3, nella quale la mutazione è carico dei canali del sodio, le aritmie insorgono principalmente durante il sonno [7]. Nei pazienti con sindrome di Jervell e Lange-Nielsen è presente la sordità congenita.

Numerosi farmaci possono allungare l'intervallo QT sia in soggetti normali che in pazienti affetti che non presentano un elettrocardiogramma alterato, slatentizzando il fenotipo della sindrome e potenzialmente aumentando il rischio di eventi aritmici. Anche altre condizioni come le disionie, malattie autoimmuni o patologie che generano un marcato squilibrio autonomico possono essere implicate nella genesi di eventi aritmici in questi pazienti.

Tabella 21.2 Criteri diagnostici per LQTS

	Punteggio
Criteri elettrocardiografici	
Intervallo QTc (ms):	
≥480	3
460-480	2
450 (nei maschi)	1
Torsioni di punta	2
Alternanza onda T	1
Onda T con "notch" in 3 derivazioni	1
Bassa frequenza per età	0,5
Storia clinica	
Sincope	
da stress	2
senza stress	1
Sordità congenita	0,5
Storia familiare	
Familiari con diagnosi di LQTS	1
Morte improvvisa inspiegata in familiari con età < 30 anni	0,5

21.2.2 Diagnosi

Per la *diagnosi clinica* si utilizzano le caratteristiche elettrocardiografiche, la storia clinica personale e quella familiare; il gruppo di Schwartz ha assegnato un punteggio a ogni caratteristica ECG o clinica (Tabella 21.2); se la somma dei singoli punteggi risulta essere ≥ 3,5 vi è un'alta probabilità di trovarsi di fronte a una LQTS; la probabilità è intermedia se il punteggio è tra 1 e 3, e bassa se < 1 [8]. Attualmente è disponibile anche la possibilità di una *diagnosi genetica* che consente di identificare la mutazione responsabile della malattia nel 70% dei probandi.

Di particolare importanza è la *stratificazione del rischio aritmico* che in questa popolazione di pazienti è particolarmente impegnativa; a questo proposito, oltre a parametri di tipo clinico, una sempre più profonda conoscenza dei meccanismi molecolari che stanno alla base delle singole mutazioni sta rendendo possibile ottenere informazioni prognostiche anche dalla genetica molecolare. Sono considerati a rischio molto alto di eventi i pazienti che hanno già avuto un *arresto cardiaco resuscitato* o nei quali si sia documentata la presenza spontanea di *TdP*. Ad alto rischio sono anche i pazienti con un *QTc > 500*. I soggetti con LQT1 e LQT2 sembrano avere più eventi di quelli con LQT3, ma in quest'ultimo gruppo gli eventi hanno una più alta letalità; i pazienti con LQT1 sembrano avere meno eventi letali in considerazione della maggiore percentuale di soggetti portatori di mutazioni silenti. Riguardo al sesso, sembrano essere più a rischio le donne con LQT2 e gli uomini con LQT3 [9, 10]. Importante stratificatore del rischio è la sincope, della quale è importante conoscere non solo la presenza in anamnesi, ma anche la frequenza e la sua distribuzione nel tempo: questa infatti assume un significato diverso in base all'età di presentazione; da qui la necessità di non "cristallizzare" il paziente in una fascia di rischio, ma di rivalutarlo periodicamente nel tempo [11]. A questi parametri vanno aggiunte, ove possibile, informazioni squisitamente molecolari per rifinire ulteriormente la stratificazione del rischio: per esempio, mutazioni localizzate nella porzione carbossiterminale del gene KCNQ1 sembrano associate a un fenotipo più mitigato, mentre mutazioni nella regione del poro in pazienti con LQT2 sembrano associate a un rischio più alto di eventi cardiaci maggiori.

21.2.3 Terapia

La terapia si avvale in prima battuta dei *beta-bloccanti*. Si preferiscono il propranololo e il nadololo per il loro ampio e consolidato utilizzo. I beta-bloccanti si sono dimostrati in grado di ridurre significativamente il rischio di eventi maggiori nei pazienti affetti da LQTS, sebbene vi siano benefici massimi nella LQT1, più ridotti nella LQT2, sino a diventare addirittura controversi nella LQT3 [12]. In questi ultimi pazienti, infatti, la mutazione del canale del sodio porta a un aumento della funzione del canale con conseguente allungamento del tempo di ripolarizzazione, meccanismo sul quale i beta-bloccanti difficilmente possono avere un effetto; nell'LQT3 pertanto è stato proposto l'utilizzo di bloccanti dei canali del sodio come la mexiletina o la flecainide su base individualizzata, e in qualche caso è stata utilizzata la ranolazina, un inibitore della corrente tardiva di sodio. Nonostante la terapia farmacologica con beta-bloccanti, una percentuale relativamente elevata di soggetti ha una recidiva di sincope: 10%, 23%, e 32% rispettivamente nella LQT1, LQT2 e LQT3. Per questo motivo, in tali pazienti è indicato l'impianto di un *defibrillatore impiantabile*.

Per i pazienti che sperimentano tempeste aritmiche nonostante la terapia beta-bloccante è possibile eseguire la *stellectomia sinistra*. Il *pacing cardiaco* può, infine, essere utilizzato nei pazienti in cui siano pre-

senti pause sinusali innescanti TdP, sebbene al follow-up di questi pazienti sia stata riportata un'incidenza di morte improvvisa eccessivamente elevata.

Le *linee guida* internazionali attualmente raccomandano l'utilizzo di beta-bloccanti in classe I nei pazienti affetti che presentano un QTc allungato e in classe IIa in quelli che hanno una diagnosi molecolare di LQTS e un QTc nei limiti della norma. L'impianto del defibrillatore è invece indicato in classe I nei pazienti sopravvissuti a un arresto cardiaco e in classe IIa nei pazienti che continuano a presentare sincopi nonostante la terapia beta-bloccante. In classe IIb, inoltre, viene suggerito l'impianto in prevenzione primaria in pazienti che presentino un profilo di rischio teorico elevato come i pazienti con QTc > 500 ms e i pazienti affetti da LQT2 ed LQT3.

Per quanto concerne l'*idoneità sportiva*, la LQTS controindica ogni tipo di attività sportiva anche in assenza di aritmie ventricolari documentate.

21.3 Sindrome di Brugada

La sindrome di Brugada (SB) è una malattia aritmogena di recente identificazione [13, 14] caratterizzata da un particolare quadro elettrocardiografico che si associa ad aritmie ventricolari maligne e a morte cardiaca improvvisa in presenza di un cuore morfologicamente apparentemente sano.

Sembra avere una prevalenza di 5 su 10 000 abitanti ed è responsabile di circa il 4% di tutte le morti improvvise e del 20% di quelle in paziente a cuore apparentemente sano [15].

La malattia ha una *base genetica* a trasmissione autosomica dominante ed espressione fenotipica variabile. Ad essa è stata associata primitivamente una mutazione del gene SCN5A che codifica per la subunità alfa del canale del sodio, fondamentale per la depolarizzazione cardiaca, determinante una riduzione della corrente entrante di sodio in fase 0 del potenziale d'azione; questa mutazione è presente in non più del 25% dei pazienti affetti. Successivamente sono state identificate mutazioni a carico del gene GPD1-L, che codifica per la glicerol-3-fosfato-deidrogenasi (glicoproteina essenziale per un corretto funzionamento del canale del sodio la cui mutazione determina anch'essa una ridotta conduttanza al sodio) [16], e dei geni CACNA1C e CACNA2B che codificano per il canale del calcio tipo L [17].

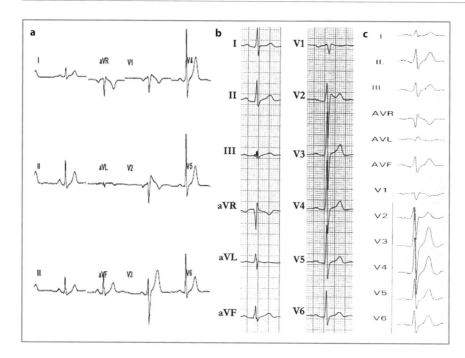

Fig. 21.1 I tre pattern ECG della sindrome di Brugada: (a) tipo 1; (b) tipo 2; (c) tipo 3. I tracciati b e c sono stati registrati in momenti diversi dallo stesso paziente

21.3.1 Caratteristiche elettrocardiografiche e quadro clinico

Dal punto di vista *elettrocardiografico*, esistono tre tipi di "pattern ECG di Brugada" (Fig. 21.1):

- il tipo 1 è caratterizzato da un sopraslivellamento del punto J ≥ 2 mm in una o più delle derivazioni destre (V1-V3), seguito da un tratto ST rapidamente discendente e un'onda T negativa senza una linea isoelettrica interposta (ST "coved") (Fig. 21.1a);
- il tipo 2 presenta sempre in V1-V3 un sopraslivellamento del punto J ≥ 2 mm, ma seguito da un tratto ST lentamente discendente da un'onda T positiva o bifasica (ST "a sella") (Fig. 21.1b);
- il tipo 3 è caratterizzato da un sopraslivellamento del punto J < 1 mm e può essere seguito sia da un pattern tipo "coved" che a sella (Fig. 21.1c).

Dei tre pattern elettrocardiografici è considerato diagnostico soltanto il tipo 1 "coved" [18]. Caratteristica è la dinamicità delle alterazioni della ripolarizzazione: nello stesso paziente, in momenti diversi, è possibile registrare un ECG tipo 1, 2 o 3 ma anche uno perfettamente normale; questa dinamicità del pattern ECG rende più complessa la diagnosi e, nei casi dubbi (per esempio, ECG tipo 2 o 3) richiede ulteriori accertamenti diagnostici come lo spostamento delle derivazioni V1 e V2 al III o al II spazio intercostale o

l'utilizzo di un test farmacologico che prevede l'infusione di un farmaco bloccante i canali del sodio (ajmalina 1 mg/kg in 5 min o flecainide 2 mg/kg in 10 min). Sempre all'ECG di superficie si possono evidenziare altre alterazioni quali un intervallo PQ lungo, presenza di un vero blocco di branca destra o di emiblocco anteriore (espressione di disturbi della conduzione intra- e sotto-hissiana) e un intervallo QT lungo, ma talvolta anche più breve dell'atteso come nelle mutazioni dei geni dei canali del calcio.

Le *manifestazioni cliniche* sono caratterizzate dalla *sincope* e dalla *morte cardiaca improvvisa*. Gli eventi si presentano prevalentemente nella terza e quarta decade di vita, nel sesso maschile e avvengono per lo più durante il sonno, in particolare nelle prime ore del mattino. La febbre può slatentizzare un pattern ECG tipo 1 e associarsi a eventi aritmici. Nei pazienti affetti sono più frequenti le aritmie sopraventricolari come fibrillazione atriale, tachicardie da rientro nodale e da via accessoria e disturbi della conduzione senoatriale.

21.3.2 Diagnosi

La diagnosi della sindrome è confermata quando a un pattern ECG tipo 1 (e solo questo!) spontaneo o indotto farmacologicamente si associa uno sei seguenti elementi: fibrillazione ventricolare (FV) documentata, tachicardia ventricolare (TV) polimorfa, storia familiare di morte cardiaca improvvisa < 45 anni, ECG tipo 1 in un membro della famiglia, inducibilità di TV/FV allo studio elettrofisiologico, sincope o equivalente sincopale (convulsioni o respiro agonico notturno).

Di fondamentale importanza prima di confermare la diagnosi è l'esclusione di patologie che possono mimare l'ECG caratteristico della sindrome (displasia aritmogena del ventricolo destro, miocarditi, ischemia acuta e compressione a estrinseco del tratto di efflusso destro, angina variante, utilizzo di farmaci antiaritmici, antianginosi o farmaci psichiatrici o intossicazione da alcol o da cocaina, ripolarizzazione precoce ecc.); in particolare la displasia aritmogena del ventricolo destro e le miocarditi vanno accuratamente ricercate ed escluse mediante esami come l'*ecocardiogramma* e la *risonanza magnetica cardiaca* con contrasto, che nella SB dovrebbero risultare normali; a questo proposito, tuttavia, non vi è accordo unanime nella comunità scientifica: alcuni, infatti, propongono una genesi esclusivamente "funzionale" della stessa, altri di contro ritengono che il pattern ECG tipico della sindrome sia solamente un "contenitore" di patologie eterogenee a genesi genetica, infiammatoria, infettiva o degenerativa. Al di là della diatriba, è importante sottolineare che quella di SB dovrebbe essere una diagnosi di esclusione alla quale si arriva dopo un attento e completo studio clinico-strumentale del paziente. Per quanto riguarda l'*analisi genetica*, seppure disponibile, attualmente non riveste un ruolo centrale dal momento che risulta positiva in non più del 30% dei pazienti e, seppure positiva, ha scarso valore predittivo sugli eventi.

Un importante problema è rappresentato dalla *stratificazione del rischio aritmico*; molti sono gli studi che hanno tentato di identificare dei predittori affidabili di eventi, con risultati molto spesso discordanti. Allo stato attuale i predittori identificati sono: ECG tipo 1, precedente arresto cardiaco, sincope, storia familiare di morte improvvisa e inducibilità di TV/FV allo studio elettrofisiologico; tuttavia sono molte le aree di discussione e le zone grigie. La maggior parte degli autori sembra convenire sul fatto che il rischio sia massimo nei pazienti con *pattern ECG di tipo 1* e precedente *arresto cardiaco* e che questo si riduca progressivamente nei pazienti con *sincope* e negli asintomatici. Vi è accordo anche sul fatto che i pazienti

che presentano un ECG tipo 1 spontaneo siano più a rischio di quelli nei quali il pattern sia stato indotto farmacologicamente. Il sesso maschile sembra avere un rischio più alto di quello femminile.

Accesa è, invece, la discussione sul ruolo dello studio elettrofisiologico: alcuni autori gli conferiscono un valore predittivo importante tale da renderlo decisivo per l'indicazione all'impianto del defibrillatore, mentre altri lo ritengono un test non affidabile né predittivo e pertanto da escludere dagli stratificatori del rischio; in un recentissimo studio prospettico italiano condotto dal gruppo di Delise eseguito su pazienti con pattern ECG tipo 1 in assenza di pregresso arresto cardiaco, infine, sono stati identificati tre fattori di rischio (la sincope, una storia familiare di morte improvvisa e l'inducibilità allo studio elettrofisiologico) nessuno dei quali da solo sarebbe in grado di predire eventi futuri, ma la predittività sarebbe alta in presenza di due o più fattori di rischio. È evidente quanto lavoro sia ancora necessario per chiarire le numerose aree di incertezza riguardo alla stratificazione del rischio dei pazienti con SB.

21.3.3 Terapia

Allo stato attuale non esistono *terapie* farmacologiche efficaci nel prevenire eventi aritmici e la morte improvvisa; la *chinidina* si è dimostrata in grado di normalizzare il tratto ST e sembra ridurre gli eventi aritmici, ma la sua efficacia a proposito non è ancora chiaramente dimostrata; l'isoproterenolo è stato utilizzato per controllare le tempeste aritmiche che si possono scatenare in questi pazienti, in particolare nei portatori di defibrillatore, ma non può per ovvie ragioni essere utilizzato in cronico; in aggiunta, la maggior parte dei farmaci antiaritmici e molti farmaci soprattutto cardiologici e psichiatrici, sono controindicati nel paziente con SB perché ritenuti in grado di slatentizzare le alterazioni elettrocardiografiche e quindi aumentare il rischio di eventi. L'unica vera terapia che attualmente è in grado di prevenire la morte improvvisa è rappresentata dall'impianto di un *defibrillatore*. Alla luce delle informazioni attualmente codificate nelle linee guida internazionali l'impianto del defibrillatore dovrebbe essere raccomandato nei pazienti con ECG tipo 1 (spontaneo o indotto) e un precedente arresto cardiaco (classe I), nei pazienti con ECG tipo 1 spontaneo e sincope (classe IIa) e nei pazienti pazienti asintomatici con ECG tipo 1 risultati inducibili allo studio elettrofisiologico (classe IIb).

In uno scenario così complesso e ricco di incertezze pare opportuno negare l'*idoneità sportiva* nei soggetti sintomatici o asintomatici che presentano un pattern ECG tipo 1 sia spontaneo che indotto.

21.4 Sindrome del QT corto

La sindrome del QT corto (SQTS) è una rara malattia dei canali ionici su base genetica descritta nel 2003 da un gruppo italiano che ha messo in relazione la presenza di un intervallo QT corto e la morte cardiaca improvvisa [19]. Essa è caratterizzata da un intervallo QTc < 360 ms (ma tipicamente < 300 ms) con minima variabilità al variare della frequenza cardiaca. In quasi un quarto dei pazienti è presente fibrillazione atriale. Nei pazienti affetti dalla sindrome sono stati individuati ad oggi mutazioni a carico di tre geni che codificano per diversi canali del potassio, determinandone un aumento della funzione (comportamento opposto a quello della LQTS): KCNH2, responsabile della I_{kr}, nella SQT1; KCNQ1, responsabile della I_{ks}, nella SQT2 e KCNJ2, responsabile della I_{k1}, nella SQT3.

L'*elettrocardiogramma* presenta, oltre a un intervallo QTc corto, un tratto ST praticamente inesistente e un'onda T stretta alta, appuntita e a branche simmetriche, salvo nella SQT3 in cui l'onda T è fortemente asimmetrica presentando una branca discendente molto ripida. In alcuni pazienti l'intervallo QTc si accorcia ulteriormente durante bradicardia.

All'*ecocardiogramma* non sono evidenziabili alterazioni strutturali. Allo *studio elettrofisiologico endocavitario* si osservano periodi refrattari effettivi sia atriali che ventricolari molto brevi e una facile inducibilità di fibrillazione atriale e ventricolare. Non è noto il ruolo quale stratificatore del rischio dell'induzione ventricolare in questa popolazione.

21.4.1 Diagnosi

Non esistono attualmente criteri diagnostici certi per questa sindrome, tuttavia la diagnosi dovrebbe basarsi su un insieme di informazioni: intervallo QTc corto (≤ 360 ms nei maschi e ≤ 370 ms delle femmine, tipicamente ≤ 320 ms in entrambi i sessi), sincope, documentazione di TV polimorfe o FV, storia familiare di sincope, SQTS o FV, presenza di fibrillazione atriale,

il tutto in assenza di cardiopatia strutturale o di condizioni esterne che possano accorciare il QTc (per esempio, ipercalcemia).

21.4.2 Terapia

L'unica terapia efficace nel prevenire la morte improvvisa attualmente disponibile è il *defibrillatore impiantabile*. Non esistono linee guida sulle indicazioni all'impianto, sebbene sia chiaro che i pazienti in prevenzione secondaria debbano sicuramente ricevere un defibrillatore. Purtroppo dopo l'impianto, questi pazienti sono frequentemente soggetti a shock inappropriati per il doppio conteggio dell'onda T, che è morfologicamente alta e stretta, e per l'elevata prevalenza di fibrillazione atriale. Da un punto di vista farmacologico, la *chinidina* si è dimostrata efficace nell'allungare l'intervallo QTc, nel normalizzare la risposta alle variazioni dell'intervallo RR e nel prevenire gli eventi aritmici in alcuni pazienti. Tuttavia sono necessari ulteriori dati per validarne l'utilizzo.

L'*attività sportiva* è fortemente sconsigliata sia nei pazienti sintomatici che asintomatici.

21.5 Tachicardia ventricolare polimorfa catecolaminergica

La tachicardia ventricolare polimorfa catecolaminergica (CPVT) è una rara malattia aritmogena su base genetica caratterizzata dalla presenza di peculiari aritmie (tachicardia ventricolare bidirezionale) indotte dall'esercizio e da un elevato rischio di morte improvvisa [20]. Ha un'origine genetica; i geni implicati attualmente noti sono due:

- gene RyR2 che codifica per il recettore della rianodina e quindi fondamentale per l'omeostasi del calcio intracellulare, responsabile per la forma a trasmissione autosomica dominante, la CPVT1, identificata nel 50-65% dei casi;
- gene CASQ2 che codifica per la calsequestrina, anch'essa fondamentale per l'omeostasi del calcio, a trasmissione autosomica recessiva, responsabile della rara CPVT2.

Esiste una terza forma della malattia, la CPVT3, a trasmissione autosomica recessiva mappata nel braccio corto del cromosoma 7, il cui gene responsabile tuttavia è ancora sconosciuto; infine in un 45% dei soggetti non è possibile identificare la mutazione responsabile della malattia.

21.5.1 Quadro clinico e diagnosi

Le *manifestazioni cliniche* della malattia si presentano durante l'infanzia o all'inizio dell'adolescenza con ripetuti eventi sincopali scatenati dall'esercizio o dalle emozioni. L'*elettrocardiogramma* è pressoché normale; talvolta può presentare un'onda U prominente e frequenze cardiache a riposo inferiori alla norma. Anche l'*ecocardiogramma* è nei limiti della norma. Di fondamentale importanza per la diagnosi, la gestione terapeutica e il follow-up è il *test da sforzo*, esame grazie al quale è possibile documentare le aritmie legate alla CPVT. Queste iniziano, normalmente, a una frequenza cardiaca intorno ai 100-110 battiti al minuto come ectopie sopraventricolari e ventricolari isolate; con l'incremento dell'esercizio si assiste all'organizzazione prima in bigeminismo, successivamente in coppie e brevi tratti di tachicardia sopraventricolare e ventricolare, fino alla comparsa di tachicardia ventricolare che via via si fa più rapida e, se l'esercizio non viene interrotto, infine degenera in fibrillazione ventricolare. Normalmente le aritmie regrediscono nel recupero, ove si può talvolta apprezzare una variabilità battito-battito dell'onda U (*U-wave alternans*).

La tachicardia ventricolare caratteristica della CPVT è la *tachicardia ventricolare bidirezionale*, caratterizzata da una inversione battito-battito dell'asse del QRS di 180 gradi; raramente è possibile osservare una TV polimorfa. Si è osservato che il battito che dà inizio alla tachicardia ventricolare ha spesso una morfologia ripetibile e che nel 90% dei casi origina dal tratto di efflusso destro, o secondariamente dall'efflusso sinistro. Con l'aumentare della frequenza cardiaca, inoltre, si è notato un accorciamento dell'accoppiamento dell'ectopia col battito che la precede, suggerendo la presenza di postdepolarizzazioni tardive o *triggered activity* come meccanismi alla base delle aritmie. Durante la prova da sforzo è possibile osservare anche brevi runs di fibrillazione atriale.

Il test ergometrico è di fondamentale importanza non solo per la diagnosi, ma anche per titolare la terapia farmacologica: la soglia aritmica sembra infatti essere sufficientemente stabile e ripetibile nel singolo paziente, pertanto è possibile valutare gli effetti della terapia mediante test ergometrici ripetuti.

Utile è anche l'esecuzione di un *ECG dinamico secondo Holter*, capace di registrare il carico di aritmie nella vita reale e di monitorare meglio la risposta agli stimoli emotivi, altro meccanismo trigger di aritmie in questi pazienti.

Una volta diagnosticata clinicamente la malattia, è importante inviare il paziente ed eventuali familiari alla *diagnosi genetica*. La CPVT è infatti una patologia potenzialmente letale e con un elevato tasso di mortalità in chi non è posto in terapia farmacologica. Il primo evento, che può essere rappresentato dalla sincope aritmica ma anche dalla morte improvvisa, avviene mediamente a un'età intorno agli 8 anni, anche se sono stati riportati casi di prima presentazione in età adulta.

Pochi dati sono disponibili per una *stratificazione del rischio*: gli eventi aritmici sembrano insorgere a un'età più giovane nei pazienti con CPVT1 che in quelli con le altre forme e il sesso maschile sembra essere un fattore di rischio per sincope nella CPVT1. Lo studio elettrofisiologico endocavitario non sembra avere un ruolo né per la diagnosi né per la stratificazione del rischio.

21.5.2 Terapia

La terapia è costituita principalmente dai *beta-bloccanti*: alcuni autori hanno riportato tassi di successo nella prevenzione degli eventi aritmici prossimi al 100%; altri, invece, descrivono un tasso di recidive aritmiche in beta-bloccante intorno al 40%. Sono stati proposti altri farmaci in associazione ai beta-bloccanti nei pazienti non ben controllati da questi ultimi, bloccanti dei canali del sodio, amiodarone, calcio-antagonisti, ma il loro utilizzo non è ancora ben codificato. Nei pazienti che hanno sperimentato un arresto cardiaco resuscitato o che continuano ad avere sincopi o aritmie in terapia beta-bloccante è indicato l'impianto di un *defibrillatore*.

Le attuali *linee guida* internazionali consigliano l'utilizzo dei *beta-bloccanti* nei pazienti con diagnosi clinica di CPVT in presenza di aritmie ventricolari spontanee o da sforzo (classe I), nei pazienti con diagnosi genetica nell'infanzia anche in assenza di manifestazioni cliniche (classe IIa) e nei pazienti adulti con diagnosi genetica in assenza di sintomi (classe IIb); viene invece consigliato l'impianto del *defibrillatore*, in associazione al beta-bloccante, nei pazienti sopravvissuti a un arresto cardiaco (classe I) e nei pazienti in cui persistono le sincopi o le aritmie ventricolari nonostante la terapia beta-bloccante.

Per la natura stessa della malattia, l'*idoneità sportiva* non può essere concessa.

Bibliografia

1. Maron BJ. Sudden death in young athletes (2003) N Engl J Med 349:1064-1075
2. Corrado D, Basso C, Schiavon M et al (1998) Screening for hypertrophic cardiomyopathy in young athletes. N Engl J Med 339: 364-369
3. Maron BJ, Towbin JA, Thiene G et al (2006) Contemporary definitions and classification of the cardiomyopathies: an American Heart Association Scientific Statement from the Council on Clinical Cardiology, Heart Failure and Transplantation Committee; Quality of Care and Outcomes Research and Functional Genomics and Translational Biology Interdisciplinary Working Groups; and Council on Epidemiology and Prevention. Circulation 113:1807-1816
4. Morita H, Wu J, Zipes DP (2008) The QT syndromes: long and short. Lancet 372:750-763
5. Rautaharju PM, Surawicz B, Gettes LS (2009) AHA/ACCF/HRS Recommendations for the Standardization and Interpretation of the Electrocardiogram: Part IV: The ST Segment, T and U Waves, and the QT Interval A Scientific Statement From the American Heart Association Electrocardiography and Arrhythmias Committee, Council on Clinical Cardiology; the American College of Cardiology Foundation; and the Heart Rhythm Society Endorsed by the International Society for Computerized Electrocardiol-ogy. J Am Coll Cardiol 53: 982-991
6. Moss AJ, Zareba W, Benhorin J et al (1995) ECG T-wave patterns in genetically distinct forms of the hereditary long QT syndrome. Circulation 92:2929-2934
7. Schwartz PJ, Priori SG, Spazzolini C et al (2001) Genotype-phenotype correlation in the long-QT syndrome: gene-specific triggers for life-threatening arrhythmias. Cir-culation 103:89-95
8. Schwartz PJ, Moss AJ, Vincent GM et al (1993) Diagnostic criteria for the long QT syndrome. An update. Circulation 88:782-784
9. Priori SG, Schwartz PJ, Napolitano C et al (2003) Risk stratification in the long-QT syndrome. N Engl J Med 348: 1866-1874
10. Priori SG, Napolitano C, Schwartz PJ (2008) Genetics of cardiac arrhythmias. In: Libby P, Bonow RO, Mann DL, Zipes DP (eds) Braunwald's Heart Disease, 8th. Philadelphia: Saunders; pp 101-109
11. Goldenberg I, Moss AJ (2008) Long QT syndrome. J Am Coll Cardiol 51:2291-2300
12. Priori SG, Napolitano C, Schwartz PJ et al (2004) Association of long QT syndrome loci and cardiac events among patients treated with beta-blockers. JAMA 292:1341-1344
13. Martini B, Nava A, Thiene G et al (1989) Ventricular fibrilla-tion without apparent heart disease: description of six cas-es. Am Heart J 118:1203-1209
14. Brugada P, Brugada J (1992) Right bundle branch block, persistent ST segment elevation and sudden cardiac death: a distinct clinical and electrocardiographic syn-drome. A multicenter report. J Am Coll Cardiol 20:1391-1396
15. Antzelevitch C, Brugada P, Borggrefe M et al (2005) Brugada syndrome: report of the second consensus conference. Heart Rhythm 2:429-440
16. London B, Michalec MS, Mehdi H et al (2007) A mutation in glycerol-3-phosphate dehydrogenase 1 like gene (GPD1-L) decreases cardiac Na+ current and causes in-herited arrhythmias. Circulation 116:2260-2268
17. Antzelevitch C, Pollevick GD, Cordeiro JM et al (2007) Loss-offunction mutations in the cardiac calcium channel underlie a new clinical entity characterized by ST-segment elevation, short QT intervals, and sudden cardiac death. Circulation 115:442-449
18. Wilde AA, Antzelevitch C, Borggrefe M et al (2002) Proposed diagnostic criteria for the Brugada syndrome: consensus report. Circulation. 106:2514-2519
19. Giustetto C, Di Monte F, Wolpert C et al (2006) Short QT syndrome: clinical findings and diagnostic-therapeutic implications. Eur Heart J 27:2440-2447
20. Priori SG, Napolitano C, Memmi M, et al. Clinical and molecular characterization of patients with catecholaminergic polymorphic ventricular tachycardia. Circulation 2002 106: 69-74

L'ipertensione arteriosa negli atleti

22

Mara Piccoli, Maria Bianchi

Abstract

L'apparato cardiovascolare risente delle modificazioni in acuto e in cronico indotte dall'esercizio fisico. Negli atleti con ipertensione arteriosa la possibilità di svolgere attività fisica agonistica dipende dalla stratificazione del rischio. Infatti la concomitante presenza di fattori di rischio cardiovascolare (fumo, dislipidemia, familiarità) o di danno d'organo (con particolare attenzione all'ipertrofia ventricolare sinistra) deve essere accuratamente ricercata e valutata.

La scelta dei farmaci per la terapia antipertensiva deve essere guidata dalle più aggiornate indicazioni della letteratura scientifica, ma deve anche considerare la possibilità che l'utilizzo di alcuni farmaci configuri la possibilità di doping.

22.1 Introduzione

L'ipertensione rappresenta una delle più comuni problematiche cardiovascolari riscontrate negli atleti nonostante una regolare attività fisica si associ fisiologicamente a una riduzione dei valori di pressione arteriosa e l'esercizio stesso rappresenti un fondamentale intervento terapeutico per questa patologia.

Tali premesse richiedono al clinico una particolare attenzione sia nella valutazione iniziale di un atleta iperteso, con una particolare attenzione legata a genere e razza, sia nella sua corretta gestione terapeutica.

Le recenti Linee Guida Europee [1] definiscono e classificano l'ipertensione in relazione ai livelli di pressione arteriosa registrati in diverse e separate misurazioni (Tabella 22.1) e il limite universalmente accettato per tale diagnosi è attualmente di 140/90 mmHg. Come per la popolazione generale anche negli atleti nel 95% dei casi si tratta di un'ipertensione primaria o essenziale, derivante da un'interazione tra fattori genetici e acquisiti come il sovrappeso, l'eccessiva assunzione di alcol o l'elevato introito di sodio. Le principali cause di ipertensione secondaria sono rappresentate invece da disfunzioni renali, renovascolari o surrenaliche [2].

La severità dell'ipertensione negli atleti non dipende solo dai valori di pressione arteriosa riscontrati

Tabella 22.1 Definizione e classificazione dei livelli di pressione arteriosa sistemica (ESH/ESC, 2007)

Categoria	Pressione sistolica (mmHg)	Pressione diastolica (mmHg)
Ottimale	<120	<80
Normale	120-129	80-84
Borderline	130-139	85-89
Grado 1	140-159	90-99
Grado 2	160-179	100-109
Grado 3	≥18	≥110
Ipertensione sistolica isolata	≥140	<90

M. Piccoli (✉)
U.O. Cardiologia
Policlinico Luigi di Liegro, Roma

M. Fioranelli, G. Frajese (a cura di), *Cardiologia dello sport*
© Springer-Verlag Italia 2011

Tabella 22.2 Stratificazione del rischio cardiovascolare negli atleti

Fattori di rischio Danno d'organo Patologie concomitanti	Normale	Borderline	Grado 1	Grado 2	Grado 3
Assenza di fattori di rischio	Rischio normale	Rischio normale	Basso rischio	Rischio moderato	Rischio alto
Uno-due fattori di rischio	Basso rischio	Basso rischio	Rischio moderato	Rischio moderato	Rischio alto
Tre fattori di rischio Presenza di danno d'organo, sindrome metabolica o diabete mellito	Rischio moderato	Rischio alto	Rischio alto	Rischio alto	Rischio elevato
Cardiopatia o insufficienza renale	Rischio elevato	Rischio elevato	Rischio elevato	Rischio elevato	Rischio elevato

ma anche e soprattutto dalla presenza di ulteriori fattori di rischio cardiovascolari o di danno d'organo (Tabella 22.2). In particolare il riscontro di ipertrofia ventricolare sinistra pone un serio problema di diagnosi differenziale potendo rappresentare sia un marker specifico di danno d'organo che una fisiologica conseguenza dell'allenamento fisico.

In tal senso attraverso una corretta valutazione dell'elettrocardiogramma, dell'ecocardiografia e del test cardiopolmonare è possibile effettuare una diagnosi differenziale tra "cuore d'atleta" e forme patologiche di ipertrofia ventricolare sinistra. Il ricorso al *detraining* può ulteriormente migliorare l'orientamento diagnostico (Fig. 22.1). Nei casi dubbi è necessario l'utilizzo di metodiche più specifiche, come la risonanza magnetica nucleare e in taluni casi la biopsia endomiocardica.

L'importanza di stratificare il rischio di un atleta iperteso deriva dalla necessità di trattare farmacologicamente e in tempi brevi i soggetti ad alto o elevato rischio globale.

22.2 Effetti dell'esercizio fisico sulla pressione arteriosa

Il sistema cardiovascolare è ampiamente influenzato dall'esercizio fisico e le modificazioni emodinamiche che ne derivano sono strettamente correlate alle diverse forme di allenamento e a specifici livelli di attività. In particolare si riconoscono due categorie fondamentali di esercizio: dinamico e statico che a loro volta vengono classificate in relazione al livello di intensità: bassa, media ed elevata [3] (Fig. 22.2).

22.2.1 Esercizio dinamico

Durante l'esercizio dinamico in relazione a un aumento del consumo di ossigeno, della gittata sistolica e dell'estrazione periferica di ossigeno, la pressione arteriosa incrementa in maniera direttamente proporzionale all'intensità dello sforzo [4] e tale aumento è maggiore

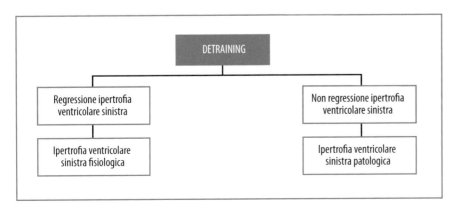

Fig. 22.1 Effetti del *detraining* sull'ipertrofia ventricolare sinistra

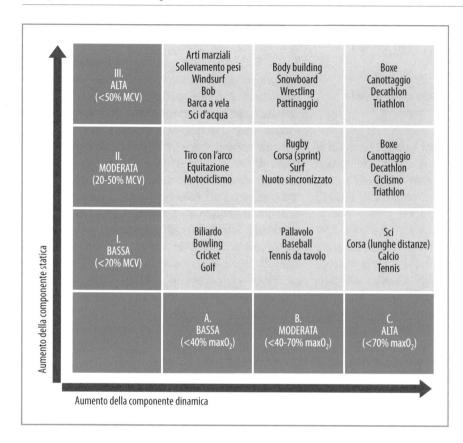

Fig. 22.2 Classificazione degli sport in relazione alla componente statica e dinamica. *MCV*, massima contrazione volontaria; maxO$_2$, massima domanda di ossigeno

per la pressione sistolica rispetto alla diastolica che tende invece a rimanere nella norma o ad aumentare lievemente. L'esercizio è generalmente seguito nella fase di recupero da ipotensione che può prolungarsi anche per alcune ore ed è generalmente più pronunciata nei soggetti ipertesi rispetto ai normotesi [5]. Sono noti da tempo gli effetti benefici di un allenamento costante che può determinare una riduzione dei valori di pressione arteriosa sistolica a riposo di circa 10 mmHg [6].

Alcuni studi epidemiologici longitudinali suggeriscono infatti che l'inattività fisica così come un allenamento a bassa intensità sono associati a un'aumentata incidenza di ipertensione nella popolazione generale [7]. Allo stesso modo, una recente metanalisi di 72 trial clinici randomizzati ha dimostrato come l'esercizio fisico dinamico e continuativo produca una significativa riduzione dei valori pressori sia a riposo che durante monitoraggio ambulatoriale e in maniera più consistente nei soggetti ipertesi [8].

L'esercizio aerobico dinamico produce quindi importanti modificazioni cardiovascolari ed emodinamiche, con una sostanziale riduzione dei valori pressori a riposo sia sistolici che diastolici, verosimilmente

mitigando gli effetti del sistema nervoso simpatico e del sistema renina-angiotensina sulle resistenze periferiche.

22.2.2 Esercizio statico

L'esercizio statico, soprattutto quello ad alta intensità come il sollevamento pesi, determina un incremento marcato e improvviso della pressione arteriosa, della frequenza cardiaca, delle resistenze vascolari periferiche e conseguentemente del postcarico ventricolare sinistro. Queste modificazioni emodinamiche si traducono nel tempo nella comparsa di ipertrofia ventricolare sinistra concentrica e possono associarsi a una riduzione della gittata sistolica [9]. Comunque gli elevati valori pressori che si raggiungono durante l'esercizio non determinano un aumento dei valori a riposo, anzi si è evidenziato in una recente metanalisi che l'allenamento di resistenza di moderata intensità può ridurre i livelli di pressione arteriosa a riposo [10]. Resta però l'indicazione dell'American College of Sports Medicine (ACSM) [6] che non raccomanda l'esercizio di resistenza, soprattutto quello ad alta intensità, come prima scelta per gli atleti ipertesi.

22.3 Valutazione clinica dell'atleta iperteso

La valutazione clinica di un atleta iperteso si avvale di una corretta anamnesi fisiologica e familiare volta a identificare eventuali cause secondarie di ipertensione; in questo ambito è necessario escludere anche l'uso di droghe illecite, steroidi anabolizzanti, alcol, tabacco, così come l'utilizzo di farmaci antinfiammatori non steroidei [11], largamente utilizzati in questa categoria di pazienti. Questa prima fase è fondamentale non solo per una corretta diagnosi dell'ipertensione, ma soprattutto per una stratificazione del profilo di rischio globale dell'atleta e per l'identificazione di eventuali patologie concomitanti come iniziali segni di danno d'organo.

Come precedentemente decritto, la diagnosi di ipertensione è confermata quando la pressione a riposo è maggiore di 140/90 mmHg in più misurazioni. Condizioni di stress psicofisico possono mimare stati ipertensivi e possono richiedere un monitoraggio ambulatoriale della pressione o automisurazioni domiciliari tese ad escludere forme di "ipertensione da camice bianco". È necessaria una corretta metodologia di valutazione della pressione arteriosa con apparecchiature validate secondo i criteri indicati dalla Società Europea dell'Ipertensione, e anche quando tutte le regole vengono rispettate la pressione arteriosa rilevata può non rispecchiare i valori reali dell'individuo. Pertanto si possono utilizzare tre possibilità: rivalutare l'atleta con visite seriate a distanza stabilita per un periodo di 3-6 mesi; indirizzare l'atleta all'automisurazione della pressione arteriosa con apparecchiature validate e dotate di memoria; effettuare il monitoraggio ambulatoriale della pressione arteriosa.

Un corretto esame fisico è di notevole importanza poiché può svelare la presenza di soffi cardiaci o toni aggiunti meritevoli di approfondimento diagnostico specialistico. Tra i test di laboratorio routinari vanno inclusi il dosaggio della creatinina e dell'acido urico, la stima del filtrato glomerulare, l'assetto lipidico e la funzionalità tiroidea. Inoltre, soprattutto nei giovani atleti con anamnesi familiare negativa per ipertensione, è consigliabile il controllo della reninemia, dell'aldosterone e degli elettroliti urinari utili per individuare forme di ipertensione secondaria.

In tutti gli atleti ipertesi è d'obbligo l'esecuzione di un elettrocardiogramma che può svelare segni indiretti di ipertrofia ventricolare sinistra o di coronaropatia. Spesso il tracciato elettrocardiografico evidenzia segni di ipertono vagale (bradicardia sinusale, blocco atrioventricolare di primo grado, ritmo giunzionale) che si normalizzano con l'ortostatismo. Possono inoltre associarsi onde R di ampiezza elevata o asse QRS semiverticale oppure soprastlivellamento del tratto ST presenza di onde T invertite suggestive di ischemia. Sebbene queste alterazioni siano benigne occorre essere molto prudenti nel valutare questi atleti perché il 75% delle morti improvvise riportate negli atleti giovani si verificano durante sforzo massimale. Nell'ambito di questa problematica sono divenuti routinari per gli atleti agonisti esami di secondo livello come l'ecocardiogramma e il test ergometrico [12,13].

L'ecocardiogramma presenta rispetto all'elettrocardiogramma una maggiore specificità nell'identificazione dell'ipertrofia ventricolare sinistra e nella maggior parte dei casi permette di differenziare l'ipertrofia fisiologica dell'atleta da quella patologica. Nel cuore d'atleta l'ipertrofia presenta infatti una distribuzione simmetrica, le cavità ventricolari conservano normali dimensioni e volumi e la funzione diastolica è normale alla flussimetria Doppler (Tabella 22.3)

Il test ergometrico è ampiamente utilizzato per predire e identificare i diversi tipi di ipertensione. Gli atleti ipertesi mostrano durante il test e nella fase di recupero un rapido incremento dei valori tensivi sia sistolici che diastolici. Va considerata anomala una pressione arteriosa sistolica > 240 mmHg durante esercizio fisico. Secondo alcuni autori, inoltre, un esagerato incremento dei valori diastolici durante l'esercizio può essere considerato un indice predittivo di insorgenza dell'ipertensione in soggetti normotesi [14]. Ulteriori evidenze confermano che anche un eccessivo incremento dei valori sistolici durante test ergometrico può predire l'insorgenza di ipertensione e ipertrofia ventricolare sinistra e può essere indirettamente correlato al rischio di morte per cause cardiovascolari [15].

22.4 Raccomandazioni per la partecipazione a competizioni sportive

Nell'atleta iperteso in cui venga identificata una causa secondaria di ipertensione, il giudizio di idoneità sportiva è condizionato dall'eliminazione della causa

Tabella 22.3 Ipertrofia ventricolare sinistra (IVsin) indotta dall'esercizio fisico e patologica: dati strumentali

Esami strumentali	IVsin fisiologica		IVsin patologica
ECG	Presente	IVsin indice di Sokolow-Lyon	Assente
	Assente	Onda Q patologica, $\downarrow$ ST marcato, BBsin, inversione dell'onda T in qualsiasi derivazione per gli atleti caucasici, inversione dell'onda T in derivazione inferiore o laterale negli atleti neri	Presente
Ecocardiogramma	Uniforme	Movimento della parete ventricolare sinistra	Alterato
	Normale ampiezza >55 mm	Cavità ventricolare sinistra	Ridotta ampiezza
	<50 mm	Diametro atrio sinistro	>50 mm
	Assente	Movimento sistolico anteriore dei lembi anteriori mitralici	Presente
	Normale	Funzione diastolica	Alterata
Test cardiopolmonare	>50 ml/kg/min o >120% del predetto per età, genere e BMI	Picco di consumo O_2	Alterato

BMI (*Body Mass Index*), indice di massa corporea.

stessa. Invece nell'ipertensione arteriosa essenziale è necessaria una valutazione complessiva multiparametrica per il conferimento dell'idoneità sportiva.

La Tabella 22.4 riassume le raccomandazione per atleti ipertesi in relazione al profilo cardiovascolare e alla tipologia di sport.

Nell'*atleta iperteso a rischio elevato o molto elevato* e in quello con pressione normale alta ad alto rischio cardiovascolare sono consigliabili solo attività di tipo IA-B e non si può prescindere, per l'idoneità, dal raggiungimento di un buon controllo pressorio, da controllare mediante monitoraggio pressorio delle 24 ore o con l'automisurazione domiciliare (esame di seconda scelta).

Nell'*atleta iperteso con rischio moderato* l'idoneità sportiva verrà concessa se il valore di pressione arteriosa sistolica al test ergometrico è < 240 mmHg e devono essere esclusi gli sport, anche se di breve durata, che comportano sforzo fisico strenuo (body building, sollevamento pesi ecc.).

Nell'*atleta iperteso a basso rischio*, se la pressione arteriosa sistolica al test ergometrico è inferiore a 240 mmHg, può essere concessa l'idoneità per qualsiasi sport. Se in queste ultime due categorie la pressione sistolica è superiore a 240 mmHg al test ergometrico, dovrà essere considerata un'adeguata terapia antipertensiva e dovrà essere rivalutata l'idoneità a 6 mesi.

Un'attività sportiva dinamica così come un esercizio statico di bassa media intensità è consigliabile per ottenere una riduzione dei valori pressori. Tutti gli atleti dovrebbero essere seguiti nel tempo con modalità correlate alla severità dell'ipertensione e alla categoria di rischio e dovrebbero essere istruiti sulla comparsa di sintomi sospetti come precordialgie o dispnea che potrebbero necessitare del consulto da parte di personale medico qualificato.

22.5 Strategie terapeutiche

La gestione terapeutica dell'atleta iperteso deve rispecchiare quella proposta dalle recenti linee guida internazionali per il trattamento dell'ipertensione arteriosa sistemica [1]. Appropriate misure restrittive non farmacologiche (riduzione dell'introito di sodio, aumento del consumo di frutta e verdura, limitazioni al consumo di alcol, astensione dal fumo e controllo del peso corporeo) devono rappresentare, come nella popolazione generale, un elemento fondamentale dell'approccio terapeutico iniziale all'ipertensione. Recentemente è stato ipotizzato inoltre che una dieta ricca di potassio può influenzare positivamente il controllo e la riduzione della pressione arteriosa [16] e in particolare la dieta DASH (Dietary Appproach to Stop

Tabella 22.4 Raccomandazioni per un'intensa attività fisica e competitiva in atleti ipertesi in accordo con il profilo di rischio cardiovascolare

Categoria di rischio	Valutazione	Criteri di eligibilità	Raccomandazioni	Follow-up
Basso rischio	Anamnesi Esame obiettivo Elettrocardiogramma Ecocardiogramma	Controllo ottimale della pressione arteriosa	Tutti gli sport	Annuale
Moderato rischio	Anamnesi Esame obiettivo Elettrocardiogramma Ecocardiogramma Test ergometrico	Controllo ottimale della pressione arteriosa e dei fattori di rischio cardiovascolari	Tutti gli sport ad esclusione di sport statici e dinamici ad alta intensità (III C)	Annuale
Alto rischio	Anamnesi Esame obiettivo Elettrocardiogramma Ecocardiogramma Test ergometrico	Controllo ottimale della pressione arteriosa e dei fattori di rischio cardiovascolari	Tutti gli sport ad esclusione di sport statici ad alta intensità (III A-C)	Annuale
Elevato rischio	Anamnesi Esame obiettivo Elettrocardiogramma Ecocardiogramma Test ergometrico	Controllo ottimale della pressione arteriosa e dei fattori di rischio cardiovascolari. Assenza di ulteriori patologie associate	Solo sport dinamici a bassa-moderata intensità e sport statici a bassa intensità (I A-B)	6 mesi

Hypertension) ricca di frutta e verdura, povera di grassi e con un elevato introito di potassio ha mostrato ridurre i valori pressori sia sistolici che diastolici nella popolazione in studio [17].

D'altro canto una terapia farmacologica antipertensiva deve essere prontamente iniziata in tutti i soggetti con elevato rischio di complicanze cardiovascolari. Il target terapeutico è rappresentato dalla riduzione dei valori di pressione arteriosa al di sotto dei 140/90 mmHg nella popolazione generale e di 130/80 mmHg nei pazienti diabetici o comunque a elevato rischio cardiovascolare.

Come suggerito dalla letteratura internazionale [1] diverse categorie di farmaci possono essere prese in considerazione per iniziare una terapia antipertensiva: diuretici, beta-bloccanti, calcioantagonisti, ACE-inibitori e sartanici. Peraltro i diuretici e i beta-bloccanti non sono raccomandati come farmaci di scelta in atleti che partecipano a competizioni agonistiche o sottoposti a regimi di allenamento ad alta intensità [4]. I diuretici sono inseriti nelle liste del doping di tutti gli sport poiché possono nascondere l'utilizzo di steroidi anabolizzanti diluendo le urine, e i beta-bloccanti sono considerati doping negli sport in cui l'impegno neurogeno è elevato.

I diuretici determinano una riduzione della capacità di esercizio nella prima settimana di trattamento attraverso la deplezione del volume plasmatico circolante e sebbene questo effetto sembri affievolirsi nel trattamento a lungo termine, i disturbi elettrolitici e la disidratazione che ne conseguono rappresentano effetti collaterali non desiderabili negli atleti.

Alla stessa stregua, i beta-bloccanti riducono la capacità aerobica massimale in media del 7%, come effetto della riduzione della frequenza cardiaca massima non compensata da un aumento della gittata sistolica, dall'estrazione periferica dell'ossigeno o di entrambi [18].

I calcioantagonisti e gli ACE-inibitori rappresentano i farmaci di scelta per gli atleti in considerazione dei ridotti effetti collaterali e possono essere associati in caso di non sufficiente controllo dei valori pressori [19]. Qualora con questi farmaci non si riesca a ottenere un controllo ottimale dei valori pressori è possibile utilizzare la doxazosina, anche se con una efficacia antipertensiva inferiore rispetto ad ACE-inibitori e calcioantagonisti. Controverso ancora l'utilizzo degli inibitori dell'angiotensina II, in quanto posseggono una buona attività antipertensiva, ma in alcuni sport è stato documentato un miglioramento della performance, che deve essere ancora correttamente valutato.

Bibliografia

1. The Task Force of the Management of Arterial Hypertension of the European Society of Hypertension (ESH)any d the European Society of Cardiology (2007) Guidelines for the Management of Arterial Hypertension. J Hypertens 25:1105-1187

2. Guidelines Committee (2003) European Society of Hypertension–European Society of Cardiology guidelines for the management of arterial hypertension. J Hypertens 21:1011-1053

3. Mitchell JH, Haskell WL, Snell P, Van Camp SP (2005) 36th Bethesda Conference: recommendations for determining eligibility for competition in athletes with cardiovascular abnormalities: Task Force 8: classification of sports. J Am Coll Cardiol 45:1364-1367

4. Fagard R, Amery A (1995) Physical exercise in hypertension. In: Laragh J, Brenner B (eds) Hypertension: pathophysiology, diagnosis and management, 2nd edn. Raven Press, New York pp 2669-2681

5. Pescatello LS, Franklin B, Fagard R et al (2044) American College of Sports Medicine Position Stand: exercise and hypertension. Med Sci Sports Exerc 36:533-553

6. Roitman JL, Herridge M (eds) (2000) American College of Sports Medicine Guidelines for Exercise Testing and Prescription, 6th edn. Lippincott Williams & Wilkins, Philadelphia

7. Fagard RH, Cornelissen V (2005) Physical activity, exercise, fitness and blood pressure. In: Battegay EJ, Lip GYH, Bakris GL (eds) Handbook of hypertension: principles and practice. Taylor & Francis Boca, Raton, pp. 195-206

8. Cornelissen VA, Fagard R (2005) Effects of endurance training on blood pressure, blood pressure regulating mechanisms and cardiovascular risk factors. Hypertension 46:667-675

9. American College of Sports Medicine (1993) Position stand: Physical activity, physical fitness, and hypertension. Med Sci Sports Exerc 25:I-X

10. Cornelissen VA, Fagard RH (2005) Effect of resistance training on resting blood pressure: a meta-analysis of randomized controlled trials. J Hypertens 23:251-259

11. Deligiannis A, Björnstad HH, Carrè F et al (2006) ESC Study Group of Sports Cardiology position paper on adverse cardiovascular effects of doping in athletes. Eur J Cardiovasc Prev Rehabil 13:687-694

12. Pelliccia A, Fagard R, Björnstadt HH et al (2005) Recommendations for competitive sports participation in athletes with cardiovascular disease. A consensus document from the Study Group of Sports Cardiology of the Working Group of Cardiac Rehabilitation and Exercise Physiology, and the Working Group of Myocardial and Pericardial Diseases of the European Society of Cardiology. Eur Heart 26:1422-1445

13. Fagard RH, Björnstad HH, Borjesson M et al (2005) ESC Study Group on Sports Cardiology recommendations for participation in leisure-time physical activities and competitive sports for patientswith hypertension. Eur J Cardiovasc Prev Rehabil 12:326-331

14. Singh JP, Larson MG, Manolio TA et al (1999) Blood pressure response during treadmill testing as a risk factor for newonset hypertension. The Framingham Heart Study. Circulation 99:1831-1836

15. Wilson NV, Meyer BM (1981) Early prediction of hypertension using exercise blood pressure. Preventive Medicine 10:62-68

16. Sica DA, Struthers AD, Cushman WC et al (2002) Importance of potassium in cardiovascular disease. J Clin Hypertens 4:198-206

17. Appel LJ, Moore TJ, Obarzanek E et al (1997) A clinical trial of the effects of dietary patterns on blood pressure. New Engl J Med 336:1117-1124

18. Vanhees L, Defoor JGM, Schepers D et al (2000) Effects of bisoprolol and atenolol on endurance exercise capacity in healthy men. J Hypertens 18:35-43

19. Vanhees L, Fagard R, Lijnen P, et al (1991) Effect of antihypertensive medication on endurance exercise capacity in hypertensive sportsmen. J Hypertens 9:1063-1068

La pratica sportiva nei pazienti affetti da cardiopatia ischemica cronica. Focus sui pazienti trattati con angioplastica e impianto di stent

23

Chiara Leuzzi, Fabiana Rollini, Massimo Sangiorgi

Abstract

L'attività fisica nel soggetto affetto da cardiopatia ischemica cronica rappresenta un argomento di grande attualità sia per quanto concerne il singolo che la società in senso più ampio. Dal momento che nei Paesi industrializzati la cardiopatia ischemica rappresenta la principale causa di morte, è importante investire in questo ambito sia in termini di prevenzione primaria che secondaria. Rientrano nella categoria dei pazienti affetti da cardiopatia ischemica cronica tutti coloro che sono stati sottoposti a rivascolarizzazione percutanea o chirurgica, con anamnesi positiva per infarto o angina o con segni strumentali di ischemia. Il compito importante dello specialista è identificare i diversi livelli di rischio cardiovascolare (a seconda della prognosi, della complessità della procedura, del territorio a rischio, della frazione d'eiezione) e le attitudini personali del paziente, per poi consigliare un corretto livello e tipologia di attività fisica. La valutazione preliminare dovrebbe essere effettuata, quando possibile, mediante un test da sforzo, o mediante il *Six-Minute Walking Test*, in modo tale da impostare un esercizio fisico individualizzato e mirato a un miglior controllo dei fattori di rischio. Questo approccio proposto dalle Linee Guida nazionali e internazionali riveste un ruolo molto importante nell'ambito della cardiopatia ischemica, se si considera il fatto che un corretto stile di vita, supportato da una corretta abitudine all'attività fisica riduce la mortalità totale e cardiaca del 27%. Il motivo è che l'attività fisica aumenta la resistenza allo sforzo, riduce la sintomatologia anginosa, migliora il profilo lipidico, glucidico e la pressione arteriosa, migliora quindi globalmente la performance cardio-respiratoria.

23.1 Introduzione

La cardiopatia ischemica rappresenta attualmente la principale causa di morte nei Paesi industrializzati, e in particolare rappresenta la principale causa di morte improvvisa durante esercizio nei soggetti sedentari di età > 35 anni.

I meccanismi alla base di questa elevata mortalità durante esercizio sono molteplici: attivazione simpatica e rilascio di catecolamine, attivazione piastrinica e conseguente attivazione trombotica, disturbi elettrolitici o ischemia inducibile con lo sforzo [1].

Nonostante l'elevata mortalità correlata all'attività fisica, numerosi dati dimostrano come l'attività fisica condotta entro determinati parametri, come raccomandato dalle linee guida nazionali della Società Italiana

M. Sangiorgi (✉)
Unità di Cardiologia Interventistica
Policlinico Univeristario, Modena

M. Fioranelli, G. Frajese (a cura di), *Cardiologia dello sport*
© Springer-Verlag Italia 2011

di Cardiologia (SIC Sport) e internazionali, abbia degli effetti positivi sulla salute del soggetto. Infatti l'attività sportiva regolare che comporti il coinvolgimento di numerosi gruppi muscolari (per esempio, camminare o andare in bicicletta), provoca degli adattamenti dell'apparato cardiocircolatorio con conseguente incremento della capacità e della resistenza all'esercizio. Tutto questo si traduce in una riduzione del rischio di eventi coronarici nei soggetti sani e nel miglioramento della sintomatologia nei soggetti affetti da patologie cardiovascolari. In questo secondo caso si inserisce l'importanza della prevenzione secondaria e del grosso capitolo della riabilitazione cardiologica, soprattutto dopo rivascolarizzazione meccanica tramite angioplastica con impianto di stent che è diventata oramai il trattamento di scelta e quello più comunemente utilizzato nei soggetti affetti da cardiopatia ischemica.

In questo contesto, numerosi studi hanno dimostrato come l'esercizio fisico regolare comporti un miglioramento della prognosi nei pazienti affetti da cardiopatia ischemica. Per tale motivo, la prevenzione secondaria di un evento cardiovascolare include non solo l'aderenza alla terapia medica, ma anche l'adozione di uno stile di vita corretto (in termini di esercizio fisico). In questo ambito si inserisce l'attività sportiva regolare che consente una ripresa della qualità di vita del soggetto, ma anche un miglioramento della sua capacità funzionale, importante predittore della successiva evoluzione della storia clinica.

Numerosi studi randomizzati controllati sono stati condotti in passato per studiare l'effetto della riabilitazione cardiaca basata sull'esercizio nei pazienti cardiopatici, inclusi i pazienti trattati con angioplastica ed eventuale impianto di stent. Purtroppo la maggior parte di questi studi è stata condotta prima dell'attuale trattamento terapeutico previsto per la cardiopatia ischemica, prima dell'avvento dell'angioplastica primaria e in un'era in cui non era ancora ottimizzata la terapia medica (pre beta-bloccante, ACE-inibitore e statina).

Dai dati di una delle più recenti metanalisi condotte sull'argomento, emerge come l'attuazione di programmi di attività sportiva comporti una riduzione del 27% della mortalità totale, anche se non vi è alcun effetto sulla riduzione della recidiva di infarto. In questo contesto, la riduzione del rischio di mortalità, anche in assenza di una riduzione della recidiva infartuale, potrebbe essere spiegata dalla capacità dell'esercizio fisico di ridurre il potenziale aritmogeno del miocardio ischemico diminuendo l'incidenza di

aritmie ventricolari maggiori correlate all'exitus [3].

Esistono tuttavia differenti tipi di attività fisica e vari livelli; peraltro il grado di attività fisica consigliato non può prescindere dalla considerazione del rischio cardiovascolare del soggetto. Quindi, prima di prescrivere un'attività fisica a un paziente cardiopatico, bisognerà valutare determinati parametri quali il livello di rischio cardiovascolare che il soggetto presenta e livello e tipo di attività fisica che il paziente praticava o che desidererebbe praticare anche in base al tipo di rivascolarizzazione effettuata.

Questo capitolo passa brevemente in rassegna i differenti livelli di rischio cardiovascolare dei soggetti affetti da cardiopatia ischemica prendendo in considerazione le più recenti linee guida e raccomandazioni sull'inizio e sulla ripresa di un'attività motoria sia in pazienti sedentari sia in chi già praticava sport, fornendo al tempo stesso delle raccomandazioni su come e in che misura incrementare un programma di attività fisica regolare dopo un intervento di rivascolarizzazione meccanica sull'albero coronarico.

23.2 Livello di rischio cardiovascolare del soggetto cardiopatico

I pazienti affetti da cardiopatia ischemica cronica sono tutti quei soggetti con anamnesi positiva per infarto miocardico, per angina pectoris, o con segni strumentali di ischemia o sottoposti a procedure di rivascolarizzazione chirurgica (bypass aortocoronarici) o percutanea (angioplastica coronarica con eventuale impianto di stent) [4].

Nella prescrizione di attività fisica regolare in questi soggetti, bisogna tenere in considerazione l'età, il genere, la presenza di co-morbidità associate e la terapia medica. Accanto a questi parametri, bisogna valutare anche l'attività fisica quotidiana praticata prima dell'evento cardiovascolare, le preferenze del paziente e gli obiettivi che si vogliono raggiungere. Successivamente è necessario identificare la presenza di quelle condizioni che configurano un rischio cardiovascolare elevato, identificando soggetti a prognosi severa tra quelli che abbiano:

- disfunzione ventricolare sinistra (frazione di eiezione <40%) con segni o sintomi di insufficienza cardiaca;
- grado, localizzazione ed estensione della malattia coronarica;

- aritmie ventricolari complesse sia da sforzo che a riposo;
- eventuale ischemia inducibile residua;
- effettuato una procedura di rivascolarizzazione complessa.

In condizioni di stabilità clinica, prima di prescrivere dell'attività fisica a un soggetto affetto da cardiopatia ischemica, sarebbe bene – come peraltro consigliato dalle linee guida internazionali – eseguire sempre un test da sforzo. Tale esame guiderà quindi sempre la successiva prescrizione dell'attività fisica, grazie alla capacità di identificare la presenza di ischemia inducibile e la soglia di inducibilità, la soglia limite di esercizio prima dello sviluppo dei sintomi e/o ischemia, la capacità all'esercizio del soggetto e la sua risposta individuale allo sforzo, nonché eventuali complicanze determinate dallo sforzo. Ovviamente l'intensità dello sforzo deve essere soppesata sul singolo individuo: non in tutti i soggetti deve essere eseguito uno sforzo massimale, ma, ad esempio, nei soggetti a elevato rischio è sufficiente una stratificazione mediante test submassimale o il "6 minute walking test" (Fig. 23.1).

Nei soggetti sottoposti a procedure di rivascolarizzazione per via percutanea (angioplastica ed eventuale impianto di stent), è importante conoscere eventuali complicanze pre- o postprocedurali. Se la procedura non è stata complicata, l'attività fisica regolare può essere iniziata già dal giorno successivo; se invece la procedura di rivascolarizzazione è stata complessa, l'inizio dell'attività fisica deve essere posticipata sino a quando non vi sia una stabilità clinica e l'esercizio incrementato molto lentamente, sulla base dei sintomi [2].

Nello studio ETICA, condotto su pazienti trattati mediante angioplastica, i pazienti allenati presentavano un incremento significativo della capacità all'esercizio e un miglioramento della qualità di vita, anche se la probabilità di ristenosi angiografica non risultava influenzata. Nei successivi mesi di follow-up i soggetti che effettuavano esercizio fisico hanno presentato una riduzione degli eventi cardiovascolari e delle nuove ospedalizzazioni statisticamente significativo rispetto a chi non effettuava nessun allenamento [5].

Peraltro tali effetti positivi non si ottengono solo nei pazienti coronaropatici sottoposti a rivascolarizzazione, ma anche in quelli non candidabili alla rivascolarizzazione, con effetti positivi sia sulla capacità all'esercizio, sia sulla riduzione della soglia ischemica. Tali effetti sono chiaramente mediati da un minor consumo d'ossigeno, e da una riduzione della frequenza cardiaca e della pressione arteriosa in chi effettua regolarmente un'attività motoria di qualsiasi genere.

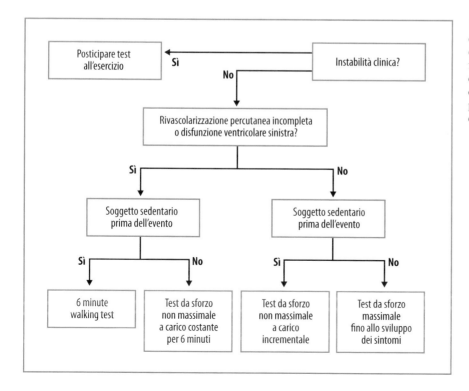

Fig. 23.1 Flow-chart di valutazione funzionale della prescrizione di attività fisica in pazienti con coronaropatia trattati con rivascolarizzazione percutanea (modificato da Piepoli F et al. [2])

23.3   Livello e tipo di attività fisica

Il livello di attività fisica deve essere scelto in base alle caratteristiche cliniche e al risultato degli esami strumentali che il soggetto ha eseguito dopo l'evento cardiovascolare e/o l'intervento di rivascolarizzazione. Anche in questo caso il livello di attività fisica consigliato non può prescindere dall'anamnesi (valutazione del livello di attività fisica abituale prima dell'evento cardiovascolare o prima della procedura di rivascolarizzazione). Pertanto a un soggetto sedentario verrà consigliato un grado diverso di attività fisica rispetto a un soggetto abituato a fare sport. In linea generale, nei pazienti affetti da cardiopatia ischemica cronica, dopo una procedura di rivascolarizzazione percutanea è raccomandata un'attività fisica aerobica e regolare di tipo incrementale.

È molto importante anche considerare i diversi tipi di attività sportiva: numerose classificazioni sono state introdotte in base all'impegno cardiovascolare che esse comportano. Una delle più utilizzate è basata sulla risposta di alcuni parametri (frequenza cardiaca, FC, e ipertensione arteriosa) e sulle variazioni delle resistenze periferiche (RP) e della gittata cardiaca (GC). In base a questi ultimi si distinguono quattro gruppi di attività sportive:

1. gruppo A o attività sportive con impegno cardio-circolatorio "neurogeno" in cui si ha soprattutto un lieve incremento della FC in seguito alla componente emotiva, senza modificazioni della GC;
2. gruppo B o attività sportive con impegno cardio-circolatorio "neurogeno" dovuto a incrementi moderati della FC, della GC e delle RP;
3. gruppo C o attività sportive con impegno cardio-circolatorio pressorio caratterizzate da incrementi elevati di FC e RP;
4. gruppo D o attività a impegno cardiocircolatorio elevato [6].

In generale, l'attività fisica viene definita come ogni movimento del corpo prodotto dall'energia muscolare risultante in una spesa energetica superiore ai livelli basali, e come tale parte integrante di un intervento sullo stile di vita del soggetto. Un programma di riabilitazione cardiaca dovrebbe quindi comprendere:

- la valutazione del livello di capacità fisica del soggetto che dovrebbe essere valutata a casa, al lavoro e durante l'attività ricreativa; attività correlata all'età, al sesso e all'attività quotidiana che il soggetto svolge; la volontà del paziente a variare le sue abitudini comportamentali sedentarie; la convinzione nell'iniziare un programma di attività ed eventuali ostacoli o impedimenti alla stessa; il supporto familiare-sociale nel modificare positivamente il livello di esercizio fisico compiuto;
- suggerire un esercizio fisico individualizzato tenendo conto dell'età, abitudine pregressa, co-morbidità, preferenze e obiettivi che il soggetto si propone di raggiungere;
- raccomandare un minimo di sessioni da 30 minuti di attività aerobica intensa, per lo meno 3-4 volte a settimana, con graduale incremento dell'esercizio quotidiano sino a raggiungere un programma costante di attività settimanale;
- rassicurare il soggetto circa la sicurezza e i benefici derivanti dall'effettuazione di un programma di esercizio quotidiano;
- incoraggiare un'attività fisica e dei programmi di gruppo, per evitare che il soggetto con il passare del tempo ritorni a un comportamento sedentario;
- educare il paziente sulla necessità di continuare l'attività fisica per tutta la vita per ridurre il rischio di recidiva di un evento cardiovascolare.

Dopo una sindrome coronarica acuta sottoposta a una procedura di angioplastica primaria o in elezione non complicata l'attività fisica può solitamente essere ripresa il giorno dopo. Se il danno miocardico è stato significativo o la procedura complicata è bene aspettare una stabilizzazione del quadro clinico e incrementare lentamente e gradatamente il livello di attività basandosi sull'insorgenza dei sintomi.

In presenza di una capacità all'esercizio preservata e in assenza di sintomi il soggetto può svolgere un'attività fisica (tipo camminata veloce, giardinaggio, salire le scale, bicicletta) che duri da un minimo di 30 a un massimo di 60 minuti; in presenza di sintomi è bene limitare al 50% della capacità massima di esercizio fisico e aumentare gradualmente l'impegno fisico [7-12].

Di converso, un programma di training all'esercizio fisico è definito come una sottocategoria dell'attività fisica nel quale dei movimenti corporei pianificati, strutturati e ripetitivi sono effettuati per mantenere o aumentare la capacità lavorativa all'esercizio in modo programmato in un arco temporale definito. Un programma di training deve quindi prevedere un esercizio fisico continuativo con un incremento progressivo di durata degli esercizi e con controlli regolari (ogni 3-6 mesi) per modificare e correggere la durata e il livello dello sforzo una volta raggiunta la tolleranza. Solitamente, la corsa, il ciclismo, il canottaggio, la danza aerobica, la ginnastica sono considerati esercizi che un paziente cardiopatico può effettuare sotto stretto controllo medico.

La durata delle sessioni di training non dovrebbe essere inferiore a 20-30 minuti (preferibilmente 45-60 minuti) con frequenza minima quadri-settimanale (preferibilmente per 6-7 giorni) e con un'intensità del 50-80% di consumo di ossigeno al picco dell'esercizio (vicino alla soglia anaerobica) o a un picco di frequenza del 40-60% della riserva massima di frequenza (10/20-14/20 della scala di Borg di percezione dello sforzo) [2].

Un programma di training all'esercizio dovrebbe quindi comprendere:
- la valutazione del livello di capacità fisica del soggetto attraverso la comparsa di sintomi al test da sforzo (sia cicloergometrico che al tappeto rotante). Nella pratica clinica non è sempre possibile effettuare queste valutazioni, specialmente in presenza di disfunzione cardiaca sinistra (frazione d'eiezione < 40%) o dopo un recente intervento chirurgico. In questo caso si dovrebbe effettuare un TE sottomassimale o il test dei 6 minuti [13];
- suggerire un esercizio fisico individualizzato tenendo conto delle condizioni cliniche e dei fattori di rischio;
- raccomandare di raggiungere la soglia massima aerobica di esercizio;
- educare il paziente nel riconoscimento dei sintomi indotti dallo sforzo con il comportamento da adottare in caso di comparsa del dolore anginoso e la conseguente modifica del programma di esercizio;
- durante le fasi iniziali del programma di training questo dovrebbe essere effettuato in ospedale sotto stretto controllo medico, specialmente nei pazienti ad alto rischio, quali quelli con FE ridotta, severe comorbidità e con destabilizzazione clinica recente (< 1 settimana). In questo modo si può testare sia la risposta sia la tolleranza individuale in un ambiente protetto e sicuro e identificare immediatamente i segni e i sintomi che dovrebbero indurre la sospensione immediata dell'esercizio. La supervisione deve includere una visita con esame obiettivo, riconoscimento di eventuali aritmie, monitoraggio della frequenza e della pressione prima, durante e dopo l'esercizio. Questo periodo di supervisione

dovrebbe essere più prolungato in pazienti con nuova insorgenza di sintomatologia, segni clinici di scompenso, scarso controllo pressorio e presenza di aritmie sopra- o ventricolari durante lo svolgimento dell'esercizio [2].

23.4 Cardiopatia ischemica nell'atleta

Un capitolo a parte è rappresentato dalla idoneità all'attività sportiva agonistica in un atleta affetto da cardiopatia ischemica.

Tali soggetti devono sistematicamente essere valutati mediante:
1. anamnesi: presenza o meno di sintomi e tipo di sport praticato;
2. ECG a riposo e test da sforzo: valutazione di ischemia inducibile, sintomi, alterazioni del tratto ST-T, riisposta cronotropa allo sforzo, aritmie;
3. ecocardiogramma: valutazione della funzione contrattile globale e della eventuale presenza di anomalie strutturali associate;
4. monitoraggio mediante Holter-ECG: per valutare eventuali aritmie o ischemica miocardica silente.

Questi strumenti consentono di identificare i soggetti ad alto rischio cardiovascolare, gruppo al quale non può essere concessa l'idoneità sportiva agonistica secondo le attuali linee guida.

Nei soggetti invece che risultano a basso rischio, potrà essere concessa l'idoneità agonistica per alcuni sport, con periodica rivalutazione del profilo di rischio cardiovascolare [4].

Inoltre, in seguito a una procedura di rivascolarizzazione percutanea non esistono delle chiare indicazioni sui tempi di ripresa dell'attività sportiva agonistica, tanto che le linee guida italiane raccomandano un periodo di sospensione minimo di almeno 12 mesi [4].

Tuttavia, un corretto approccio prevede una valutazione multiparametrica sul singolo soggetto, sulla diagnosi, sul tipo di evento cardiovascolare, sulla estensione della coronaropatia e sul successo della procedura di rivascolarizzazione. Ad esempio potrebbe essere suggerito che nel caso di diagnosi di angina da sforzo stabile sottoposta a rivascolarizzazione percutanea l'idoneità sportiva agonistica non sia concessa almeno prima di 4 settimane dalla rivascolarizzazione, tempo che deve essere più lungo in caso di angina instabile sottoposta a procedura di rivascolarizzazione percutanea [14].

23.5 Conclusioni

Nel paziente cardiopatico trattato con procedure di rivascolarizzazione percutanea è raccomandabile effettuare la prevenzione secondaria promuovendo un cambiamento dello stile di vita e una stretta aderenza alla terapia farmacologica. In questo contesto un programma di attività fisica o di training all'esercizio rimangono i nuclei su cui costruire il programma di riabilitazione cardiovascolare del paziente, il suo reinserimento nella vita lavorativa quotidiana, e il miglioramento della prognosi *quoad vitam*. La pratica di svolgere dell'attività fisica regolare può rappresentare per il paziente lo stimolo ad affrontare e reagire in maniera positiva alla malattia che lo ha colpito e il cambiamento – ma soprattutto il mantenimento – di uno stile di vita sano può condizionare in maniera positiva la fiducia in se stessi, lo stato di salute, il rientro in società, l'attività lavorativa e il ripristino di una normale vita affettiva e di relazione. L'inizio di un programma di esercizio fisico routinario può inoltre normalizzare i fattori di rischio cardiovascolari maggiori presenti prima dell'evento acuto, aumentando quindi la sopravvivenza a lungo termine. Questo in definitiva dovrebbe essere l'obiettivo di ognuno dei nostri pazienti e di ognuno di noi.

Bibliografia

1. Pelliccia A, Fagard R, Bjørnstad HH et al (2005) Recommendations for competitive sports participation in athletes with cardiovascular disease. Eur Heart J 26:1422-1445
2. Piepoli MF, Corrà U, Benzer W et al (2010) Secondary prevention through cardiac rehabilitation: physical activity counselling and exercise training. Eur Heart J 31:1967-1974
3. Jolliffe JA, Rees K, Taylor RS et al (2001) Exercise-based rehabilitation for coronary heart disease. Cochrane Database Syst Rev 1:CD001800
4. Penco M, Villella A, Griffo R (2010) Cardiopatia ischemica. Med Sport 63:81-85
5. Belardinelli R, Paolini I, Cianci G et al (2001) Exercise training intervention after coronary angioplasty: the ETICA trial. J Am Coll Cardiol 37:1891-1900
6. Faina M, Veicsteinas A, Biffi A et al (2010) Classificazione in relazione all'impegno cardiovascolare. Med Sport 63:9-13
7. Van de Werf F, Bax J, Betriu A et al (2008) Management of acute myocardial infarction in patients presenting with ST-segment elevation. The Task Force on the Management of Acute Myocardial Infarction of the European Society of Cardiology. Eur Heart J 29:2909-2945
8. Bassand JP, Hamm CW, Ardissino D et al (2007) Guidelines for the diagnosis and treatment of non-ST-segment elevation acute coronary syndromes. Task Force for Diagnosis and Treatment of Non-ST-Segment Elevation Acute Coronary Syndromes of European Society of Cardiology. Eur Heart J 28:1598-1660.
9. Antman EM, Hand M, Armstrong PW et al (2008) Writing Group to Review New Evidence and Update the ACC/AHA 2004 Guidelines for the management of patients with st-elevation myocardial infarction. J Am Coll Cardiol 51:210-247
10. Anderson JL, Adams CD, Antman E et al (2007) ACC/AHA 2007 Guidelines for the management of patients with unstable angina/non-ST-elevation myocardial infarction: a report of the American College of Cardiology/American Heart Association Task Force on Practice Guidelines developed in collaboration with the American College of Emergency Physicians, American College of Physicians, Society for Academic Emergency Medicine, Society for Cardiovascular Angiography and Interventions, and Society of Thoracic Surgeons. J Am Coll Cardiol 50:1-157
11. Smith SC Jr, Allen J, Blair SN et al (2006) AHA/ACC guidelines for secondary prevention for patients with coronary and other atherosclerotic vascular disease: 2006 update. J Am Coll Cardiol 47:2130-2139
12. Thompson PD, Buchner D, Pina IL et al (2003) Exercise and physical activity in the prevention and treatment of atherosclerotic cardiovascular disease: a statement from the Council on Clinical Cardiology and the Council on Nutrition, Physical Activity, and Metabolism. Circulation 107:3109-3116.
13. Arena R, Myers J, Williams MA et al (2007) American Heart Association Committee on Exercise, Rehabilitation, Prevention of the Council on Clinical Cardiology, American Heart Association Council on Cardiovascular Nursing. Assessment of functional capacity in clinical and research settings: a scientific statement from the American Heart Association Committee on Exercise, Rehabilitation, and Prevention of the Council on Clinical Cardiology and the Council on Cardiovascular Nursing. Circulation 116:329-343
14. 36th Bethesda Conference (2005) Eligibility recommendations for competitive athletes with cardiovascular abnormalities. J Am Coll Cardiol 19:45

La pratica sportiva nelle cardiopatie congenite

24

Roberto Biddau, Pier Paolo Bassareo

Abstract

Le cardiopatie congenite rappresentano una realtà complessa e in continuo aumento; le nuove metodologie diagnostiche e soprattutto le moderne tecniche chirurgiche hanno consentito una sempre migliore sopravvivenza fino all'età adulta in circa l'80-85% dei pazienti. In uno scenario come questo è naturale che un numero crescente di bambini, adolescenti e adulti affetti da cardiopatie congenite "corrette" (chirurgicamente o per via interventistica) avanzi la richiesta di poter svolgere attività sportiva, sia a livello ludico-ricreativo che a livello agonistico. Le cardiopatie congenite possono essere distinte in "semplici" e "complesse". Le prime rappresentano la maggioranza di quelle di interesse per il medico sportivo: la correzione spesso completa dei difetti semplici, infatti, consente alla maggior parte dei pazienti di poter svolgere un'attività sportiva anche agonistica. Le cardiopatie complesse sono invece rappresentate da difetti di più difficile inquadramento nei quali è spesso presente la cianosi: in questi pazienti, salvo rari casi, non è possibile consentire un'attività sportiva agonistica, ma può essere incoraggiata un'attività ludico-addestrativa commisurata alle condizioni cliniche.

24.1 Introduzione

Le cardiopatie congenite rappresentano una realtà complessa e in continuo aumento; la loro incidenza è stimata tra 6 e 8 per 1000 nati vivi [1] e le nuove metodologie diagnostiche e soprattutto le moderne tecniche chirurgiche hanno consentito una sempre migliore sopravvivenza fino all'età adulta in circa l'80-85% dei pazienti. In uno scenario come questo è naturale che un numero crescente di bambini, adolescenti e adulti affetti da cardiopatie congenite "corrette" (chirurgicamente o per via interventistica) avan-

zino la richiesta di poter svolgere attività sportiva, sia a livello ludico-ricreativo che a livello agonistico. Nella Figura 24.1 sono mostrate le incidenze di cardiopatie congenite nei nati vivi.

Semplificando per questioni di praticità, le cardiopatie congenite possono essere distinte in "semplici" e "complesse". Le *cardiopatie semplici*, la maggioranza di quelle di interesse per il medico sportivo, possono essere divise in due gruppi:
1. da *iperafflusso polmonare* per shunt sinistro-destro (per esempio, i difetti del setto interatriale e interventricolare);
2. da *ostruzione dell'efflusso ventricolare* sia destro che sinistro (per esempio, stenosi polmonare e aortica).

Le *cardiopatie complesse* sono invece rappresentate da difetti di più difficile inquadramento nei quali è

R. Biddau (✉)
Unità Operativa di Cardiologia
Ospedale Guglielmo da Saliceto, Piacenza

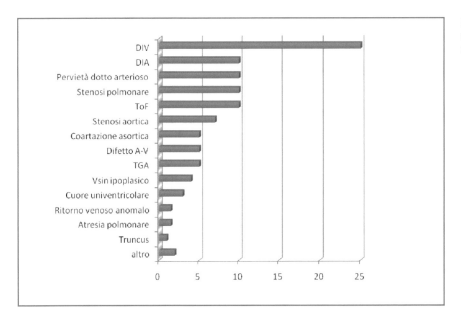

Fig. 24.1 Incidenza (%)
di cardiopatie congenite
nei nati vivi

spesso presente la *cianosi*, causata dalla presenza di uno shunt destro-sinistro con mixing del sangue non ossigenato con quello ossigenato. Esisono infine le *anomalie dell'origine e del decorso delle coronarie*, sia congenite che acquisite (malattia di Kawasaki). Non bisogna dimenticare, inoltre, che molti dei difetti cardiaci semplici o complessi hanno una base genetica ereditaria e che fanno spesso parte di quadri sindromici; le associazioni con malformazioni di altri organi e apparati vanno perciò tenute in considerazione nel giudizio finale per l'idoneità sportiva sia agonistica che non agonistica (come per esempio nella sindrome di Marfan).

24.2 Criteri generali di individuazione di classi funzionali nel cardiopatico congenito

È fondamentale, alla luce della complessità delle patologie in questione, della varietà di interventi e dei possibili esiti degli stessi, sottolineare la necessità di una stretta collaborazione tra il medico sportivo e il cardiologo pediatra che normalmente seguono il paziente. Molte delle informazioni anamnestiche e degli esami strumentali necessari per inquadrare lo stato funzionale del paziente sono, infatti, già a disposizione del cardiologo pediatra durante le normali visite di controllo. Posto che, in particolare per le cardiopatie complesse, le indicazioni andranno valutate caso per

caso, è possibile indicare dei criteri generali di stratificazione del rischio.

Sia per le implicazioni legali che per la qualità dei documenti, faremo principalmente riferimento a due documenti italiani: i "Protocolli cardiologici per il giudizio di idoneità allo sport agonistico 2009" (COCIS 2009) [3] per l'attività agonistica, e le linee guida della Società Italiana di Cardiologia Pediatrica sui "Criteri di valutazione della capacità lavorativa, idoneità al lavoro specifico, attitudine ad attività fisica e sportiva ed assicurabilità nel cardiopatico congenito" [2] per l'attività ludico-ricreativa.

L'inquadramento del paziente non può che passare da una completa anamnesi, un accurato esame obiettivo e da una serie di esami strumentali, sulla base dei quali, utilizzando uno specifico indice funzionale (Tabella 24.1), sono state individuate *quattro classi funzionali* [2] (condizioni *ottime*, *buone*, *mediocri* o *scadenti*) che consentono di identificare nel modo più

Tabella 24.1 Indice di abilità

1	**Vita normale:** lavoro o scuola a tempo pieno; gravidanza senza rischio
2	**Abile al lavoro:** sintomi intermittenti che influenzano la qualità di vita, gravidanza a rischio
3	**Inabile al lavoro:** significativa limitazione dell'attività fisica, gravidanza ad alto rischio
4	**Scarsa autonomia:** estrema linitazione della capacità funzionale; vita limitata in casa

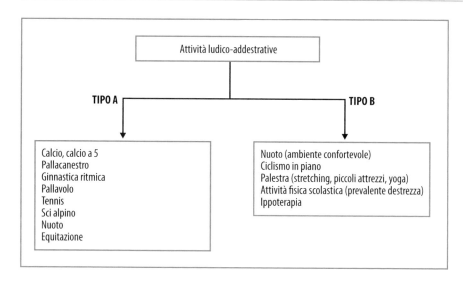

Fig. 24.2 Attività ludico-addestrative dei gruppi A e B

oggettivo possibile soggetti cui si può permettere l'attività sportiva, eventualmente anche agonistica, e soggetti nei quali essa non sia raccomandabile.

24.2.1 Classificazione delle attività sportive

Le diverse attività sportive sono caratterizzate da un differente impegno cardiocircolatorio; la prescrizione dell'attività fisica, in particolare a un soggetto cardiopatico congenito, non può prescindere dalla conoscenza della fisiologia e fisiopatologia dei diversi tipi di esercizio fisico e di sport e degli effetti cardiovascolari sia acuti che cronici che essi comportano.

Per quanto concerne l'attività sportiva agonistica si utilizzerà la "Classificazione degli sport in relazione all'impegno cardiovascolare" presente nel COCIS 2009, all quale si rimanda [3]. È utile sottolineare il fatto che, a prescindere dall'impegno cardiovascolare dello sport in questione, il COCIS 2009 individua un gruppo di "cardiopatie congenite che per la loro gravità e complessità controindicano di per sé l'attività sportiva agonistica". Sono:
- atresia della polmonare, a setto integro o con difetto interventricolare (quando non è stato possibile il recupero completo del ventricolo destro);
- sindrome di Eisenmenger;
- ipertensione polmonare primitiva;
- cardiopatie con circolazione univentricolare;
- sindrome di Marfan e di Ehlers-Danlos;
- tutte le cardiopatie nella correzione chirurgica delle

quali sia stato necessario utilizzare condotti protesici e/o protesi valvolari.

Una classificazione a parte verrà utilizzata per le *attività ludico-addestrative* nei pazienti cardiopatici congeniti; essa divide tali attività in due gruppi, come mostrato nella Figura 24.2, sempre in base all'impegno cardiovascolare: al gruppo A appartengono attività la cui intensità di esercizio non può essere regolata facilmente dal soggetto e delle quali può essere solo controllata la durata e la frequenza settimanale di esercizio; sono attività che andrebbero riservate ai pazienti che presentano una condizione funzionale ottimale o buona. Nel gruppo B rientrano le attività in cui è possibile controllare anche l'intensità dell'esercizio, alle quali possono accedere anche pazienti con condizioni funzionali più compromesse, sebbene svolte sotto supervisione.

24.3 Cardiopatie congenite semplici con iperafflusso polmonare

24.3.1 Difetti del setto interatriale

I difetti del setto interatriale (DIA) rappresentano circa il 5-10% di tutte le cardiopatie congenite. Possono essere di quattro tipi (Fig. 24.3):
- *ostium secundum* [1] (50-70% di tutti i DIA), caratterizzato da un difetto della parete settale a livello della fossa ovale;
- *ostium primum* [2] (30%), presente nei difetti dei cuscinetti endocardici (canale atrioventricolare) e localizzato nella parte bassa del setto interatriale;

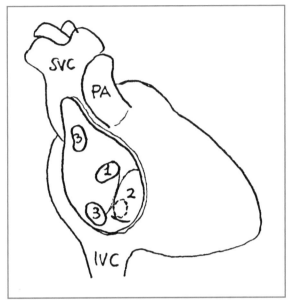

Fig. 24.3 Tipi di DIA: (1) ostium secundum; (2) ostium primum; (3) seno venoso. *IVC*, vena cava inferiore; *PA*, arteria polmonare; *SVC*, vena cava superiore

- *seno venoso* [3] (10%), localizzato posteriormente, più frequentemente al livello della vena cava superiore o più raramente a livello della vena cava inferiore;
- *seno coronarico* (1%), caratterizzato dalla mancanza del tetto del seno coronarico che è in aperta comunicazione con l'atrio sinistro.

I DIA si possono trovare sia come difetti isolati sia in associazione ad altre malformazioni.

Obiettivamente si apprezzano uno sdoppiamento fisso del secondo tono, un soffio proto-meso-sistolico eiettivo sul focolaio polmonare ed eventualmente un rullio diastolico sul focolaio tricuspidalico da stenosi relativa. L'ECG rileva deviazione assiale destra, segni di ipertrofia ventricolare destra o blocco di branca destro (BBDx). La *radiografia del torace* evidenzia segni di iperafflusso polmonare. L'*ecocardiografia* consente di porre la diagnosi, valutare sede, dimensione e significatività emodinamica del difetto (significativo quando Qp/Qs > 1,5) e di evidenziare le alterazioni secondarie o associate. L'*ecografia transesofagea* può essere utilizzata come ulteriore indagine diagnostica e preliminare alla chiusura del difetto. Circa l'80% dei DIA tipo ostium secundum di piccole dimensioni si chiude spontaneamente entro i 4-5 anni d'età. La maggior parte dei pazienti rimane asintomatica fino all'età adulta. Col tempo possono manifestarsi una maggiore affaticabilità, una maggiore predisposizione alle infezioni respiratorie e un ritardo di crescita. Raramente ampi difetti non corretti possono esitare in scompenso cardiaco in età pediatrica; l'insufficienza ventricolare destra associata a ipertensione polmonare può presentarsi più frequentemente in pazienti sopra i 20-30 anni. Sono spesso presenti aritmie atriali. Rara complicanza può essere l'embolia paradossa.

24.3.1.1 Trattamento

Come si è detto, la maggior parte dei pazienti ha un decorso asintomatico, che non necessita di terapia medica. Il trattamento delle aritmie atriali non differisce da quello standard. La chiusura del difetto può avvenire sia per via percutanea (Fig. 24.4) sia per via chirurgica, con patch di pericardio, teflon o per sutura diretta, a seconda della sede e della dimensione del difetto. La chiusura è indicata in presenza di shunt sinistro-destro significativo (Qp/Qs > 1,5) e/o in pre-

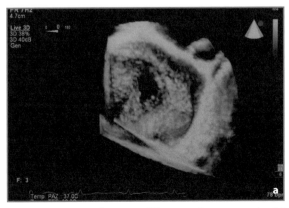
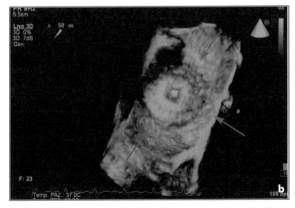

Fig. 24.4 a L'ecocardiogramma 3D transesofageo mostra la visione frontale di un difetto interatriale di tipo ostium secundum. **b** Lo stesso difetto dopo la chiusura percutanea tramite *device* (*frecce rosse*)

senza di dilatazione atriale e ventricolare destra, con o senza sintomi. Non è ancora ben chiaro quale sia il momento migliore per effettuare la chiusura: sicuramente, salvo comparsa di scompenso cardiaco, è bene attendere almeno i 4-5 anni di età per consentire la possibilità di chiusura spontanea. Nei pazienti operati tardivamente (dopo i 20-25 anni) può persistere dopo la chiusura un ingrandimento delle sezioni destre con ridotta capacità funzionale.

24.3.1.2 Indicazioni alla pratica sportiva

1. I soggetti con forme di DIA ostium secundum *non emodinamicamente significative* possono praticare tutte le attività sportive, con l'eccezione di quelle subacquee con autorespiratori per il rischio di embolia paradossa.

2. I soggetti con forme di DIA ostium secundum *corrette sia per via chirurgica che per via percutanea* devono essere rivalutati dopo 6 mesi con visita, ECG, eco, test da sforzo e Holter ECG. Non potrà essere concessa l'idoneità sportiva in presenza di:
   - persistente e significativa dilatazione e/o disfunzione del ventricolo destro;
   - ipertensione polmonare residua;
   - tachicardie sopraventricolari parossistiche, persistenti o permanenti, o disfunzione senoatriale sintomatica;
   - minimo shunt residuo (limitatamente all'attività subacquea con autorespiratore).

3. I soggetti con forme di DIA ostium primum isolato e di piccole dimensioni, dopo aver eseguito ECG, ecocardiogramma, test da sforzo e Holter ECG che risultino normali, possono partecipare ad attività sportive a impegno cardiovascolare minimo-moderato quali quelle del gruppo B2, alcune del gruppo B1 (sport equestri e vela) e non agonistiche del gruppo A.

4. I soggetti con forme di DIA ostium primum corrette andranno rivalutati dopo 6 mesi con ECG, eco, test da sforzo e Holter ECG anche durante una seduta di allenamento. In presenza di una completa regressione delle alterazioni emodinamiche e in assenza di difetti residui, sia anatomici che elettrici, può essere concessa l'idoneità per tutti gli sport, ma dopo una valutazione su base individuale.

5. Ai pazienti che presentino una classe funzionale identificabile come mediocre o scadente secondo i criteri precedentemente esposti, non può essere concessa alcun tipo di idoneità sportiva.

24.3.2 Difetti del setto interventricolare

I difetti del setto interventricolare (DIV) rappresentano la malformazione cardiaca più comune (15-25% dei nati vivi). Il setto interventricolare è composto da una piccola porzione fibrosa (membranosa) e da un'ampia porzione muscolare che a sua volta può essere divisa in afflusso (*inlet*), efflusso (*outlet*) e zona trabecolata (muscolare propriamente detta). In base alla sede anatomica del difetto, perciò, essi possono essere suddivisi in (Fig. 24.5):
- *DIV perimembranosi* (70%), localizzati a livello del setto membranoso (Fig. 24.6);
- *DIV muscolari* (5-20%), che possono essere isolati o multipli sino alla forma estrema detta "swiss cheese";
- *DIV del setto inlet* (5-8%), localizzati vicino al lembo settale della tricuspide;
- *DIV del setto outlet* (5-7%), localizzati a livello del setto infundibolare (tratto di efflusso); questi ultimi possono provocare un prolasso di una cuspide aortica con conseguente insufficienza valvolare.

I piccoli DIV sono normalmente asintomatici, mentre quelli moderati e ampi possono causare ritardo di crescita, ridotta tolleranza allo sforzo, predisposizione alle infezioni respiratorie e scompenso cardiaco; se non trattati è frequente l'evoluzione verso l'iperten-

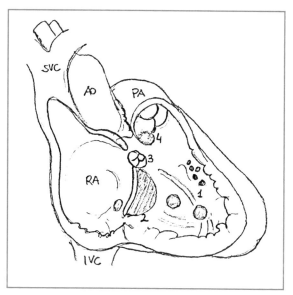

Fig. 24.5 Tipi di DIV: (1) muscolari; (2) setto inlet; (3) perimembranosi; (4) setto outlet. *Ao*, aorta; *IVC*, vena cava inferiore; *PA*, arteria polmonare; *RA*, atrio destro; *SVC*, vena cava superiore

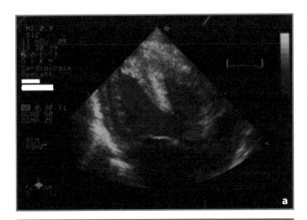

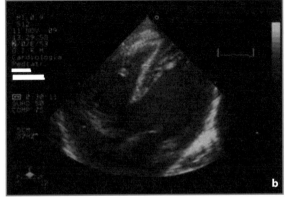

Fig. 24.6 Ampio difetto interventricolare perimembranoso: **a** proiezione parasternale asse lungo; **b** proiezione 4-camere apicale

sione polmonare o la sindrome di Eisenmenger.

Obiettivamente si possono apprezzare un fremito sistolico e un soffio olosistolico a sbarra in regione sternale medio-bassa, un secondo tono singolo (ipertensione polmonare) e talvolta un soffio diastolico in decrescendo da insufficienza aortica. In caso di sindrome di Eisenmenger può essere presente la cianosi. L'ECG può essere normale nei piccoli difetti; in quelli moderati-ampi sono presenti segni di ipertrofia ventricolare sinistra o biventricolare. La *radiografia del torace* mostra un ingrandimento delle camere sinistre, aumento delle trama vascolare polmonare e dilatazione delle arterie polmonari principali. L'*ecocardiogramma* è diagnostico e può identificare sede, numero, dimensioni e significatività emodinamica dei difetti (significativi se Qp/Qs >2). I difetti perimembranosi e muscolari di piccole dimensioni possono chiudersi spontaneamente entro i primi 2-3 anni e non tendono a ingrandirsi col tempo. I difetti del setto *inlet* e del setto *outlet*, invece, generalmente non vanno incontro a chiusura spontanea.

24.3.2.1 Trattamento

Il trattamento medico è riservato ai pazienti con scompenso cardiaco o ipertensione polmonare. La correzione del difetto avviene preferibilmente per via chirurgica, con patch di materiale sintetico, ma in casi selezionati anche per via percutanea mediante device; è indicata se il Qp/Qs è > 2 e vi è evidenza di sovraccarico ventricolare sinistro, in caso di endocardite infettiva o con Qp/Qs > 1,5 associato a scompenso cardiaco sinistro o a pressioni polmonari inferiori ai due terzi di quelle sistemiche.

24.3.2.2 Indicazioni alla pratica sportiva

1. I soggetti con forme di DIV *non emodinamicamente significative* possono partecipare a qualunque attività sportiva, con l'eccezione delle attività subacquee con autorespiratore (per il rischio di embolia paradossa).
2. I soggetti con forme di DIV *emodinamicamente significative corrette chirurgicamente o con device*, dopo 6 mesi dalla correzione andranno rivalutate con ECG, ecocardiogramma, test da sforzo e Holter ECG durante una seduta di allenamento; non potrà essere concessa l'idoneità sportiva in presenza di:
   - DIV residui emodinamicamente significativi;
   - ipertensione polmonare;
   - alterate dimensioni e funzionalità del ventricolo sinistro valutate mediante eco (specialmente per DIV corretti con ampi patch e/o operati per via ventricolotomica);
   - presenza di bradi- e/o tachiaritmie significative a riposo o da sforzo.
3. I soggetti con forme di DIV che presentano una classe funzionale identificabile come ottimale possono avere l'idoneità per tutte le attività sportive, dopo una valutazione su base strettamente individuale.
4. I soggetti con forme di DIV che presentano una classe funzionale identificabile come buona, cioè in presenza di lieve insufficienza aortica o minimo shunt residuo, lieve aumento delle dimensioni del ventricolo sinistro in presenza di una normale funzione contrattile e sporadiche extrasistoli sopraventricolari e ventricolari non ripetitive, non possono ottenere l'idoneità sportiva agonistica ma possono partecipare ad attività ludico-addestrative di tipo A, sempre dopo una valutazione su base strettamente individuale.
5. Ai soggetti con forme di DIV che presentano una

classe funzionale identificabile come mediocre o scadente non può essere concesso alcun tipo di idoneità sportiva.

24.3.3 Pervietà del dotto arterioso

La pervietà del dotto arterioso (PDA) o di Botallo (5-10% delle cardiopatie) consiste nella mancata chiusura della connessione arteriosa tra l'aorta discendente e l'arteria polmonare sinistra, di fondamentale importanza durante la vita fetale, che normalmente va incontro a chiusura spontanea dopo la nascita (Fig. 24.7). *In presenza di dotti piccoli i pazienti sono generalmente asintomatici.* Dotti di ampie dimensioni determinano uno shunt sinistro-destro di notevole entità e possono causare frequenti infezioni delle vie respiratorie, dispnea da sforzo e compromissione emodinamica fino allo scompenso cardiaco.

Obiettivamente possono essere presenti un fremito sistolico sulla linea parasternale sinistra alta, un'accentuazione della componente polmonare del secondo tono (ipertensione polmonare) e il caratteristico soffio continuo (sisto-diastolico) con massima intensità in regione parasternale sinistra alta o sottoclaveare sinistra. L'*ECG* può essere normale o presentare i segni di ingrandimento atriale sinistro o ipertrofia ventrico-

lare sinistra con sovraccarico. La *radiografia del torace* evidenzia cardiomegalia con ingrandimento delle sezioni sinistre e dell'aorta ascendente, aumento della trama vascolare polmonare ed eventuali segni di ipertensione polmonare. L'*ecocardiogramma* è la metodica di scelta per valutare la presenza, le dimensioni e l'entità dello shunt o la presenza di ingrandimento atriale e ventricolare sinistro.

24.3.3.1 Trattamento

La terapia medica (diuretici e digitale) viene instaurata in presenza di scompenso cardiaco. In tutti i pazienti è indicata la profilassi per l'endocardite/endoarterite infettiva, a prescindere dalle dimensioni del dotto. La chiusura, chirurgica o percutanea, è indicata nei pazienti che presentano dilatazione atriale e/o ventricolare sinistra o ipertensione polmonare, in presenza di significativo shunt sinistro-destro o in caso di pregressa endoarterite.

24.3.3.2 Indicazioni alla pratica sportiva

1. I pazienti con *dotti piccoli non emodinamicamente significativi* possono partecipare a qualunque attività sportiva agonistica, con l'eccezione dell'attività subacquea con autorespiratore per il rischio di embolia paradossa.
2. Nei pazienti con *dotto emodinamicamente significativo* è indicata la chiusura percutanea o chirurgica con successiva rivalutazione a 6 mesi con ECG, ecocardiogramma e test da sforzo; qualora vi sia evidenza di una regressione del sovraccarico sinistro, in assenza di ipertensione polmonare e in presenza di una normale capacità funzionale, si potrà concedere l'idoneità sportiva per tutti gli sport.

24.3.4 Canale atrioventricolare completo

Il canale atrioventricolare (CAV) (2% delle cardiopatie congenite) è dovuto a un mancato sviluppo delle strutture che derivano dai cuscinetti endocardici (la parte inferiore del setto interatriale, quella posteriore del setto interventricolare e le valvole atrioventricolari). Può presentarsi con tre forme principali (classificazione di Rastelli):
- *CAV completo*: caratterizzato dall'associazione di DIA ostium primum, DIV del setto inlet non restrittivo e valvola atrioventricolare comune con *cleft* (fessurazione) del lembo sinistro. Esistono

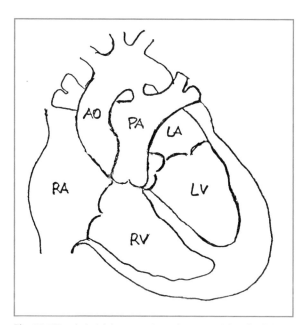

Fig. 24.7 Pervietà del dotto arterioso. *Ao*, aorta; *LA*, atrio sinistro; *LV*, ventricolo sinistro; *PA*, arteria polmonare; *RA*, atrio destro; *RV*, ventricolo destro

delle sottoclassificazioni in base alla presenza e posizione delle corde tendinee (Fig. 24.8).

- *CAV parziale*: caratterizzato dalla presenza di DIA ostium primum e *cleft* della mitrale; normalmente non è presente il DIV e gli anelli valvolari mitralico e tricuspidalico sono separati e posti allo stesso livello;
- *CAV intermedio*: forma intermedia nella quale sono presenti uno o più DIV restrittivi, o gli anelli valvolari sono due.

Il CAV, specie quello completo, è caratterizzato da un importante shunt sinistro-destro e da iperafflusso polmonare che, se non corretto precocemente, esita in ipertensione polmonare, scompenso cardiaco e morte entro i primi 2-3 anni. È presente una tendenza alle infezioni respiratorie recidivanti. È molto comune nella sindrome di Down.

Obiettivamente possono essere presenti tachicardia, tachipnea e segni di scompenso cardiaco, accentuazione del primo tono e un soffio olosistolico sulla linea parasternale sinistra bassa. L'ECG mostra un asse superiore del QRS, blocco atrioventricolare di I grado e BBDx con eventuali segni di ipertrofia ventricolare. La *radiografia del torace* evidenzia cardiomegalia, incremento della vascolarizzazione polmonare e segni di ipertensione polmonare. L'*ecocardiogramma* è diagnostico e permette di discriminare le forme complete da quelle parziali o intermedie oltre che di acquisire tutti i dati anatomici importanti per la correzione chirurgica.

24.3.4.1 Trattamento

La terapia medica è di solo supporto in vista della correzione chirurgica, che deve essere eseguita appena possibile nel CAV completo. Attualmente l'intervento di scelta è la correzione chirurgica definitiva (chiusura del DIV e del DIA con un patch e chiusura del cleft con ricostruzione di due valvole atrioventricolari separate).

24.3.4.2 Indicazioni alla pratica sportiva

Il *CAV parziale operato* va rivalutato a 6 mesi dall'intervento con ECG, ecocardiogramma, Holter ECG e test da sforzo: in presenza di completa regressione delle alterazioni emodinamiche e in assenza di residui (emodinamici ed elettrici) potrà essere concessa l'idoneità per tutti gli sport, con rivalutazione annuale.

Nel *CAV intermedio o completo* si potrà concedere l'idoneità sportiva agonistica per attività sportive del gruppo A e alcune del gruppo B solo se si verificano le seguenti condizioni:
- assenza di difetto interatriale e/o interventricolare (o difetti d'entità trascurabile);
- assenza di ipertensione polmonare;
- assenza di dilatazione o ipocinesia biventricolare;
- insufficienza mitralica assente o trascurabile;
- normale tolleranza allo sforzo;
- assenza di bradi- e/o tachiaritmie e di turbe della conduzione significative al test da sforzo e all'-Holter comprendente una seduta di allenamento.

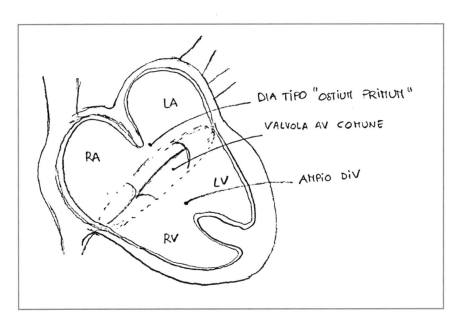

Fig. 24.8 Canale atrioventricolare (AV) completo. *DIA*, difetto del setto interatriale; *DIV*, difetto del setto interventricolare; *RA*, atrio sinistro; *LV*, ventricolo sinistro; *RA*, atrio destro; *RV*, ventricolo destro

24.4 Cardiopatie congenite semplici con ostruzione dell'efflusso ventricolare

24.4.1 Stenosi polmonare

La stenosi polmonare (SP) isolata rappresenta circa il 10% delle cardiopatie congenite ma può trovarsi in associazione con altri difetti come nella tetralogia di Fallot. La sede della stenosi è più frequentemente a livello valvolare; in alcuni casi si può presentare a livello infundibolare o a livello dei rami polmonari (sopravalvolare, spesso associata a sindromi genetiche (Fig. 24.9). Le stenosi valvolari polmonari di grado lieve sono spesso asintomatiche; in quelle più significative sono presenti dispnea da sforzo e facile affaticabilità.

Obiettivamente possono essere presenti un impulso in sede parasternale destra, un fremito palpatorio in regione parasternale sinistra alta, uno schiocco di apertura della polmonare e il caratteristico soffio sistolico eiettivo sul focolaio polmonare, che aumenta di intensità con l'aumentare del grado della stenosi. L'ECG nelle forme lievi è normale; negli altri casi presenta deviazione assiale destra, BBDx e segni di ipertrofia

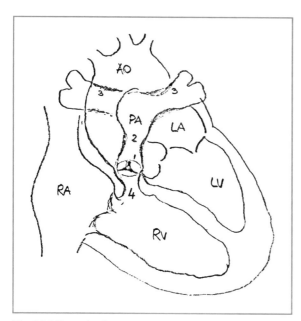

Fig. 24.9 Stenosi polmonare: (1) valvolare; (2) sopravalvolare; (3) dei rami distali; (4) infundibolare. *Ao*, aorta; *LA*, atrio sinistro; *LV*, ventricolo sinistro; *PA*, arteria polmonare; *RA*, atrio destro; *RV*, ventricolo destro

ventricolare destra. La *radiografia del torace* mostra una dilatazione post-stenotica del tronco e dei rami principali della polmonare e cardiomegalia in presenza di scompenso cardiaco. L'*ecocardiografia* è diagnostica e consente di valutare il livello della stenosi e la sua severità in base al gradiente: si considera non significativa una stenosi con un gradiente di picco < 30 mmHg; moderata tra 30 e 50 mmHg e severa > 50 mmHg. Nelle stenosi valvolari di grado lieve la qualità della vita è pressoché normale, anche se può esservi una tendenza al peggioramento del grado di stenosi. Le stenosi severe neonatali non trattate tendono a portare ad exitus. È possibile la morte improvvisa durante sforzi importanti nelle stenosi severe.

24.4.1.1 Trattamento

Può essere chirurgico (valvulotomia chirurgica) o percutaneo (angioplastica con palloncino). Il trattamento percutaneo è quello di scelta nel neonato con stenosi critica, nell'adulto sintomatico con gradiente di picco > 50 mmHg o medio > 30 mmHg e nell'adulto asintomatico con gradiente di picco > 60 mmHg o medio > 40 mmHg. Il trattamento chirurgico è di scelta in presenza di stenosi severa e anello valvolare ipoplastico, in presenza di insufficienza polmonare severa o di stenosi sotto- o sopravalvolare.

24.4.1.2 Indicazioni alla pratica sportiva

1. Nelle *forme emodinamicamente non significative* non è necessaria alcuna restrizione all'attività sportiva agonistica, in presenza di una capacità funzionale normale al test da sforzo;
2. Nelle *forme moderate* si potrà concedere l'idoneità sportiva agonistica per le attività sportive del gruppo A e per alcune del gruppo B (sport equestri e vela);
3. Nelle *forme severe* non può essere concessa alcun tipo di idoneità sportiva e va indicata la correzione percutanea o chirurgica;.
4. Nelle *forme corrette*, trascorsi 2 mesi dalla procedura interventistica o 6 mesi dall'intervento chirurgico, si potrà concedere l'idoneità sportiva agonistica per tutti gli sport in presenza dei seguenti criteri:
   - intervento non eseguito per via ventricolotomica;
   - gradiente residuo di picco < 30 mmHg;
   - insufficienza polmonare lieve;
   - buona funzione ventricolare destra (FE > 50%).

24.4.2 Stenosi aortica

La stenosi aortica (SA) rappresenta il 7-10% delle cardiopatie congenite. L'ostruzione (Fig. 24.10) è nella maggior parte dei casi (70%) a livello valvolare legata a una malformazione o assenza di uno o più cuspidi valvolari; la causa di gran lunga più frequente è la *valvola aortica bicuspide*. Meno frequentemente l'ostruzione si trova a livello sottovalvolare (25%), causata da una membrana, un anello fibroso o da un tunnel muscolare; più raramente la stenosi è sopravalvolare (5%), a localizzazione appena al di sopra del piano valvolare. La stenosi aortica si può associare ad altre malformazioni, come l'ipoplasia dell'aorta ascendente e dell'arco aortico e la coartazione aortica. I neonati con stenosi critica manifestano precocemente segni di ipoperfusione e distress respiratorio con edema polmonare e vanno inviati al più presto alla correzione chirurgica. I pazienti con stenosi di grado lieve e moderato sono spesso asintomatici o presentano intolleranza allo sforzo. Possono essere presenti, però, tutti i sintomi tipici della stenosi aortica: dispnea, angina da sforzo, palpitazioni e sincope.

Obiettivamente si possono apprezzare un fremito sistolico al giugulo, un click protosistolico, uno sdoppiamento paradosso del 2° tono o la completa assenza

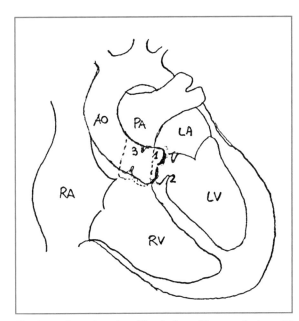

Fig. 24.10 Stenosi aortica: (1) valvolare; (2) sottovalvolare; (3) sopravalvolare. *Ao*, aorta; *LA*, atrio sinistro; *LV*, ventricolo sinistro; *PA*, arteria polmonare; *RA*, atrio destro; *RV*, ventricolo destro

della componente aortica dello stesso; un soffio sistolico eiettivo rude, con irradiazione ai vasi del collo, talvolta seguito da un soffio diastolico in decrescendo in caso di steno-insufficienza; la pressione arteriosa può essere più elevata al braccio destro per via della direzione preferenziale del jet della stenosi verso l'arteria anonima nella stenosi sopravalvolare. Nelle forme severe i polsi arteriosi periferici sono ritardati e di piccola ampiezza. L'ECG può essere normale o mostrare i segni di ipertrofia ventricolare sinistra con o senza alterazioni della ripolarizzazione. La *radiografia del torace* evidenzia dimensioni cardiache normali e dilatazione post-stenotica dell'aorta ascendente con prominenza del bottone aortico. L'*ecocardiogramma* è diagnostico e consente di valutare la morfologia della valvola, di identificare eventuali diaframmi o membrane sotto- e sopravalvolari e di stimare la gravità della stenosi. L'*ecostress con dobutamina* può essere utile nelle stenosi con basso gradiente e ridotta funzione contrattile. Il *test da sforzo* consente di valutare la tolleranza allo sforzo, la presenza di aritmie da sforzo e la risposta pressoria. Il *cateterismo cardiaco* consente di valutare le caratteristiche della stenosi e la concomitante presenza di coronaropatia. La stenosi aortica sintomatica ha una prognosi infausta. I pazienti con stenosi aortica severa, anche se asintomatici, possono andare incontro a morte cardiaca improvvisa. Le stenosi valvolari lievi e moderate tendono a peggiorare con il tempo. Nella stenosi sottoaortica può essere presente un'insufficienza valvolare progressiva a causa del deterioramento morfofunzionale che il jet della stenosi determina sui lembi valvolari.

24.4.2.1 Trattamento

Nella stenosi sottovalvolare e sopravalvolare il trattamento di scelta è chirurgico. Nella stenosi valvolare il trattamento può essere percutaneo (valvuloplastica con palloncino) o chirurgico. I trattamenti di tipo chirurgico possono essere diversi a seconda del paziente e vanno dalla commissurotomia chirurgica alla plastica valvolare, all'utilizzo di autograft polmonare (intervento di Ross, che consiste nella sostituzione della valvola aortica con la valvola polmonare del paziente stesso eseguendo un reimpianto delle coronarie e inserendo un homograft aortico o polmonare in posizione polmonare), all'intervento di Bentall (posizionamento di un tubo valvolato), quando alla stenosi si associa una dilatazione aneurismatica dell'aorta, alla semplice sostituzione valvolare con protesi meccanica o biologica.

24.4.2.2. Indicazioni alla pratica sportiva

1. Nei *pazienti con stenosi aortica minima* (gradiente medio < 20 mmHg) o *aorta bicuspide non complicata* si potrà concedere l'idoneità sportiva se sono rispettati i seguenti criteri:
   - assenza di ipertrofia ventricolare sinistra (ECG ed ecocardiogramma) e normale funzione ventricolare sistolica e diastolica; normali dimensioni del bulbo aortico e dell'aorta toracica. Quest'ultimo aspetto è particolarmente importante in caso di aorta bicuspide e deve essere indagato con ecocardiogramma mirato ed eventualmente con RM;
   - normale incremento della pressione arteriosa sistolica e assenza di alterazioni del tratto ST-T al test da sforzo;
   - assenza di aritmie significative a riposo, al test da sforzo e all'Holter ECG comprendente una seduta di allenamento.

2. I *pazienti con stenosi aortica emodinamicamente significativa* (gradiente medio > 20 mmHg) non possono partecipare ad alcuna attività sportiva agonistica e devono essere inviati all'intervento (percutaneo o chirurgico).

3. Ai *pazienti corretti con valvuloplastica chirurgica o percutanea* con esito favorevole (gradiente medio residuo < 20 mmHg, insufficienza aortica non significativa, assenza di alterazioni elettrocardiografiche e/o aritmie al test da sforzo e Holter con seduta di allenamento) e ai pazienti corretti con homograft o con protesi biologica correttamente funzionante, potranno essere applicati gli stessi criteri della stenosi non significativa.

4. Nei *pazienti sottoposti a intervento di Ross*, che spesso mostrano piccoli difetti residui, potrà essere presa in considerazione la concessione dell'idoneità agonistica per le attività sportive gruppo A e alcune del gruppo B1 (sport equestri, vela), in presenza di normali dimensioni e cinetica delle cavità ventricolari, gradiente di picco ventricolo destro > arteria polmonare < 30 mmHg, insufficienza valvolare aortica non più che lieve, assenza di alterazioni elettrocardiografiche e/o aritmie al test da sforzo e Holter comprendente una seduta di allenamento. *In tutti i casi corretti chirurgicamente o per via percutanea vi è l'obbligo di eseguire semestralmente un controllo cardiologico clinico e strumentale completo.*

5. Per i *pazienti con stenosi sottovalvolare aortica a membrana*, possono essere utilizzati in linea di massima gli stessi criteri usati per la forma valvolare.

6. Nei *pazienti con stenosi sottovalvolare aortica a membrana operata*, dopo 6 mesi, può essere concessa idoneità agonistica a tutti gli sport se si verificano i seguenti criteri:
   - gradiente residuo medio < 20 mmHg e assenza di insufficienza valvolare aortica significativa;
   - presenza di normali dimensioni e funzione ventricolare sinistra all'ecocardiogramma;
   - normale incremento della pressione arteriosa sistolica, assenza di alterazioni del tratto ST-T al test da sforzo;
   - assenza di turbe maggiori della conduzione atrio- o dell'attivazione ventricolare o aritmie significative a riposo e durante sforzo, al test da sforzo e Holter ECG comprendente una seduta di allenamento.

7. Maggiore cautela deve essere invece osservata nei pazienti con *stenosi sopravalvolare* in relazione alla documentata possibilità di alterazione della circolazione coronarica.

24.4.3 Coartazione aortica

La coartazione aortica (CoA) (5-10% della cardiopatie congenite) è caratterizzata da un restringimento del lume dell'aorta distalmente all'aorta succlavia, normalmente nelle immediate vicinanze dell'inserzione del dotto arterioso (Fig. 24.11). Si associa spesso ad altri difetti cardiaci, in particolare ad aorta bicuspide, ipoplasia dell'aorta, DIV ecc. In base alla gravità del restringimento e dall'associazione con altri difetti la CoA può essere sintomatica o asintomatica. Nei casi più severi (Fig. 24.12) i sintomi si presentano nella prima settimana di vita sotto forma di scarso appetito e accrescimento, dispnea o compromissione emodinamica fino allo shock; tali pazienti vanno sottoposti a intervento chirurgico appena possibile. Nei casi caratterizzati da difetto isolato e con buon circolo collaterale i pazienti possono rimanere asintomatici fino all'età adulta, manifestando sintomi generici come debolezza o dolore agli arti inferiori dopo l'esercizio; in questi casi la diagnosi è spesso occasionale. In questa sede verrà descritta la forma isolata del difetto.

Obiettivamente la maggior parte dei pazienti presenta uno sviluppo normale, tuttavia può essere presente un iposviluppo della metà inferiore del corpo; i polsi arteriosi degli arti inferiori possono essere assenti o fortemente iposfigmici e ritardati rispetto ai polsi

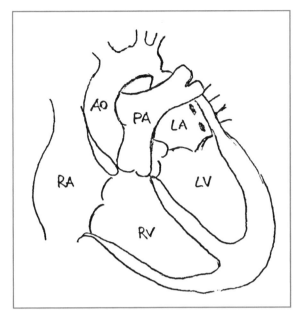

Fig. 24.11 Coartazione aortica. *Ao*, aorta; *LA*, atrio sinistro; *LV*, ventricolo sinistro; *PA*, arteria polmonare; *RA*, atrio destro; *RV*, ventricolo destro

radiali; può essere presente ipertensione arteriosa sistolica agli arti superiori con una notevole differenza pressoria con gli arti inferiori; si possono apprezzare un fremito sistolico al giugulo e un soffio sistolico eiettivo con irradiazione al dorso. All'ECG deviazione assiale sinistra e ipertrofia ventricolare sinistra sono reperti comuni. La *radiografia del torace* mostra un'ombra cardiaca normale, dilatazione dell'aorta ascendente, "segno del 3" (incisura del profilo aortico) e incisure del margine inferiore delle coste, legate allo sviluppo dei circoli collaterali. L'*ecocardiogramma* è diagnostico e consente di stimare l'entità della coartazione. *Angio-RM* e *angio-TC* consentono di valutare in maniera più accurata l'anatomia e la presenza ed entità dei circoli collaterali (Fig. 24.13). I pazienti non operati hanno un'aspettativa di vita media intorno ai 35 anni, con una mortalità del 75% sopra i 46 anni. Problemi comuni in questa popolazione sono l'ipertensione arteriosa, un'accelerata malattia coronarica, ictus, dissezione aortica e scompenso cardiaco. Le cause di morte più frequenti sono lo scompenso cardiaco, la rottura/dissezione aortica, l'endocardite, l'emorragia cerebrale e l'infarto miocardico.

24.4.3.1 Trattamento

Il trattamento della CoA può essere percutaneo (angioplastica con palloncino nella regione istmica) o chi-

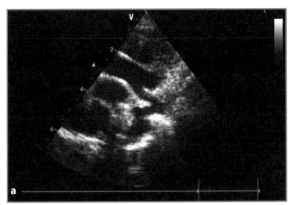

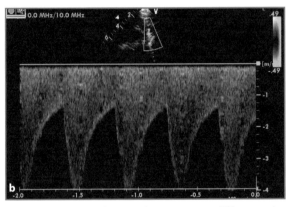

Fig. 24.12 a Coartazione aortica severa con diffuso restringimento dell'aorta discendente, il cui decorso appare irregolare e tortuoso (proiezione soprasternale, *in rosso*). **b** Profilo Doppler. Al gradiente sistolico elevato (velocità massima superiore ai 4 m/s) fa seguito una "coda diastolica", rappresentante il gradiente in questione che si prolunga per tutta la durata della diastole

rurgico (resezione del tratto coartato con anastomosi termino-terminale, flap della succlavia, aortoplastica con patch o con condotto), ed è indicato in presenza di un gradiente picco-picco ≥ 20 mmHg o < 20 mmHg, ma con imaging che evidenzia coartazione significativa e circolo collaterale significativo. La scelta tra intervento chirurgico e percutaneo è complessa e deve essere effettuata collegialmente da cardiologi interventisti esperti, chirurghi e cardiologi pediatri. L'intervento percutaneo è indicato in caso di coartazione recidivante, con gradiente picco-picco di almeno 20 mmHg.

24.4.3.2 Indicazioni alla pratica sportiva

1. *Forme emodinamicamente non significative*: sono caratterizzate da gradiente Doppler < 15 mmHg (con assenza di flusso diastolico), da una pressione arteriosa brachiale normale o lievemente aumentata, da una lieve riduzione dei polsi femorali, dall'as-

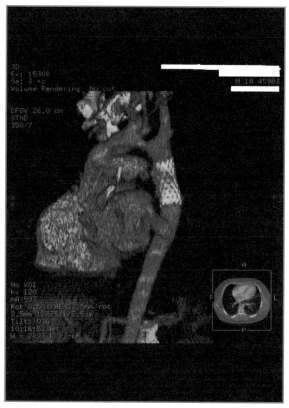

Fig. 24.13 La RM (proiezione sagittale) evidenzia la formazione tardiva di un aneurisma laddove il tratto coartato dell'aorta era stato allargato mediante angioplastica percutanea seguita dall'impianto di uno stent

- coloro che mostrano una completa o sostanziale regressione delle alterazioni clinico-strumentali possono partecipare a tutte le attività sportive, escluse quelle del gruppo C (impegno cardio-circolatorio di pressione);
- per quanto riguarda la potenziale seppur rara possibilità di rottura aortica a seguito di traumi toracici, il COCIS 2009 stabilisce che "pur in assenza di evidenza scientifica, nei soggetti con CoA emodinamicamente non significativa o corretta con successo possa essere concessa l'idoneità solo dopo RM tesa a escludere restringimenti, kinking, dilatazioni anomale e aneurismi dell'aorta e solo per quelle attività sportive anche di contatto (calcio, pallacanestro ecc.) nelle quali il rischio di traumi toracici violenti è raro".

24.5 Cardiopatie congenite complesse

24.5.1 Tetralogia di Fallot

La tetralogia di Fallot è una cardiopatia caratterizzata da quattro componenti principali: stenosi infundibolare sottopolmonare, difetto del setto interventricolare sottoaortico da malallineamento, aorta a cavaliere del setto e ipertrofia ventricolare destra (Fig. 24.14). Il

senza di circoli collaterali, significativa ipertrofia ventricolare sinistra ipertensione arteriosa da sforzo. In tali forme si può concedere l'idoneità sportiva per le attività sportive del gruppo A e alcune del gruppo B (vela, ippica). Sono escluse comunque le attività del gruppo C. Per gli sport dei gruppi D ed E la valutazione dovrà essere strettamente individualizzata.

2. *Forme emodinamicamente significative*: sono caratterizzate da un gradiente pressorio medio > 15 mmHg, presenza di flusso diastolico, ipertensione a riposo e sotto sforzo, ampi circoli collaterali, significativa ipertrofia ventricolare sinistra. Sono escluse da ogni tipo di idoneità sportiva e vanno indirizzate al trattamento percutaneo o chirurgico.

3. *Pazienti corretti per via percutanea o chirurgica*: dopo 6 mesi dalla correzione i pazienti andranno rivalutati secondo i criteri descritti precedentemente, con l'aggiunta di una valutazione Holter della pressione arteriosa e di un test da sforzo:

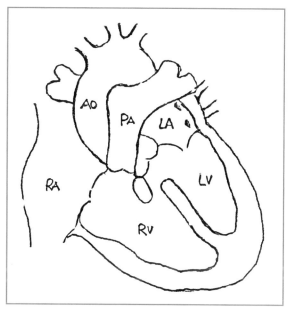

Fig. 24.14 Tetralogia di Fallot. *Ao*, aorta; *LA*, atrio sinistro; *LV*, ventricolo sinistro; *PA*, arteria polmonare; *RA*, atrio destro; *RV*, ventricolo destro

trattamento chirurgico correttivo oggi viene eseguito entro il primo anno di vita con risultati decisamente migliori di quelli che si ottenevano in passato quando, prima di arrivare alla correzione completa, si passava attraverso interventi palliativi. L'attuale sopravvivenza fino all'età adulta con capacità funzionali soddisfacenti sfiora il 90%; particolare attenzione va posta nel follow-up di questi pazienti, da eseguire mediante ecocardiogramma, Holter ECG, test da sforzo e RM cardiaca: l'insufficienza polmonare residua, la disfunzione del ventricolo destro e le aritmie ventricolari rappresentano importanti fattori prognostici in questi pazienti. Visti i risultati della correzione completa precoce, attualmente vi è una maggiore apertura riguardo alla possibilità di concedere l'idoneità agonistica, seppure in casi estremamente selezionati e dopo un'attenta valutazione individualizzata da parte di personale molto esperto. Si potrà concedere l'*idoneità per la partecipazione ad attività sportive* del gruppo A purché siano rispettati i seguenti criteri:

- pressioni ventricolari destre normali o lievemente aumentate e insufficienza tricuspidale minima; insufficienza polmonare lieve;
- ventricolo destro normale o lievemente dilatato e funzione contrattile buona (FE > 45-50% all'ecocardiogramma o RM);
- assenza di shunt residui e funzione ventricolare sinistra normale;
- dimensioni della radice aortica nei limiti con insufficienza al massimo lieve;
- QRS < 160 ms e assenza di aritmie ventricolari o atriali all'Holter ECG e al test da sforzo;
- normale tolleranza allo sforzo con normale incremento della pressione arteriosa sistolica, della frequenza cardiaca e capacità cardiorespiratoria uguale almeno al 70% di quella dei soggetti normali di pari età e sesso.

In rari e selezionati casi può essere concessa la partecipazione a sport del gruppo B.

24.5.2 Trasposizione delle grandi arterie

La trasposizione delle grandi arterie (TGA) è una patologia caratterizzata da una discordanza ventricolo-arteriosa: l'aorta, destro-posta e anteriore, origina dal ventricolo destro, mentre l'arteria polmonare origina dal ventricolo sinistro (Fig. 24.15). I due terzi dei casi sono rappresentati da forme "semplici", cioè non as-

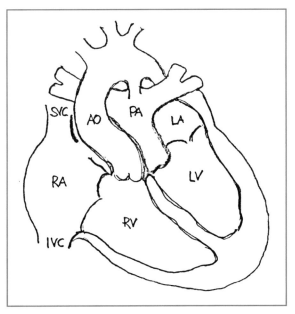

Fig. 24.15 Trasposizione delle grandi arterie. *Ao*, aorta; *IVC*, vena cava inferiore; *LA*, atrio sinistro; *LV*, ventricolo sinistro; *PA*, arteria polmonare; *RA*, atrio destro; *RV*, ventricolo destro; *SVC*, vena cava superiore

sociate ad altri difetti. In passato il trattamento chirurgico era rappresentato dalla correzione "fisiologica ma non anatomica" del difetto (interventi di Mustard e Senning, caratterizzati dal ridirezionamento dei ritorni venosi attraverso un *baffle* intra-atriale). Attualmente l'intervento chirurgico di scelta è lo switch arterioso (intervento di Jatene), in cui i due vasi vengono correttamente riposizionati e le coronarie reimpiantate; tale intervento opera una correzione "sia fisiologica che anatomica" del difetto e viene eseguito nei primi giorni di vita, ottenendo risultati decisamente migliori sia in termini di mortalità che di morbidità a distanza.

Ai *pazienti corretti secondo Mustard e Senning* non può essere concessa alcuna idoneità agonistica. Tuttavia può essere incoraggiata un'attività ludico-addestrativa in pazienti attentamente selezionati che presentino le seguenti condizioni funzionali:

- *condizione ottimale*: paziente asintomatico, classe NYHA I-II, IA 1, residui assenti, funzione del ventricolo destro ≥ 50% senza insufficienza tricuspidale, tolleranza allo sforzo e/o CF > 80% degli standard di riferimento (VO_2 max ≥ 30 ml/kg/min), assenza di aritmie significative (ritmo sinusale prevalente). *A questi pazienti può essere concessa la partecipazione ad attività ludico-addestrative del gruppo A;*
- *condizione buona*: paziente asintomatico, classe

NYHA I-II, IA 1-2, residui assenti, funzione ventricolo destro 40-50% con ventricolo moderatamente dilatato e insufficienza tricuspidale lieve, tolleranza allo sforzo e/o CF 70-80% degli standard di riferimento (VO$_2$ max 25-30 ml/kg/min), presenza di ritmo sinusale alternato a ritmo giunzionale o atriale ectopico, pause < 2,5 s o extrasistoli sopraventricolari isolate, eventuale presenza di pacemaker. *A questi pazienti può essere concessa la partecipazione ad attività ludico-addestrative del gruppo B*;

Nei *pazienti corretti* con "switch arterioso", il giudizio per l'idoneità sportiva agonistica deve essere valutato con estrema attenzione, in maniera individualizzata e da personale particolarmente esperto sull'argomento; l'idoneità, in ogni caso, andrà circoscritta a pazienti con esiti particolarmente favorevoli, in presenza di pervietà del circolo coronarico, e limitatamente alle attività agonistiche del gruppo A e alcune del gruppo B (sport equestri, golf, sport di tiro).

24.5.3 Trasposizione congenitamente corretta delle grandi arterie

La trasposizione congenitamente corretta delle grandi arterie (ccTGA) è una cardiopatia congenita complessa caratterizzata da una doppia discordanza atrio-ventricolare e ventricolo-arteriosa: l'atrio sinistro è connesso a un ventricolo sistemico morfologicamente destro dal quale emerge l'aorta e l'atrio destro è connesso a un ventricolo morfologicamente sinistro dal quale emerge l'arteria polmonare. Il termine "congenitamente corretta" si riferisce al flusso ematico che segue un percorso fisiologico seppur attraverso strutture anatomicamente trasposte. Solo l'1% dei casi si presenta come difetto isolato, per cui nella quasi totalità dei casi sono presenti uno o più difetti associati. A prescindere da quest'ultimo punto, esistono due elementi che condizionano sfavorevolmente la prognosi di questi pazienti: (1) la presenza di un ventricolo e di una valvola atrioventricolare sistemici morfologicamente destri (il ventricolo destro e la valvola tricuspide, spesso displasica, non sono "progettati" per reggere a lungo pressioni sistemiche); (2) la posizione del nodo atrioventricolare, che spessissimo condiziona l'evoluzione in blocco atrioventricolare completo. Sebbene il difetto isolato non richiederebbe di per sé interventi chirurgici, l'associazione costante ad altri difetti spesso impone una correzione chirurgica che varia da paziente a paziente. *Nessuna idoneità sportiva agonistica può essere concessa a questi pazienti.*

Per quanto concerne l'*attività ludico-addestrativa*, essa può essere concessa, su base strettamente personalizzata e da parte di personale particolarmente esperto, quando siano presenti le seguenti condizioni funzionali:

- *condizioni ottimali:* paziente asintomatico, classe NYHA I, IA 1, assenza di residui o lieve insufficienza della valvola tricuspide, funzione del ventricolo destro sistemico conservata, tolleranza allo sforzo e/o CF > 80% degli standard di riferimento (VO$_2$ max ≥ 30 ml/kg/min) con normale incremento della frequenza cardiaca, assenza di aritmie o blocco atrioventricolare di I o II grado Mobitz 1. A questi pazienti può essere concessa la partecipazione ad attività ludico-addestrative del gruppo A;
- *condizioni buone:* paziente asintomatico, classe NYHA I-II, IA 1-2, esiti di intervento correttivo (protesi tricuspidale) e/o di correzione di tipo fisiologico e/o "doppio switch", assenza di shunt residui, lieve gradiente transcondotto (20-30 mmHg), ventricolo destro moderatamente dilatato ma con funzione sistolica conservata, lieve e moderata insufficienza della valvola tricuspide, tolleranza allo sforzo e/o CF 70-80% degli standard di riferimento (VO$_2$ max 25-30 ml/kg/min), buon adattamento della frequenza cardiaca, assenza di aritmie o blocco atrioventricolare di I-II grado tipo Mobitz 1 o blocco atrioventricolare completo stimolato. *A questi pazienti può essere concessa la partecipazione ad attività ludico-addestrative del gruppo B.*

24.5.4 Anomalia di Ebstein

L'anomalia di Ebstein è una rara cardiopatia (< 1%) caratterizzata da un ampio spettro di anomalie della valvola tricuspide e del ventricolo destro. La caratteristica principale è uno spostamento verso il basso della valvola tricuspide con conseguente formazione di due camere cardiache in cui la prima, sopravalvolare, è formata dall'atrio destro e da parte del ventricolo destro "atrializzato", la seconda è formata dalla rimanente porzione di ventricolo destro sottovalvolare; spessissimo la valvola tricuspide e il suo apparato sottovalvolare sono displasici. Frequentemente si associano vari difetti cardiaci (DIA ecc.) e aritmie per la presenza di fasci accessori.

Nei soggetti con *Ebstein a scarsa espressività clinica* (asintomatici, rapporto cardiotoracico < 0,55, insufficienza tricuspidale non più che moderata, senza aritmie spontanee o indotte) si potrà concedere l'idoneità sportiva agonistica per sport del gruppo A e alcuni del gruppo B (vela, ippica, pesca sportiva), con rivalutazione clinico-strumentale completa semestrale.

Lo stesso si potrà concedere, dopo valutazione strettamente individualizzata e da personale esperto, ai pazienti con *Ebstein operato con tecnica ricostruttiva* e buon risultato (assenza di aritmie, buona funzione ventricolare destra, isufficienza tricuspidale non più che moderata).

24.5.5 Cardiopatie congenite complesse corrette con fisiologia univentricolare (intervento di Fontan)

A questo capitolo afferiscono un gruppo di cardiopatie particolarmente complesse e piuttosto eterogenee (atresia della tricuspide o della mitrale, ventricolo sinistro a doppia entrata, cuore univentricolare, ventricolo sinistro o destro ipoplasico e le sindromi eterotassiche) che hanno in comune l'impossibilità di essere sottoposte a una correzione biventricolare. La loro correzione tramite intervento di Fontan consiste nell'indirizzare il ritorno venoso sistemico direttamente nell'arteria polmonare, eliminando comunicazioni tra le due circolazioni. Negli anni sono state fatte diverse modifiche per adattare l'intervento alle specifiche condizioni dei pazienti.

Appare ovvio che a questi pazienti *non può essere concesso alcun tipo di idoneità sportiva agonistica*.

Per quanto concerne le *attività ludico-addestrative*, bisogna ricordare che in questi pazienti è possibile attendersi realisticamente al massimo una *condizione funzionale buona*, definita dalle seguenti caratteristiche: paziente asintomatico, classe NYHA II, IA 2, assenza di residui o dilatazione dell'atrio destro moderata (Fontan "classico") o assente (anastomosi cavo-polmonare totale), frazione di eiezione del ventricolo sistemico 40-50%, insufficienza valvolare atrioventricolare assente o lieve, tolleranza allo sforzo e/o CF 70-80% degli standard di normalità (VO$_2$ max > 25 ml/kg/min), desaturazione sistemica assente o moderata (85-90%), assenza di aritmie o extrasistolia sopraventricolare, episodi di tachicardia sopraventrico-

lare controllati dalla terapia medica e/o da procedure di ablazione con radiofrequenza, eventuale pacemaker normofunzionante. *A questi pazienti può essere concessa la partecipazione ad attività ludico-addestrative del gruppo B* dopo un'attenta valutazione strettamente individualizzata e operata da personale esperto.

24.5.6 Sindrome di Eisenmenger

La sindrome di Eisenmenger rappresenta la via finale comune di tutte le cardiopatie con shunt sinistro>destroche, se non corrette, possono esitare in ipertensione polmonare irreversibile: un esempio semplice è rappresentato da un ampio DIV non trattato; con il tempo l'iperafflusso polmonare attraverso lo shunt inizialmente con flusso sinistro-destro porta allo sviluppo di ipertensione polmonare; quando i valori di pressione polmonare diventano soprasistemici lo shunt si inverte diventando destro-sinistro portando a una cianosi cronica. Tale condizione si associa a molte complicanze (polmonari, cerebrali, ematologiche, aritmiche, metaboliche, infettive) e l'aspettativa di vita è notevolmente ridotta. Nessuna terapia chirurgica è indicata e la terapia medica è solo di supporto. *Nessuna idoneità sportiva agonistica può essere concessa a questi pazienti.*

Per quanto concerne le *attività ludico-addestrative*, bisogna ricordare che in questi pazienti è possibile attendersi realisticamente al massimo una *condizione funzionale buona*, definita dalle seguenti caratteristiche: *buone prospettive di vita nell'arco di un decennio*, prognosi più favorevole se < 25 anni; paziente paucisintomatico, classe NYHA II, IA 2-3, cianosi moderata (saturazione in ossigeno ≥ 80%) stabile; cardiopatia di base: prevalentemente semplice (difetto interventricolare, più raramente DIA, dotto arterioso, finestra aortopolmonare) ma può essere complessa (atresia polmonare e difetto interventricolare ecc.); funzione ventricolare conservata; tolleranza alla sforzo ridotta e/o CF 70-80% degli standard di riferimento (VO$_2$ max 20-25 ml/kg/min); desaturazione arteriosa contenuta (circa 70%); assenza di aritmie e di complicanze o sequele; buon controllo degli esami di laboratorio: emoglobina ≤ 18 g%; ematocrito 55-65%; volume corpuscolare medio e sideremia nei limiti (eritrocitosi compensata); creatininemia, uricemia normali. *A questi pazienti può essere concessa la partecipazione ad attività ludico-addestrative del gruppo B* dopo una attenta valutazione strettamente individualizzata ed operata da personale esperto.

Bibliografia

1. Sadowski SL (2009) Congenital cardiac disease in the newborn infant: past, present, and future. Crit Care Nurs Clin North Am 21:37-48

2. Picchio FM, Colonna PL, Daliento L et al (2001) Criteri di valutazione della capacità lavorativa, idoneità al lavoro specifico, attitudine ad attività fisica e sportiva ed assi curabilità nel cardiopatico congenito. Ital Heart J Suppl 2:46-77

3. COCIS (2009) Protocolli cardiologici per il giudizio di idoneità allo sport agonistico 2009. Casa Editrice Scientifica Internazionale, Roma

4. Graham TP, Driscoll DJ, Gersony WM et al (2005) 36th Bethesda Conference: Recommendations for eligibility and disqualification of competitive athletes. Task Force 2: Congenital Heart Disease. J Am Coll Cardiol 45: 1326-1333

5. Hirth A, Reybrouck T, Bjarnason-Wehrens B et al (2006) Recommendations for participation in competitive and leisure sports in patients with congenital heart disease: a consensus document. Eur J Cardiovasc Prev Rehabil 13:293-299

6. AA.VV. (2007) La prescrizione dell'esercizio fisico in ambito cardiologico. Documento di Consenso della Task Force Multisocietaria. G Ital Cardiol 8:681-731

7. Warnes CA, Williams RG, Bashore TM et al (2008) ACC/AHA 2008 Guidelines for the Management of Adults with Congenital Heart Disease: a report of the American College of Cardiology/American Heart Association Task Force on Practice Guidelines (writing committee to develop guidelines on the management of adults with congenital heart disease). Circulation 118:714-833

8. Hoffman JIE, Kaplan S (2002) The incidence of congenital heart disease. J Am Coll Cardiol 239:1890-1900

9. Gibbons RJ, Balady GJ, Beasley JW et al (1997) ACC/AHA Guidelines for Exercise Testing. A report of the American College of Cardiology/American Heart Association Task Force on Practice Guidelines (Committee on Exercise Testing). J Am Coll Cardiol 30:260-311

10. Gaskill SE, Ruby BC, Walker AJ et al (2001) Validity and reliability of combining three methods to determine ventilatory threshold. Med Sci Sports Exerc 33:1841-1848

11. Hollenberg M, Tager IB (2000) Oxygen uptake efficiency slope: an index of exercise performance and cardiopulmonary reserve requiring only submaximal exercise. J Am Coll Cardiol 236:194-201

12. Reybrouck T, Mertens L, Brusselle S et al (2000) Oxygen uptake versus exercise intensity: a new concept in assessing cardiovascular exercise function in patients with congenital heart disease. Heart 84:46-52

La pratica sportiva in portatori di pacemaker e defibrillatori

25

Filippo Lamberti

Abstract

L'attività sportiva nei pazienti portatori di dispositivi impiantabili è un problema non completamente risolto, di grande interesse per il cardiologo clinico. Non sono chiaramente definiti in letteratura i limiti da imporre ai portatori di dispositivo impiantabile, in particolare ai portatori di AICD. Il rischio di eventi avversi, legato allo svolgimento di un'attività sportiva, sebbene potenzialmente possibili, hanno uno scarso riscontro in letteratura. È compito del cardiologo indirizzare il paziente con dispositivo verso l'attività sportiva più consona al suo stato clinico, mediando tra le aspettative del paziente, a volte ampie, e le limitazioni legate alla cardiopatia e alla presenza del dispositivo.

25.1 Introduzione

La popolazione di pazienti portatori di sistemi anti-bradicardici (pacemaker) o antitachicardici (defibrillatori impiantabili) si espande continuamente, in parte grazie all'impatto favorevole di tale terapia sulla mortalità, in parte grazie all'espansione delle indicazioni all'impianto. Quest'ultima, in seguito alla definizione di nuove entità nosologiche quali ad esempio la sindrome di Brugada, la sindrome del QT corto, la tachicardia ventricolare catecolaminergica, ha determinato il coinvolgimento di strati di popolazione relativamente più giovane da sottoporre a impianto. Il miglioramento generale della qualità di vita osservabile nelle fasce di popolazione delle decadi più avanzate ha di fatto modificato le abitudini e lo stile di vita, creando maggiori aspettative, quale per esempio lo svolgimento di una qualche forma di attività ludico-sportiva. Tale esigenza appare ancora più evidente in quei soggetti, per lo più giovani, nei quali la cardiopatia di base ha determinato l'impianto di un dispositivo per disturbi puramente "elettrici" (per esempio, la sindrome di Brugada) in assenza di una concomitante limitazione funzionale su base organica.

L'idoneità allo svolgimento di un'attività sportiva non agonistica, così come l'adeguatezza di una data forma di sport ricreazionale per una data cardiopatia, non ha attualmente definizioni nei pazienti portatori di pacemaker, e ancor meno nei pazienti portatori di defibrillatori automatici impiantabili (AICD, *Automated Implantable Cardioverter-Defibrillator*). Al contrario, per i cosiddetti "atleti" portatori di dispositivi impiantabili sono disponibili delle linee guida come quelle enunciate recentemente dalla 36ª Conferenza di Bethesda [1] che sono di maggior interesse per la medicina sportiva.

Esprimersi a favore o contro un'attività sportiva non agonistica nei pazienti portatori di dispositivo impiantabile riguarda invece più direttamente il cardiologo.

F. Lamberti (✉)
Servizio di Elettrofisiologia
Ospedale "San Eugenio", Roma

25.2 Attività sportiva e cardiopatia: considerazioni generali

L'adeguatezza di un'attività sportiva nel paziente cardiopatico in generale va valutata in relazione:
- al tipo di risposta cardiovascolare in base alle richieste specifiche del tipo di sport;
- alla specifica definizione della cardiopatia di base;
- all'intensità con cui tale attività viene svolta.

L'esercizio fisico può essere distinto grossolanamente in esercizio dinamico (isotonico) ed esercizio statico (isometrico) [2]. Il primo richiede modifiche nella lunghezza del muscolo e movimenti articolari con contrazioni ritmiche che sviluppano una forza intramuscolare relativamente bassa. Viceversa, l'esercizio statico si realizza con lo sviluppo di una più ampia forza intramuscolare e con minima o nulla modifica della lunghezza muscolare o di movimenti articolari.

Ovviamente nessuno sport è unicamente statico o dinamico, ma le due caratteristiche si combinano in modo diverso nelle varie attività. Per esempio nella corsa prevalgono le componenti dinamiche, mentre nello sci d'acqua quelle statiche, diversamente nel canottaggio sono rappresentate entrambe le componenti.

Un esercizio dinamico che coinvolga grandi masse muscolari determina un incremento significativo del consumo di ossigeno. La risposta cardiovascolare a tale richiesta viene tradotta in un incremento della gittata, della frequenza cardiaca e della pressione arteriosa sistolica, mentre si osserva una riduzione della pressione arteriosa diastolica e delle resistenze periferiche. L'esercizio statico determina al contrario un ridotto incremento del consumo di ossigeno, della gittata e della frequenza cardiaca e provoca un incremento significativo della pressione arteriosa sistolica e diastolica, con resistenze periferiche pressoché normali.

In definitiva l'esercizio dinamico determina un sovraccarico di volume sul ventricolo sinistro, mentre l'esercizio statico un sovraccarico di pressione. In entrambi i casi vi è un importante incremento del consumo miocardico di ossigeno.

Come già accennato, vi sono cardiopatie in cui è la natura stessa della disfunzione contrattile a porre un limite evidente allo svolgimento di un'attività motoria. Tale limite è imposto dalla frazione di eiezione residua e dalla classe funzionale. In tal caso anche le

aspirazioni del paziente possono essere facilmente conciliate e indirizzate su un piano di attività motoria che possiamo definire ragionevole, soprattutto dal punto di vista del cardiologo. In altri ambiti questa convergenza è più difficilmente ottenibile sia perché la limitazione funzionale non c'è, sia perché non vi sono dati a supporto dell'adeguatezza di una data attività sportiva anziché di un'altra, in particolare nel paziente con AICD.

I pazienti con cardiopatia legata a disfunzioni dei canali ionici (sindrome di Brugada, sindrome del QT lungo, sindrome del QT corto) arrivano all'impianto di un AICD frequentemente in giovane età e in pieno benessere fisico e soggettivo, soprattutto quando l'impianto viene eseguito per profilassi primaria. In questi casi la presenza del dispositivo sembra rappresentare l'unico fattore che condiziona la vita di relazione del paziente, più della malattia stessa.

La definizione del livello di intensità nello svolgimento di un'attività sportiva è molto difficile e ambigua. La definizione utilizzata per caratterizzare un atleta competitivo, cioè "uno sportivo che agisce in un circuito organizzato a livello di squadra o anche come singolo e che necessita di un allenamento sistematico e intenso", non ci aiuta a definire chi non è atleta. Difatti non è netta la differenza tra un atleta e un soggetto che, per motivi amatoriali, comunque svolge un allenamento altrettanto sistematico e intenso, come ad esempio giocare a tennis tre volte la settimana o chi partecipa a maratone e si allena per farlo.

25.3 Attività sportiva e pazienti portatori di AICD

La 36ª Conferenza di Bethesda stabilisce che la presenza di un AICD impiantato, sia per prevenzione primaria che secondaria, dovrebbe escludere gli atleti dalla maggior parte delle attività sportive agonistiche. Inoltre stabilisce che mai un AICD può essere impiantato allo scopo di consentire a un atleta a rischio di morte improvvisa di continuare l'attività agonistica.

Questa indicazione non è direttamente applicabile ai pazienti con AICD atleti non professionisti che vogliano praticare una qualche forma di attività motoria e pertanto al cardiologo si presenta un dilemma clinico tra le esigenze del paziente e le necessità cliniche.

Nel caso in cui il paziente abbia una cardiopatia

con significativa disfunzione contrattile, tale dilemma è facilmente risolto dalla limitazione funzionale legata alla cardiopatia. In molti altri casi, come abbiamo già detto, non vi sono limitazioni funzionali dettate dalla disfunzione contrattile, ma soltanto quelle dovute, ad esempio, alla presenza di un dispositivo impiantato unicamente per un potenziale evento aritmico (profilassi primaria) e pertanto il dilemma rimane irrisolto.

Quanto la presenza del solo dispositivo costituisca un limite allo svolgimento di una qualche forma di attività sportiva non è ancora ben definito.

I potenziali rischi derivanti da un'attività sportiva in pazienti portatori di AICD sono:
1. incremento della frequenza degli episodi aritmici;
2. inefficacia degli shock nel cardiovertire una aritmia sotto sforzo;
3. traumatismo o mortalità derivante da una transitoria perdita di coscienza;
4. traumatismo a carico del dispositivo o degli elettrodi.

25.3.1 Attività sportiva e incremento della frequenza degli episodi aritmici

La prima considerazione da fare è se l'attività motoria di per sé aumenti il rischio di eventi aritmici nel cardiopatico in generale e nel paziente portatore di AICD in particolare.

Alcune evidenze suggeriscono che l'attività sportiva di per sé incrementi il rischio di morte improvvisa aritmica. Nel Physician's Health Study [3], l'esercizio fisico determina un incremento significativo del rischio di morte improvvisa; mentre in una serie di morti improvvise in giovani pazienti atleti e non, il rischio relativo dell'evento negli atleti era 2,5 volte superiore rispetto ai non atleti, con la maggior parte degli eventi realizzatisi durante l'attività sportiva.

Inoltre è noto che l'esercizio fisico può determinare l'insorgenza di aritmie ventricolari in varie patologie cardiache quali ad esempio: la miocardiopatia ipertrofica, la displasia aritmogena del ventricolo destro, la sindrome del QT lungo, la tachicardia ventricolare catecolaminergica. Molti dei pazienti portatori di AICD con tali patologie sono giovani, e spesso l'impianto viene proposto per profilassi primaria, in assenza quindi di un evento aritmico. In questi ambiti, tuttavia, è plausibile immaginare che nei pazienti portatori di AICD per tale cardiopatia, l'esecuzione di

un esercizio fisico intenso possa determinare l'insorgenza di aritmie che richiedano l'attivazione del dispositivo, anche in maniera ripetitiva. Sebbene tale evenienza possa essere risolta dal dispositivo senza ulteriori sequele, l'erogazione di shock rappresenta un fattore che influenza negativamente la qualità della vita, probabilmente più dell'astensione da una particolare forma di sport. Tuttavia finché questo rischio potenziale non si realizza, una limitazione dell'attività fisica può non essere compresa e accettata dal paziente. In altri casi, come in pazienti con sindrome di Brugada, non vi è una stretta relazione tra l'insorgenza di aritmie e l'attività fisica, anzi le aritmie in questa sindrome sono spesso legate alla bradicardia relativa (per esempio, durante il sonno), mentre le anomalie elettrocardiografiche tipiche della sindrome tendono a scomparire con lo sforzo. Pertanto vi sono pochi limiti intriseci alla cardiopatia nell'indirizzare o meno verso una data attività sportiva anche intensa. Il giudizio del clinico basato sulla sola cardiopatia nel limitare la partecipazione anche a un livello alto di attività fisica è quindi limitato alla propria esperienza e non confortato da dati in letteratura.

25.3.2 Attività sportiva ed efficacia della terapia elettrica antitachicardica

L'influenza dell'attività fisica sulla capacità del dispositivo nel trattare una concomitante aritmia ventricolare non è nota.

Studi sperimentali eseguiti infondendo epinefrina a dosi compatibili con un esercizio fisico durante il test di defibrillazione in pazienti sottoposti a impianto di defibrillatore, hanno documentato un innalzamento della soglia di defibrillazione e una ridotta efficacia del primo shock erogato. Infine è stato riportato che la soglia di defibrillazione si innalza e l'efficacia del primo shock si riduce al mattino, quando i livelli di catecolamine sono fisiologicamente più elevati.

Al contrario vi sono studi sperimentali su animale che hanno documentato un effetto favorevole dell'epinefrina nel ridurre le soglie di defibrillazione e nel facilitare la cardioversione, rendendo la fibrillazione ventricolare più organizzata mediante una riduzione della dispersione spaziale della refrattarietà.

In definitiva, tuttavia, non vi sono in letteratura molti dati riguardanti l'inefficacia dei dispositivi nel trattare aritmie insorte durante attività sportiva.

L'inefficacia di shock erogati durante attività fisica è stata riportata in due pazienti, uno dei quali deceduto per insorgenza di tachicardia ventricolare intrattabile durante stress test al treadmill. Al contrario, in una serie di pazienti con miocardiopatia ipertrofica portatori di AICD, sono stati documentati shock efficaci erogati sia durante attività sportive competitive che non competitive.

Il survey pubblicato da Lampert nel 2006 ha coinvolto circa 614 medici aritmologi dell'Heart Rhythm Society, focalizzando l'attenzione sui pazienti da essi seguiti portatori di AICD che svolgevano una qualche attività sportiva [4]. Sebbene circa il 40% degli intervistati riportasse di essere a conoscenza di shock erogati durante l'attività fisica, solo in 4 pazienti si è documentata l'inefficacia del dispositivo nel trattare un'aritmia. In nessun caso tale evento si dimostrò letale.

In definitiva, anche se non è possibile ad oggi stabilire se l'inefficacia degli shock erogati durante attività sportiva sia superiore a quella presente in altre condizioni, questo rischio non sembra essere significativamente alto.

25.3.3 Attività sportiva e traumatismo secondario a sincope

Il rischio di traumatismo durante attività sportiva derivante da una sincope o dallo shock stesso sembrerebbe più significativo. Tale rischio è evidentemente associato al tipo di attività eseguita e alle condizioni ambientali in cui essa viene svolta.

Vi sono attività sportive che evidentemente sono controindicate in pazienti portatori di AICD, anche se tale affermazione è dettata più dal buon senso che dalle evidenze. Attività quali il free-climbing, la scalata rocciosa, l'immersione subacquea con bombola o in apnea e altre attività estreme analoghe possono essere comprensibilmente anche letali in relazione a una transitoria perdita di coscienza o a un movimento inconsulto o a una perdita di equilibrio dovuta alla contrazione muscolare indotta dallo shock, anche quando questo è atteso dal paziente. Non meno pericolosa può risultare una caduta dalla bicicletta o in corsa, quando è indotta dalle stesse cause.

A tal fine, sempre nel survey di Lampert [4], nonostante l'erogazione di shock durante attività fisica fosse una evenienza frequentemente riportata, eventuali lesioni o traumatismi secondari alla terapia erogata risultavano rari.

Lesioni minori (lacerazioni, abrasioni o lesioni dei tessuti molli) sono state descritte in 6 pazienti, e lesioni maggiori quali ematoma subdurale, trauma cranico o del collo, occorsi in seguito a caduta per sincope sono stati descritte solo in 3 pazienti. Complessivamente solo l'1% dei medici intervistati ha riferito di lesioni occorse ai propri pazienti in seguito a shock erogati durante attività fisica.

25.3.4 Attività sportiva e danni a carico del sistema

Più consistenti sembrano essere i danni a carico del sistema impiantato, generatore e/o elettrodi, in relazione all'attività motoria eseguita.

Il danno del sistema si può realizzare secondariamente o a un trauma dovuto alle ripetitive contrazioni muscolari o a un traumatismo diretto, come può realizzarsi negli sport da contatto o con oggetto contundente (palla da tennis, softball, hockey ecc).

Molti sport richiedono contrazioni anche vigorose e ripetitive dei muscoli pettorali. Tali contrazioni esercitano una continua trazione a carico degli elettrodi. Tale trazione può determinare la dislocazione degli elettrodi stessi con conseguente malfunzionamento del dispositivo e necessità di revisione del sistema impiantato. La dislocazione dell'elettrodo si concretizza in un difetto a carico del sensing o del pacing o di entrambi nella camera cardiaca in cui l'elettrodo dislocato è posizionato.

La dislocazione può essere macroscopica, quindi facilmente identificata alla radiografia del torace (Fig. 25.1), ma più spesso si tratta di microdislocazioni evidenziabili solo con il controllo telemetrico del dispositivo (Tabella 25.1). La perdita del sensing e/o del pacing ha conseguenze anche gravi a seconda della camera cardiaca in questione e delle caratteristiche del paziente. La dislocazione dell'elettrodo posto in ventricolo, sul quale sono posizionati i *coil* di defibrillazione, può concretizzarsi inoltre in una mancata efficacia della terapia di cardioversione in caso di aritmie ventricolari.

Il danno più frequente indotto dalle contrazioni muscolari a carico degli elettrodi è la frattura dell'elettrodo, ovvero l'interruzione completa di uno o più filamenti elettrici che costituiscono l'elettrodo stesso (Fig. 25.2). L'interruzione può realizzarsi a vario livello, più fre-

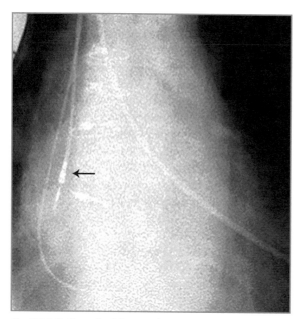

Fig. 25.1 Radiografia del torace in AP in paziente portatore di AICD bicamerale. Si noti come l'elettrodo atriale (*freccia*) macroscopicamente non sia in sede ottimale

Tabella 25.1 Segni comuni di dislocazione degli elettrodi

Perdita di cattura (pacing) fisso o intermittente

Perdita di rilevamento (sensing) fisso o intermittente

Terapia non erogata

Terapia inappropriata

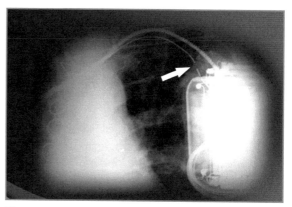

Fig. 25.2 Dettaglio di radiografia del torace in AP in portatore di AICD. Si noti (*freccia*) l'interruzione (frattura) dell'elettrodo atriale poco dopo l'emergenza dal dispositivo

torale. Questo ha determinato, in pazienti che svolgevano body building, la parziale disconnessione della struttura in cui erano connessi gli elettrodi.

Le attività sportive che frequentemente sono associate a tali complicanze sono appunto il sollevamento pesi, il canottaggio, ma anche il golf e il tennis possono determinare problemi simili.

Nel survey di Lampert [4] sono state riportate 28 tra fratture e dislocazioni degli elettrodi, 16 delle quali riscontrate in pazienti che praticavano sport con pesi, 5

quentemente avviene in prossimità della clavicola, ove la presenza dell'osso determina una zona di particolare stress meccanico (Fig. 25.3).

Anche la frattura dell'elettrodo può essere identificata con una radiografia del torace, ma il controllo telemetrico del dispositivo identifica più precisamente il problema e le funzioni danneggiate. Inoltre la frattura dell'elettrodo ventricolare può determinare l'erogazione di terapie antiaritmiche inappropriate, secondariamente all'ingresso nel circuito di rumori interpretati erroneamente dal dispositivo come aritmie (Fig. 25.4). La frattura dell'elettrodo comporta necessariamente la revisione chirurgica del sistema con l'impianto di un nuovo elettrodo e l'eventuale rimozione dell'elettrodo danneggiato.

Recentemente è stato riportato che contrazioni muscolari possano danneggiare la cassa stessa del dispositivo, almeno in alcuni modelli, in particolare in pazienti con massa muscolare ben rappresentata e nei quali il dispositivo sia stato alloggiato in sede sottopet-

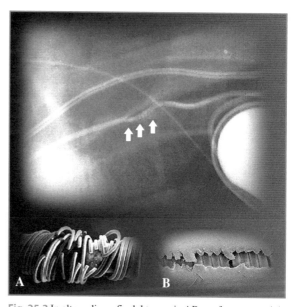

Fig. 25.3 In alto radiografia del torace in AP con frattura parziale (*frecce*) di un elettrodo, visualizzabile a livello del passaggio tra la clavicola e la prima costola. In basso, ingrandimento di un punto di frattura di un elettrodo che coinvolge le spirali elettriche (A) o l'isolamento esterno (B)

durante pratica del golf, 2 in tennisti, 1 rispettivamente praticando nuoto, sci d'acqua ecc.

Nello stesso studio si evince che i traumi diretti al dispositivo si sono registrati in pazienti che praticavano football, basket, hockey, sci, ciclismo, golf, baseball, softball.

Dai dati disponibili in letteratura si evince che non vi è un tipo di sport sicuro per ogni paziente portatore di AICD. La scelta deve essere valutata caso per caso tra il cardiologo curante e il paziente in relazione alle sue aspettative e alla cardiopatia di cui è affetto [5].

Sebbene la 36ª Conferenza di Bethesda suggerisca ai pazienti con AICD lo svolgimento di un'attività sportiva non più impegnativa del golf o del bowling, la realtà clinica è molto diversa. Nel survey di Lampert [4] solo il 10% dei medici si attiene a tale suggerimento. Il 70% dei medici intervistati segue pazienti coinvolti in attività sportiva, e il 40% segue almeno un paziente che svolge tale attività in maniera agonistica. Le attività sportive più frequentemente svolte sono il basket, la corsa e lo sci. I criteri per il suggerimento di una qualche attività sportiva utilizzati dalla maggior parte dei medici sono stati il tipo di cardiopatia e la frazione di eiezione e non la presenza del dispositivo; inoltre solo il 45% degli intervistati si è chiaramente espresso contro la partecipazione a livello competitivo di qualsiasi sport.

Sebbene i pochi dati disponibili ci inducano a concludere che nonostante l'alta partecipazione ad attività sportiva di pazienti con AICD, la percentuale di eventi avversi risulta bassa, il nostro giudizio non può prescindere dal fatto che la popolazione di pazienti portatori di AICD è estremamente eterogenea e quindi il nostro assenso non può essere generalizzato e standardizzato [6].

È utile informare il paziente sui potenziali rischi derivanti dallo svolgimento di uno sport e indirizzarlo verso forme più consone al suo stato. Molto importante è suggerire che l'attività sportiva venga svolta in ambienti o in condizioni protette, con personale o compagni istruiti del suo stato e nel prestare un primo soccorso. In pazienti molto motivati nel praticare attività sportive intense può essere utile valutare la suscettibilità ad aritmie ventricolari con un test da sforzo massimale, valutando contestualmente anche la capacità del dispositivo di distinguere una tachicardia sinusale da altre aritmie, riducendo il rischio di erogazione di terapie inappropriate. A tal fine può essere utile programmare e istruire il paziente a non superare una data frequenza cardiaca durante l'esercizio, quindi invogliandolo a un monitoraggio della stessa durante l'attività fisica. Inoltre il controllo periodico telemetrico del dispositivo deve focalizzare la ricerca di eventuali disfunzioni del dispositivo (Tabella 25.2).

25.4   Attività sportiva nei pazienti con pacemaker

Nei pazienti portatori di pacemaker valgono molte delle considerazioni fatte per i pazienti portatori di AICD, soprattutto riguardo ai potenziali danni al sistema indotti dall'esercizio fisico.

È ovvio che in questi pazienti non vi è un rischio aritmico ipercinetico diverso dalla popolazione sana e pertanto non vi sono limitazioni in tal senso. Le considerazioni da fare sono unicamente relative agli effetti di una potenziale inefficienza del sistema anche transitoria.

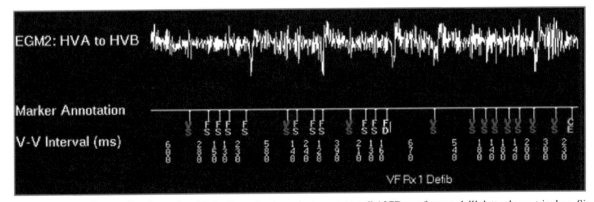

Fig. 25.4 Report di controllo telemetrico: difetto di *sensing* in paziente portatore di AICD con frattura dell'elettrodo ventricolare. Si noti la presenza di numerosi artefatti a carico del segnale ventricolare (EGM2), con breve intervallo tra i complessi (*V-V interval*), inappropriatamente interpretati dal dispositivo (Marker Annotation) come fibrillazione ventricolare (*FS*); e trattato inopportunamente con shock (*CE*)

Tabella 25.2 Check list del controllo telemetrico di un dispositivo impiantabile

Carica della batteria

Integrità del circuito

Test di pacing, sensing e impedenza

Verifica dell'efficienza delle terapie

Valutazione degli elettrogrammi registrati

Stabilità del segnale registrato dal dispositivo

Correlazione sintomi - episodi aritmici registrati

Le conseguenze di una potenziale mancanza di terapia dipendono essenzialmente dalla presenza o meno di attività elettrica spontanea (dipendenza da pacemaker), in quanto in un paziente pacemaker-dipendente la transitoria o prolungata mancanza di terapia, specialmente in ventricolo, può determinare una sincope o un arresto cardiaco da asistolia.

Anche le considerazioni riguardo a un traumatismo secondario a caduta indotta da una sincope non differiscono da quelle fatte per i pazienti portatori di AICD.

Tuttavia le limitazioni per attività più estreme sono meno stringenti. Per esempio l'immersione profonda con bombola è consentita in pazienti non dipendenti esclusivamente dalla stimolazione artificiale, nei limiti imposti dalla resistenza del dispositivo alla pressione idrostatica. La resistenza alla pressione idrostatica varia da casa a casa produttrice, vi sono dispositivi testati per profondità di circa 30 metri.

25.5 Conclusioni

Vi sono pochi dati in letteratura riguardo l'adeguatezza e la sicurezza nello svolgimento di un'attività sportiva nei pazienti portatori di dispositivo impiantabile, in particolare nei pazienti con AICD. Riconosciuto questo, il giudizio del medico deve basarsi essenzialmente sul buon senso. Il buon senso suggerisce ai pazienti con AICD di evitare sport nei quali sia più probabile un danno al dispositivo o sport ove una perdita di coscienza, anche transitoria, possa procurare danno al paziente o ad altri. Detto questo non si può affermare che esista uno sport veramente sicuro per questi pazienti. Del resto la vita stessa non è esente da rischi. Raramente, infatti, le nostre decisioni che riguardano come valutare un rischio sono interamente razionali [7]. L'informazione corretta e completa, la scelta condivisa, l'esperienza professionale rimangono i capisaldi della nostra azione.

Bibliografia

1. Maron BJ, Zipes DP et al (2005) 36th Bethesda Conference eligibility recommendations for competitive athletes with cardiovascular abnormalities. J Am Coll Cardiol 45:1312-1375
2. Mitchell JH, Haskell W, Snell P et al (2005) Task Force 8: Classification of sports. JACC 45:1364-1367
3. Albert CM, Mittleman MA, Chae CU et al (2000) Triggering of sudden death from cardiac causes by vigorous exertion. N Engl J Med 343:1355-1361
4. Lampert R, Cannom D, Olshansky B (2006) Safety of sports participation in patients with implantable cardioverter defibrillators: a survey of Heart Rhythm Society members. J Cardiovasc Eletrophysiol 17:11-15
5. Fogel RI (2006) Athletes and ICDs: what to do when the clinical community disagrees with the "experts". J Cardiovasc Eletrophysiol 17:16-17
6. Lampert R, Cannom D (2008) Sport participation for athletes with implantable cardioverter-defibrillators should be an individualized risk-benefit decision. Heart Rhythm 5:861-863
7. Ropeik D, Gray G (2002) Risk: a practical guide for deciding what's really safe and what's really dangerous in the world around you. Houghton Mifflin, Boston

Altre indicazioni cliniche: la pratica sportiva in pazienti con forame ovale pervio e soggetti sottoposti a interventistica non coronarica

26

Antonella Tommasino, Carlo Trani

Abstract

Il forame ovale pervio (PFO) è una variante anatomica caratterizzata dalla mancata fusione del septum I al septum II, che determina una comunicazione tra atrio destro e sinistro a livello della fossa ovale. L'incremento delle pressioni che si verifica in atrio sinistro alla nascita ne determina la chiusura entro il primo anno di vita. Nel 25% della popolazione tale chiusura non avviene e pertanto persiste una comunicazione tra i due atri. Ciò può comportare un transitorio *shunt* destro-sinistro in tutte quelle condizioni in cui la pressione atriale destra supera quella dell'atrio sinistro (per esempio, durante la manovra di Valsalva) e comportare il fenomeno dell'embolia paradossa. La presenza di un PFO è stata associata a diverse sindromi patologiche, tra le quali rivestono particolare importanza l'ictus criptogenetico, l'emicrania e l'embolia paradossa dei subacquei. Pertanto l'esercizio di sport subacquei con autorespiratori è vietata ai portatori di PFO, mentre sono consentite tutte le altre attività sportive e le attività subacquee in apnea. L'interventistica non coronarica negli ultimi anni ha avuto un rilevante incremento in termini di popolarità, di attuabilità i risultati a breve e a medio-lungo termine sono in continuo miglioramento. In questo setting si inseriscono la chiusura percutanea del PFO, dell'auricola sinistra e il trattamento percutaneo della vasculopatia periferica (PTA o impianto di endoprotesi aortiche).

Al di là della ben accertata controindicazione all'esercizio degli sport subacquei con autorespiratori nei soggetti con PFO, in letteratura mancano ancora chiare indicazioni circa la pratica sportiva in soggetti sottoposti a interventistica non coronarica.

26.1 La pratica sportiva in pazienti con forame ovale pervio

26.1.1 Cenni di anatomia e di fisiopatologia

Il forame ovale pervio (PFO, *Patent Foramen Ovale*) è una variante anatomica caratterizzata dalla mancata

fusione del septum I al septum II, che determina una comunicazione tra atrio destro e sinistro a livello della fossa ovale (Fig. 26.1). Talvolta si associa ad altre anomalie del setto interatriale quali l'aneurisma del setto interatriale (ASA), la più frequente, o microfenestrazioni e cribrosità del sepimento fibroso interatriale.

Nella vita uterina, il PFO permette al sangue ossigenato proveniente dalla placenta di fluire dalle vene ombelicali nell'aorta senza passare attraverso il polmone. L'incremento delle pressioni che si verifica in atrio sinistro alla nascita ne determina la chiusura funzionale ed entro il primo anno di vita, nella maggior

C. Trani (✉)
Unità di Cardiologia Interventistica
Policlinico "A. Gemelli", Roma

M. Fioranelli, G. Frajese (a cura di), *Cardiologia dello sport*
© Springer-Verlag Italia 2011

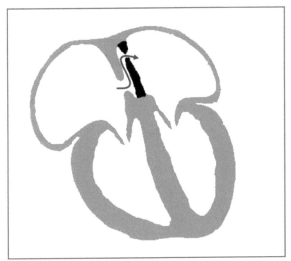

Fig 26.1 Rappresentazione schematica del cuore con evidenza di mancata fusione del septum I al septum II e conseguente comunicazione tra atrio destro e sinistro a livello della fossa ovale

parte degli individui, si va incontro alla progressiva chiusura anatomica del PFO attraverso la fusione delle due membrane. Tuttavia, nel 25% circa della popolazione generale, tale fusione non si completa [1]. Ciò può comportare un transitorio *shunt* destro-sinistro in tutte quelle condizioni in cui la pressione atriale destra supera quella dell'atrio sinistro (per esempio, durante la manovra di Valsalva). A seguito di tale fenomeno, il filtro polmonare potrebbe venire meno e l'immissione diretta del sangue venoso nel circolo arterioso potrebbe causare il fenomeno dell'embolia paradossa.

La presenza di un PFO è stata associata alle seguenti entità patologiche:
- ictus criptogenetico [2];
- emicrania [3];
- sindrome da decompressione nei subacquei [4];
- apnea ostruttiva da sonno [5];
- platipnea-ortodeoxia [6];
- demenza multinfartuale [7];
- embolismo cerebrale conseguente interventi ortopedici del ginocchio [8].

Di tutte queste patologie verranno qui discusse le prime tre sindromi che rivestono un ruolo di maggiore importanza.

26.1.2 PFO e ictus criptogenetico

La relazione causa-effetto tra ictus criptogenetico e PFO, soprattutto se in associazione all'ASA, deriva

da diverse osservazioni [9]. Innanzitutto, la presenza di un PFO è risultata essere molto più elevata nei pazienti con storia di ictus criptogenetico rispetto alla normale incidenza nella popolazione generale, raggiungendo oltre il 50% [10]. Inoltre, nello studio di Mas et al. (pubblicato sul New England Journal of Medicine nel 2001), la contemporanea presenza di PFO e ASA è risultata essere associata in maniera significativa a una maggiore incidenza di recidiva di eventi cerebrovascolari, nonostante la terapia antiaggregante [11]. La chiusura percutanea del PFO con device dedicati è risultata essere superiore alla sola terapia medica in termini di riduzione della ricorrenza di eventi ischemici cerebrali [12]. Review sistematiche di studi non randomizzati riportano un tasso di ricorrenza annua di eventi ischemici cerebrali più bassa (0-4,9%) nei pazienti sottoposti a chiusura percutanea del PFO rispetto alla sola terapia medica (3,8-12,0%) [13]. Inoltre tale beneficio sembra essere maggiore in pazienti giovani e in presenza di un ASA associato [14].

Al momento, l'unico studio randomizzato concluso, ma non ancora pubblicato, è il CLOSURE I presentato al congresso dell'American Heart Association (AHA) a novembre 2010. In questo trial sono stati randomizzati 910 pazienti a terapia medica (325 mg/die di aspirina, warfarin con INR target tra 2 e 3, o un'associazione dei due farmaci) oppure alla chiusura percutanea con il dispositivo StarFlex (NMT Medical, Boston, MA) più terapia antiaggregante (75 mg/die di clopidogrel per 6 mesi e 325 mg/die di aspirina per 2 anni). A un follow-up di 2 anni non è stata dimostrata la superiorità della chiusura percutanea del PFO rispetto alla terapia medica nell'analisi *intention to treat*. Altri studi sono in corso con disegni diversi e dispositivi differenti (PC-trial, CLOSE, RESPECT, REDUCE): vi sono numerose problematiche nell'arruolamento dei pazienti, sia perché la maggior parte dei pazienti giovani preferisce sottoporsi alla chiusura del difetto e sia perché, considerata la bassa incidenza annua di eventi ischemici cerebrali in questa popolazione, è necessario arruolare un numero considerevole di pazienti per ottenere dati statisticamente significativi.

26.1.3 PFO ed emicrania

L'emicrania è una condizione patologica relativamente frequente, interessando circa il 12% della popolazione generale [15]. La prevalenza di PFO in pazienti affetti da emicrania con o senza aura è considerevolmente alta, raggiungendo circa il 50%. Il meccanismo fisiopatologico ipotizzato consiste nel passaggio di microemboli e di sostanze vasoattive attraverso il PFO [16].

È osservazione comune a molte casistiche riportate in letteratura la scomparsa o il netto miglioramento dell'emicrania dopo l'intervento di chiusura percutanea di PFO con percentuali che arrivano fino all'80%. Tuttavia tale dato non è stato confermato dai risultati dello studio randomizzato MIST pubblicato su Circulation nel 2008. In particolare, nello studio MIST, in cui 147 pazienti con PFO ed emicrania sono stati randomizzati a chiusura percutanea di PFO con dispositivo StarFlex (NMT Medical, Boston, MA) contro terapia medica più simulazione di chiusura di PFO, non si è registrata alcuna differenza significativa nell'incidenza né di *endpoint* primario (cessazione dell'emicrania, 3/73 vs 3/74) né secondario (severità, intensità e frequenza degli episodi) a 3 mesi dalla procedura.

Altri studi randomizzati sono attualmente in corso (PRIMA, PREMIUM, ESCAPE, MIST II), i cui risultati, quando disponibili, potranno chiarire in maniera più precisa il rapporto causa-effetto tra PFO ed emicrania.

26.1.4 PFO e malattia da decompressione

La presenza di PFO sembra avere un ruolo nell'eziologia degli incidenti da decompressione che possono verificarsi in corso di attività subacquea. Infatti, durante le immersioni con autorespiratore ad aria compressa, a causa dell'aumento di pressione legato alla profondità, i vari componenti dell'aria (soprattutto ossigeno e azoto) si sciolgono nel sangue e penetrano nei tessuti. Nella fase della decompressione, cioè durante la risalita, l'azoto disciolto nel sangue torna gradualmente allo stato gassoso e viene espulso attraverso i polmoni. La quantità di azoto disciolta nell'organismo è tanto maggiore quanto maggiori sono la profondità dell'immersione, il tempo di permanenza in profondità e la velocità di risalita in superficie. Generalmente, se vengono rispettate le cosiddette "tabelle di decompressione", l'azoto restituito dai tessuti al sangue si espande formando delle piccole bolle gassose che vengono eliminate attraverso i capillari polmonari nell'aria espirata. Tuttavia in presenza di PFO, il contatto tra il sangue venoso e arterioso consente a queste bolle di entrare nel circolo arterioso e quindi

di embolizzare nei diversi tessuti (embolia paradossa), provocando la malattia da decompressione (MDD). Diversi studi [17, 18, 19] riportano nelle patologie da decompressione di tipo neurologico un'aumentata incidenza di PFO fino al 62%. Sintomi neurologici di MDD che insorgono nei 30 minuti successivi alla risalita in subacquei che hanno effettuato immersioni in curva di sicurezza sono generalmente associati alla presenza di embolia paradossa. Sono da differenziare dai sintomi che si presentano in subacquei che hanno effettuato immersioni fuori curva di sicurezza che non sono dovuti ad embolia paradossa ma a grande produzione di bolle gassose nei tessuti.

Tuttavia c'è da sottolineare che circa un un quarto della popolazione presenta un PFO che può portare a shunt destro-sinistro e che i subacquei vanno incontro a MDD con una frequenza considerevolmente inferiore. Il Divers Alert Network (DAN) Europe ha infatti stimato il rischio complessivo per MDD in subacquei sportivi di 1 MDD ogni 42 000 immersioni quando l'immersione è condotta a profondità non superiore di 30 m, e 1 ogni 7000 immersioni quando la profondità è superiore ai 30 m. Pertanto la maggior parte dei subacquei non subirà mai una MDD. Tuttavia, il DAN, in presenza di un PFO accertato raccomanda di eseguire le immersioni secondo criteri e regole che evitino la formazione di bolle gassose, adottando comportamenti postimmersione che non favoriscano il passaggio di bolle nella circolazione arteriosa sistemica.

26.1.5 Diagnosi

In caso in cui si sospetti un PFO è opportuno sottoporre il paziente ad esami strumentali che ne confermino la presenza e ne definiscano l'entità.

L'ecocardiogramma transtoracico è il metodo più semplice, ma permette di identificare solo difetti molto grandi. Più accurato risulta essere l'ecocontrasto che consente di vedere, durante la manovra di Valsalva, il passaggio di contrasto iniettato in una vena periferica dall'atrio destro all'atrio sinistro. Ma il *gold standard* per la valutazione del PFO è rappresentato dall'ecocardiogramma transesofageo con ecocontrasto che consente non solo di confermare la diagnosi ma anche di delineare i dettagli anatomici del PFO e la sua rilevanza funzionale in base al numero di bolle che passano da destra a sinistra durante la manovra di Valsalva (Fig. 26.2). Infine, utile è anche il Doppler transcranico, un esame

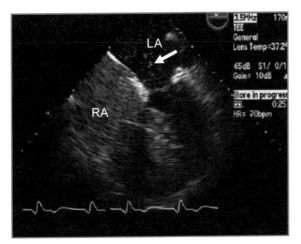

Fig 26.2 Ecocardiogramma transesofageo con contrasto. Evidente passaggio di bolle dall'atrio destro all'atrio sinistro (*freccia*) in paziente con PFO. *LA*, atrio sinistro, *RA*, atrio destro

che permette di diagnosticare la presenza di shunt paradosso durante Valsalva misurando gli "hits" prodotti in arteria cerebrale media dall'iniezione di contrasto in vena. Si tratta di un esame di semplice esecuzione utile nella fase di screening, che tuttavia richiede sempre la conferma con ecocardiogramma transesofageo dal momento che non è in grado di fornire alcuna informazione né in merito all'anatomia né in merito alla presenza di eventuali anomalie associate al PFO.

In presenza comunque di un evento ischemico cerebrale in un soggetto con PFO, il rapporto causa-effetto tra queste due condizioni raramente presenta riscontri oggettivi: esso è considerato infatti *certo* solo quando viene ritrovato materiale trombotico all'interno del PFO; è invece *presunto* quando sono presenti fenomeni trombotici nella circolazione venosa in pazienti con un PFO ed eventi ischemici cerebrali altrimenti inspiegabili, e rimane *dubbio* quando non ci sono segni di trombosi venosa. È importante inoltre l'esecuzione dello screening protrombotico per la ricerca di condizioni che potrebbero sottendere la presenza di trombosi venosa.

26.1.6 Terapia medica profilattica contro l'embolia paradossa in presenza di PFO

La presenza di un PFO o di un ASA non necessita di una profilassi farmacologica nei soggetti che non hanno sofferto in precedenza di episodi di ischemia

cerebrale. Al contrario, ai pazienti con PFO che hanno già avuto un ictus cerebrale o un TIA e in cui non è stata evidenziata nessun'altra causa responsabile dell'evento ischemico cerebrale (forma detta "criptogenetica") viene consigliata una terapia profilattica per diminuire la percentuale annua di recidive tromboemboliche. I pazienti vengono generalmente trattati con anticoagulanti orali o antiaggreganti piastrinici.

A tutt'oggi, comunque, non c'è un consenso su quale trattamento sia il più efficace o per quanto tempo la terapia medica debba essere protratta dopo che è comparso un evento ischemico cerebrale.

26.1.7 Chiusura percutanea del PFO

La prima chiusura percutanea di un difetto interatriale è stata effettuata da King nel 1974 con un doppio-ombrellino di Dacron [20]. Da allora l'interesse in materia è cresciuto sempre più, portando a un numero considerevolmente elevato di interventi effettuati e alla presenza sul mercato di differenti device dedicati. Tra i sistemi di chiusura utilizzati ricordiamo il sistema a bottone Sideris, il sistema Sideris auto-centrante (Custom Medical Devices, Amarillo, TX), il sistema Angel Wings (Microvena Corporation, White Bear Lake, MN) e il sistema Cardioseal (NMT Medical, Boston, Massachusetts). Il principale svantaggio di questi sistemi di chiusura percutanea consiste nel fatto che alcuni di essi sono tecnicamente difficili da impiantare, oppure sono a rilascio incontrollato, o non sono recuperabili a causa della loro forma e costruzione. L'Amplatzer PFO Occluder (AGA Medical, Plymouth, Minn.) ha superato gran parte di questi svantaggi. Esso è, infatti, facile da impiantare, ha un sistema di rilascio controllato ed è facilmente recuperabile. È perciò diventato uno dei sistemi più utilizzati nonostante sia caratterizzato da una struttura piuttosto ingombrante e costituita da una lega metallica, il Nitinol, ad alto contenuto di nichel, che suscita qualche preoccupazione a causa della diffusione dell'allergia al nichel nella popolazione generale. È per questo che negli ultimi anni a questo device si sono affiancati nuovi dispositivi che mirano a ridurre o la quota di metallo impiantata (Helex, W.L. Gore & Assoc., Flagstaff, Arizona, USA) o il materiale che residua dopo l'impianto (sistemi bioriassorbibili, Biostar, NMT Medical, Boston, Massachusetts). Qualunque sia il dispositivo impiantato, in termini di shunt residuo il successo si avvicina al 100% [21]. La procedura percutanea, tuttavia, non è priva di rischi. Le complicanze più frequenti sono le aritmie per lo più sopraventricolari o i problemi correlati al sito di puntura. La formazione di trombi a livello del device è possibile e la sua incidenza varia a seconda dei diversi studi e dei diversi device utilizzati dall'1 al 7% alla valutazione con l'ecocardiogramma transesofageo a distanza di settimane dall'impianto [22].

Le nuove Linee guida americane [23] del 2010 raccomandano la terapia antiaggregante per i pazienti con PFO che hanno avuto un evento ischemico cerebrale (classe IIa, livello di evidenza IIb) se non esistono altre condizioni patologiche di base che richiedano la terapia anticoagulante (classe IIa, livello di evidenza IIc). Per quanto riguarda la chiusura percutanea del PFO, è da prendere in considerazione nei pazienti con eventi ischemici ricorrenti nonostante la terapia medica ottimale (classe IIb, livello di evidenza C).

26.1.8 Attività sportiva in paziente con PFO

Il COCIS (Comitato Organizzativo Cardiologico per l'Idoneità allo Sport) vieta l'esercizio di attività subacquea con autorespiratori ai portatori di PFO, consentendo invece tutte le altre attività sportive e le attività subacquee in apnea. In assenza di shunt interatriale evidenziabile, la presenza del solo ASA non modifica i criteri per il rilascio dell'idoneità sportiva [24, 25].

In pazienti sottoposti a chiusura percutanea del PFO, trascorsi 6 mesi dalla correzione, al fine di ottenere l'idoneità sportiva è necessaria una rivalutazione cardiologica con elettrocardiogramma, elettrocardiogramma Holter delle 24 ore ed ecocardiogramma transtoracico; l'ecocardiogramma transesofageo con contrastografia o, in alternativa, un Doppler transcranico con contrastografia, sono inoltre richiesti al fine di escludere con certezza uno shunt residuo spontaneo e/o dopo manovra di Valsalva che rappresenta una controindicazione all'attività subacquea [26].

Infine, dal momento che non è conosciuto il rischio di complicanze tardive in pazienti sottoposti a chiusura percutanea con dispositivi occludenti, è indicata l'effettuazione, almeno biennale, di controlli ecocardiografici finalizzati ad accertare l'eventuale comparsa, seppure rara, di disfunzione valvolare mitralica e/o aortica, di ostruzione venosa polmonare e sistemica e di possibile "erosione" della parete atriale [27].

26.2 La pratica sportiva in soggetti sottoposti a interventistica non coronarica

26.2.1 Pazienti sottoposti a chiusura dell'auricola sinistra

L'auricola sinistra rappresenta la sede di origine dei trombi in oltre il 90% dei pazienti con fibrillazione atriale non valvolare. Recentemente sono stati sviluppati device e tecniche per la chiusura percutanea dell'auricola sinistra, al fine di ridurre l'incidenza di tromboembolismo cerebrale e di evitare l'assunzione di anticoagulanti orali.

Lo studio principale in cui questa tecnica è stata testata è il PROTECT AF (Watchman Left Atrial Appendage System for Embolic Protection in Patients with Atrial Fibrillation) [28]. Lo studio ha valutato l'efficacia e la sicurezza della chiusura percutanea dell'auricola sinistra rispetto alla terapia con warfarin in pazienti con fibrillazione atriale non valvolare. I pazienti sono stati randomizzati, in un trial di non-inferiorità, con una proporzione di 2:1, alla chiusura percutanea dell'auricola sinistra con il device Watchman o alla terapia con warfarin (INR target tra 2 e 3). L'end-point primario di efficacia (ictus, morte cardiovascolare o non spiegabile ed embolia sistemica) è risultato sovrapponibile nel gruppo trattato con il device e nel gruppo trattato con warfarin. In particolare, la morte cardiovascolare o non spiegabile e l'ictus emorragico sono risultati meno frequenti nel gruppo trattato con il device rispetto a quello in terapia con warfarin, mentre l'incidenza dell'ictus di qualunque tipo e della mortalità globale non sono risultati differenti nei due gruppi. Relativamente all'end-point primario di sicurezza, la chiusura percutanea si associava a maggiori complicanze procedurali (versamento pericardico grave da richiedere un drenaggio chirurgico, 4,8%, ictus periprocedurale prevalentemente per embolia gassosa, 1,1%, ed embolizzazione del device, 0,6%). Sia nel gruppo trattato con il device (in cui i pazienti erano trattati per un periodo limitato di tempo con il warfarin seguito dall'associazione aspirina più clopidogrel e poi a lungo termine con la sola aspirina) sia nel gruppo trattato con warfarin si sono verificati sanguinamenti maggiori (3,5% vs 4,1%) ed ictus emorragici (0,2% vs 2,5%). In conclusione, lo studio PROTECT AF mostra che la chiusura percutanea dell'auricola sinistra rappresenta una possibilità tera-peutica nei pazienti con fibrillazione atriale non val-volare pur in presenza di un rischio di complicanze periprocedurali non trascurabile. Naturalmente ulte-riori studi saranno necessari al fine di valutare la reale efficacia e sicurezza di questa tecnica.

26.2.1.1 Attività sportiva in pazienti sottoposti a chiusura dell'auricola dell'atrio sinistro

Il COCIS non dà indicazioni in merito alla pratica sportiva in pazienti sottoposti a chiusura percutanea dell'auricola sinistra. Il giudizio di idoneità sportiva agonistica dovrebbe essere valutato di caso in caso. Verosimilmente possono essere utilizzati gli stessi cri-teri per le aritmie, adattandoli, tuttavia, alla presenza di un dispositivo in atrio sinistro (valutazione ecocar-diografica del corretto posizionamento).

26.2.2 Pazienti sottoposti ad angioplastica percutanea del distretto periferico

26.2.2.1 Vasculopatia carotidea

La causa più frequente di stenosi carotidea è rappre-sentata dall'aterosclerosi. Generalmente le placche aterosclerotiche si localizzano per lo più a livello della biforcazione carotidea o dell'origine delle arterie ca-rotidi interna ed esterna. Da un punto di vista emodi-namico, le stenosi della biforcazione carotidea e della carotide interna sono quelle che rivestono maggiore importanza in quanto associate a ischemia cerebrale transitoria (TIA) o a ictus cerebri. Tale associazione è oramai ben documentata.

Diagnosi

All'esame obiettivo è talvolta possibile riscontrare un soffio vascolare nella regione del collo, indice di ste-nosi carotidea. L'esame più utilizzato nella diagnostica della stenosi carotidea è l'ecocolor-Doppler. Esso per-mette di localizzare e valutare la sede, la gravità e le caratteristiche della lesione. L'angio-TC e l'angio-RM rappresentano un utile completamento diagnostico esteso anche allo studio dell'arco aortico in vista di un eventuale intervento di rivascolarizzazione.

Trattamento

Le comuni indicazioni alla rivascolarizzazione della vasculopatia carotidea sono: stenosi >80% per le le-sioni asintomatiche e >50% per le lesioni sintomatiche (recente TIA/ictus cerebri) [28].

Le due opzioni terapeutiche sono rappresentate dall'endoarterectomia (CEA) e dall'angioplastica per-cutanea con posizionamento di stent (CAS).

Nel corso degli ultimi anni molta attenzione è stata posta in letteratura al confronto tra CEA e CAS, al fine di individuare la tecnica migliore nel trattamento della stenosi carotidea. Sono attualmente disponibili i risultati a medio termine di due ampi studi di com-parazione tra CEA e CAS in pazienti con stenosi ca-rotidea sintomatica. Nello studio EVA-3S (Endarte-rectomy Versus Angioplasty in Patients with Symptomatic Severe Carotid Stenosis) [29], a fronte di un significativo ridotto rischio di ictus e morte pe-riprocedurale della CEA rispetto alla CAS (3,9 % vs 9,6%), il rischio di un ictus ispilaterale a 4 anni di follow-up è risultato basso per entrambe le procedure e senza una significativa differenza tra le due (1,26% per CEA e 1,37% per CAS). Risultati analoghi sono emersi anche dallo studio SPACE (Stent-Protected Angioplasty versus Carotid Endarterectomy, con fol-low-up di 2 anni e reclutamento di 1214 pazienti) [30]. A 2 anni non si sono evidenziate differenze si-gnificative tra i due trattamenti: la mortalità è risultata del 6,3% per CAS e del 5,0% per CEA, mentre ictus ispilaterali si sono verificati nel 2,2% del gruppo sot-toposto a CAS e nel 1,5% di quello della CEA.

Recentemente sono stati pubblicati i risultati del CREST (Carotid Revascularization Endarterectomy vs Stenting Trial) [31], il più ampio studio randomiz-zato che ha incluso oltre 2500 pazienti. L'end-point primario dello studio era rappresentato dall'incidenza di ictus cerebrale, infarto del miocardio, morte da qualsiasi causa durante il periodo periprocedurale e da qualunque ictus omolaterale nel corso del follow-up. Il follow-up medio è stato di 2,5 anni. Nello studio CREST non si è riscontrata nessuna differenza in me-rito all'end-point primario tra i pazienti trattati con stenting e quelli trattati con endoarterectomia (7,2% e 6,8%, rispettivamente; HR 1,11; IC 95%, 0,81-1,51; p = 0,51). Non è stata rilevata nessuna differenza nel-l'end-point primario neppure in rapporto al sesso o alla sintomaticità della stenosi. A 4 anni l'incidenza di ictus o morte è risultata maggiore nei pazienti trat-tati con stenting rispetto a quelli trattati con endoar-terectomia (HR 1,50; p = 0,03), mentre il tasso di in-farto del miocardio era maggiore nei pazienti trattati con endoarterectomia (1,1% vs 2,3%, p = 0,03). Infine, nello studio CREST è anche emerso che i pazienti giovani sembrano avere maggiori benefici dallo stenting mentre i pazienti anziani avrebbero maggiori benefici dall'endoarterectomia.

Nella pratica clinica, dunque, permane cruciale la corretta selezione dei pazienti da sottoporre a un intervento chirurgico o endovascolare.

26.2.2.2 Arteriopatia obliterante degli arti inferiori

Per arteriopatia obliterante degli arti inferiori (AOAI) si intende un interessamento aterosclerotico che può andare dal tratto terminale dell'aorta fino alle arterie più distali del piede. Si manifesta generalmente dopo i 40-50 anni e colpisce prevalentemente il sesso maschile.

La manifestazione clinica più diffusa è la claudicatio intermittens, dolore crampiforme durante il cammino derivante dall'ischemia muscolare, che generalmente si attenua fino a sparire con il riposo. La localizzazione del dolore può dare un'idea della sede di interessamento aterosclerotico: l'asse iliaco generalmente si associa a dolore che si estende alla natica e alla coscia, l'arteria femorale superficiale dà dolore prevalentemente al polpaccio. In caso di interessamento dei vasi di gamba il dolore si localizza per lo più al piede, anche se in questo caso prevalgono soprattutto le lesioni trofiche, indice di ischemia critica.

Esistono diverse classificazioni dell'AOAI e attualmente la più utilizzata è quella di Leriche-Fontaine:
- stadio I: arteriopatia asintomatica;
- stadio II: claudicatio intermettens;
  - IIa: autonomia di marcia >200 m;
  - IIb: autonomia di marcia <200 m;
- stadio III: ischemia a riposo;
- stadio IV: lesioni trofiche e gangrena.

Diagnosi

A fini diagnostici l'esame obiettivo è generalmente sufficiente per orientare la diagnosi di arteriopatia obliterante degli arti inferiori. L'anamnesi non deve essere limitata solo alla valutazione della situazione vascolare, ma deve essere orientata alla ricerca di fattori di rischio per l'aterosclerosi (tabagismo, dislipemia, ipertensione arteriosa, diabete) e altre patologie correlate (cardiopatia, insufficienza cerebrovascolare, respiratoria, renale, anemia, policitemia, stati di ipercoagulabilità ecc.).

L'esame obiettivo comporta la palpazione dell'aorta

addominale, del polso femorale, popliteo, tibiale posteriore, anteriore e pedidio; l'auscultazione di soffi può fornire utili informazioni aggiuntive. Ciò spesso è sufficiente a indicare la localizzazione e la gravità della lesione arteriosa o la presenza di aneurismi. Non si deve dimenticare che in un piccolo numero di soggetti normali uno dei polsi tibiali può non essere palpabile e che talvolta i polsi tibiali possono essere rilevabili anche in caso di *claudicatio intermittens*, per lesioni isolate dell'asse iliaco o femorali. Devono essere valutati anche il trofismo cutaneo, muscolare, la presenza di edema, lesioni trofiche o cicatrici di pregresse ulcere.

L'ecocolor-Doppler rappresenta l'esame di prima scelta a cui sottoporre i pazienti polivasculopatici in quanto permette di localizzare e valutare la sede e la gravità della lesione arteriosa responsabile della sintomatologia e l'eventuale associazione di patologia aneurismatica. Le metodiche tomografiche quali l'angio-TC e l'angio-RM permettono una valutazione morfologica (associazione con patologia aneurismatica, presenza di dissezione) e qualitativa (calcificazioni) dei vasi e consentono la ricostruzione tridimensionale dell'intero sistema vascolare di ampi distretti. La disponibilità di nuove apparecchiature multislice ha aumentato significativamente la sensibilità e la specificità dell'angio-TC, che pur rappresentando un esame di secondo livello, risulta essere particolarmente utile in caso di programmato intervento di rivascolarizzazione.

L'angiografia è un esame invasivo e gravato da un certo tasso di morbilità (0,1%) e mortalità (0,16%), sebbene l'incidenza di complicanze sia stata ridotta dall'introduzione di mezzo di contrasto non ionico e di dispositivi d'introduzione perfezionati. Questa metodica attualmente non è più indicata in fase puramente diagnostica, ma vi si ricorre solo una volta che la rivascolarizzazione è pianificata.

Trattamento

Il trattamento dell'AOAI si basa fondamentalmente su una rivascolarizzazione di tipo endovascolare (angioplastica transluminale percutanea) e/o chirurgica (by-pass o endoarterectomia).

Per quanto concerne la patologia dell'asse aortoiliaco, le raccomandazioni della TransAtlantic interSociety Consensus (TASC), pubblicate nel 2000 e successivamente modificate nel 2007, propongono l'intervento classico di by-pass aortobifemorale in caso di:

- diffuse multiple stenosi unilaterali che coinvolgono l'iliaca comune, esterna e femorale comune (abitualmente >10 cm);
- occlusione unilaterale che coinvolge sia l'arteria iliaca comune che l'esterna;
- occlusione bilaterale dell'iliaca esterna;
- malattia diffusa che coinvolge l'aorta ed entrambe le iliache;
- stenosi iliache in paziente portatore di aneurisma dell'aorta addominale o di altre lesioni che richiedono chirurgia aortica o iliaca.

Il trattamento con angioplastica percutanea con o senza l'impianto di stent (PTA) è invece indicato in caso di:
- stenosi unica < 3 cm dell'iliaca comune o esterna (mono- o bilaterale);
- stenosi unica lunga da 3 a 10 cm, non estesa alla femorale comune;
- stenosi totale o due stenosi <5 cm dell'iliaca comune o esterna, non estese alla femorale comune;
- ostruzione unilaterale dell'iliaca comune;
- stenosi bilaterale dell'iliaca comune e/o dell'esterna lunga da 5 a 10 cm, non estesa alla femorale comune;
- occlusione unilaterale dell'iliaca esterna, non estesa alla femorale comune;
- occlusione unilaterale dell'iliaca esterna, estesa alla femorale comune;
- ostruzione bilaterale dell'iliaca comune.

Tuttavia, i continui miglioramenti dei materiali e delle tecniche endovascolari verificatisi nel corso degli ultimi anni hanno portato ad eccellenti risultati sia intraprocedurali che a medio-lungo termine e si è quindi assistito a un progressivo ampliamento delle indicazioni alla PTA.

La tecnica migliore di rivascolarizzazione dell'asse femoropopliteo è un argomento ancora dibattuto. Per quanto la tecnica endovascolare stia riscuotendo grande popolarità, essa è ancora gravata da un tasso di restenosi elevato e quindi da una necessità di reintervento maggiore rispetto alla chirurgia tradizionale. Sempre secondo la TASCII, le indicazioni alla PTA femoropoplitea sono le stenosi od occlusioni uniche < 3 cm, non coinvolgenti l'origine della femorale superficiale o la poplitea distale. L'intervento chirurgico è invece da preferire in caso di occlusione completa della femorale comune od occlusione lunga della superficiale od occlusione completa della poplitea.

Ancora dibattuta la tecnica di rivascolarizzazione più appropriata in caso di:
- stenosi od occlusione lunga da 3 a 10 cm, che non coinvolge la poplitea distale;
- stenosi calcifiche < 3 cm;
- lesioni multiple steno-ostruttive in serie (< 3 cm ognuna);
- singola lesione o multiple lesioni in assenza di continuità delle tibiali;
- singola stenosi od occlusione più lunga di 10 cm;
- multiple stenosi od occlusioni, ognuna lunga da 3 a 5 cm, con o senza calcificazioni.

In questi casi è ragionevole valutare di caso in caso il rapporto rischio/beneficio dell'una tecnica rispetto l'altra.

Per quanto riguarda le lesione dei vasi di gamba (tibiale anteriore, tronco tibioperoniero, tibiale posteriore e arteria peroniera) la rivascolarizzazione è generalmente riservata ai pazienti con ischemia critica ed è orientata a ripristinare il flusso in almeno uno dei vasi di gamba, in modo da facilitare la guarigione delle lesioni trofiche ed evitare la perdita dell'arto. Al di là della terapia di rivascolarizzazione naturalmente riveste un ruolo importante anche la terapia farmacologica a base di antiaggreganti, statine e prostanoidi che sembrano essere particolarmente indicati nei casi di ischemia refrattaria.

26.2.2.3 Patologie dell'aorta

L'aneurisma dell'aorta addominale (AAA) rappresenta la più frequente patologia dell'aorta. La principale terapia è quella chirurgica caratterizzata dall'inserzione di una protesi di Dacron suturata alle estremità dell'area aneurismatica. Essa è gravata però da mortalità perioperatoria discreta (3% in elezione), e da un'incidenza variabile di infezioni, laparocele, accidenti vascolari, insufficienza renale e respiratoria. La recente introduzione di endoprotesi (stent-graft) ha rivoluzionato il trattamento di questa patologia. Le indicazioni all'impianto di endoprotesi, inizialmente limitate a quei soggetti con indicazione chirurgica ed elevato rischio operatorio per insufficienza respiratoria, cirrosi epatica, gravi cardiopatie, morbo di Parkinson e addome ostile per precedenti interventi, sono attualmente estese anche alla luce dei confortanti dati di follow-up.

Allo stato attuale quindi il posizionamento di endoprotesi aortiche può essere un'alternativa alla chirurgia tradizionale.

26.2.2.4 Attività sportiva in pazienti sottoposti ad angioplastica del distretto periferico ed endoprotesi aortiche

Il COCIS non dà indicazioni in merito alla pratica sportiva in pazienti affetti da vasculopatia periferica. Spesso si tratta di pazienti compromessi e con multiple comorbilità (insufficienza renale, cardiopatia), pertanto le possibilità di pratica sportiva risultano essere molto limitate. Nei pazienti in buon compenso emodinamico, asintomatici e con documentazione accertata di buon funzionamento degli stent o dell'endoprotesi posizionata, previo videat cardiovascolare con elettrocardiogramma basale e da sforzo, ecocardiogramma, ecocolor-Doppler del distretto interessato ed eventualmente studio angio-TC/RM, potrebbe essere rilasciata l'idoneità per attività sportive del gruppo A (basso impegno fisico). È necessario, comunque, ripetere nel tempo gli esami clinico-strumentali per la valutazione del rischio e dell'estensione della malattia aterosclerotica. In ogni caso l'idoneità non può essere concessa prima che siano trascorsi 12-18 mesi dall'evento e da ogni procedura di rivascolarizzazione.

Nella maggior parte dei pazienti potrà essere concessa un'attività fisica di tipo ludico-salutare nel quadro di una riabilitazione psicofisica.

Bibliografia

1. Hagen PT, Scholz DG, Edwards WD (1984) Incidence and size of patent foramen ovale during the first ten decades of life: an autopsy study of 965 normal hearts. Mayo Clin Proc 59:17-20
2. Lamy C et al (2002) Clinical and imaging findings in cryptogenic stroke patients with and without patent foramen ovale: the PFO-ASA Study. Atrial Septal Aneurysm. Stroke 33: 706-711
3. Del Sette M et al (1998) Migraine with aura and right-to-left shunt on transcranial Doppler: a case-control study. Cerebrovasc Dis 8:327-330
4. Wilmshurst P et al (1997) Patent foramen ovale and decompression illness. Spums J 27:82-83
5. Agnoletti G et al (2005) Obstructive sleep apnoea and patent foramen ovale: successful treatment of symptoms by percutaneous foramen ovale closure. J Interven Cardiol 18:393-395
6. Kerut EK et al (2001) Patent foramen ovale: a review of associated conditions and the impact of physiological size. J Am Coll Cardiol 38:613-623
7. Angeli S et al (2001) Very high prevalence of right-to-left shunt on transcranial Doppler in an Italian family with cerebral autosomal dominant angiopathy with subcortical infarcts and leukoencephalopathy.Eur Neurol 46:198-201

8. Sulek CA et al (1999) Cerebral microembolism diagnosed by transcranial Doppler during total knee arthroplasty: correlation with transesophageal echocardiography Anesthesiology 91:672-676
9. Homma S, Sacco RL (2000) Patent foramen ovale and stroke. Circulation 112: 1063-1072
10. Lechat P. et al (1988) Prevalence of patent foramen ovale in patients with stroke. NEJM 318:1148-1152
11. Lausanne Stroke Paradoxal Embolism Study Group (1996) Stroke ricorrence in patients with patent foramen ovale: the Lausanne study. Neurology 46:1301-1305
12. Windecker S, Wahl A, Nedeltchev K et al (2004) Comparison of medical treatment with percutaneous closure of patent foramen ovale in patients with cryptogenetic stroke. J Am Coll Cardiol 44:750-758
13. Khairy P, O'Donnell CP, Landzberg MJ (2003) Transcatheter closure versus medical therapy of patent foramen ovale and presumed paradoxical thromboemboli: a systematic review. Ann Int Med 139:753-760
14. Wohrle J. Closure of patent foramen ovale after cryptogenetic stroke. Lancet 368:350-32.
15. Azarbal B, Tobis J et al (2005) Association of interatrial shunts and migraine headaches. J Am Coll Cardiol 45:489-492
16. Wilmshurst P, Nightingale S (2001) Relationship between migrane and cardiac right-to-left shunts. Clin Sci 100: 215-220
17. Germonpré P (2005) Patent foramen ovale and diving. Cardiol Clin 23:97-104
18. Honek T, Veselka J, Tomek A et al (2007) Paradoxical embolization and patent foramen ovale in scuba divers: screening possibilities]. Vnitr Lek. 53:143-146
19. Harrison D, Lloyd-Smith R, Khazei A et al (2005) Controversies in the medical clearance of recreational scuba divers: updates on asthma, diabetes mellitus, coronary artery disease, and patent foramen ovale. Curr Sports Med Rep 4:275-281
20. King TD, Thompson SL, Steiner C et al (1976) Secundum atrial septal defect: nonoperative closure during cardiac catheterization. JAMA 23:2506-2509
21. Wahl A, Meier B (2009) Patent foramen ovale and ventricular septal defect closure. Heart 95:70-82
22. Krumsdorf U, Ostermayer S, Billinger K et al (2004) Incidence and clinical course of thrombus formation on atrial septal defect and patent foramen ovale closure devices in 1,000 consecutive patients. J Am Coll Cardiol 43:302-309
23. Karen LF et al (2011) Guidelines for the Prevention of Stroke in Patients With Stroke or Transient Ischemic Attack. A Guideline for Healthcare Professionals From the American Heart Association/American Stroke Association. Stroke 42:1-50
24. Picchio FM, Colonna PL, Daliento L et al (2001) Società Italiana di Cardiologia Pediatrica. Criteri di valutazione della capacità lavorativa,idoneità al lavoro specifico, attitudine all'attività fisica e sportiva ed assi curabilità nel cardiopatico congenito. Ital Heart J Suppl 2:46-77
25. Graham TP Jr, Driscoll DJ, Gersony WM et al (2005) 36th Bethesda Conference Raccomendations for Competitive Athletes with Cardiovascular Abnormalities Task Force 2: Congenital Heart Disease. J Am Coll Cardiol 45:1326-1313
26. Helber U, Baumann R, Seboldt H et al (1997) Atrial septal defect in adults:cardiopulmonary exercise capacity before

and 4 months and 10 years after defect closure. J Am Coll Cardiol 29:1345-1350

27. Warnes RG, Williams TM, Bashore JS et al. (2008) ACC/AHA 2008 Guidelines for the Management of Adults With Congenital Heart Disease: A Report of the American College of Cardiology/American Heart Association Task Force on Practice Guidelines. Circulation 118:e714-e833

28. Reddy VY, Holmes D, Doshi SK, Neuzil P, Kar S (2011) Safety of Percutaneous Left Atrial Appendage Closure: Results from the Watchman Left Atrial Appendage System for Embolic Protection in Patients With AF (PROTECT AF) Clinical Trial and the Continued Access Registry. Circulation 123:417-424

29. Mas JL, Trinquart L, Leys D et al (2008) EVA-3S investigators. Endarterectomy Versus Angioplasty in Patients with Symptomatic Severe Carotid Stenosis (EVA-3S) trial: results up to 4 years from a randomised, multicentre trial. Lancet Neurol 7:885-892

30. Eckstein HH, Ringleb P, Allenberg JR et al (2008) Results of the Stent-Protected Angioplasty versus Carotid Endarterectomy (SPACE) study to treat symptomatic stenoses at 2 years: a multinational, prospective, randomised trial. Lancet Neurol 7:893-902

31. Brott TG, Hobson RW, Howard G et al for the CREST Investigators (2010) Stenting versus endarterectomy for treatment of carotid-artery stenosis. N Engl J Med 363:11-23

La riabilitazione cardiologica

27

Mara Piccoli

Abstract

La riabilitazione cardiologica è un processo multidisciplinare che ha lo scopo di ottenere non solo il miglior recupero possibile dello stato di salute di un paziente cardiopatico dopo un evento acuto, ma anche una modificazione della storia naturale della malattia, attraverso la correzione dei fattori di rischio e l'ottimizzazione del percorso terapeutico. Una parte importante di tale processo è rappresentata dall'esercizio fisico che deve essere prescritto e svolto in maniera congrua sotto la guida di personale adeguatamente preparato. Inoltre il programma riabilitativo deve essere personalizzato rispetto alle condizioni cliniche del paziente e adattato ai suoi interessi e motivazioni, al fine di ottenere la migliore compliance possibile.

27.1 Introduzione

L'approccio alle malattie cardiovascolari deve essere attualmente orientato alla prevenzione degli episodi acuti e al controllo della progressione della malattia, dato l'incremento di tali patologie, soprattutto nella fase cronica, con una prevalenza di cittadini affetti da tale invalidità pari al 4,4 per mille (dati ISTAT) e un incremento della spesa sanitaria (23,5% spesa farmaceutica per patologie cardiovascolari croniche). Nel 1993 l'OMS definì la Riabilitazione Cardiologica come "ogni attività necessaria per assicurare ai disabili cardiaci una condizione fisica, mentale e sociale ottimale che consenta loro di occupare, con i propri mezzi, un posto, il più normale possibile, nella società attiva".

La riabilitazione cardiologica, come intervento multidisciplinare nei pazienti affetti da malattie cardiache, ha il duplice scopo di:

1. facilitare la ripresa di una vita normale attraverso l'assistenza clinica (stratificazione prognostica in livelli di rischio basso, medio, alto e impostazione terapeutica), l'esecuzione di un programma personalizzato di attività fisica, e un intervento psicosociale ed occupazionale;
2. di svolgere azione di prevenzione sulla progressione della malattia, mediante la realizzazione di un piano di educazione alla salute volto a correggere i fattori di rischio coronarico e un follow-up clinico strumentale personalizzato e di supporto per un'efficace prevenzione secondaria.

27.2 Cenni storici

- *Riposo a letto:* fino agli anni Cinquanta [1] il riposo a letto ha ampiamente rappresentato la pratica cardiologica, seguendo un principio generalizzato della medicina che l'organo colpito doveva essere messo a riposo per poter adeguatamente recuperare.

M. Piccoli (✉)
U.O. Cardiologia
Policlinico Luigi di Liegro, Roma

Per cui il confinamento a letto e il riposo prolungato erano il trattamento centrale delle vittime di un evento cardiaco. Quindi i pazienti colpiti da un infarto venivano messi a riposo per 4-6 settimane e il paziente cardiopatico era definito come un invalido cronico destinato al riposo per il resto della sua vita. Questa rappresentazione sociale si radicò in modo molto profondo nell'immaginario collettivo, e perfino oggi lo stigma che si associa ai pazienti con infarto è quello di una compromissione della loro reintegrazione sociale e professionale.

- *Terapia della poltrona:* all'osservazione clinica dei pazienti confinati a letto emersero gli effetti negativi del riposo prolungato. Si evidenziava il deterioramento delle condizioni fisiche e psicologiche, con emergenza di costipazione, tromboflebiti, osteoporosi, polmoniti, atelettasie, stress psicologico del paziente e dei familiari. Quindi da alcuni medici fu suggerito il passaggio prima possibile dal letto a una poltrona, comprendendo che mantenere i piedi giù da letto riduceva il ritorno venoso e quindi il lavoro del cuore. Comunque questo sviluppo nel trattamento del cardiopatico in realtà poco ha influenzato la rappresentazione sociale del paziente cardiopatico che continuava a essere visto come debole e incapace di sforzi fisici. Questa rappresentazione è responsabile del processo socio-culturale che ha avuto l'effetto sistematico di rendere disabili questi pazienti.

- *Mobilizzazione precoce:* negli anni Settanta la mobilizzazione precoce ha trasformato la pratica cardiologica ospedaliera. Erano emerse nel frattempo nuove conoscenze nel campo della fisiologia cardiaca: era stato riconosciuto al cuore il ruolo di muscolo, intimamente connesso con gli altri muscoli dell'organismo e con la funzione polmonare ed era stata compresa la sua sensibilità al decondizionamento, e anche il ruolo del decondizionamento della muscolatura di tutto il corpo, che comprometteva la riabilitazione del paziente.

La resistenza comunque a permettere ai pazienti con infarto miocardico attività che richiedessero un certo sforzo fisico poteva essere quindi spiegata da questa rappresentazione sociale del cuore come fragile e vulnerabile. Negli anni Ottanta il test ergometrico è entrato nella valutazione clinica di routine nel paziente post-IMA (con la stratificazione del rischio), e questo ha reso più sicuro il medico nel consigliare la ripresa progressiva dell'attività quotidiana.

Tuttavia la rappresentazione del paziente cardiopatico come fragile è dura da eliminare e questo spiega come mai all'inizio i programmi di riabilitazione siano stati sviluppati soltanto in pochi centri.

27.3 Dimensione del problema: che cosa e a chi

Nel 50% degli americani colpiti da evento ischemico cardiaco o cerebrale non viene attuata alcuna efficace strategia di prevenzione secondaria dei fattori di rischio cardiovascolare [2]. Solo il 17% dei pazienti con evento ischemico acuto afferisce a una struttura riabilitativa, rispetto al 76% di quelli sottoposti a bypass (soprattutto perché i centri di riabilitazione si occupano di sequele mediche e post-cardiochirurgiche). La situazione in Italia [3] non è migliore (Fig. 27.1).

Il programma riabilitativo del paziente con malattia cardiovascolare può essere svolto in regime di ricovero, di day-hospital, ambulatoriale, domiciliare. In ambito generale occorre pertanto considerare nella scelta del miglior regime riabilitativo, variabili come l'invecchiamento della popolazione, l'incremento conseguente delle patologie cardiovascolari, il maggior numero di procedure interventistiche e non ultime le problematiche amministrative e organizzative del Sistema Sanitario Nazionale [4, 5]. Invece in ambito più specifico, oltre alla valutazione clinica del paziente, devono essere prese in considerazione altre variabili come il luogo di residenza, l'autonomia del

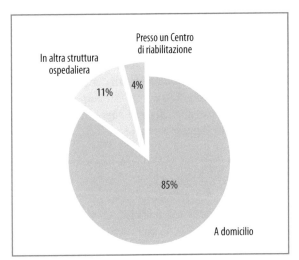

Fig. 27.1 Situazione in Italia al momento dello studio BLITZ (pazienti post-infartuali)

paziente e la sua possibilità di recarsi presso la sede ove avviene il trattamento riabilitativo, la sua trasportabilità e altri fattori logistici, peculiari sia del paziente che della struttura riabilitativa.

In Italia (dati registro ISYDE [6]) si è assistito negli ultimi anni a un progressivo incremento delle riabilitazioni in regime degenziale rispetto a quelle in regime ambulatoriale, soprattutto perché le prime rappresentano la risposta assistenziale più importante per i pazienti cardiologici e cardiochirurgici complessi, anziani e con comorbilità (Fig. 27.2).

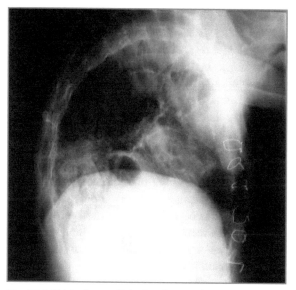

Fig. 27.2 Valutazione radiologica di un paziente sottoposto ad intervento cardochirurgico. L'équipe riabilitativa dovrà possedere anche competenze respiratorie e affrontare assieme alla famiglia le sequele successive all'intervento per permettere al paziente un adeguato ritorno a casa

Infatti i ricoveri nei reparti di cardiologia e cardiochirurgia sono sempre più brevi e finalizzati alla gestione dei problemi "acuti" e alle soluzioni "interventistiche" (*dimissioni precoci* con alta probabilità di riospedalizzazioni). Si pone insufficiente attenzione alla fase della *stratificazione prognostica* e al *counselling* per la ripresa delle attività quotidiane del paziente e spesso si assiste a una inadeguata impostazione della prevenzione secondaria. Questo comporta un aumento della riospedalizzazioni e conseguente incremento dei costi sanitari (Fig. 27.3).

Di cosa ha bisogno il cardiopatico quando viene dimesso? [7-8].
- Rapido ritorno a una vita attiva in condizioni di sicurezza;
- Gestione "intensiva" delle complicanze e delle comorbidità;
- Stratificazione prognostica, ottimizzazione terapeutica e impostazione del follow-up a lungo termine;
- Efficace programma di prevenzione secondaria.

27.4 Pazienti candidati alla riabilitazione cardiologica

Come affermato da Philip A. Ades, "tutti i pazienti ospedalizzati con diagnosi di cardiopatia ischemica dovrebbero essere sistematicamente valutati da uno specialista di cardiologia preventiva e riabilitativa" [9].

Attualmente le indicazioni cliniche identificano le seguenti categorie di cardiopatici:
1. Fase post-acuta:
- cardiopatia ischemica:

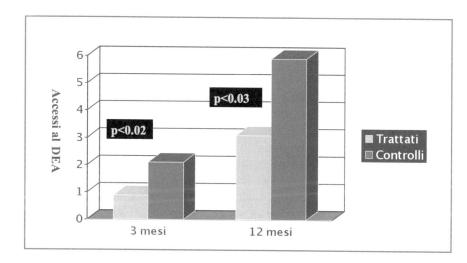

Fig. 27.3 Riduzione delle reospedalizzazioni in pazienti con più di 65 anni post-infartuati sopposti a riabilitazione cardiologica precoce [7]

- infarto miocardico acuto;
- angioplastica coronarica;
- bypass aorto-coronarico;
- esiti di intervento di cardiochirurgia:
  - chirurgia valvolare;
  - trapianto cardiaco;
- scompenso cardiaco in fase di instabilità (ottimiz-zazione terapia e ripresa attività con monitorag-gio);
- pazienti con pace-maker rate-responsive o defibril-latore inplantabile;
2. Fase cronica:
- cardiopatia ischemica stabile;
- valvulopatie per valutazione terapeutica e timing chirurgico;
- scompenso cardiaco cronico;
- arteriopatia obliterante.

27.5   Basi fisiopatologiche e programma

È stato documentato che il training fisico, parte del programma riabilitativo globale, rallenta la progres-sione dell'aterosclerosi. Questo avviene attraverso di-versi meccanismi. L'incremento dello *shear stress* flusso-mediato sulle pareti arteriose durante l'esercizio induce un miglioramento della funzione endoteliale con associato incremento della sintesi, del rilascio e

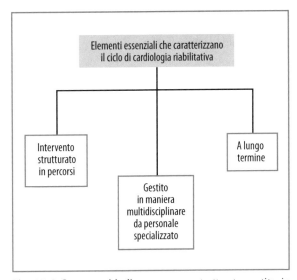

Fig. 27.4 La necessità di un percorso strutturato gestito in maniera multidisciplinare è alla base di ogni programma di cardiologia riabilitativa

della durata d'azione dell'ossido nitrico. I livelli di proteina C reattiva, marcatore dell'infiammazione, si riducono con l'esercizio. Inoltre si osservano benefici sul profilo lipidico (riduzione dei trigliceridi e incre-mento delle HDL), sul profilo glicemico (migliora-mento dell'insulino-resistenza e dell'omeostasi del glucosio) e sui valori pressori. L'esercizio fisico in modalità endurance può ridurre il consumo di ossigeno e il doppio prodotto durante l'esercizio, con conse-guente innalzamento della soglia ischemica. Il con-sumo d'ossigeno al picco è un predittore indipendente di sopravvivenza a lungo termine sia nella popolazione normale che in quella cardiopatica. Inoltre è presente una modulazione favorevole del bilancio simpatova-gale derivante da un incremento della variabilità RR e della sensibilità barorecettoriale. Si osserva anche, dopo training fisico, un miglior recupero della fre-quenza cardiaca nel primo minuto dopo l'esercizio; questo indicatore indiretto del tono vagale è un potente predittore di mortalità in pazienti con cardiopatia ischemica.

In aggiunta all'esercizio fisico, i programmi riabi-litativi prevedono un controllo intensivo dei fattori di rischio cardiovascolare attraverso un counseling nu-trizionale, per la corretta gestione di obesità, dislipi-demie, diabete mellito e ipertensione. Inoltre vi è una maggior aderenza e continuità nella terapia farmaco-logica prescritta per la prevenzione secondaria.

Un corretto reinserimento lavorativo e un supporto psicologico sono elementi che permettono di gestire forme depressive post-evento acuto (infarto e/o inter-vento cardiochirurgico), ansia e isolamento sociale, oltre a ottenere benefici sulla qualità di vita del paziente.

Dal punto di vista temporale la riabilitazione car-diologica si articola in tre fasi successive [10].

27.5.1   Fase riabilitativa 1

Fase acuta. Durata: 3-4 giorni; sede: Unità di Terapia Intensiva Coronarica. Questa fase comprende: la va-lutazione del paziente e l'impostazione dell'inter-vento riabilitativo. Una cauta mobilizzazione del pa-ziente va iniziata il più precocemente possibile per prevenire le complicanze legate alla sindrome da im-mobilizzazione: si procederà con manovre di ginna-stica respiratoria associate a mobilizzazioni, inizial-mente passive, poi attive, sempre a paziente monitorizzato.

27.5.2 Fase riabilitativa 2

Fase di convalescenza. Durata: 2-8 settimane; sede: in centro riabilitativo specializzato, in day-hospital o in ambulatorio.

Questa fase è riservata ai pazienti in fase di stabilizzazione, senza situazioni cardiache o patologie associate tali da determinare controindicazioni assolute o relative all'attività fisica. Comprende:
1. assistenza clinica finalizzata alla prevenzione di complicanze;
2. test ergometrico;
3. stratificazione del rischio;
4. scelta del programma di attività fisica (con monitorizzazione correlata alla categoria di rischio);
5. educazione sanitaria volta alla correzione dei fattori di rischio modificabili.

Nella seconda fase riabilitativa la modalità terapeutica che può, a buon diritto, considerarsi centrale è l'attività fisica programmata che viene somministrata per il suo effetto allenante e deve perciò avere caratteristiche di frequenza, intensità e durata prestabilite e individualizzate.

Molteplici sono gli elementi da considerare per adattare il programma di allenamento al singolo paziente:
1. la storia clinica;
2. le complicanze peri- e postoperatorie;
3. l'esame obiettivo;
4. i fattori di rischio modificabili (fumo, sedentarietà, alimentazione errata, stress);
5. la presenza o meno di disturbi sensoriali e/o cognitivi;
6. l'attività respiratoria;
7. i risultati di ecocardiogramma, rx torace, test ergometrico/cardiopolmonare;
8. età, sesso, classe di rischio, patologie associate e il gradimento dell'attività fisica (compliance).

Per il paziente con cardiopatia ischemica l'effetto dell'attività allenante di ridurre frequenza cardiaca (FC) e pressione arteriosa (PA) con sforzi sottomassimali e, quindi, di ottenere l'innalzamento della soglia ischemica, è particolarmente favorevole perché in tal modo le manifestazioni ischemiche tendono a insorgere a carichi di lavoro sempre più elevati. Infine, essa è efficace per la prevenzione secondaria in quanto riduce la progressione dell'aterosclerosi.

Ciascuna seduta di training fisico si comporrà di tre momenti successivi – riscaldamento, carico allenante, defaticamento – e comprenderà esercizi respiratori, di stretching, ginnastica aerobica isotonica a corpo libero e con attrezzi.

L'esercizio isotonico richiede un minor impegno miocardico e, quindi, una minore richiesta di ossigeno rispetto all'esercizio isometrico.

Il riscaldamento si pone l'obiettivo di preparare il sistema cardiovascolare e muscolare all'esercizio. Esso ha la funzione di:
- mobilizzare le principali articolazioni;
- ridurre al minimo la possibilità di patologie da stiramento;
- aumentare il trasporto di O_2 ai distretti muscolari interessati attraverso la vasodilatazione;
- aumentare il flusso coronarico riducendo il rischio di ischemie.

Il carico lavorativo allenante rappresenta il cuore della seduta e deve sempre essere condotto in aerobiosi per permettere il metabolismo ossidativo e ridurre al minimo l'accumulo di lattati.

Il defaticamento serve a ripristinare i parametri di partenza in termini di frequenza cardiaca, pressione arteriosa e frequenza respiratoria; per defaticare i muscoli è necessario inoltre eliminare il calore, metabolizzare l'acido lattico, evitare il manifestarsi di disturbi cardiocircolatori come l'ipotensione dovuta alla vasodilatazione indotta dall'esercizio e aritmie da diminuito ritorno venoso al cuore.

L'attività potrà essere a intensità continua (*endurance training*) e alternata (*interval training*). L'incremento progressivo dei parametri di allenamento è in funzione di numerose variabili e il riferimento più semplice per regolare la progressione è la frequenza cardiaca.

La FC allenante può essere determinata per via indiretta utilizzando la FCmax teorica (sottraendo a 220 l'età del soggetto oppure usando nomogrammi corretti per età e sesso) oppure direttamente mediante l'esecuzione di un test ergometrico massimale limitato dai sintomi (FCmax sforzo). Per esempio:

FCmax teorica = 220 – 60 anni = 160 bpm
60% FCmax= 96 bpm
80% FCmax= 128 bpm
range FC di allenamento = 96 – 128 bpm
FCmax sforzo = 155 bpm
60% FCmax = 93 bpm
80% FCmax = 124 bpm
range FC di allenamento = 93 – 124 bpm.

Per il calcolo della riserva di frequenza cardiaca (RFC) può essere utilizzato anche il metodo di Karvonen. Considerando la frequenza di base del soggetto come zero, si calcola la percentuale di intensità del training sulla differenza tra frequenza a riposo e frequenza cardiaca massima. Per esempio:

FC a riposo = 70 bpm
FCmax sforzo = 150 bpm
60% RFC = 0,6 x (150 – 70) = 48 bpm
80% RFC = 0,8 x (150 –70) = 64 bpm
range FC di allenamento = 118 – 134 bpm.

La seconda fase si conclude con una verifica dei risultati delle modalità riabilitative praticate per mezzo di:
- valutazione funzionale (misurata in ml O_2/kg/min o in METS o in watt) con test ergometrico. Si misura così la capacità fisica del paziente secondo tre elementi:
    - massima capacità aerobica;
    - resistenza allo sforzo;
    - percezione individuale dello sforzo (scala di Borg);
- valutazione psicologica per quantificare il grado di adattamento alla malattia e analizzare i fattori che influenzano la compliance al trattamento riabilitativo e al reinserimento socio-lavorativo;
- valutazione occupazionale per rapportare il dispendio energetico approssimativo richiesto dall'attività lavorativa (e dalle attività di svago), con la massima attività aerobica raggiunta dal paziente durante il test da sforzo.

Al momento delle dimissioni dalla fase 2 verrà fornito all'utente materiale informativo su:
- esercizi da eseguire al proprio domicilio;
- abitudini comportamentali atte a combattere i fattori di rischio.

Inoltre, il paziente dovrà essere stato educato all'automonitorizzazione (rilevazione della FC e della PA).

27.5.3   Fase riabilitativa 3

Fase di mantenimento. Durata: tutta la vita; sede: a domicilio, ambulatorialmente (in centri specializzati o in palestre attrezzate). È finalizzata a proseguire il programma di prevenzione secondaria. Il soggetto sceglierà se attuarla in maniera strutturata (in centro spe-

cializzato), autogestita (al proprio domicilio), o autogestita con verifiche programmate (il paziente si autogestisce e periodicamente si sottopone a verifiche mediche).

Questa terza fase coincide quindi con il follow-up clinico, cui spetta controllare che il programma di educazione alla salute non venga abbandonato dal paziente e dai suoi familiari.

Attualmente, la cardiologia riabilitativa viene suddivisa sulla base della complessità clinica del paziente considerato. Si parla pertanto di *riabilitazione intensiva* quando è rivolta a pazienti in fase acuta e subacuta della malattia a rischio medio-elevato, prevalentemente in regime degenziale; *riabilitazione intermedia* quando è indirizzata a pazienti a rischio medio-basso nella fase postacuta della malattia, da svolgere sia in strutture residenziali che ambulatoriali; *riabilitazione estensiva* o *di mantenimento*, che rappresenta il mantenimento a lungo termine del programma riabilitativo rivolto soprattutto a pazienti a basso rischio. Le prime due corrispondono alle fasi 1 e 2 della classificazione tradizionale, mentre la terza si riferisce alla fase 3.

27.6   Rischio cardiovascolare di un programma riabilitativo

La sicurezza dei programmi riabilitativi supervisionati dal medico è documentata [11, 12]. L'evenienza di eventi cardiovascolari avversi durante esercizio supervisionato da personale medico negli attuali programmi riabilitativi va da 1/50 000 a 1/120 000 paziente/ore d'esercizio (riportati 2 eventi fatali in letteratura su 1,5 milioni di paziente/ore d'esercizio).

Questo è anche dovuto alle sempre più ampie procedure di stratificazione del rischio nella malattia coronarica che permettono di identificare i pazienti ad alto rischio, i quali richiedono, oltre alla supervisione medica, un attento monitoraggio cardiaco durante lo svolgimento dell'esercizio stesso (Fig. 27.5).

La percentuale di persone che mantengono una sufficiente attività fisica resta alta nei mesi successivi il programma formale di intervento (a 3 mesi 80%, a 6 mesi 60-70%) ma si riduce successivamente a 45-55% a un anno per ridursi ulteriormente in seguito. Sono pertanto necessari interventi di incoraggiamento e di sostegno da parte del cardiologo per rinforzare l'adesione all'attività fisica continuata.

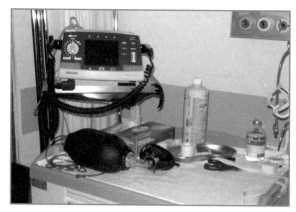

Fig. 27.5 La presenza di un carrello per emergenze completo ed efficiente deve essere parte integrante di ogni cardiologia riabilitativa

27.7 Controindicazioni

Il training fisico è controindicato nella prima settimana dopo un infarto miocardico acuto, durante fasi di instabilità dell'angina o di riduzione della soglia ischemica, in caso di aritmie sopraventricolari e ventricolari non stabilizzate (Fig. 27.6). I pazienti sottoposti ad angioplastica coronarica con e senza posizionamento di stent che hanno presentato durante la procedura un danno vascolare dovranno rinviare l'inizio del trattamento riabilitativo fino a risoluzione della problematica vascolare. Tutti i pazienti con scompenso cardiaco con sintomi a riposo devono ritardare il training riabilitativo fino a quando le condizioni cliniche non lo permettano.

Nei pazienti cardiochirurgici le limitazioni maggiori derivano dalle comorbilità che devono essere adeguatamente trattate per poter ottimizzare il ciclo riabilitativo: anemia (Hb < 8 g/dl), versamento pericardico circonferenziale, eccessivo drenaggio dalla ferita chirurgica, fibrillazione atriale, stati settici complessi [13].

27.8 Un aspetto peculiare della riabilitazione cardiologica: lo scompenso cardiaco

In questi ultimi anni, sulla base di un forte razionale fisiopatologico e dei risultati degli studi clinici controllati [14-17], si è andata sempre più affermando la pratica della riabilitazione nell'insufficienza cardiaca cronica (ICC).

Gli obiettivi fondamentali nell'ICC sono:
- la stabilizzazione clinica e l'ottimizzazione della terapia;
- il recupero dell'autonomia funzionale e il training fisico mediante specifici interventi personalizzati;
- l'educazione alla salute e il counseling motivazionale;
- l'intervento comportamentale;
- un adeguato follow-up.

Il razionale per la necessità del condizionamento fisico nei pazienti con ICC è basato su due concetti generali. Il primo è che questi pazienti sono limitati in modo significativo e necessitano di notevoli cure mediche. Il secondo è che questi pazienti possono beneficiare anche di modesti incrementi della loro ca-

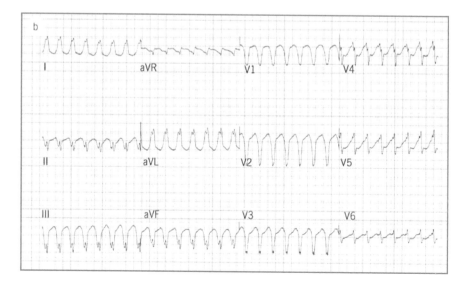

Fig. 27.6 Un'aritmia non controllata è una controindicazione assoluta alla riabilitazione. Si potrà considerare il ciclo riabilitativo solo dopo controllo farmacologico e/o elettrico dell'aritmia

Tabella 27.1 Benefici del training fisico sulla disfunzione ventricolare sinistra e lo scompenso cardiaco cronico: evidenze cliniche

	Training (45 pazienti)		Controllo (44 pazienti)	
	Inizio	6 mesi	Inizio	6 mesi
Score clinico	$7,0 \pm 2,7$	$5,3 \pm 2,1^*$	$7,2 \pm 2,1$	$7,2 \pm 2,1$
Sintomi percepiti durante le attività quotidiane	$13,4 \pm 1,8$	$10,9 \pm 1,3^*$	$13,8 \pm 1,4$	$13,4 \pm 1,8$

Dati espressi in media±SD. In merito allo score clinico e alla percezione dei sintomi durante attività quotidiana, uno score basso è un indice migliore. Da [17]
*$p<0,01$

pacità di esercizio durante le attività quotidiane, con un notevole beneficio per la qualità di vita (Tab. 27.1). D'altra parte esistono numerose evidenze di similitudini tra la fisiopatologia osservata nei pazienti scompensati e la comune condizione di decondizionamento.

Entrambe le condizioni sono caratterizzate da cambiamenti:

- nell'emodinamica periferica (l'aumento delle resistenze vascolari, alterata utilizzazione di ossigeno durante l'esercizio);
- nel controllo del sistema autonomico (attivazione del sistema neuroormonale di compenso: il sistema renina-angiotensina, iperattivazione del sistema simpatico, riduzione del sistema vagale e ridotta sensibilità del sistema baroriflesso);
- nella capacità funzionale (ridotta tolleranza all'esercizio e del consumo di ossigeno al picco);
- nella massa muscolare (ridotta massa e composizione);
- nella condizione psicologica (ridotta attività e senso di benessere).

Tradizionalmente l'esercizio fisico è stato controindicato nei pazienti con ICC. È solo alla fine degli anni Ottanta che sono comparsi i primi studi che hanno dimostrato un beneficio (sulla tolleranza allo sforzo, aumento del flusso periferico e riequilibrio del sistema simpatico) dell'esercizio in questi pazienti in assenza di effetti collaterali. Sono stati evidenziati un aumento del consumo di ossigeno al massimo dello sforzo e un miglioramento dell'emodinamica centrale e del sistema del controllo autonomico (riduzione del tono del sistema simpatico, aumento di quello vagale). È proprio degli studi più recenti la dimostrazione del miglioramento dell'iperattività neuroormonale.

Tenendo presente questi risultati è emerso il ruolo dell'allenamento fisico come terapia in questi pazienti. In sintesi i meccanismi benefici dell'allenamento nella ICC sono:

- ventilazione: l'effetto più evidente del training è l'aumento del consumo di ossigeno, segno riproducibile di miglioramento della capacità funzionale. Acquisizioni più recenti dimostrano che l'allenamento genera una più efficiente ventilazione, riducendo la ventilazione minuto per ogni carico di lavoro. Il meccanismo non è ancora chiaro. Le ipotesi prendono in considerazione la riduzione dei livelli di lattato, con miglioramento del flusso di sangue nei muscoli in esercizio, o un miglioramento dell'estrazione di ossigeno dal muscolo o un miglioramento del metabolismo muscolare;
- controllo autonomico e attivazione neuro-ormonale: l'allenamento migliora il sistema autonomico riducendo il tono simpatico e aumentando il tono vagale. Questa modificazione può spiegare la riduzione della aritmie ventricolari, la riduzione di alcuni ormoni (angiotensina, aldosterone, vasopressina e peptide natriuretico atriale) correlati alla progressione della sindrome di scompenso cardiaco;
- effetto sulla qualità della vita: gli effetti negativi dovuti alla limitazione funzionale sono ben conosciuti. I pazienti, con l'allenamento, diventano più tonici e di conseguenza più sicuri a svolgere la loro attività quotidiana aumentando l'indipendenza. Il condizionamento fisico migliora il punteggio (nei test sulla qualità della vita) nell'affanno, nella fatica e nello stato di benessere generale e rende più facili le normali attività quotidiane [18];
- emodinamica centrale: gli studi dimostrano che non vi è cambiamento della portata cardiaca a riposo e durante sforzo dopo un trattamento di terapia fisica (allenamento) nei pazienti con disfunzione ventricolare sinistra. L'attività fisica migliora comunque la funzione diastolica sia nella cardiopatia dilatativa che ipertrofica (ischemica);
- muscolo scheletrico: il ruolo principale delle alterazioni periferiche nella genesi dei sintomi della limitazione all'esercizio nello scompenso cardiaco è sostenuto dal riscontro che l'effetto dell'allena-

mento è mediato soprattutto dal miglioramento della funzione dei muscoli periferici:

- l'allenamento induce un aumento del flusso di sangue negli arti inferiori;
- l'allenamento induce una serie di modificazioni strutturali nel muscolo periferico (aumento del volume dei mitocondri, aumento delle dimensioni delle fibre, aumento della densità dei capillari, miglioramento della funzione endoteliale);
- l'allenamento migliora il metabolismo muscolare.

27.9   Conclusioni

La riabilitazione cardiologica incide significativamente e favorevolmente sullo stato di salute fisica e sulla qualità della vita del cardiopatico, parametro quest'ultimo di riferimento basilare per un recupero dell'individuo in tutte le sue potenzialità.

Seguire un programma riabilitativo non è semplice: è necessario il coinvolgimento e la preparazione del paziente e dei suoi familiari, motivazione e impegno da parte di tutto il personale sanitario coinvolto. Per quanto riguarda l'attività motoria deve essere appropriata, di tipo aerobico, privilegiare l'esercizio isotonico e consentire un sufficiente monitoraggio, per raggiungere il massimo degli effetti positivi.

Punto fondamentale è la costruzione di un buon rapporto medico-paziente fondato su fiducia e stima reciproca. Non è possibile pensare a un'unica soluzione adatta a pazienti provenienti da situazioni familiari, sociali educative e culturali diverse. Il programma di riabilitazione per essere efficace deve essere personalizzato e adattato agli interessi e ai desideri del paziente, per ottenere così il miglior successo nei risultati, soprattutto a lungo termine.

Bibliografia

1. Certo CM (1985) History of cardiac rehabilitation. Phys Therapy 65 (12):1793-1795
2. Brown TM, Herandez AF, Bittner V, Cannon CP, et al (2009) Predictors of cardiac rehabilitation referral in coronary artery disease. JACC 54:515-521
3. Di Chiara A, Chiarella F, Savonitto S, Lucci D et al (2003) Epidemiology of acute myocardial infarction in the Italian CCU network: the BLITZ study. Eur Heart J 24 (18):1616-1629
4. Audelin MC, Savage PD, Ades PA (2008) Changing clinical profile of patients entering cardiac rehabilitation/secondary prevention programs: 1996 to 2006. J Cardiopulm Rehabil Prev 28 (5):299-306
5. Grace SL, Russell KL, Reid RD, Oh P et al (2011) Cardiac Rehabilitation Care Continuity Through Automatic Referral Evaluation (CRCARE) Investigators. Effect of cardiac rehabilitation referral strategies on utilization rates: a prospective, controlled study. Arch Intern Med 171 (3):235-241
6. Tramarin R, Ambrosetti M, De Feo S, Griffo R et al (2008) The Italian SurveY on carDiac rEhabilitation 2008 (ISYDE 2008): study presentation. G Ital Cardiol 9 (7):497-503
7. Bondestam E, Breikss A, Hartford M (1995) Effects of early rehabilitation on consumption of medical care during the first year after acute myocardial infarction in patients > or = 65 years of age. Am J Cardiol 75 (12):767-771
8. Goel K, Lennon RJ, Tilbury RT, Squires RW, Thomas RJ (2011) Impact of Cardiac Rehabilitation on Mortality and Cardiovascular Events After Percutaneous Coronary Intervention in the Community. Circulation 2011 May 16 (Epub ahead of print)
9. Ades PA (2001) Cardiac rehabilitation and secondary prevention of coronary heart disease. N Engl J Med 345 (12):892-902
10. Griffo R, Urbinati S, Giannuzzi P, Jesi AP et al (2008) Italian guidelines on cardiac rehabilitation and secondary prevention of cardiovascular disease: executive summary. G Ital Cardiol 9(4):286-297
11. Van Camp SP, Peterson RA (1986) Cardiovascular complications of outpatient cardiac rehabilitation programs. JAMA 256:1160-1163
12. Franklin BA, Bonzheim K, Gordon S, Timmis GC (1998) Safety of medically supervised outpatient cardiac rehabilitation exercise therapy. A 16-year follow-up. Chest 114:902-906
13. Thompson PD (2005) Exercise prescription and proscription for patients with coronary artery disease. Circulation 112:2354-2363
14. Health Technol Assess (2004) 8(41):iii-iv, ix-x, 1-152
15. Davies EJ, Moxham T, Rees K, Singh S et al (2010) Exercise based rehabilitation for heart failure. Cochrane Database Syst Rev 14(4):CD003331
16. Piepoli MF, Davos C, Francis DP, Coats AJ (2004) Exercise training meta-analysis of trials in patients with chronic heart failure (ExTraMATCH). BMJ 328(7433):189
17. Giannuzzi P, Temporelli PL, Corrà U, Tavazzi L et al (2003) Antiremodeling effect of long-term exercise training in patients with stable chronic heart failure: results of the Exercise in Left Ventricular Dysfunction and Chronic Heart Failure (ELVD-CHF) Trial. Circulation 108(5):554-559
18. Flynn KE, Piña IL, Whellan DJ, Lin L et al (2009) Effects of exercise training on health status in patients with chronic heart failure: HF-ACTION randomized controlled trial. JAMA 301(14):1451-1459

Indice analitico

A

Ablazione 186, 195
    transcatetere a radiofrequenza 155, 172, 195
        indicazioni alla 199
    chirurgica 172
    criablazione 186
Amiloidosi 125
Aneurisma 60
    del setto interatriale 61
Anamnesi 3, 4
familiare 4, 224
fisiologica 4, 244
    patologica 5
    sportiva 7
Aritmie 142, 153, 159, 214, 216
    da rientro 196
    focali 196
    sopraventricolari 155, 168
    ventricolari 155, 177

B

Bradicardia 159
    sinusale 155, 159
Biopsia 123
    endomiocardica 123
        ruolo della 124, 219

C

Canale 262
    atrioventricolare 262
        completo 262
        parziale 262
Canali ionici 231
    malattie dei 231
Cardiopatia
    congenite 255
        semplici 255
        complesse 267
    ischemica 102, 249, 251, 253, 293, 295
Cardiopalmo 5, 225
Cateterismo 113
    cardiaco 113
    indicazioni a 114
COCIS 155, 199, 200, 203, 205

Coronarie 36, 81, 117
    Anomalie delle 104, 121
    Cuspidi delle 30
    Dominanza delle 119
Coronarografia 117, 129
    Controindicazioni alla 118
    Complicanze della 118
Cuore d'atleta 16, 97, 212, 220, 242

D

Defibrillatore automatico 214, 221
Displasia
    aritmogena 100, 215
    del ventricolo destro 100, 126, 215
    Triangolo della 216
Dispnea 6
    da sforzo 224
Dolore 5
    toracico 5, 224

E

Ecocardiografia 29, 213, 219
    bidimensionale 32
    color- Doppler 48, 225, 229
    M-mode 32
    transtoracica 30
    transesofagea 58
Elettrocardiogramma 13
    a 12 derivazioni 13
    ad alta risoluzione (SAECG) 22
    da sforzo 12
    dinamico 23
Enhancement 97
    Delayed 98, 100, 101
    Early 97, 101
    Late 99, 101
Esercizio 243, 251
    statico 243
    dinamico 243
    Capacità al 252

F

Flusso
    intracardiaco 48

miocardico 96
   transmitralico 50
   venoso polmonare 51
Forame ovale pervio 60, 281
   Chiusura percutanea del 284
Fractional flow reserve 131

G
Gadolinio 97

H
Heart Rate Turbolence 24
Heart Rate Variability 24

I
Idoneità 3
   sportiva 156, 203, 205, 206, 208, 213, 220
Infiltrato
   infiammatorio 216
   linfomonocitario 225
Ipereosinofilia 125
Intravascular ultrasound (IVUS) 132
Ipertensione 241
   arteriosa 241
      da camice bianco 244
      primaria 241
      secondaria 241
      Severità della 242
      Trattamento della 245
   polmonare 270
Ipertrofia 14, 214, 244
   parietale 213
   ventricolare sinistra 14, 17, 212, 242, 245
Ipocinesia 44, 224

M
Mappa 144
   anatomica 196
   di attivazione 145
   di propagazione 145
   di voltaggio 145
   isocrona 145
   elettroanatomica 144, 145, 193
Miocardite 14, 101, 223
   da ipersensibilità 125
   gigantocellulare 124
   idiopatica granulomatosa 125
   necrotizzante 124
Miocardiopatie 14, 98, 126
   da antracicline 125
   dilatativa 99
   ipertrofica 16, 211
   restrittiva 99, 125
Morte
   improvvisa 211, 215, 236, 225
   cause non strutturali di 231

O
Ostium 257

   primum 257
   secundum 257
P
Pacing 141, 143, 196
Pericardite 223, 229
Positron Emission Tomography (PET) 110
Placca 87, 135
   aterosclerotica 87, 134
   calcifica 90
   fibrolipidica 87, 134
   composizione di 87
   vulnerabile 89, 134
   rimodellamento 91
   Imaging integrato della 129
Potenziali 22
   tardivi 22
Pratica sportiva 249, 255, 273, 281
   Indicazioni alla 259, 260, 261, 263, 265, 266
Pre-eccitazione ventricolare 16, 183
Proiezioni 30
   parasternali 32
      asse lungo 32
      asse corto 34
      asse lungo per il ventricolo destro 37
   apicale 37
      4-camere 37
      5-camere 38
      2 camere 39
      lungo o tre camere 39
   sottocostale 39
   sovrasternale 40
   transesofagea 58
      bicavale 60
      4 camere 59
      2 camere 59
      asse lungo 59
      asse corto 59
   transgastriche 60

R
Riabilitazione 291
   cardiologica 291
   pazienti candidati alla 293
Riserva coronarica 110
Risonanza 93
   magnetica nucleare 19, 93, 213, 225
      applicazioni cliniche di 97

S
Sarcoidosi 125
Scintigrafia 107
   miocardica 107
      Indicazioni alla 108
      a riposo 108
   dell'innervazione adrenergica 109
Scompenso
   cardiaco 212, 216
      Previsione di 226
Screening 19

familiare 217
genetico 220
Programmi di 19, 213, 226,
Protocolli di 226
Seno 258
    coronarico 62, 258
    di Valsalva 63
    venoso 61, 258
Sequenze 95, 102
    gradient echo 102
    spin echo 102
Setto
    interatriale 60
        Aneurisma 60
        Difetti del 61, 257
    interventricolare 259
        Difetti del 259
Shunt 57, 121
    sinistro-destro 57, 116, 258
Sincope 6, 136, 152
    da sforzo 152
    benigna 153
    maligna 153
    neuromediata 154
    da causa cardiaca 155
Sindrome
    bradicardia-tachicardia 162
    Brugada 234
    compartimentale 74
    Eisenmenger 260
    entrapment 74
    Marfan 7
    QT 232
        lungo 232
        corto 237
    stretto toracico superiore 75
    Paget-Shroetter 77
    Wolf Parkinson White 15, 183, 199
Six minutes walking test 251
Soffi
    diastolici 9
    innocenti 11
    intensità dei 11
    patologici 10
    sistolici
    tonalità dei 11
Stenosi 89, 130

aortica 264, 265
    congenita 208
    sopravalvolare 264
    di arteria polmonare 208
    polmonare 263
    sottoaortica 264
Studio elettrofisiologico 139, 189
    endocavitario 140, 190
        Indicazione 191
    transesofageo 139, 189
T
T wave alternance 26
Tac 81
    coronarie 81
    Esame TAC 83
    128 strati 84
    multistrato 81
Tachicardia
    atriale 168
    bidirezionale 238
    da rientro 166
        nodo seno-atriale 166
        nodo atrio-ventricolare 172
    giunzionale automatica 174
    parasistolica 168
    parossistica 168
    sinusale 168
    ventricolare 177
        idiopatica 178
        fascicolare 179
        da rientro 179
Termodiluizione 115
Test
    cardiorespiratorio 213
    ergometrico 21, 244
    da sforzo cardiopolmonare 20
    di laboratorio 213
Tissue Doppler Imaging 64
Tomografia 81, 122, 136
    computerizzata 81, 83
    a coerenza ottica (OCT) 122, 136
Traumi 69
    muscolo-scheletrici 69

V
Virtual Histology 134

Printed in the United States
By Bookmasters